Hans-Jürgen Holtmeier

ÜBER-
LEBENS-
ERNÄHRUNG

nymphenburger

Umschlag: Wolf Bachmann, München
Satz: Fotosatz Völkl, Germering bei München
Druck: Jos. C. Huber KG, Dießen
Binden: Thomas Buchbinderei, Augsburg
Printed in Germany 1986
ISBN 3-485-00506-1

Inhaltsverzeichnis

Vorwort

Das vorliegende Werk wurde von mir nach reiflicher Überlegung in einer Zeit verfaßt, in der die meisten Menschen sich verständlicherweise sträuben, etwas von einer Krise zu hören. Alle, die den letzten Weltkrieg erlebt haben, wissen, wie fürchterlich der nächste werden würde. Trotzdem wäre es unverantwortlich, sich nicht jetzt schon Gedanken darüber zu machen, wie eine Überlebensernährung aussehen könnte. Als Deutschland 1914 in den Ersten Weltkrieg eintrat, war man so gut wie überhaupt nicht auf die Probleme einer Überlebensernährung im Krieg vorbereitet und befand sich bereits 1916 in der schwersten Hungerkrise dieses Krieges. Ein Jahr vor Ausbruch des Krieges wähnten sich die Völker Europas noch im tiefsten Frieden, der lange anhalten würde. Ich halte es deswegen für meine Pflicht, mich mit dem Thema Überlebensernährung auseinanderzusetzen, bevor wir unerwartet von einer Krise überrascht werden, die niemand ausschließen kann. Die ständige nukleare Aufrüstung fördert nicht gerade unsere Vorstellungen vom ewigen Frieden.

Wenn bei einer kriegerischen Auseinandersetzung Atomwaffen eingesetzt würden, so könnten diese Ratschläge selbstverständlich jenen nicht mehr nützen, die im Zentrum des Geschehens keine Überlebenschancen hätten. Aber es ist fraglich, ob es bei einer erneuten Auseinandersetzung zum Einsatz von Waffen kommt, die keiner Seite viele Überlebenschancen gewähren. Welche Maßnahmen müßten bei einem begrenzten nuklearen Einsatz und bei einer Auseinandersetzung mit herkömmlichen Waffen und im Hinblick auf die Ernährung getroffen werden? Ohne Nahrung und insbesondere ohne Trinkwasser sind die Möglichkeiten gering.

Ich fühlte mich aufgefordert, diesen Ratgeber zu schreiben, da ich selbst noch den letzten Weltkrieg, besonders die schweren Hungersnöte danach, 1946–47, miterlebt habe.

Als Arzt (Internist) und Ernährungsphysiologe traue ich mir zu, eigene Erfahrungen und wissenschaftliche Erkenntnisse zu sinnvollen Ratschlägen zusammenzufassen.

Hierbei ist mir die Schwierigkeit bewußt, daß keine kriegerische Auseinandersetzung einer früheren gleicht und deshalb Probleme auftreten werden, die man nicht im voraus ahnen kann.

In einem Punkt waren sich alle Kriege in diesem Jahrhundert ähnlich: Bei sich zuspitzender Krise, beim Zusammenbruch der Transportwege oder gar einer sich abzeichnenden Niederlage brachen nahezu alle staatlichen Möglichkeiten zusammen, eine ausreichende Versorgung der Bevölkerung zu gewährleisten. Während des Zweiten Weltkrieges gelang es den deutschen Behörden bis 1945 noch einigermaßen, mit Lebensmittelkarten und drastischen Polizeimethoden die Ernährung zu sichern. In vielen Großstädten wurden danach täglich nicht mehr als 800 Kalorien (kcal) pro Kopf geliefert, eine Kost zum Verhungern. *In solchen Situationen wird Wissen um Ernährung gefordert, wenn man überleben will.*

Alle bisherigen Weltkriege waren dadurch gekennzeichnet, daß die Ernährung u. a. rasch an *tierischem Eiweiß* und an *Fett verarmte.*

Die Erklärung hierfür ist, daß die Lieferung von Fett vom Angebot an tierischen Eiweißträgern (Fleisch, Wurst, Käse, Milchprodukten usw.) abhängt, denn der pflanzliche Eiweißträger liefert so gut wie kein Fett. Da jedoch 15 kg Futtereiweiß (z. B. Getreide- oder Kartoffeleiweiß) verfüttert werden müssen, um 1 kg Eiweiß vom Rind zu gewinnen, und wegen dieser unrationellen Eiweißgewinnung entsprechend größere Landflächen bewirtschaftet werden müssen mit entsprechend größerem Einsatz von Arbeitskräften, Maschinen, Energie, Düngemitteln und Lagerraum, muß in Krisenzeiten rasch auf diese luxuriöse Ernährung verzichtet werden und der Mensch sein nötiges Eiweiß durch den Verzehr pflanzlicher Eiweißträger wie Kartoffel, Hülsenfrüchte und Getreide direkt erhalten. Ähnliche Probleme kennen wir aus vielen Hungerländern der Welt, die ihren Eiweißbedarf nur durch die Pflanze sichern und sich nur geringe Mengen an tierischem Eiweiß erlauben können. 1916/17 ging in die Geschichte als das Jahr der »Schweinevernichtung« ein, weil der Mensch selber das Futtereiweiß zum Überleben benötigte.

Das bedeutet, daß in einem Krisenfall eine völlig andere und ungewohnte Ernährung notwendig werden wird, mit der ich den Leser vertraut machen möchte.

In einem weiteren Kapitel möchte ich auf die ungleich schwierigeren Probleme bei atomarer Verseuchung eingehen und auch hier versuchen, die wichtigsten Ratschläge für jene Menschen zu erteilen, für die an der Randzone des Geschehens noch eine Überlebenschance besteht.

Mir ist klar, daß diese Ausarbeitung erst der Beginn einer Darstellung sein kann, welche einer laufenden Vervollständigung bedarf.

Ich brauche nicht zu betonen, daß dieses Buch sich ganz allgemein mit grundsätzlichen Ernährungsproblemen befaßt, die dem Überleben in Notsituationen dienen. Das Buch kann deshalb möglicherweise auch vielen Entwicklungshelfern in Krisengebieten eine wertvolle Hilfe z. B. in Hungerländern sein. Manche Expedition in unwegsame Gebiete könnte davon in Notsituationen profitieren. Nicht zuletzt spricht es die Vegetarier an und gibt darauf eine Antwort, ob man aus ärztlich wissenschaftlicher Sicht mit

einer streng vegetabilen Kost leben kann und welche Probleme dort auftauchen.
Mein Dank gilt im besonderen Maße für ihre Unterstützung meinen langjährigen Mitarbeiterinnen Frau Gisela Lange, Frau Renate Scheu und Christina Pittelkow sowie dem Verlag für die Drucklegung.

Hohenheim, im Dezember 1985 *H. J. Holtmeier*

Einführung

Manche Kritiker werden sagen, daß es keinen Sinn habe, sich auf eine künftige kriegerische Situation vorbeugend einzustellen, da diese wahrscheinlich von niemandem überlebt werden würde. Die Überlebenden würden die Toten beneiden.

Ich teile diese Meinung nicht. Bereits im letzten Weltkrieg (1939–45) gab es mehr chemische Waffen als Menschen, die damit hätten getötet werden können.

Selbst Fanatiker wie *Hitler* und *Goebbels* mit ihren Parolen des »totalen Krieges« wagten es nicht einmal in der dramatischen Endphase des Krieges, diese Waffen einzusetzen. Es ist wahrscheinlicher, daß die nächste militärische Auseinandersetzung mit konventionellen Waffen geführt werden wird. Die Chancen zum Überleben sind also sehr hoch und, soweit es die Ernährung angeht, sollte jeder Bürger die wichtigsten Grundkenntnisse auf diesem Gebiet besitzen, denn in diesem Fall *bedeutet Wissen eine Chance zum Überleben*.

Vertrauen auf die Kräfte des Staates reicht jedoch nicht aus. Die Erfahrungen zweier furchtbarer Weltkriege, besonders mit ihren Hungersnöten 1916/17 und nach 1945, haben dies bewiesen.

Nur wer sich selbst zu helfen weiß, hat Überlebenschancen.

Ernährungskatastrophen können bei uns verschiedene Ursachen haben. Sie können als Folge von Atomreaktorpannen, von Naturkatastrophen, Epidemien und sonstigen Umweltkatastrophen auftreten. Auch können Kriege in anderen Ländern jene schwer treffen, die keine »Selbstversorger« sind.

Es ist unmöglich, diese vielfältigen Gesichtspunkte hier einzeln abzuhandeln, und ich beschränke mich auf das

Thema *Ernährungsstudien in Kriegszeiten.* Hierzu verfügt Deutschland über Erfahrungen aus drei Kriegen (1870/71, 1914–18, 1939–45), wobei besonders bittere Erfahrungen in den schweren Hungerkrisen der letzten beiden Weltkriege gemacht wurden. Während im Zweiten Weltkrieg 1939–45, solange der Krieg noch nicht verloren war, mit einem ausgeklügelten System von Rationierungen und Lebensmittelkarten sowie rigoroser Überwachung extreme Hungerzustände der Bevölkerung vermieden werden konnten – extremer Hunger setzte erst nach Mai 1945 in den Jahren 1946/47 ein –, waren die Hungersnöte im Ersten Weltkrieg 1914–18 viel schlimmer.
Die Regierung verfügte über ungleich weniger Ernährungs- und Verwaltungserfahrungen unter Kriegsbedingungen als im Zweiten Weltkrieg. Die Hungerzustände waren über viele Jahre des Ersten Weltkrieges hinweg fast unerträglich. Der von Deutschland 1870 gewonnene Krieg gegen Frankreich und eine über 40 Jahre dauernde Friedensperiode hatten dazu geführt, alle Vorsorgemaßnahmen zur Sicherung der Ernährung für einen künftigen Kriegsfall zu vernachlässigen. Auch in unserer Zeit besteht die Tendenz, *Unangenehmes zu verdrängen,* bis es zu spät ist.
Eine Beobachtung war in beiden Kriegen zu machen: *Die Bürger waren über die einfachsten Grundregeln der Ernährung völlig unzureichend informiert,* um diese Zeiten besser zu überstehen. Ich denke hier an die Kenntnisse über die Erhöhung der biologischen Eiweißwertigkeit bei Kombination verschiedener Nahrungsmittel, die eine ausreichendere Eiweißernährung ermöglicht hätten. Auch heute ist z. B. über die Rolle vieler Kohlenhydratträger als wertvolle Eiweißträger zu wenig bekannt. In beiden Weltkriegen gab es die Erfahrung, daß in Großstädten die Menschen bei Verschärfung der Ernährungssituation *am*

meisten hungerten, weil man der *Transportprobleme* und der *Nahrungsbeschaffung* nicht mehr Herr werden konnte.

1. Teil

Grundlagen einer Überlebensernährung

Selbstversorgung der BRD

Der Selbstversorgungsgrad der Bundesrepublik Deutschland

Für das Überleben in einer Ernährungskrise spielt der Selbstversorgungsgrad eines Landes eine große Rolle, weil nicht voraussehbar ist, welche Transportwege und Handelsmöglichkeiten im Ernstfall über weitere oder engere Grenzen hinaus noch funktionieren.
Nach dem *Statistischen Jahrbuch über Ernährung, Landwirtschaft und Forsten,* 1983, kann die deutsche Landwirtschaft

> »den *derzeitigen Bedarf* an Nahrungs- und Futtermitteln einschließlich der Erzeugung aus Auslandsfutter zu *92%* und ohne die Erzeugung von Auslandsfutter *zu 76%* – gewogen über Getreideeinheiten – *dekken*«.

Dies setzt im Krisenfall das weitere Funktionieren der hochmechanisierten Landwirtschaft voraus, den Einsatz von Energie und Düngemitteln sowie von chemischem Pflanzenschutz, denn nur unter diesen Bedingungen kann der gegenwärtige hohe Stand der Selbstversorgung gehalten werden. Auf die Probleme unter Krisenbedingungen werden wir an anderer Stelle eingehen (Seite 46).

Tabelle 1.1 zeigt den gegenwärtigen Stand der *Selbstversorgung* der BRD.

Danach ergibt sich folgendes:
Milch und Zucker
Hier übersteigt die Inlandsproduktion den Eigenbedarf. Wenn man gegen die hohe Produktion von Milchprodukten schimpft, so muß man sich für den Fall einer Krise dar-

über im klaren sein, daß *Milchprodukte* eine der *Säulen in der Überlebensnahrung* sind und als hochwertige Eiweißträger auch sonst nahezu alle lebenswichtigen Inhaltsstoffe anbieten. Man hüte sich im Zeitalter des Überschusses am eigenen »Über-Lebensnerv«, der heimischen Milchwirtschaft, zu sägen und dafür preiswertere pflanzliche Importe wie die Sojabohne (34 % Eiweiß) zu bevorzugen, die bei uns nicht wächst und in kritischen Zeiten nur bedingt verfügbar ist.

Hülsenfrüchte, Kartoffeln, Getreide

Diese pflanzlichen Eiweißträger höchster Qualität (und Träger der Eiweißversorgung in Krisenzeiten der Ernährung) erreichen nicht den Selbstversorgungsgrad. Bei Hülsenfrüchten entspricht die Selbstversorgung nur 25 %, bei Kartoffeln 88 % und bei Getreide 89 %.

Gemüse und Obst

An Obst werden 35 % und an Gemüse 38 % des Selbstversorgungsgrades erreicht.

Nahrungsfette

An Nahrungsfetten werden 66 % des Selbstversorgungsgrades erreicht. Allerdings werden 124 % Überschuß an Butter und 121 % an Schlachtfetten erreicht. An pflanzlichen Ölen und Fetten (die in Krisenzeiten wahrscheinlich kaum noch importiert werden können) und an tierischen Ölen erreicht der Versorgungsgrad nur 16 %.

Fische und Eier

Der Bedarf an Fischen wird zu 46–50 %, der an Eiern und Eiererzeugnissen zu 71 % erreicht.

Im Hinblick auf die Krisenvorsorge ist bedeutsam, daß in den verschiedenen Bundesländern eine unterschiedliche regionale Produktion besteht, welche die örtliche Versorgung stark beeinflussen kann.

Abbildung 1.0 zeigt übersichtlich die Entwicklung des Pro-

Kopf-Verbrauchs und des Selbstversorgungsgrades von Nahrungsmitteln von 1935/38 bis 1982 in Deutschland über eine Zeitspanne von ca. 50 Jahren. Besonders typisch ist die Entwicklung der Wohlstandsernährung nach 1948 mit einem zunehmenden Konsum von Fleisch, Fett, Eiern und Zucker bei gleichzeitigem Rückgang von Brotgetreide, Kartoffeln usw.

Der Nährwertgehalt des gegenwärtigen Nahrungsverbrauchs liegt nach etwas unterschiedlichen Angaben pro Kopf täglich zwischen 3200 kcal und 3500 kcal, wie dies Tabelle 1.2 zeigt.

Tabelle 1.1 Inlandserzeugung in Prozent des Gesamtverbrauchs an Nahrungs- und Futtermitteln
– Selbstversorgungsgrad –

Erzeugnis	1971/72	1975/76	1976/77	1977/78	1978/79	1979/80	1980/81	1981/82
Einzelne Erzeugnisse[1]								
Weizen	*93*	*94*	*89*	*99*	*105*	*104*	*107*	*103*
Roggen	*103*	*91*	*92*	*105*	*112*	*100*	*106*	*95*
Zusammen	*96*	*93*	*90*	*100*	*107*	*103*	*107*	*101*
Sonstiges Getreide	*74*	*73*	*64*	*74*	*81*	*77*	*81*	*81*
Getreide insgesamt	***84***	***81***	***74***	***84***	***91***	***87***	***91***	***89***
Hülsenfrüchte	*45*	*53*	*35*	*38*	*33*	*28*	*23*	*25*
Kartoffeln	*93*	*90*	*91*	*93*	*89*	*89*	*81*	*88*
Zucker (Weißzuckerwert)[2]	*101*	*110*	*114*	*129*	*127*	*124*	*123*	*152*
Gemüse[3]	*42*	*35*	*31*	*36*	*33*	*34*	*34*	*38*
Obst[3][4]	*51*	*51*	*45*	*42*	*50*	*53*	*56*	*35*
Fleisch insgesamt (ohne Abschnittsfette)	***83***	***83***	***86***	***83***	***88***	***87***	***89***	***88***
dar.: Rindfleisch	*89*	*93*	*99*	*96*	*106*	*105*	*113*	*112*
Schweinefleisch	*89*	*85*	*88*	*85*	*88*	*86*	*86*	*85*
Geflügelfleisch	*49*	*52*	*57*	*56*	*60*	*61*	*62*	*63*
Innereien	*91*	*85*	*86*	*85*	*90*	*89*	*92*	*87*
Fische (Filetgewicht)[5]	*78*	*73*	*69*	*65*	*59*	*50*	*45*	*50*
Fische (Fanggewicht)	*72*	*67*	*64*	*60*	*55*	*47*	*44*	*46*

Erzeugnis	*1971/72*	*1975/76*	*1976/77*	*1977/78*	*1978/79*	*1979/80*	*1980/81*	*1981/82*
Milch und Milcherzeugnisse[6)]								
Konsummilch und Frischmilcherzeugnisse (ohne Sahne)	*100*	*100*	*100*	*100*	*100*	*100*	*101*	*102*
Kondensmilch	*97*	*106*	*108*	*126*	*124*	*132*	*136*	*151*
Vollmilchpulver[7)]	*92*	*96*	*102*	*117*	*108*	*126*	*153*	*196*
Magermilchpulver	*202*	*258*	*152*	*166*	*149*	*219*	*258*	*244*
Käse[8)]	*75*	*84*	*87*	*89*	*91*	*93*	*99*	*100*
Frischkäse	*99*	*99*	*99*	*99*	*99*	*99*	*100*	*100*
Eier u. Eiererzeugnisse[9)]	*85*	*80*	*78*	*78*	*74*	*73*	*72*	*71*
Nahrungsfette insges. (Reinfett)	***55***	***61***	***62***	***63***	***67***	***66***	***68***	***66***
davon Butter	*106*	*136*	*136*	*132*	*134*	*131*	*127*	*124*
Schlachtfette	*111*	*111*	*119*	*122*	*128*	*126*	*127*	*121*
Pflanzl. Öle und Fette, tierische Öle	*6*	*6*	*8*	*9*	*12*	*12*	*14*	*16*
	Nahrungsmittel insgesamt (gewogen über die Getreideeinheit)							
mit Erzeugung aus Auslandsfutter	***82***	***87***	***86***	***89***	***91***	***92***	***91***	***92***
ohne Erzeugung aus Auslandsfutter	***69***	***72***	***68***	***72***	***74***	***74***	***75***	***76***

[1)] Inlandserzeugung bei pflanzlichen Erzeugnissen abzüglich Ernteschwund; Gesamtverbrauch für Nahrungszwecke, industrielle Verwertung, Futterzwecke, Saatgut, einschl. Marktverluste. – [2)] Verbrauch einschl. Futterzucker aus Einfuhren. – [3)] Einschl. eingeführter Erzeugnisse in Frischgewicht. – [4)] Ohne Zitrusfrüchte, einschl. tropischer Früchte, ohne Schalenobst und Trockenfrüchte. – [5)] Verbrauch nur für Nahrungszwecke. – [6)] Kuhmilch und Erzeugnisse aus Kuhmilch. – [7)] Einschl. sonstiger Trockenmilcherzeugnisse. – [8)] Einschl. Schmelzkäse (Produktgewicht). – [9)] Einschl. Bruteier.

Quelle: Statistisches Jahrbuch über Ernährung, Landwirtschaft und Forsten 1983, Übersicht 221.

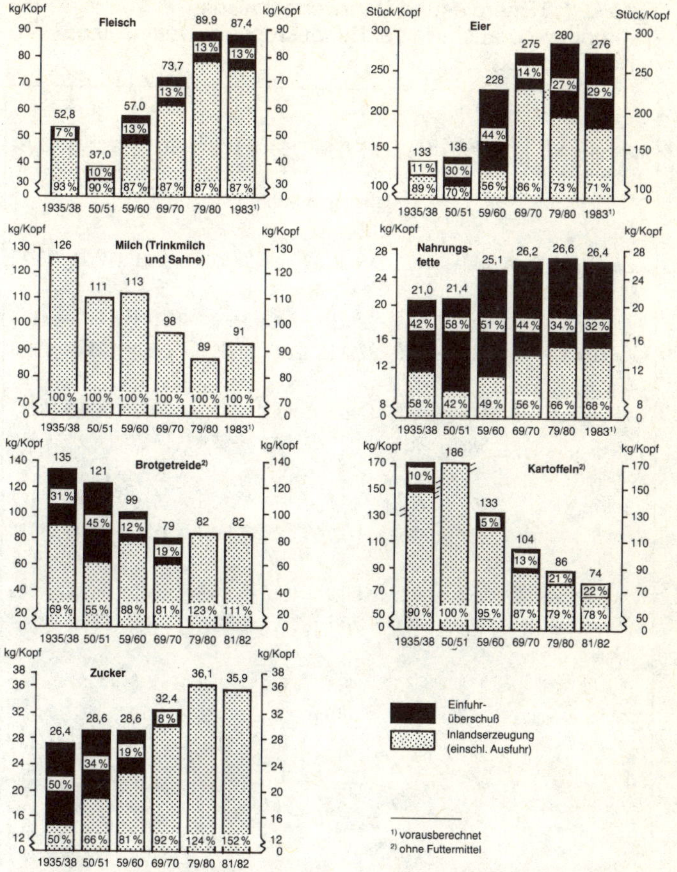

Abbildung 1. Entwicklung des Pro-Kopf-Verbrauchs und des Selbstversorgungsgrades von Nahrungsmitteln

(Quelle: Bundesamt für Ernährung und Forstwirtschaft, Abb. aus *Solmecke, Wandel* und *Wolter* in »Zivile Verteidigung« ZV 1, Walhalla u. Praetoria Verlag, 1983 (»Enährungssicherstellung« Band 1)

Tabelle 1.2 Energie- und Nährwertgehalt des Nahrungsverbrauchs in der Bundesrepublik Deutschland je Kopf und Tag

Energie-/ Nährwerteinheit	1970/71	1975/76	1978/79	1979/80	1980/81	1981/82	1982/83	1983/84
				Nahrungsmittel				
Joule ..... (kJ)[1]	13206,7	13010,1	13606,6	13764,3	13555,4	13414,1	13952,8	13623,2
darunter tier. Herkunft	5200,9	5067,5	5350,5	5454,5	5490,2	5419,3	5447,8	5544,5
Kalorien (kcal)[1]	3156,5	3109,5	3252,1	3289,7	3239,8	3206,0	3248,8	3256,0
darunter tier. Herkunft	1243,0	1211,2	1278,8	1303,7	1312,2	1295,2	1302,0	1325,2
Eiweiß ...... (g)	84,9	85,1	89,9	90,1	89,4	88,3	88,7	90,3
darunter tier. Herkunft	55,9	56,6	59,7	60,4	60,6	59,6	59,8	61,2
Reinfett ..... (g)	143,7	141,1	149,9	152,3	151,7	150,5	151,6	153,5
darunter tier. Herkunft	98,6	95,3	101,0	103,3	104,1	102,9	103,4	104,9
Kohlenhydrate (g)	352,1	346,0	357,7	359,3	349,1	344,5	352,2	374,4
darunter tier. Herkunft	17,5	16,1	16,1	16,2	16,1	15,8	16,2	16,9
Rohfaser .... (g)	6,0	5,7	6,0	5,9	5,5	5,0	5,7	5,2
Eisen ..... (mg)	13,5	13,4	14,2	14,1	13,7	13,4	13,8	13,6
darunter tier. Herkunft	6,0	6,2	6,6	6,6	6,6	6,5	6,6	6,6
Vitamin B_1 (mg)	1,8	1,8	1,9	1,9	1,8	1,8	1,8	1,8
darunter tier. Herkunft	0,8	0,8	0,8	0,9	0,9	0,8	0,9	0,9
				Alkoholische Getränke				
Joule ..... (kJ)[1]	1073,7	1137,0	1124,1	1122,1	1097,2	1085,7	1097,7	1120,6
Kalorien .. (kcal)[1]	256,6	271,8	268,7	268,2	262,2	259,5	262,4	267,8
Eiweiß ...... (g)	2,1	2,2	2,1	2,1	2,1	2,1	2,2	2,2
Kohlenhydrate (g)	15,5	16,4	15,9	15,9	16,0	16,0	16,1	16,2
Eisen ..... (mg)	3,7	4,8	5,0	5,2	5,0	5,0	5,4	6,0

Energie-/ Nährwerteinheit	1970/71	1975/76	1978/79	1979/80	1980/81	1981/82	1982/83	1983/84
Energie- und Nährwertgehalt insgesamt								
Joule ..... (kJ)[1]	14280,4	14147,1	14730,8	14886,4	14652,7	14499,8	14690,5	14743,8
Kalorien . . (kcal)[1]	3413,1	3381,2	3520,7	3557,9	3502,1	3465,5	3511,1	3523,9
Eiweiß ...... (g)	87,0	87,3	92,0	92,3	91,5	90,5	90,9	92,5
Reinfett ..... (g)	143,7	141,1	149,0	152,3	151,7	150,5	151,6	153,5
Kohlenhydrate (g)	367,6	362,4	373,6	375,3	365,0	360,5	368,3	363,6
Rohfaser .... (g)	6,0	5,7	6,0	5,9	5,5	5,0	5,7	5,2
Eisen ..... (mg)	17,2	18,3	19,2	19,3	18,7	18,4	19,2	19,6
Vitamin B_1 . (mg)	1,8	1,8	1,9	1,9	1,8	1,8	1,8	1,8

[1] 1 Kilojoule (kJ) = 0,239 Kilokalorien (kcal), 1 Kilokalorie (kcal) = 4,184 Kilojoule (kJ).

Quelle: BML 223

Aus: Stat. Jahrbuch über Ernährung, Landwirtschaft und Forsten, 1985, Münster-Hiltrup.

Die Bevorratung in der Bundesrepublik Deutschland

Staatliche Vorsorgemaßnahmen

> *Derzeitige gesetzliche Verordnungen:*
> In der Bundesrepublik Deutschland sind Bund, Länder und Gemeinden verpflichtet, zur Ernährungsversorgung der Bevölkerung alle Vorkehrungen zu treffen, die durch das *»Ernährungssicherstellungsgesetz«* vorgeschrieben sind.

Ohne Rücksicht auf verteidigungspolitische Belange existieren *»EG-Interventionsbestände«* (Tabelle 2.1), die bei Störungen der laufenden Versorgung der Bevölkerung für einen gewissen Zeitraum die Zufuhr von *»einer warmen Mahlzeit täglich«* garantieren sollen. Die Lagerbestände sind *Tabelle 2.1* zu entnehmen, die der *Bundestagsdrucksache* Nr. 9/698 aus dem Jahre 1981 entstammt.

Zur Sicherstellung der Ernährung gehört ein am 4.10.1968 verabschiedetes Gesetz über die *»Sicherstellung der Versorgung ...«*, dessen wesentliche Abschnitte übersichtlich *Tabelle 2.2* zu entnehmen sind.
Von Bedeutung ist die *»Ernährungsbewirtschaftungsverordnung« (EBewiV)* vom 10.1.1979 (Bundesgesetzblatt I, S. 52), welche auf dem Boden des »Ernährungssicherstellungsgesetzes« von der Bundesregierung verordnet wurde. Hierbei handelt es sich um eine Verordnung, die ungefähr der Lebensmittelrationierung und Einführung von Lebensmittelkarten des Zweiten Weltkrieges entspricht. Sie behandelt die »Öffentliche Bewirtschaftung (§ 1)«, »Verfügungsbeschränkung (§ 2)«, »Abgabepflicht (§ 3)«, regelt die Aufgabe von Ernährungsämtern, welche über

Tabelle 2.1

Drucksache 9/698
Deutscher Bundestag – 9. Wahlperiode (28.7.81)

Öffentliche und private Lagerhaltung (mit EG-Lagerbeihilfen gefördert)

Weizen	1 035 700 t
Roggen	105 500 t
Gerste	111 600 t
Butter	
– öffentliche Lagerhaltung	13 850 t
– private Lagerhaltung	51 750 t
Magermilchpulver	223 940 t
Rindfleisch	
– öffentliche Lagerhaltung	40 960 t
Schweinefleisch	
– private Lagerhaltung	1 490 t
Zucker	(Die Zuckermarktordnung sieht vor, daß die Fabriken mindestens 8 v. H. ihrer Erzeugung innerhalb der Grundquote ständig lagern müssen. In der Bundesrepublik Deutschland sind dies rd. 158 000 t.)

Die EG-Interventionsbestände werden im Gegensatz zur ZVR (Zivile Verteidigungsreserve) ausschließlich nach marktordnerischen Gesichtspunkten und *ohne spezielle Rücksicht auf verteidigungspolitische Belange gelagert.* Dabei wird davon ausgegangen, daß die EG-Bestände im Krisenfall verfügbar sind.
Der *Einfuhrabhängigkeit* bei bestimmten Nahrungs- und Futtermitteln und etwaigen regionalen Versorgungsschwierigkeiten trägt die Bundesregierung durch besondere Versorgemaßnahmen Rechnung.
Ergänzend zu den Beständen in der Landwirtschaft und am Markt *werden in öffentlicher* Hand an *Vorräten die Bundesreserve Getreide* im Bundesgebiet, die *Zivile Verteidigungsreserve* (ZVR) sowie *EG-Interventionsbestände* gehalten. Außerdem hält der Bundesminister der Verteidigung für die Streitkräfte den Verteidigungsvorrat Verpflegung, der aus handelsüblichen, lang lagerfähigen Lebensmitteln besteht, die im

Krisen- und Verteidigungsfall der Bereitstellung der Tagesverpflegung der Truppe für einen gewissen Zeitraum dienen.
Die *Bundesreserve Getreide* im Bundesgebiet dient der Sicherstellung der Mehl- und Brotversorgung sowie der Deckung des Futtermittelbedarfs. Sie soll für den Fall möglicher Unterbrechungen der Versorgung aus Übersee den Inlandsbedarf an Getreide jederzeit decken können. Die Versorgemaßnahmen der Bundesregierung auf dem Getreidesektor sind hinsichtlich der Vorräte in der öffentlichen Hand in Abhängigkeit von den jeweils vorhandenen EG-Interventionsbeständen zu sehen.
Die Zivile *Verteidigungsreserve,* die aus haushaltsmäßig gebrauchsfertigen Lebensmitteln besteht und unter verteidigungspolitischen Gesichtspunkten gelagert wird, soll bei denkbaren Störungen und Unterbrechungen der laufenden Versorgung gewährleisten, daß die Bevölkerung in den Ballungsgebieten für einen gewissen Zeitraum mit einer warmen Mahlzeit täglich versorgt werden kann. Die Bundesregierung hat im Januar 1977 beschlossen, die ZVR in einem mehrjährigen Programm wieder aufzufüllen und fortzuführen.

die Ausgabe von Lebensmittelkarten, Milchkarten, Sonderkarten, Reisemarken (§ 7) usw. zu entscheiden haben.
Zu diesem Gesetz gehört auch die *»Allgemeine Verwaltungsvorschrift zur Ernährungsbewirtschaftsverordnung«* (EBewiVwV) vom 1.2.1979, nach der:

> »die unteren Verwaltungsbehörden sowie Gemeinden und Gemeindeverbände (Gemeinden) *bereits in Friedenszeiten* die Maßnahmen treffen, die im Bewirtschaftungsfall eine reibungslose Ausgabe der Berechtigungsnachweise ermöglichen«.

Interessierten Bürgern empfehle ich über Landtagsabgeordnete zu klären, inwieweit diese Vorschrift, insbesondere die *»Ernährungsbewirtschaftungsverordnung«* in ihren Gemeinden in die Tat umgesetzt ist, damit sie im Notfall, der eher eintreten kann als man erwartet, sofort einsatzbereit ist.
Ich selber hege Zweifel, ob dem Gesetz wirklich in vollem Umfang Genüge getan ist.

Nach Mitteilung des *»Bundesministeriums für Ernährung, Landwirtschaft und Forsten«* (1.4.1982) liegen gesetzliche Grundlagen über das »Ernährungssicherstellungsgesetz« für eine Bewirtschaftung der Ernährung (»Ernährungsbewirtschaftungsverordnung« – EBewiV vom 10.1.1979, BGBl. I, S. 52) vor. Eine Regelung darüber, welche Mengen an bewirtschafteten Nahrungsgütern den Verbrauchern zugeteilt werden, sei *»vorbereitet, jedoch derzeit nicht erlassen«,* obwohl das Gesetz die Vorbereitung bereits in »Friedenszeiten« vorschreibt.

Tabelle 2.2 Gesetz über die Sicherstellung der Versorgung mit Erzeugnissen der Ernährungs- und Landwirtschaft sowie der Forst- und Holzwirtschaft (Ernährungssicherstellungsgesetz) Vom 4. Oktober 1968 (BGBl. I. S. 1075)

Inhaltsübersicht

§ 22 Zuwiderhandlung gegen Sicherstellungsmaßnahmen
§ 23 Verletzung der Auskunftspflicht
§ 24 Verletzung der Geheimhaltungspflicht (aufgehoben)
§ 25 Zuständige Verwaltungsbehörde
§ 26 Änderung des Wirtschaftsstrafgesetzes
§ 27 Einschränkung der Grundrechte
§ 28 Inkrafttreten

Dem Leser empfehle ich die Lektüre von *»Ernährungssicherstellung«* Band 1 aus der Buchserie *»Zivile Verteidigung«* (ZV 1) von *R. Solmecke, R. Wandel und H.-J. Wolter* aus dem Bundesministerium für Ernährung, Landwirtschaft und Forsten in Bonn, Walhalla und Praetoria Verlag, Regensburg 1983, mit dem Wortlaut der Gesetze und Verordnungen.

Sicherung der Trinkwasserversorgung

Eine wichtige Maßnahme stellt die Sicherung der Trinkwasserversorgung (besonders für den atomaren Verseuchungsfall) dar. Nach einem »mit den Ländern abgestimmten Prioritätenprogramm« wurden im Jahre 1983 in verschiedenen Großstädten, Ballungs- und Industriegebieten des Bundesgebietes Vorsorgemaßnahmen nach dem *Wassersicherstellungsgesetz* (WasSG i. d. Fassung vom 24.8.1965 – BGBl. I. S. 1225/1817 – zuletzt geändert durch Art. 70 EGAO vom 14.12.1976 – BGBl. I. S. 3341) getroffen und vor allem vom öffentlichen Versorgungsnetz unabhängige *Trinkwassernotbrunnen* sowie Wasserverbundleitungen gebaut. Zur Deckung des lebensnotwendigen Bedarfs an Trinkwasser stehen damit der Zivilbevölkerung bei Ausfall des zentralen Wasserversorgungsnetzes oder von Teilen davon rund 3800 netzunabhängige Einzelbrunnen zur Verfügung (»Bundesminister des Inne-

ren«, 9.1.1984), deren Lage aus Gründen der Sicherheit erst im Krisenfall bekanntgegeben wird.
Nicht vorhersehbar ist allerdings, in welchem Ausmaß die genannten *Brunnen bei einem Angriff zerstört werden* und ob der Bürger im Falle einer radioaktiven Verseuchung seinen Schutzkeller vor einer Mindestfrist von voraussichtlich 2 Wochen verlassen kann, um Trinkwasser zu holen. Derartige Notbrunnen können nur funktionieren, wenn das Wasser in ein noch intaktes Leitungsnetz eingespeist wird, denn es können sich unmöglich unter feindlicher Beobachtung Menschenlawinen vor einzelnen Notbrunnen versammeln, um Trinkwasser zu empfangen.
Deshalb gehört es zu den Pflichten der Vorsorge, daß *jeder Haushalt eine Notreserve von Trinkwasser* in metallenen Großkannen (z. B. Milchkannen der Landwirtschaft) im Schutzraum hortet, weil nur der Metallmantel vor äußerer Verseuchung durch radioaktive Strahlung schützt. Dabei ist pro Kopf mit einem Tagesbedarf von ca. 2 Litern Flüssigkeit zu rechnen.
Leben unter Hungerbedingungen ist zu einem hohen Grad über Wochen und Monate, *ohne Trinkwasser* nur über kurze Zeit möglich, denn der Mensch besteht zu 72 % aus »Wasser«. Bereits eine minimale Verringerung des Wasserbestandes im Organismus (Dehydration) führt zum Tod.

Bevorratungsempfehlungen für einzelne Haushalte

Es gibt Bevorratungsempfehlungen für Haushalte, auf die ich eingehen werde. So werden von *Solmecke, Wandel und Wolter* im Buch *»Ernährungssicherstellung«* Empfehlungen publiziert, die als *Tabelle 2.3* wiedergegeben werden. Da sich kriegerische Auseinandersetzungen über lange Zeiträume erstrecken können, sind Bevorratungsempfeh-

Tabelle 2.3 Beispiel für einen privaten Grundvorrat pro Person für zwei Wochen (von Solmecke, Wandel und Wolter)

Lebensmittel	Empfehlenswerte Mengen pro Person	Durchschnittl. Haltbarkeit (normale Verpackung)
Dauervollkornbrot	1000 g	2 Monate
Knäckebrot	1000 g	1 Jahr
Kekse	250 g	1 Jahr
Haferflocken	500 g	ca. 1 Jahr
Teigwaren	500 g	ca. 1 Jahr
Reis	250 g	ca. 1 Jahr
Kartoffeltrockenprodukte (Pakete f. je ½ l Flüssigkeit)	2 Pakete	Haltbarkeitsdatum auf Verpackung beachten
Hülsenfrüchte	500 g	ca. 1 Jahr
Trockensuppen (Pakete f. je ¼ l Flüssigkeit)	9 Pakete	Haltbarkeitsdatum auf Verpackung beachten
Zucker	500 g	unbegrenzt
Fleischkonserven	1200 g	2 Jahre oder Haltbarkeitsdatum auf Verpackung beachten
Wurstkonserven	1000 g	2 Jahre oder Haltbarkeitsdatum auf Verpackung beachten
Fischkonserven	400 g	2 Jahre oder Haltbarkeitsdatum auf Verpackung beachten
Fertiggerichte (z. B. Eintopfgerichte)	1600 g	2 Jahre/Haltbarkeitsdatum auf Verpackung beachten
Gemüsekonserven	1600 g	1 bis 2 Jahre
Sauerkonserven	220 g	Haltbarkeitsdatum auf Verpackung beachten
Obstkonserven	1600 g	1 bis 2 Jahre
Fruchtsaft	1 l	1 bis 2 Jahre
Konfitüre, Honig	450 g	1 Jahr
H-Milch	1½ l	6 Wochen
Kondensmilch	340 g	6 Monate bis 1 Jahr
Schmelz- und Hartkäse	740 g	6 Monate
Streichfett	250 g	Haltbarkeitsdatum auf Verpackung beachten ca. 3 Wochen

Lebensmittel	Empfehlenswerte Mengen pro Person	Durchschnittl. Haltbarkeit (normale Verpackung)
Speiseöl	¼ l*)	6 Monate bis 1 Jahr
Tafelwasser (davon für Aufgußgetränke ca. ¾ l je Tag, für Speisenzubereitung ca. 4 l je Woche)	19 l	
Kaffee		
Tee		
Kakao		
Schokolade		
Nüsse		
Salz		

*) handelsübliche Verkaufseinheiten sind z. B. 0,375 l, 0,6 l, 0,75 l

Quelle: Bundesministerium für Ernährung, Landwirtschaft und Forsten (Referat 334) in Anlehnung an Ausarbeitungen der Bundesforschungsanstalt für Ernährung (Institut für Ernährungsökonomie und -soziologie), Stuttgart

lungen, die in *Tabelle 2.3–2.6* wiedergegeben werden, sicher wichtig, aber sie vermögen die langfristigen Probleme nicht allein zu lösen.

Die in *Tab. 2.3–2.6* aufgeführten Nahrungsmittel kann man in Friedenszeiten oder hoffentlich auch noch zu Kriegsbeginn kaufen. Frühere Erfahrungen zeigten, daß es bei drohenden Konflikten zu *Angst- und Hamsterkäufen* kam, die schnell zur Verknappung und Preissteigerung der Nahrungsmittel führten. Eine solche Situation kann ebenfalls eintreten, wenn politische und militärische Konflikte außerhalb unseres Landes auftreten, die unsere Sicherheit gefährden. *Die Bevorratung muß also rechtzeitig gesche-*

hen! Vor allem hüte man sich vor der Vorstellung, daß Nahrungsmittel aus anderen EG-Ländern jederzeit herbeigeschafft werden könnten (wenn es zur Zerstörung von Transportwegen und -möglichkeiten gekommen ist).

Sind militärische Konflikte erst einmal ausgebrochen, dauern sie meistens viele Jahre. Eingelagerte Vorräte sind rasch verbraucht. Man sollte diese nur im allerernstesten Fall antasten. Die Lebensmittelrationierung begann im Zweiten Weltkrieg am 28.8.1939 und endete am 30.4.1950. *Sie dauerte 11 Jahre!* Die Ernährungskrise im Ersten Weltkrieg erstreckte sich über etwa 6 Jahre.

Tabelle 2.4 Folgende Lebensmittel können auf engstem Raum über längere Zeit gelagert werden:

	Nährwert in 100 g Ware			
Lebensmittel	Eiweiß	Fett	Kohlenhydrate	kcal
Trockenmagermilch	35,0	1,0	52,0	370
Rindfleischkonserven	25,0	14,0	–	233
Geflügelfleisch o. H.	22,8	0,9	–	109
Corned Beef	22,0	6,0	–	153
Reibekäse 30 % F.	27,0	16,0	3,0	279
Schinken (Dose)	20,2	10,7	–	191
Wurstkonserven	13,0	20,0	–	238
Dauerwurst	17,0	47,0	–	523
Käsekons. Vollfett	19,0	23,0	–	301
Kondensmilch 10 %	8,9	10,3	12,5	183
Heringe mariniert	18,3	14,0	–	214
Makrelenfilet	18,8	11,6	–	193

Quelle: Kommission für Ernährungsforschung der Deutschen Forschungsgemeinschaft, 1972

Tabelle 2.5 Empfehlungen für den Notvorrat (14 Tage pro Person) (Minist. f. Ern., Landw., Forsten u. Umwelt) Info. Dez. 1980

Nahrungsmittel			14 Tage Ration g	berechnet auf 1 Tag g
Knäckebrot			200	14
Zwieback			200	14
Hartkeks			150	11
Reis			500	36
Haferflocken			500	36
Teigwaren	Getreide-		500	36
Mehl	produkte		500	36
Grieß			500	36
getr. Erbsen	Hülsen-		250	18
getr. Bohnen	früchte		250	18
Kartoffelpüreepulver			250	18
Suppen i. D. (Trockenprodukt)			50	4
Zucker			1000	71
Salz			125	9
Speiseöl			1000	71
Pflanzenfett			1000	71
Fleischkonserven			1500	107
Fischkonserven			500	36
Wurstwaren			500	36
Suppenkonserven (mit Fleisch)			500	36
Kondensmilch			1000	71
Milchpulver			250	18
Schmelzkäse			500	36
Obst- und Gemüsekonserven		Gemüse	1250	90
		Obst	1250	90
Fruchtsäfte			1500	107
Gemüsesäfte			1500	107
Marmelade			250	18
Honig			250	18
				Energiewert/Tag ca. 3700 kcal

Tabelle 2.6 Nährwert verschiedener Nahrungsmittel (Völkerbundskommission)

Nahrungsmittel	Als Energieträger bes. wertvoll	Biolog. hochwertiges Eiweiß	Mineralstoffe	Vitamin			
				A	B	C	D
Milch		++	+++	+	+	+∅	+∅
Käse		++	++	+	+	–	–
Eier	+	++	++	+	++	–	++
Leber	+	++	++	+	++	–	+
Fette Fische (Heringe usw.)	+	+		+	+	–	++
Grüne Gemüse (Salat)		+	+++	+	+	++	–
Rohes Obst, Fruchtsäfte			+++	+*	+	++	–
Butter	+	–	–	+	–	–	+∅
Dorschlebertran		–	–	+++	–	–	+++
Hefe		+	+	–	++	–	–
Fleisch (Muskel)		+	×	–	+	×	–
Wurzeln, Knollen				+*	+	+	–
Gemüse (trockene Erbsen, Linsen)				–	+	–	–
Vollkornbrot	+	+	×	×	+	–	–
Weißbrot	+		–	–	–	–	–
Geschälter Reis	+		–	–	–	–	–
Nüsse	+	×		–	++	–	–
Zucker, Kompott, Honig	+			–	–	–	–
Margarine, Olivenöl und andere pflanzliche Fette				–	–	–	–

Erklärung der Zeichen in den Spalten betreffend die Schutzstoffe:
+++ sehr viel, ++ viel, + vorhanden, × kleine Mengen oder Spuren, – fehlt, ∅ im Sommer, wenn das Vieh auf die Weide geht, +* vorhanden, wenn die Nahrungsmittel gelb gefärbt sind.

Wenn die Krise ausbricht, entstehen über Nacht zahllose neue Schwierigkeiten

Problemkreis Transportschwierigkeiten

Die künftigen Probleme ergeben sich bereits aus Entwicklungen in Friedenszeiten.

Konzentration von Ernährungsbetrieben auf Ballungsräume

Nach dem Zweiten Weltkrieg hat sich in der Industrie eine Konzentration von Produktions- und Handelsstätten vollzogen, so auch in der Ernährungsindustrie und im Lebensmittelhandel. Von 1970 bis 1981 verringerte sich die Zahl der Einzelhandelsgeschäfte um mehr als die Hälfte (Rückgang von ca. 172000 auf ca. 88500 Läden). Man rechnet bis 1985 mit einem weiteren Rückgang von 3000–4000 Geschäften jährlich zugunsten von Großbetrieben in Ballungsgebieten.

Diese Entwicklung beschwört unter Krisenbedingungen eine Komplizierung der Versorgung der Bevölkerung herauf, weil unnatürlich *weite Versorgungswege* entstehen. Die Zerstörung größerer Ernährungszentren trifft eine größere Gruppe von Verbrauchern als die eines weniger verletzbaren dezentralisierten Betriebes. Ohne Maßnahmen zur *Sicherstellung der Transporte* würde die Ernährungsversorgung rasch erliegen. Über Nacht läßt sich kein Einzelhandelsversorgungssystem wieder errichten, dessen Strukturen über Jahrzehnte hinweg vernichtet wurden.

Probleme:
Alle *privaten Kraftfahrzeuge werden stillgelegt.* Es gibt nur in Sonderfällen Zuteilungen von Treibstoff für speziell zugelassene Fahrzeuge (Ärzte etc.). Alles, was früher mit Fahrzeugen zur Lebenserhaltung abgewickelt wurde, muß nun *zu Fuß,* per *Fahrrad* (oder evtl. noch mit Hilfe eines sparsamen Mopeds) erledigt werden.
Jagdbomber u. ä. verunsichern Wege und Straßen. Verbindungswege sind durch kriegerische Einwirkungen ebenso wie alle Transportmöglichkeiten gefährdet bis lahmgelegt.
Transporte zu Fuß oder mit dem Fahrrad *kosten Kalorien,* die fehlen.

Problematisch war stets der Transportraummangel, die Transportbehinderung durch Militärfahrzeuge auf Straßen und durch Feindeinwirkung sowie die Ausschaltung eigener Personenkraftwagen.
Zu Beginn des Zweiten Weltkrieges wurden die privaten Kraftfahrzeughalter veranlaßt, ihren Wagen an die Armee für militärische Zwecke abzutreten. Ausnahmen wurden nur bei Ärzten u. a. gemacht.
Man wird gut daran tun, ein *sparsam fahrendes Moped mit einem gewissen Treibstoffvorrat* im Hause zu haben, solange dessen Gebrauch noch gestattet ist. Der hohe Energiebedarf einer hochindustrialisierten und automatisierten Nation läßt keine andere Wahl, als im Ernstfall sofort jeglichen Treibstoffverbrauch für andere als für lebensnotwendige Zwecke zu unterbinden.

Mit der abrupten Stillegung privater Pkw änderte sich im Zweiten Weltkrieg das ganze Leben und würde es künftig in weit stärkerem Maße tun.

In allen Kriegen steht Mangel an Energie mit an erster Stelle

Kraftstoff wird nicht nur für Militärfahrzeuge, sondern auch für die hochautomatisierte Landwirtschaft benötigt. Durch den Rückgang an Kraftfahrzeugen im privaten Bereich wird aus einem Volk, welches heute zu ca. 75 % aus Leichtarbeitern besteht (und im Mittel täglich ca. 2600 kcal benötigt), über Nacht wieder ein Volk aus Mittelschwer- bis Schwerarbeitern werden, die wenigstens 3000 kcal täglich benötigen. Der Gebrauch von öffentlichen Verkehrsmitteln wird von vorrangiger Bedeutung werden. Das *Fahrrad wird das wichtigste Verkehrsmittel werden.*

Es fehlt an Energie und Düngemitteln

Im Gegensatz zur Zeit des Zweiten Weltkrieges dürfte heute der Mangel an Düngemitteln von größter Bedeutung sein. Während 1939–45 noch ein großer Teil der Bevölkerung in der Landwirtschaft tätig war und auf großen Flächen die landwirtschaftlichen Erträge einbrachte *(Abb. 3.1),* wird diese Ertragskraft heute auf einer weitaus geringeren landwirtschaftlichen Fläche erbracht und ist völlig abhängig von der modernen Düngung und der landwirtschaftlichen Automation *(Abb. 3.2). Landwirtschaftliche Automation* bedeutet eine *extreme Energiebelastung (Tab. 3.1, Abb. 3.3)* durch den Betrieb von Traktoren, durch Beanspruchung von Mineralölprodukten, den Betrieb von Maschinen für die Getreide- und Lebensmittelverarbeitung, durch die Verteilung und Herstellung von Pflanzenschutz- und Spritzmitteln, durch Energieverbrauch für sachgerechte Lagerung und Trocknung (Getreide usw.) der Nahrungsmittel usw. Selbst bei friedlicher Entwicklung wird das Mißverhältnis zwischen Energieaufwand

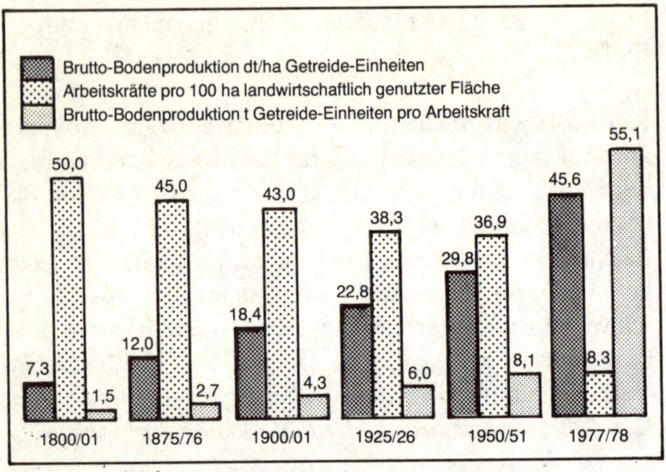

Abbildung 3.1 zeigt den Rückgang an arbeitenden Personen in der Landwirtschaft von 1800 bis 1978 bei gleichzeitiger Produktionszunahme pro Hektar Land. *(Quelle:* Materia Med. Nordmark 34, 1982).

Tabelle 3.1 Die Produktion von 1 kg Weißbrot erfordert 0,48 kg Erdöl (= ca. 1 Liter) bei uns.

Am Energieverbrauch beteiligt sind mit:

19,4 %	Weizenprod. Landwirtschaft	
	davon 5,3 %	Maschinen
	11,1 %	Düngemittel
	3,0 %	Trocknung
12,9 %	Mühlen	
64,3 %	Bäckereien	
3,4 %	Verkauf	

(Bild der Wissenschaft 2–1980)

Abbildung 3.2 Energie senkt Arbeitsleistung
Für die Getreideproduktion auf einem Hektar Land benötigt ein mexikanischer Bauer 1150 Arbeitsstunden; ein nordamerikanischer Farmer 17 Arbeitsstunden jährlich. Dabei setzen die beiden ein:

	Mexikanischer Bauer	Nordamerikanischer Farmer
Handarbeit	115 Megakalorien	
Maschinen	15 Mcal (Axt und Hacke)	1500 Mcal
Saatgut	36 Mcal	140 Mcal
Brennstoff	–	2100 Mcal
Stickstoff	–	2500 Mcal
Pestzide	–	500 Mcal
Bewässerung	–	780 Mcal
Elektrizität	–	700 Mcal
Transport	–	180 Mcal
Sonstige Energien	–	200 Mcal
Gesamtenergie	167 Mcal	8600 Mcal
Ertrag	6700 Mcal (2000 kg)	18700 Mcal (5400 kg)
Energie-Output / Energie-Input	40:1	2,16:1

(Aus »Bild der Wissenschaft« 2–1980)

und Ertrag täglich größer. Es gilt die Regel, daß *(Tab. 3.1)* ca. *1 Liter Öl* für die landwirtschaftliche Produktion und die Bereitstellung für den Endverbraucher *von 1 kg Weißbrot benötigt wird*! Woher sollte diese Energie in Krisenzeiten in Deutschland kommen?

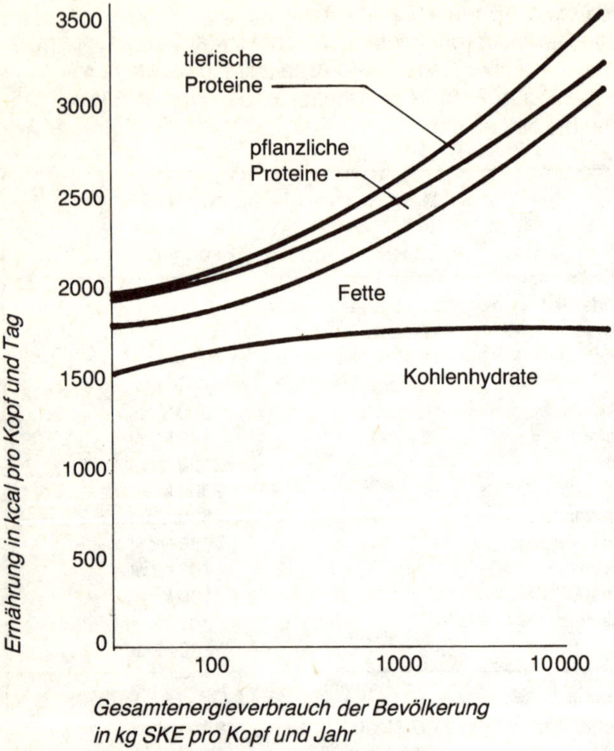

nach: I.A. Sagan und A.A. Aßß 1977
(Aus Bild der Wissenschaft 2–1980)

Abbildung 3.3 Zuviel Energie für tierisches Eiweiß

Zwischen dem Gesamt-Energieverbrauch pro Kopf einer Bevölkerung und ihrer Ernährungsweise zeigt sich ein enger Zusammenhang: Je höher die verbrauchten Energiemengen, um so stärker steigt der Fleisch- und Fettkonsum in Wohlstandsländern. Pflanzliche Proteine geraten ins Hintertreffen. Trotzdem steigt die Nahrungsmittelmenge pro Kopf nicht entscheidend. Die gesteigerte Fleischproduktion hat aber einen unverhältnismäßig hohen Energiebedarf.
Auf Handarbeit beruhende Ackerbaukulturen haben die großen zusätzlichen Energiemengen für Eiweißernährung durch Fleisch nicht zur Ver-

fügung. Besonders intensive Gartenbau-Landwirtschaften verfügen auch kaum über Flächen zur Ernährung vieler Tiere. Bei ihnen mangelt es an Tierprodukten wie Eiern, Milch und Käse. Trotzdem ist die Menschheit bis zum letzten Jahrhundert mit recht wenig Fleisch ausgekommen und war keineswegs stets mangelhaft ernährt.
Sämtliche Ackerbaukulturen haben schon vor Jahrtausenden entdeckt, daß eine Kombination von Hülsenfrüchten mit Getreide eine ausreichende Ernährung ergibt – wissenschaftlich gesprochen: Daß Getreide mit Hülsenfrüchten kombiniert dem Körper sämtliche essentiellen Aminosäuren liefert.
Die traditionellen Kombinationen für die Verbesserung minderwertiger pflanzlicher Proteine waren beziehungsweise sind:
in Europa: Linsen und Getreide
in Asien: Bohnen und Reis
in Zentralamerika: Sojabohnen und Mais

Die moderne Landwirtschaft ist ohne hochgradige Automation ebenso unvorstellbar wie die Bewältigung einer Krisenernährung *ohne diese Automation* (bei extremer Personaleinsparung) denkbar wäre. Doch diese ist nur bei hohem Energieeinsatz (vor allem an Öl) zu bewältigen. Diese Probleme gab es während des Zweiten Weltkrieges noch nicht in dieser Form wie heute.
Man wird im Ernstfall große Schwierigkeiten haben, der Bevölkerung Getreide, Kartoffeln und Hülsenfrüchte als wertvolle Eiweißträger und Nahrungsmittel aus der Viehzucht anzubieten, wenn das landwirtschaftliche System auf einer so energieintensiven Automationsstufe steht wie heute.
Der Rückgang der automatisierten landwirtschaftlichen Produktion infolge von Mangel an Energie würde sofort neben einer Ernährungskrise für den Menschen auch einen *Futtermittelmangel* in der Viehwirtschaft nach sich ziehen. Man würde also gut daran tun, beizeiten in einem Planspiel alle diese vorhersehbaren Möglichkeiten durchzudenken.

In der Krise tritt anstelle der Eiweißversorgung durch Fleisch u. ä. die Pflanze als Eiweißträger

Die letzten Weltkriege haben in Europa gezeigt, daß ein Überleben der Bevölkerung nur dann möglich ist, wenn auf die unrentable Viehwirtschaft (besonders die Schweineproduktion) verzichtet wird, da der *Gewinn* an Nährwertträgern, besonders *an Proteinen* unmittelbar aus Kohlenhydratträgern, die der Mensch besser direkt ißt, ungleich rentabler (und energiesparender) ist, als wenn Eiweiß auf dem Umweg über die Fleischproduktion zugeführt wird.
Dies zeigt *Abb. 3.4.* Danach müssen 33,8 Liter Erdöl für die Erzeugung von 1 kg Eiweiß von Rindfleisch verbraucht werden, ca. 15,5 Liter Öl für die Erzeugung von 1 kg

Abbildung 3.4 Eiweiß aus den Erzeugnissen von Fischerei und Aquakultur spielt für die gegenwärtige Welternährung nur eine untergeordnete Rolle. Nur rund sechs Prozent des Welteiweißbedarfs oder ein Prozent der Weltnahrung werden aus Fischprodukten und Meeresfrüchten gewonnen. Es gibt kaum regionale Unterschiede. Nur einzelne Länder wie Island, Japan oder Israel verbrauchen traditionell einen hohen Anteil an Fischeiweiß. Dagegen ist die Verwendung von sonstigem tierischen Eiweiß stark von der Kaufkraft bestimmt wie in Nordamerika, Australien und Westeuropa. Zur Erzeugung der verschiedenen Eiweißarten sind unterschiedliche Mengen fossiler Energieträger aufzuwenden. Während bei der Erzeugung von Eiern 13 Joule fossile Energie zur Gewinnung von einem Joule Eiweiß eingesetzt werden müssen, sind es beim Fischfang 20, bei der Fischzucht 35. Dagegen beträgt der Aufwand für ein Joule eßbares Pflanzeneiweiß bei Sojabohnen zwei Joule, bei Reis zehn Joule fossiler Energie.

(Aus »Welt der Wissenschaft« Dez. 1982)

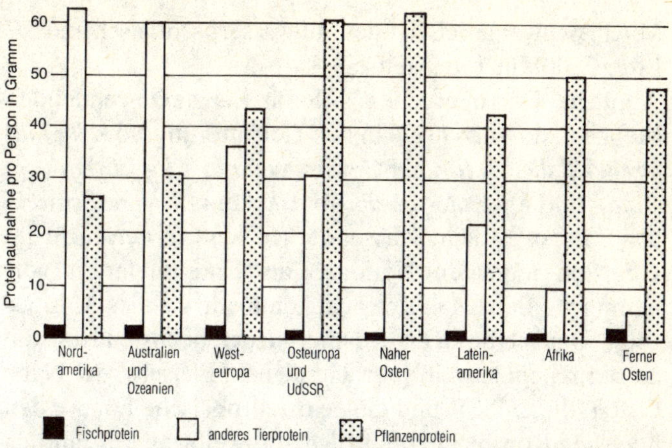

Erzeugnis	Eier	Süßwasser-fisch	Schweine-fleisch	Milch	Rindfleisch
Erzeugtes Eiweiß in Kilogramm pro Hektar	182	51	65	59	51
Aufgewendetes Futtereiweiß in Kilogramm pro Kilogramm	3,7	9,5	10,6	3,2	15,4
Erdölverbrauch in Liter pro Kilogramm erzeugtes Eiweiß	5,7	15,0	15,4	15,8	33,8
Verhältnis zwischen Energie-Einsatz und Eiweiß-erzeugung in Joule	13	35	35	36	78

Milch, Schweinefleisch oder Süßwasserfischfleisch und 5,7 Liter Erdöl für 1 kg Eieiweiß.
Ähnliche Daten ergeben sich für die aufzuwendenden Mengen an *Futtereiweiß* in der Tierfütterung. *15,4 kg Futtereiweiß dienen für den Gewinn von nur 1 kg Eiweiß vom Rind, 10,6 kg Futtereiweiß für 1 kg Eiweiß vom Schwein* usw. So ist es nicht verwunderlich, daß in den nicht im Überfluß lebenden Nationen als Eiweißlieferant vornehmlich Pflanzen in Betracht kommen, wie dies *Abb. 3.4* zeigt. Danach besitzt Nordamerika den höchsten Konsum an tierischem Eiweiß (vornehmlich an Fleisch), der Nahe Osten, die UdSSR und einige osteuropäische Länder den höchsten Konsum an pflanzlichen Eiweißträgern. Jährlich importiert die UdSSR über 46 Millionen Tonnen Weizen, um u. a. den Eiweißbedarf von Tieren und Menschen durch Getreideeiweiß zu decken (100 g Weizen enthalten 11,7 g Eiweiß).
Die oben aufgezeigten Zusammenhänge führten 1916 zur Notschlachtung des Schweinebestandes. Anstelle der tierischen Eiweißträger rückten pflanzliche wie Brot, Kartoffeln und Hülsenfrüchte in den Vordergrund. Dies wird bei einer künftigen Krise die einzige Alternative sein. Da man auf den Genuß von tierischen Eiweißträgern nicht völlig verzichten kann, müßte der einzelne Haushalt vor allem eine Steigerung der Milch- und Eierproduktion anstreben (Schafmilch).
Die römischen Truppen deckten ihren Eiweißbedarf weitgehend durch Getreide, wenn in der Hitze andere Eiweißträger verdarben.

Man kann nicht über Nacht aus Weideland ausreichende und für die Gewinnung von Getreide, Kartoffeln und Hülsenfrüchten geeignete Äcker herbeizaubern

Schon im Ersten Weltkrieg machte man die Erfahrung, daß man nicht über Nacht aus Viehweiden landwirtschaftliche Ertragsflächen machen kann, da dies zuvor einer jahrelangen fachmännischen landwirtschaftlichen Bearbeitung bedarf. Diese Unkenntnis erwies sich als einer der größten Fehler im Ersten Weltkrieg. Nach dem Zweiten Weltkrieg wurde von den alliierten Besatzungsmächten die Viehabschlachtung bei uns mit zunehmender Hungerzeit wiederholt, mit dem Ziel, die Pflanze als Eiweißlieferant für den Menschen zu gewinnen. Bis zum Ende des Zweiten Weltkrieges (1945) hatte Deutschland noch gewisse Vorräte, die dann während der Besatzung rasch verschwanden. Der Verlust großer landwirtschaftlicher Produktionsgebiete im Osten wirkte sich negativ aus. Man war nicht imstande, rasch aus Wiesen und Weiden hochwertiges Ackerland zu machen. So war der Übergang von einer Grünlandschaft zum Körnerfrucht- und Hackfruchtanbau betrieblich auch nicht ohne weitgehende technische Umstellung sofort möglich. Es war zu erkennen, daß Getreideerzeugnisse für die menschliche Ernährung (Brot und Nährmittel) anbauflächenmäßig mit der Produktion von Futtergetreide konkurrierten. Nach und nach mußten diese Flächen für die Gewinnung von Nahrung für den Menschen umgerüstet werden. Da man im Zweiten Weltkrieg und in den Hungerjahren danach (1946–47) diese Landflächen noch besaß, war eine Umwandlung möglich. Heute werden dagegen Futtermittel zu über 24 % aus dem Ausland *(Tab. 1.1)* importiert. Hierfür benötigen wir keine eigenen Anbauflächen mehr.

Bei einer künftigen Krise wäre die Bundesrepublik hochgradig einer Ernährungskrise ausgesetzt.

Die Gefahr einer Ernährungskrise ergibt sich aus folgenden Fakten:

1. Die Wohlstandsernährung hat bevorzugt zu einem Genuß von tierischen Eiweißträgern (Fleisch usw.) zu ungunsten pflanzlicher Produkte geführt *(Tab. 1.2)*.
2. Da der Konsum *(Tab. 3.3)* an pflanzlichen Eiweißträgern (Getreide, Hülsenfrüchte, Kartoffeln) drastisch zurückging, wurden entsprechende landwirtschaftliche Nutzflächen hierfür aufgegeben (teilweise Verwendung für Städte- und Straßenbau usw.).
3. Der verbliebene Rest landwirtschaftlicher Nutzflächen hat seine Ertragsfähigkeit durch Einsatz von Dünge- und Spritzmitteln um ein Vielfaches *(Tab. 3.2)* bis an die Grenze der Ertragsfähigkeit *(Abb. 3.6)* gesteigert. Sie reichen nicht einmal für die gegenwärtige Selbstversorgung, geschweige im Krisenfall für einen Mehrbedarf an Hülsenfrüchten, Kartoffeln und Getreide (vgl. *Tab. 1.1)*.
4. Die gegenwärtige Selbstversorgung *(s. Tab. 1.1)* basiert auf dieser Situation. Sie könnte zusammenbrechen, wenn sich das Grundkonzept der menschlichen Ernährung über Nacht ändern würde und anstelle der Überproduktion von tierischen Eiweißträgern *(Tab. 1.1)* jene Nahrungsprodukte (Getreide, Hülsenfrüchte und Kartoffeln) in den Mittelpunkt der Ernährung treten würden, die bereits jetzt die »Achillesferse« in der Selbstversorgung darstellen (Selbstversorgungsgrad bei Hülsenfrüchten z. B. nur 25 %).

Unsere heutige Situation ist gefährlicher als 1939–47, zumal über 24 % der Futtermittel aus dem Ausland importiert werden. Die landwirtschaftlichen Nutzflächen von früher sind zusammengeschrumpft. Durch die Anwendung von Spritz- und Düngemitteln, die in Krisenzeiten mit größter Wahrscheinlichkeit nur reduziert zur Verfügung stehen, werden heute höchste Erträge auf kleinster Fläche erzeugt *(Tab. 3.2)*.

In den beiden Weltkriegen konnte man mit großem Kraftaufwand die benötigten landwirtschaftlichen Nutzflächen schaffen, die heute größtenteils mit Autobahnflächen, Straßen, neuen Städten usw. bedeckt sind. Im Zweiten Weltkrieg standen noch die großen Anbaugebiete in den deutschen Ostgebieten (Pommern) als Kornkammern zur Verfügung.

Tabelle 3.2 Ertragssteigerung in der Landwirtschaft durch Automation und moderne Düngemittel, Pflanzenschutz usw. (dz pro 1 ha)

(Quelle: Ernährungsbericht der DGE 1969)
(dz = Doppelzentner)

Jahr	Roggen	Weizen	Kartoffeln	Klee	Wiesenheu
1909	18,6	22,7	137,5	47,2	43,1
1948	18,7	21,5	204,6	55,0	41,3
Seit 1967 ca.	32,5	41,1	301,0	79,0	67,7

Tabelle 3.3 Rückläufiger Konsum an pflanzlichen Eiweißträgern seit 1948 bis 1980 (in kg/Person/Jahr in der BRD)

Quelle: DGE

Jahr	Roggenmehl	Weizenmehl	Hülsenfrüchte	Kartoffeln
1948/50	40,7	80,2	3,2	225,0
1969/70	14,0	44,0	1,0	94,0
1980/81	14,0	49,2	1,0	80,5

Die Ertragssteigerung *(Tab. 3.2)* um teils über 50 % pro Hektar durch moderne technische und chemische Mittel wird erst richtig zu würdigen sein, wenn man den Rückgang im Konsum an

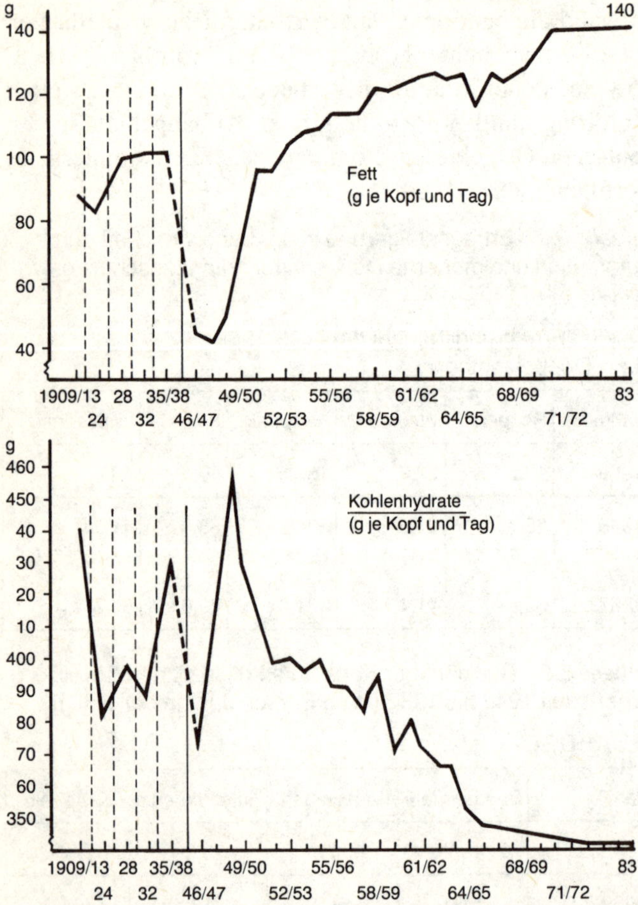

Abbildung 3.5 zeigt, daß der *Konsum von Kohlenhydraten* seit Ende des letzten Weltkrieges ständig *abgenommen* hat.

entsprechenden pflanzlichen Eiweißträgern in Tab. 3.3 zur Kenntnis nimmt, der teils über 50% liegt. Es ist also nicht so, daß mit der Ertragssteigerung der gleiche Bedarf wie früher (1948/50) abgedeckt wird, sondern nur noch der stark reduzierte heutige Bedarf. Was würde geschehen, wenn in Notzeiten mit der heute eingeschränkten Landfläche auf einmal die gleiche Menge an pflanzlichen Eiweißträgern (Mehl, Hülsenfrüchte, Kartoffeln) zu produzieren wäre wie 1945–47?

Der Fettkonsum hat sich drastisch erhöht, weil vor allem der Anteil an versteckten Fetten mit zunehmendem Konsum an tierischen Eiweißträgern (Fleisch, Wurst, Käse) zugenommen hat. (Quelle: DGE)

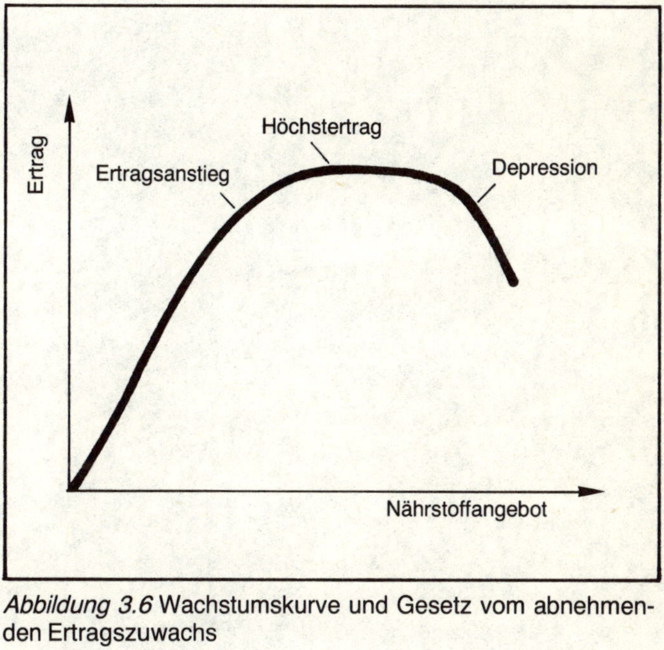

Abbildung 3.6 Wachstumskurve und Gesetz vom abnehmenden Ertragszuwachs

Dieser S-förmige Verlauf der Wachstumskurve hat universelle Bedeutung bei allen Wachstumsfaktoren, denn er bestimmt, daß mit weiterer Steigerung der Düngergaben der Ertragszuwachs abnimmt und mit Erreichen des maximalen Ertrages Null wird. (Quelle: Mat. Med. Nordm. 34, 1982)

»Vorteile« der Krisenernährung

Es mag makaber klingen, daß die Erfahrungen der Krisenernährung im Zweiten Weltkrieg zumindest einige »positive« Effekte zeigten. Dazu gehörte der massive Rückgang der Wohlstandserkrankungen in Deutschland. 1946 gab es kaum noch Bluthochdruck- und Zuckerkranke. Übergewichtige mit allen Risikofolgen waren verschwunden. Herzinfarkte gab es ebenso selten wie Steinleiden der Galle und Nieren. Gelenkschäden und Hauterkrankungen infolge von Übergewicht waren fast ausgemerzt. Vielen Menschen ist durch die Hungerzeit des Zweiten Weltkrieges ein »Jahrzehnt Leben zusätzlich« geschenkt worden. Aber damit soll nicht die Schrecklichkeit dieser Zeit kaschiert werden. Sie hat vielleicht in einem einmaligen »Experiment« gezeigt, wie sehr Rückgang von Wohlstand und Überernährung zu einem Rückgang von Krankheiten beitragen können. Auf die Frage des Herrschers: »Wie kann ich meinem Volk etwas Gutes tun«, antwortete der Philosoph: »Nimm ihm etwas vom Wohlstand.«

Vorrangige Vorsorgemaßnahmen für den Einzelhaushalt

Es genügt nicht, Nahrungsmittel zu lagern und sich Ernährungskenntnisse anzueignen. Aus den bisherigen Ausführungen geht hervor, daß noch eine ganze Reihe anderer Maßnahmen Voraussetzung fürs Überleben sind.

Das Fahrrad

Für jedes tätige Haushaltsmitglied muß ein fahrtüchtiges Fahrrad zur Verfügung stehen, mit mehreren Reserveschläuchen und -decken (evtl. mit anderen Ersatzteilen), die nach Möglichkeit den täglichen Gebrauch über 6–11 Jahre sicherstellen. Dazu kann man nach den Erfahrungen des Zweiten Weltkrieges in Krisenzeiten von einer täglichen Fahrstrecke von 30–40 km pro Person und mehr ausgehen. Der rechtzeitige Einkauf von Reserveschläuchen und -decken ist von größter Bedeutung. Als der Zweite Weltkrieg ausbrach, gab es innerhalb kurzer Zeit keinen Fahrradschlauch und keine Fahrraddecke mehr, da die Fabriken für militärische Zwecke beansprucht wurden. Bereits nach wenigen Jahren mußten Fahrräder, wie im Ersten Weltkrieg, mit Metallspiralen anstelle von Decken und Schläuchen gefahren werden (eine äußerst mühsame und energieverbrauchende Muskeltätigkeit). Alles, was neben der amtlichen Zuteilung an Nahrungsmitteln vom Land besorgt werden muß (bei Fliegerbeschuß nur nachts möglich), wird nun mittels Fahrrad geschehen müssen. Viele benötigen es zur Fahrt zur Arbeitsstätte, zum täglichen Einkauf und Schulgang. Derartige »Ausflüge«, die man wegen Einsparung von Kalorien und Energie möglichst nicht zu Fuß machen sollte (die gehamsterten Nahrungsmittel würden größtenteils durch den Fußmarsch wieder verbraucht werden), werden am besten mit Hilfe von Fahrrädern bewerkstelligt. Personen, die sich rechtzeitig im Vorfeld der Städte landwirtschaftliche Nutzflächen (Gärten u. ä.) besorgt haben, sind auf Fahrräder angewiesen. Das Fahrrad und seine Ersatzteile sind bei langfristigen Ernährungskrisen wichtigste *»Werkzeuge zum Überleben«*.

Während die Männer im Krieg waren, radelten die Mütter mehrköpfiger Familien zu den umliegenden Bauernhöfen, oft 30–50 km entfernt, oder zu den eigenen Gärten, um Nahrung zu besorgen. Oft geschah dies nachts, weil tagsüber Jagdflugzeuge wehrlose Menschen beschossen. Einbrüche von Verzweifelten in Fabriken, um einen Fahrradschlauch und eine -decke zu ergattern, wurden strafrechtlich verfolgt. Wenn die Betroffenen erwischt wurden, konnten sie standrechtlich exekutiert werden. Vor allem war das Fahrrad wichtig, um aus der Stadt herauszukommen und zugleich auch noch etwas Gepäck mitnehmen zu können. Städtische Verkehrsmittel wie Straßenbahnen und Busse fahren, solange es Strom gibt (ständige Stromabschaltungen im Krieg) und elektrische Oberleitungen und Straßen nicht zerstört sind. Je drastischer sich die Krise zuspitzt, desto mehr konzentriert sich alles auf das Fahrrad als Fortbewegungsmittel. Als nach dem Zweiten Weltkrieg zahllose deutsche Großstädte in Schutt und Asche lagen, waren unter den Trümmern auch die öffentlichen Verkehrsmittel begraben.

Beachte: *Das Fahrrad muß äußerst stabil sein* und Lasten tragen können, wozu sich ein Aluminiumrad kaum eignen dürfte. Es sollte keine hochgezüchteten Mechanismen besitzen.

Düngemittel

Jeder, der über eine gewisse Menge an Land bzw. Garten verfügt, erzielt die beste Vorratshaltung dadurch, daß er für einige Jahre ausreichende Mengen an Düngemitteln bevorratet (z. B. 10 Zentner eines stickstoffhaltigen Düngemittels). Dies ist die einfachste und billigste Methode,

Tabelle 5.1 Eiweißhaltige Düngemittel (Stand November 1984 der WLZ/Raiffeisen eG, Postfach 942, 7000 Stuttgart 1, Rundschreiben Nr. 112 V 4)

Verkaufspreise ab Lager: Warenwert + *MWSt.* = *Verbraucher-Preise* in 100 kg ab LAGER *gesackt*

		Kleinverkauf			bis
		Warenwert	+14% MWST.	*Verbr. Preis*	Warenwert
STICKSTOFFDÜNGER					
Kalkammonsalpeter 27,5 %	09050	55,80	7,81	63,61	44,80
Ammonsulfatsalpeter 26 %	09060	53,20	7,45	60,65	42,20
Bor-Ammonsulfatsalpeter 26 %	09070	57,20	8,01	65,21	46,20
Stickstoff-Magnesia 20/7 %	09040	52,00	7,28	59,28	41,00
Schwefels. Ammoniak 21 %	09030	45,60	6,38	51,98	34,60
Kalkstickstoff gemahlen 20,5 %	09110	83,80	11,73	95,53	72,80
Kalkstickstoff geperlt 19,8 %	09120	81,50	11,41	92,91	70,50
NPK-DÜNGER**					
NPK-Dünger 13/13/21	09410	66,30	9,28	75,58	55,30
NPK-Dünger 13/13/21 mit Bor	09420	68,80	9,63	78,43	57,80
NPK-Dünger 12/12/17/2	09440	67,00	9,38	76,38	56,00
NPK-Dünger 15/15/15	09460	67,60	9,46	77,06	56,60
NPK-Dünger 10/15/20	09470	66,30	9,28	75,58	55,30
NPK-Dünger 6/12/18	09480	55,10	7,71	62,81	44,10
NPK-Dünger m. Magn. 15/9/15/4	09430	63,80	8,93	72,73	52,80
NPK-Dünger 24/8/8	09500	66,30	9,28	75,58	55,30
NPK-Dünger 15/10/20	09510	64,80	9,07	73,87	53,80
Stickstoffphosphat 20/20	09620	70,30	9,84	80,14	59,30

** NPK-Dünger (N = Stickstoff, P = Phosphat, K = Kalium)

Weitere Düngemittel:

PRODUKTE

Thomasphosphat
Novaphos
Hyperphos-Magn. 21/7 %
Hyperphos 27 % gek.
Superphosphat 18 %
Kali 50 % Standard
Kali 50 % grob
Kornkali 40 % +MgO
Kalimagnesia 30 %
Phosphatkali 15/20
Phosphatkali 16/16
Super-Rhe-Ka-Phos 16/20
Super-Rhe-Ka-Phos 14/24
Super-Magn. Rhe-Ka-Phos 15/15/4
Thomasphosphat-Kali 10/15
Thomaskali 12/18
Thomaskali 10/20
Hyperphos-Kali 16/26
Hyperphos-Kali 20/20
Hyperphos-Kali-Magn. 14/18/5
Branntkalk
Düngerkalk
Thomasmehl

1000kg		bis 5000 kg			über 5000 kg		
+ 14 % MWSt.	*Verbr. Preis*	Waren-wert	+ 14 % MWSt.	*Verbr-Preis*	Waren-wert	+ 14 % MWSt.	*Verbr. Preis*
6,27	51,07	43,80	6,13	49,93	42,80	5,99	48,79
5,91	48,11	41,20	5,77	46,97	40,30	5,64	45,94
6,47	52,67	45,20	6,33	51,53	44,10	6,17	50,27
5,74	46,74	40,10	5,61	45,71	39,20	5,49	44,69
4,84	39,44	33,80	4,73	38,53	33,10	4,63	37,73
10,19	82,99	71,20	9,97	81,17	69,50	9,73	79,23
9,87	80,37	68,90	9,65	78,55	67,30	9,42	76,72
7,74	63,04	54,10	7,57	61,67	52,90	7,41	60,31
8,09	65,89	56,50	7,91	64,41	55,30	7,74	63,04
7,84	63,84	54,80	7,67	62,47	53,50	7,49	60,99
7,92	64,52	55,30	7,74	63,04	54,10	7,57	61,67
7,74	63,04	54,10	7,57	61,67	52,90	7,41	60,31
6,17	50,27	43,10	6,03	49,13	42,10	5,89	47,99
7,39	60,19	51,60	7,22	58,82	50,50	7,07	57,57
7,74	63,04	54,10	7,57	61,67	52,90	7,41	60,31
7,53	61,33	52,60	7,36	59,96	51,40	7,20	58,60
8,30	67,60	58,00	8,12	66,12	56,60	7,92	64,52

auf kleinstem Raum hohe Erträge an pflanzlichen Eiweißträgern, an Sonnenblumen für die Ölgewinnung und Rasenflächen für die Schaf- und Kaninchenzucht über Jahre hinweg zu gewinnen. Richtig gelagert wird Dünger nicht schlecht und hält sich mehr als ein Jahrzehnt. Der Dünger kann im Gartenhaus oder in der Garage verschlossen gelagert werden und kann so nicht erfrieren. Seine Lagerung bringt mehr Überlebensenergie als alle gelagerten Nahrungsmittel. Pflanzenfresser wie *Kaninchen* und *Schafe* können gehalten und damit ein Mindestmaß an Fleischkonsum und Milchgewinnung gesichert werden. Allerdings bedarf es dazu einer gewissen Garten- bzw. Landfläche. Düngemittel sollten in Plastiksäcken wasserdicht verpackt sein und vor Diebstahl geschützt werden, denn in allen Krisenzeiten wimmelt es von zwielichtigen Gestalten, die in entlegene Gartenlauben gern einbrechen. Düngemittel sollten *nicht im Wohnbereich gelagert werden,* da bei Feuerausbruch oder z. B. Kontakt mit einer Brandbombe giftige Gase auftreten können. Beim Einkauf sollte darauf geachtet werden, daß es sich finanziell nur lohnt, zentnerweise einzukaufen und zu lagern. Wer bereits einen Garten hat und düngt, kann den Vorrat nach und nach verbrauchen und neuen Dünger einlagern.

Da die *Herstellung von Stickstoffdünger* sehr *energieaufwendig* ist, dürfte er bei Ausbruch einer Krise für private Käufer nur bedingt erhältlich sein. Auch hier heißt es, rechtzeitig vorzubeugen. Die gewählte Düngerart sollte zudem Zusätze von Mineralien und Spurenelementen enthalten. In der Anlage fügen wir eine Liste von Düngemitteln bei, die in der BRD im Handel erhältlich sind *(Tab. 5.1).*

Wer zusätzlich eine eigene *Dunggrube am Hause* hat oder wieder in Gang setzt oder mittels Tierzucht Mist gewinnt, ist damit natürlich gut bedient.

Lagerung von Pflanzenschutzmitteln

Ebenso dringend wie die Lagerung von Dünger ist diejenige von Pflanzenschutzmitteln. Da diese meist hochkonzentriert sind, lassen sie sich auf kleinstem Raum lagern. In Krisenzeiten muß man sich gegen Insektenbefall und Mißernten schützen. In beiden Weltkriegen sind bei der Nahrungsgewinnung große Schäden entstanden, weil man Pflanzenschutz noch nicht kannte. Prinzipiell verwendet man zum Schutz der Pflanzen nur wasserlösliche Pestizide, da die fettlöslichen gefährlichere polychlorierte Kohlenwasserstoffe enthalten.

Zum Kochen benötigt man Strom, Gas, einen Ofen

In beiden Weltkriegen gehörten Stromabschaltungen und zerstörte Gasleitungen zum Alltag. Für *Stromaggregate* fehlte es an Treibstoff. Es mangelte an Kohle und Briketts. Glücklich waren jene Haushalte, die in der Küche auf einen kombinierten Küchenherd zurückgreifen konnten, der es erlaubte, eine Feuerstelle mit ein oder zwei Briketts zu betreiben. Viele besorgten sich einen alten gußeisernen Ofen.

In jedem Haus sollte wenigstens ein Ofen für Holz- oder Kohlegebrauch existieren (auch wenn er in der Garage steht), den man notfalls zum Zwecke der Nahrungszubereitung und des Wärmens eines Raums (das war im Krieg meistens die Küche) flottmachen kann. Dazu gehört die Existenz eines *intakten Schornsteins*. Im Zeitalter von Gas- und Ölheizungen (die meistens in der Krise stillgelegt werden) sollte es einen gebrauchsfähigen Schornstein geben. Viele Elektriker benutzen stillgelegte Schornsteine für ihre Elektrokabel und Antennenzuleitungen. Dies darf nicht geschehen. In zwei Weltkriegen bewährten sich

»Kochmulden« (»Kochkisten«), in denen man das Essen warmhalten und nachgaren konnte. Es waren aus Holz gefertigte Kisten mit dichtschließendem Deckel, die innen bestens isoliert waren (Zeitungspapierknäuel) und in denen man das Essen warm aufbewahren konnte.

Zum Überleben benötigt man ein Minimum an Licht

Bei einer Krise ist mit größeren Stromabschaltungen und Zerstörungen von E-Werken und Stromnetzen zu rechnen. Batterien sind rasch vergriffen (Kriege dauern Jahre), Kerzen stehen nur für den Notfall zur Verfügung, eine Öllampe benötigt den wertvollen Rohstoff Öl. Dafür könnte man heute einen *Sonnenlichtkollektor* besorgen, der mit seinen Siliciumscheiben Strom produziert, mit dem sich eine Autobatterie laden läßt. Hier gibt es Batterien, die über eine lange Lebensdauer verfügen. 12-Volt-Glühbirnen, die sich äußerlich nicht von normalen Glühlampen unterscheiden, sind ausreichend zu beschaffen. Für die *Notbeleuchtung* eines Raumes *reicht eine 5-Watt-Birne.* Es gibt sie auch in 15 und 25 Watt oder als sparsame 12-Volt-Neonleuchten (Philips). Eine andere Möglichkeit, Strom zu erzeugen, ist ein kleiner Windgenerator. Er muß nicht länger als ca. 60 cm sein und ist heute auf vielen Segelschiffen ein ständiger Lader der Akkumulatoren. Natürlich gehört dazu Wind. Die besagten Gegenstände findet man leicht in Prospekten von Anbietern für die Sportschiffahrt und Wohnwagenidealisten.

Stromabschaltungen stellen einen modernen Haushalt auf den Kopf

Je moderner Häuser und Haushaltungen eingerichtet sind, desto größer dürfte das Desaster werden, wenn es keinen

Strom mehr gibt. Kein *Eisschrank* und keine Umwälzpumpe geht mehr. *Nahrungsmittel tauen auf,* werden schlecht, und die Heizung versagt. Alle Steuerungen von Heizungsanlagen, modernen Kochgeräten, Thermostaten, Heißwasserbereitern, Ölbrennern usw. usw. stellen ihren Dienst ein.
Da ich diese Situation im Zweiten Weltkrieg erlebt habe, möchte ich den Leser bitten, sich daraufhin seine Wohnung anzusehen und zu *überlegen, welche Vorsichtsmaßnahmen zu treffen sind,* um im Ernstfall nicht zu frieren sowie kochen und lesen zu können, und welcher Raum im Haus als Überlebensraum (meistens konzentriert sich das Leben dann auf einen einzigen Raum im Haus, der mit einem Ofen heizbar ist und der gut isoliert sein sollte) in Frage käme.
Ich kannte einen Mann (Bootsbauer), der sich im Zweiten Weltkrieg an der See eine Zentralheizung baute. Er ließ durch ein Windrad über ein Gestänge in einer Wanne mit Wasser zwei Metallscheiben gegeneinander drehen und reiben, die dadurch das Wasser erwärmten, mit dem er seine »Zentralheizung« betrieb. Noch ein Tip: Ein in nasses Zeitungspapier gewickeltes Brikett hält einen Ofen evtl. tagelang warm. Das ist die sparsamste Methode, im Überlebensfall wenigstens einen Raum vor Frost zu schützen.
Für Ersatzlösungen und Improvisationen sind der Fantasie keine Grenzen gesetzt.

Gartenland

Wir haben erwähnt, daß die Erfahrungen zweier Weltkriege gezeigt haben, daß der Hunger am stärksten in den Großstädten gehaust hat. Deswegen sollte man sich nach Möglichkeit Gartenland besorgen, um eine Teilselbstversorgung zu ermöglichen.

So sinnvoll es ist, sich möglichst aus Großstädten in ländliche Bezirke abzusetzen, so sehr sollte man bedacht sein, hier wiederum in gewissen Wohnungseinheiten (kleine Dörfer, Häuseransammlungen) zu leben. Als 1945–47 die schwere Hungerzeit in Deutschland herrschte, war es gefährlich, außerhalb der Städte zu leben. Hungernde Horden überfielen einzelne Gehöfte, Ferienwohnungen mit Schrebergärten, um an Nahrungsmittel zu kommen. Leben außerhalb der Städte wurde lebensgefährlich, gewaltsame Diebstähle im landwirtschaftlichen Bereich ließen sich nicht mehr zurückhalten, wenn es ums Überleben ging.

Vorteile für Küstenbewohner

Solange man noch Fische fangen kann, müßte ihr Genuß über alle Hungersnöte und Gefahren einer Unterernährung und über einen Eiweißmangel hinweghelfen. Fisch ist ein hochwertiges eiweißreiches Nahrungsmittel und enthält Mineralstoffe und Spurenelemente. In Gegenden, in denen Fische im Süß- bzw. Meerwasser vorhanden und fischbar sind, herrscht grundsätzlich eine günstigere Ernährungssituation. Hier spielen vor allem die *fetteren Speisefische,* wie Makrelen (in 100 g = 191 kcal, 19,0 g Eiweiß, 12,2 g Fett, keine Kohlenhydrate) eine wichtige Rolle, ebenso wie der Hering (in 100 g = 243 kcal, 17,3 g Eiweiß, 18,8 g Fett, keine Kohlenhydrate) oder Aal (in 100 g = 285 kcal, 12,7 g Eiweiß, 25,6 g Fett, keine Kohlenhydrate). Der tägliche Genuß von 200 g Hering (ca. 2 Stück) liefert den Mindestbedarf an Eiweiß (ca. 30 g) und soviele Kalorien (486), wie sonst eine einzelne Mahlzeit enthält. Das gleiche betrifft auch den Verzehr von 200 g Makrelen täglich (ca. 1 Stück). Der Fischkonsum im Zweiten Weltkrieg war rationiert.

2. Teil
Erfahrungen

Erfahrungen aus den Hungerzeiten zweier Weltkriege

Erfahrungen aus den Hungerzeiten des Ersten Weltkriegs (1914–18)

Bei Ausbruch des Ersten Weltkrieges war Deutschland, soweit es die Bevorratung der Ernährung anging, landwirtschaftlich so gut wie kaum vorbereitet. Niemand rechnete mit einem längeren Krieg und schon gar nicht mit der Möglichkeit von Ernährungskrisen oder einem verlorenen Krieg. Psychologisch gesehen kann dies nur aus der noch vorhandenen »Siegerstimmung« des gewonnenen Krieges gegen Frankreich 1870/71 und dem danach folgenden jahrzehntelangen Wohlstand, nicht zuletzt auf Kosten des ausgeplünderten Frankreich (Reparationszahlungen), erklärt werden. Soweit die damalige Generation heute noch darüber berichtet (Th. Eschenburg 1983), zogen die Deutschen begeistert in den Ersten Weltkrieg, in der festen Erwartung auf Sieg und einen kurzen beutereichen Krieg.
Abb. 6.1 zeigt nach einer Darstellung von *M. Rubner,* wie rasch sich die Ernährungssituation verschlechterte und zur schwersten Krise im Winter 1916/17 führte. *Tab. 6.1* zeigt, daß noch 1915 z. B. in Frankfurt die typische Wohlstandsernährung mit 3200 kcal täglich pro Kopf der Bevölkerung bestand. Im Winter 1916/17 war sie in Essen bereits auf eine Zufuhr von 1010 kcal abgesunken! Erst im Juli 1916 wurde die Reichsfettstelle eröffnet und am 2.10.1916 die Reichsfleischkarte eingeführt. Über Nacht kam die Erkenntnis, daß die Gewinnung von Eiweiß über den Umweg der Viehproduktion nur durch einen ungleich höheren, unrentablen Einsatz von Futtermitteleiweiß *(Abb. 3.4)* zu erreichen war. So kam es zur fragwürdigen rasan-

ten Schweineabschlachtung 1916 (»Schweinemord«). Zunächst waren größere Fleischmengen vorhanden. Das »Pökelfaß« wurde für jeden Haushalt propagiert. Das Geld dafür hatten jedoch nur die reicheren Familien, und schließlich waren auch diese Reserven verbraucht.

Der Weg in das Katastrophenhungerjahr 1916/17

Bereits im ersten Halbjahr 1916 zeichnete sich der Beginn einer Krise durch Teuerung und Knappheit an tierischen Lebensmitteln ab. Die Ernährung mußte auf pflanzliche Kost umgestellt werden, aber auch diese wurde immer knapper. Die Blockade Deutschlands durch die Alliierten wirkte sich aus. Entscheidend war, daß im Sommer 1916 durch schlechte Witterung nahezu die gesamte Kartoffelernte vernichtet wurde.

Der Winter 1916/17 ist in die Geschichte als der *»Kohlrüben- oder Steckrübenwinter«* eingegangen. *Tab. 6.2* zeigt, daß zuvor pro Tag jede Person 357 g Kartoffeln erhielt, nach der Mißernte jedoch nur noch 90 g, dafür aber 500 g an Steckrüben. *Tab. 6.2* demonstriert, daß die Ernährung in den folgenden Jahren kaum wesentlich besser wurde. Die Zufuhr an Kalorien lag zwischen *1100–1300 kcal,* und dies mit gewissen Schwankungen nicht nur bis zum Kriegsende, sondern auch noch lange darüber hinaus. So konnte im März 1920 in München ein Verzehr von durchschnittlich 1020 kcal festgestellt werden. Die Bevölkerung erlitt im Ersten Weltkrieg fast über 5 Jahre schwerste Hungerzustände. Im Zweiten Weltkrieg bestand der Hunger nur von Mitte 1945 bis Anfang 1948.

Die Folge war das Aufblühen eines *Schwarzmarktes,* auf dem alles versilbert wurde, nur um ein paar Eier, Butter oder ähnliches zum Überleben zu ergattern. Im Ersten Weltkrieg führte die Not in eine totale Rationierung, bei

Tabelle 6.1 Energieversorgung (kcal/Tag/Person) für den Normalverbraucher im 1. Weltkrieg (1914–1918) in den Jahren 1915 bis 1920

Zeitpunkt	kcal/Tag	% des Normalbedarfs
Sommer 1915 (Frankfurt)	3200	131
Sommer 1916 (Essen)	1326	54
Winter 1916/17 (Essen)	1010	41
Sommer 1917 (Essen)	1176	48
Winter 1917/18 (Essen)	1370	56
Sommer 1918 (Essen)	1353	55
Winter 1918/19 (Essen)	1337	55
Sommer 1919 (Essen)	1883	77
Winter 1919/20	1194	49
März 1920 (München)	1058	43

(*Quelle:* nach M. Rubner, 1928)

Es wurde ein Kalorienbedarf von 2450 kcal/Tag zugrunde gelegt

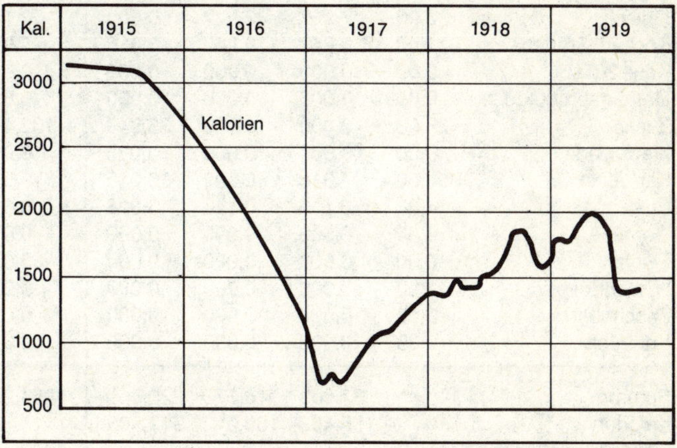

Abbildung 6.1 Graphische Darstellung des drastischen Rückgangs in der Versorgung mit Kalorien im 1. Weltkrieg mit Tiefstand 1916/17. (Nach Rubner 1928)

der zunehmend die armen Menschen Fleisch und Eier auf Lebensmittelkarten nicht mehr bezahlen konnten und gegen Brot- und Kartoffelmarken an Reichere eintauschten. Je mehr sich die Krise zuspitzte, desto eintöniger wurde die Küche und desto mehr *wurden Brot und Kartoffeln zu den Trägern der Ernährung*. In diesem Punkt sind die Erfahrungen zweier Weltkriege dieselben, daß im Krisenfall die Hauptlast der Ernährung durch pflanzliche Nahrung getragen wird, hier vornehmlich durch Getreide und Kar-

Tabelle 6.2 Zuteilung an Nahrungsmitteln in den Hungerzeiten des 1. Weltkrieges (1914–1918) vergleichsweise in den Jahren 1916 und 1917 in g/Tag/Person

Winter 1916

Nahrungsmittel	Total g	Protein g	Fett g	KH g	Kalorien (kcal)
Brot	271,00	22,764	2,710	130,622	677,5
Fleisch	36,00	7,257	2,977	0,000	60,1
Koch- u. Bratfett	11,00	0,047	10,247	0,016	95,9
Käse 30 %	0,00	0,000	0,000	0,000	0,0
Getreideprodukte	0,00	0,000	0,000	0,000	0,0
Zucker	26,00	0,000	0,000	25,948	102,4
Marmelade	0,00	0,000	0,000	0,000	0,0
Kartoffeln	357,00	7,318	0,392	66,045	310,5
Ei	4,00	0,516	0,448	0,028	6,6
Gemüse	0,00	0,000	0,000	0,000	0,0
Fisch	0,00	0,000	0,000	0,000	0,0
Hülsenfrüchte	0,00	0,000	0,000	0,000	0,0
Frischobst	0,00	0,000	0,000	0,000	0,0
Kohlrübe	0,00	0,000	0,000	0,000	0,0
Summe		37,903	16,775	222,659	1253,2
Kalorien		155,403	156,012	912,903	
Nährwertrelation in %		12,693	12,742	74.564	

Quelle: Illustrierte Geschichte der deutschen Revolution, Berlin 1929, S. 125

1916/1917

Nahrungsmittel	Total g	Protein g	Fett g	KH g	Kalorien (kcal)
Brot	264,00	22,176	2,640	127,248	660,0
Fleisch	14,00	2,822	1,157	0,000	23,3
Koch- u. Bratfett	5,00	0,021	4,658	0,007	43,6
Käse 30 %	2,00	0,528	0,324	0,070	5,6
Getreideprodukte	2,00	0,219	0,056	1,452	7,6
Zucker	3,00	0,000	0,000	2,994	11,8
Marmelade	0,00	0,000	0,000	0,000	0,0
Kartoffeln	90,00	1,845	0,099	16,650	78,3
Ei	0,00	0,000	0,000	0,000	0,0
Gemüse	302,00	5,254	0,724	19,026	102,6
Fisch	4,00	0,708	0,016	0,000	3,2
Hülsenfrüchte	0,00	0,000	0,000	0,000	0,0
Frischobst	100,00	0,790	0,290	11,520	52,0
Kohlrübe	500,00	5,800	0,800	36.200	175,0
Summe		40,165	10,766	215,167	1163,2
Kalorien		164,677	100,123	882,188	
Nährwertrelation in %		14.357	8,729	76,913	

Quelle: Berg, R., 1917, S. 14

toffeln. Hülsenfrüchte haben in den Kriegen bei uns nur eine untergeordnete Bedeutung erlangt, obwohl sie von hohem Wert sind.

Frau *Preis-Bader* hat in ihrer unter meiner Anleitung hergestellten Diplomarbeit über die Ernährungskrise im Ersten Weltkrieg die Situation wie folgt dargestellt:

Brot und Mehl

»Die ersten behördlichen Maßnahmen setzten beim Brot, dem ›traditionell wichtigsten Lebensmittel‹ ein. Der Brotverbrauch war in allen Volksschichten groß und bildete an der Gesamtnahrung sowohl mengen- als auch nährwertmäßig den wichtigsten Anteil. Somit war es kein Zufall, daß die erste Sorge der Kriegsernährungswirtschaft der Gewährleistung einer ausreichenden Brotversorgung galt. Am 1. Februar 1915 wurde die Brotkarte eingeführt. Damit war der Anfang einer vollständigen Erfassung und Verteilung des wichtigsten Nahrungsmittels durch den Staat gemacht. Erst allmählich wurden weitere gesetzliche Bestimmungen zur Sicherstellung der menschlichen Ernährung erlassen, wie z. B. im Ausfuhr- und Verfütterungsverbot.

Dazu gehörten auch die Verordnungen bezüglich der Ausmahlungsgrade des Getreides. Ende 1914 wurde der Ausmahlungsgrad von Weizen auf mindestens 75 %, bei Roggen auf mindestens 72 % festgesetzt. Bereits im Januar 1915 erhöhte sich die Ausmahlung des Weizens auf 80 %, die des Roggens auf 82 %. Als Folge des sog. ›Kohlrübenwinters‹ von 1916/17 wurde das Brotgetreide sogar bis zu 94 % ausgemahlen. Dieser hohe Ausmahlungssatz wurde auch später beibehalten.

Trotz Streckungsmaßnahmen, die bei Brot und Mehl relativ leicht durchführbar waren, mußten die Brotrationen zeitweilig reduziert werden. Diese Kürzungen wurden von der Bevölkerung jedoch immer besonders schwer empfunden, da die Reduzierung des täglichen Brotes nicht nur einen physischen, sondern auch einen psychischen Druck auslöste. Deshalb war man von staatlicher Seite um Ersatzlieferungen bemüht wie z. B. erhöhte Fleischrationen im Frühjahr 1917.

Während der gesamten Kriegs- und Nachkriegszeit spielte die Brotration neben der Kartoffelration die wichtigste Rolle. Besonders minderbemittelte Bevölkerungskreise waren auf die tägliche Brotmenge angewiesen, da sie ihre

tägliche Kost praktisch kaum auf dem Weg über den Schleichhandel aufbessern konnten.
Bis 1918 ging die Anbaufläche an Getreide wie an Kartoffeln auf 84 % zurück, der Gesamtertrag reduzierte sich auf 66 %. Demnach war die Brotversorgung stets, wenn auch teilweise sehr knapp, so doch so sichergestellt, daß wenigstens ein gewisses Mindestquantum verfügbar gemacht werden konnte.«

Kartoffeln

»Die Kartoffel galt in der Vorkriegszeit als das ›Brot des armen Mannes‹ und bildete neben den Getreideprodukten das Rückgrat der Volksernährung. Trotz eines enormen Überschusses an Kartoffeln in Friedenszeiten, der es gestattete, daß 50 % der Nettoernte an das Vieh verfüttert werden konnte, war die Kartoffel während des ganzen Krieges das Sorgenkind der Kriegsernährungswirtschaft.
Die enormen Schwierigkeiten der Kartoffelbewirtschaftung beruhten auf der leichten Verderblichkeit und den schwankenden Ernteerträgen. Hinzu kam, daß die Kartoffel in zunehmendem Maß als Ersatz für fehlende oder zu teure Nahrungsmittel dienen mußte und sich somit der Verbrauch bis 1916 um das 2- bis 2,5fache gegenüber der Vorkriegszeit erhöhte.
Lange Zeit glaubte man, daß eine allgemeine staatliche Zwangsbewirtschaftung der Kartoffel entbehrlich sei. So begnügte man sich mit Einzelverordnungen, wie z. B. der Festsetzung von Höchstpreisen und dem grundsätzlichen Verbot des Verfütterns von Kartoffeln an Tiere.
Trotz der relativ guten Ernte von 1915 kam es bereits im Herbst 1915 und vor allem im Frühjahr 1916 zu schweren Störungen in der Kartoffelversorgung. Das Hinwegsetzen über das Verfütterungsverbot an Tiere, spekulatives Zu-

rückhalten von Kartoffeln und ein stark gestiegener Bedarf erforderten im Frühjahr 1916 die Rationierung. Der Bedarf an Kartoffeln war gewaltig gestiegen. Infolge der frühzeitigen, scharfen Rationierung von Brot und Mehl mußte sie den Mangel an diesem Nahrungsmittel ausgleichen und gleichzeitig das immer knappere und teurere Fleisch ersetzen.

Die eigentlichen Schwierigkeiten begannen jedoch erst mit dem Anbaurückgang im Jahr 1916 und wurden durch die katastrophale Mißernte im selben Jahr verstärkt. Die Krise war da, als ein ungewöhnlich nasser Sommer die Kartoffelernte als den tragenden Ernährungsfaktor nahezu vernichtete.

Trotz allgemein schlechter Ernährungslage machte sich der Mangel an Kartoffeln am deutlichsten bemerkbar. An die Stelle der Kartoffel trat die *Kohlrübe,* ein ausgesprochenes Viehfutter. Sie wurde in allen möglichen Formen konsumiert, so z. B. als Suppe, Frikadellen, Pudding, Marmelade u. a. m. Während man zu Beginn der Rationierung noch durchschnittlich 500 g Kartoffeln/Tag erhalten hatte, wurden jetzt statt 2 kg Kartoffeln 2,5 kg Kohlrüben verteilt.

Im Januar 1917 wurde die tägliche Ration von einem Pfund auf ¾ Pfund – in manchen Städten sogar auf drei Pfund wöchentlich – herabgesetzt. Diese Menge entsprach zwar dem Friedensverbrauch, doch spielte die Kartoffel jetzt im Ernährungshaushalt der arbeitenden Menschen eine weit bedeutendere Rolle als früher. Der Verbrauch pro Kopf der Bevölkerung sank von 17 Kilogramm im April 1916 auf 11 Kilogramm im April 1917.

Der Tagesverbrauch pro Person entwickelte sich in Berlin wie folgt:

1913: 362 g	1915: 430 g	1917: 328 g
1914: 368 g	1916: 480 g	1918: 553 g

Die offiziell zugeteilten Rationen konnten jedoch v. a. in den Städten nicht immer voll ausgeteilt werden. Versorgungsengpässe gab es alljährlich vor der neuen Ernte in der Zeit von Mitte Juni bis Mitte Juli.
Im Sommer 1918 gab es in Hamburg nur noch 1 kg Kartoffeln/Woche, in den Unterweserstädten gar keine mehr. Erst 1919/20 wurde die Zwangsbewirtschaftung der Kartoffel aufgehoben.«

Fleisch

»Auch das Fleisch mußte im Laufe des Krieges in die öffentliche Zwangswirtschaft miteinbezogen werden.
Noch im Januar 1914 war das Reichsamt des Innern fest davon überzeugt, daß die Fleischversorgung im Falle einer Mobilmachung zu 95 % gesichert sei.
Die Gründe für die viel zu spät einsetzende Vollbewirtschaftung des Fleisches sind vielfältig. Deutschland hatte bei Kriegsausbruch einen hohen Viehbestand, der den in den letzten Jahren gestiegenen Fleischverbrauch der Bevölkerung fast vollständig befriedigen konnte. Da man zudem nicht mit einer langen Kriegsdauer rechnete, hatte man weder Vorräte an Fleisch noch an Futtermitteln angelegt oder ausreichende Lagermöglichkeiten, d. h. Gefriereinrichtungen geschaffen. Überhaupt fehlte es an organisatorischen Voraussetzungen und an Erfahrung zur Bewirtschaftung und Kontrolle des Fleischkonsums.
Der außerordentlich erhöhte Fleischverbrauch in den ersten Kriegsmonaten, der z. T. durch die Versorgung des Heeres, aber auch durch Angstkäufe der Bevölkerung verursacht wurde, zwang bereits 1915 zu tiefgreifenden Maßnahmen. Besonders die umfangreiche Schweinehaltung, die eine ausreichende Versorgung der Bevölkerung mit Brotgetreide und Kartoffeln gefährdete, erforderte eine

rigorose Einschränkung. Es folgte eine staatlich befohlene Massenabschlachtung von Schweinen, der sog. ›Schweinemord‹ von 1915/16. Diese nach Zeitpunkt und Ausmaß verfehlte und kurzsichtige Anordnung hatte ungeahnte Folgen für die menschliche Ernährung. Denn nach dem ›Schweinemord‹ standen zunächst Kartoffeln im Übermaß zur Verfügung, während die erhofften Fleisch- und Fettmengen ausblieben.

Als der Fleischmangel allgemein fühlbar wurde, begnügte man sich zunächst mit der Festsetzung von Höchstpreisen und der Einführung von zwei fleischlosen Tagen im November 1915. Dieselben kriegswirtschaftlichen Sparmaßnahmen wurden in Österreich getroffen, als man vor der allgemeinen Fleischrationierung im Mai 1915 ebenfalls zwei fleischlose Tage in der Woche anordnete.

Im April 1916 entschloß sich Württemberg als erstes Land im Deutschen Reich zur Einführung der Fleischkarte. Die offizielle Ration, die in Süddeutschland noch 600–700 g/Woche betragen hatte, wurde durch die Einführung der Reichsfleischkarte aufgehoben. Die neue Wochenration belief sich einschließlich 25 % Knochen nur noch auf insgesamt 250 g Fleisch. Doch auch diese Menge konnte weder reichseinheitlich noch über die ganze Kriegsdauer aufrechterhalten werden. Der Tagesverbrauch pro Kopf der Bevölkerung in Berlin entwickelte sich von 1913–1918 wie folgt:

1913: 165 g	1916: 46 g
1914: 178 g	1917: 48 g
1915: 145 g	1918: 41 g

Die zunehmende Knappheit und Teuerung des Fleisches bewirkte nicht nur ein Ausweichen auf die minderwertigen Erzeugnisse des Ersatzmittelwesens, sondern auch eine Zunahme der Schwarzschlachtungen. Schweine- und Rindfleisch verschwanden fast völlig aus dem Handel und

wurden auf dem schwarzen Markt zu Wucherpreisen gehandelt.
Die Fleischerzeugnisse der Kleintierzucht blieben während des Krieges markenfrei. So entwickelte sich beispielsweise eine umfangreiche Wurstproduktion aus Ziegenfleisch und eine intensive Kaninchenzucht.
Auch der Konsum von Pferdefleisch, das im Frieden als minderwertig und oft als ekelerregend angesehen wurde, erhöhte sich während des Krieges. Von geringerer Bedeutung war dagegen der Verbrauch von Hundefleisch und Wildvögeln.
Trotz dieser z. T. neu entdeckten Fleischquellen verschärfte sich der Fleischmangel. Am stärksten waren die unteren Einkommensstufen betroffen, die gezwungen waren, das immer knappere und teuere Frischfleisch durch Kartoffeln zu ersetzen.
Im Jahr 1918 erreichte die Fleischversorgung ihren Tiefpunkt. Die tatsächlich zur Ausgabe gelangende Fleischration betrug in Großstädten und Industriezentren oft nur ein Drittel der offiziell zugeteilten Menge. Im letzten Kriegsjahr wurde das Fleisch-Rationierungssystem nach der Gemeindegröße differenziert. Nur die Städte mit über 100000 Einwohnern erhielten die Ration von 250 Gramm. Die kleineren Gemeinden bekamen weniger, und zwar die mit 50000 bis 100000 Einwohnern 200 Gramm, die mit 2000 bis 50000 Einwohnern 150 Gramm und die mit weniger als 2000 Einwohnern nur 100 Gramm. Trotz der bereits sehr knapp bemessenen Fleischzuteilung wurde im Sommer eine weitere Einschränkung erforderlich. Nicht nur, daß für die Zeit vom 1. August bis 31. Oktober 1918 in den Gemeinden über 2000 Einwohner die Fleischration um je 50 Gramm gekürzt wurde, es wurden gleichzeitig für diese drei Monate vier fleischlose Wochen eingeführt. Man war am Ende.

Im Vergleich zur Vorkriegszeit betrugen die Fleischrationen gegen Ende des Jahres 1918 fast nur noch ein Zehntel des friedensmäßigen Verbrauchs.«

Fett

»Lange Zeit hielt man eine staatlich geregelte Fettversorgung für unnötig, da im ersten Kriegsjahr noch Vorräte vorhanden waren und z. T. auch noch Fett importiert werden konnte. Mit dem Verbrauch der Vorräte machte sich seit Herbst 1915 jedoch eine ständig wachsende Fettknappheit bemerkbar.

Die ersten staatlichen Maßnahmen bezogen sich auf die Einschränkung des Verbrauchs, eine Verhinderung der Fettverschwendung und die Festsetzung von Höchstpreisen. So untersagte beispielsweise die Bundesratsverordnung vom 20.10.1915 das Verabreichen von mit Fett oder Speck gebratenen, gebackenen oder geschmorten Speisen an zwei Tagen in der Woche. Diese Bestimmung betraf jedoch nur Gaststätten; Einzelhaushalte waren davon ausgenommen.

Am 8.6.1916 wurde der Fettverbrauch durch Karten geregelt. Die Rationen waren von Anfang an sehr knapp bemessen und ließen sich auf der Briefwaage abwiegen. Butter, die im Frieden sieben Zehntel des Gesamtfettverbrauchs ausgemacht hatte, kam während des Krieges über die offiziell ausgeteilten Rationen praktisch gar nicht zur Verteilung.

Der Fettmangel bedingte eine rege Nachfrage nach Ersatz an Brotaufstrich. Vor allem Marmelade, aber auch andere pflanzliche Produkte wie Obst, Frisch- und Dörrgemüse waren begehrt, allerdings kaum erhältlich.

Zur Linderung des Fettproblems erstrebte man nicht nur eine Steigerung der Erzeugung bisher bekannter inländi-

scher Ölfrüchte, sondern auch die Erschließung bislang nicht für menschliche Ernährungszwecke benutzter Rohstoffe.
In der Vorkriegszeit wurden wöchentlich etwa 600 g Fett verzehrt, während die höchstzulässige Ration in der Bekanntmachung vom 15.12.1917 nur 70 g betrug. Besonders in den Großstädten wurden selten mehr als 60 g/Woche verteilt. Die Fettlücke war das Damoklesschwert der deutschen Ernährungswirtschaft. 1919, im letzten Jahr der Fettrationierung, wurden ca. 117 g/Woche zugeteilt, also rund ein Fünftel des Friedensverbrauchs.
Der Konsum der meisten Nahrungsmittel wurde im Vergleich zur Vorkriegszeit z. T. drastisch reduziert. Vollmilch gab es nur noch für Kleinkinder, Kranke, werdende und stillende Mütter; Käse und Eier waren knapp oder fehlten ganz. Zucker, der anfangs reichlich vorhanden war, wurde ebenfalls Mangelware, die Obst- und Gemüsebelieferung klappte auch nur zu Beginn des Krieges und bereitete wie die Lieferung der Fische große Schwierigkeiten hinsichtlich der Erfassung, Beförderung und Aufbewahrung.«

Aus einer damaligen *Zeitungspublikation* entnehmen wir folgendes:
»Der tägliche Küchenzettel lautete in den meisten Fällen folgendermaßen: morgens Brot mit Marmelade, Kunsthonig, selten mit einer minimalen Menge Butter bestrichen und ›Kaffee‹ (Malzkaffee, Kaffee-Ersatz) mit wenig Magermilch. Mittags gekochte Kartoffeln, die in Milch oder nur in Salz getunkt werden (wenn nicht Essen aus der Kriegsküche geholt wird). Abends Kartoffeln in Milch gebraten oder in Wasser mit einigen Zwiebeln geschmort; Brot mit Marmelade oder trocken, dazu wieder der Kaffee wie am Morgen. Die Kinder erhalten zwischendurch noch

Brot, trocken oder mit Marmelade, Kunsthonig, selten mit einer Spur Butter bestrichen.«
Die Unzulänglichkeit der Kriegsernährung zeigt sich in einer Glossierung, die unter dem Namen »Das deutsche Glaubensbekenntnis« bekannt wurde:
»Ich glaube an die Steckrübe, die allgemeine Ernährerin des deutschen Volkes, und an die Marmelade, ihre stammverwandte Genossin von der städtischen Verkaufsstelle, geboren durch die Verfügung des Kriegsernährungsamts, durch die meine sämtlichen Hoffnungen auf Kartoffeln gestorben und begraben, gelitten unter dem Wucher der Bauern, gesammelt, gepreßt und verarbeitet, aufgestrichen als Tafelobst, von dannen sie kommen wird als Brotaufstrich für Deutschlands Heldensöhne. Ich glaube an den heiligen Krieg, eine große allgemeine Wuchergesellschaft, die Gemeinschaft der Hamsterer, Erhöhung der Steuern, Kürzung der Fleischration und ein ewiges Bestehen der Brotkarte. ---- AMEN.«

Erfahrungen über die Ernährungssituation im Zweiten Weltkrieg von 1939–45 sowie die Hungerperiode bis 1948

Rationierung und Lebensmittelkarten

Die Rationierung mit Ausgabe von *Lebensmittelkarten* begann am 28.8.1939 und endete am 30.4.1950. Am 28.8.1939 war die Ausgabe der Lebensmittelkarten vollzogen und damit eine mehrjährige langfristige Rationierungs- und Kriegsplanung, die organisatorisch hervorragend und reibungslos ablief, abgeschlossen. Erst ca. 3 Tage später, am 1.9.1939 brach der *Zweite Weltkrieg* angeblich durch den »überraschenden Überfall« der Polen auf das Deutsche Reich aus, welches »auf nichts vorbereitet war«.
Die Lebensmittelkarten *(Abb. 7.1–7.4)* berücksichtigten Normalverbraucher nach verschiedenen Altersgruppen, Kinder, ältere Leute, Schwer- und Schwerstarbeiter, und nahmen Rücksicht auf Kranke usw. Es gab Fleisch-, Fett-, Reis- und Zusatzkarten etc. Am Ende waren es ca. 7000 verschiedene Karten, die im Umlauf und nach einem gut durchdachten System organisiert waren.

Rationierung von Lebensmitteln

Die Lebensmittelrationierung wäre zu Kriegsbeginn 1939 nicht so perfekt möglich gewesen, wenn nicht schon seit der Machtübernahme 1933 durch die Nationalsozialisten ein *zentralistisches Landwirtschaftssystem* aufgebaut worden wäre. Der sog. *»Reichsnährstand«* wurde bereits mit Gesetz vom 13.9.1933 vorläufig installiert. Er wurde die Spitze über den Ortsbauernschaften, den Vereinigungen für die verschiedensten Nahrungsbereiche, den Orts-, Kreis- und Landesernährungsämtern bis hin zum Reichsminister für Ernährung und Landwirtschaft, der zugleich Reichsbauernführer war. Organisatorisch bestand dadurch eine ausschließliche Zuständigkeit des Reiches und seiner staatlichen Institutionen, soweit es die gesamte landwirtschaftliche Marktpolitik und die Vorratshaltung anging.

1939 bestand zunächst eine *Teilrationierung*. Immerhin konnten in den beiden ersten Kriegsjahren noch zwischen 18,4 und 20,6 % der Kalorienzufuhr, 1941–42 noch 10 %, jedoch 1942–43 nur noch 0,3 % in Nahrungsmittelform frei erworben werden.

Die ernährungsphysiologisch wertvolle Kartoffel, welche unter den pflanzlichen Nahrungsmitteln einen hohen biologischen Eiweißwert besitzt, war bis April 1942 noch unrationiert.

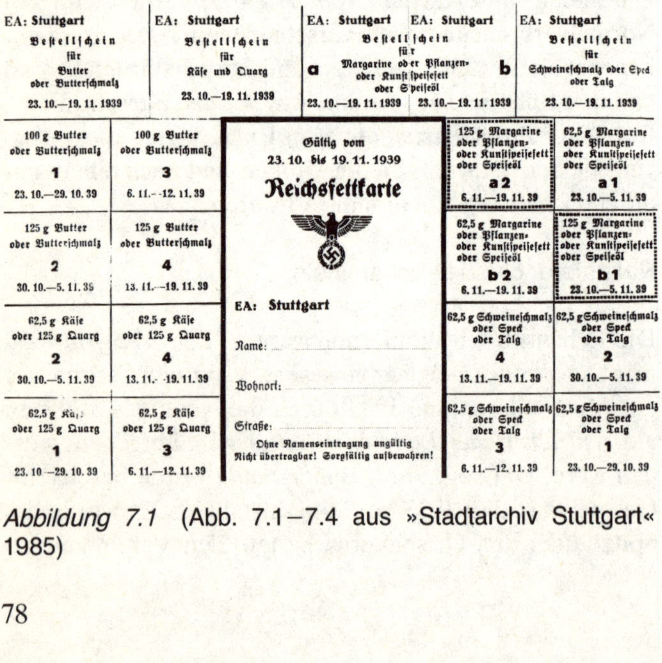

EA: Stuttgart Bestellschein für Butter oder Butterschmalz 23. 10.–19. 11. 1939

EA: Stuttgart Bestellschein für Käse und Quarg 23. 10.–19. 11. 1939

EA: Stuttgart EA: Stuttgart Bestellschein für a Margarine oder Pflanzen- oder Kunstspeisefett oder Speiseöl b 23. 10.–19. 11. 1939 23. 10.–19. 11. 1939

EA: Stuttgart Bestellschein für Schweineschmalz oder Speck oder Talg 23. 10.–19. 11. 1939

100 g Butter oder Butterschmalz 1 23. 10.–29. 10. 39

100 g Butter oder Butterschmalz 3 6. 11.–12. 11. 39

125 g Butter oder Butterschmalz 2 30. 10.–5. 11. 39

125 g Butter oder Butterschmalz 4 13. 11.–19. 11. 39

62,5 g Käse oder 125 g Quarg 2 30. 10.–5. 11. 39

62,5 g Käse oder 125 g Quarg 4 13. 11.–19. 11. 39

62,5 g Käse oder 125 g Quarg 1 23. 10.–29. 10. 39

62,5 g Käse oder 125 g Quarg 3 6. 11.–12. 11. 39

Gültig vom 23. 10. bis 19. 11. 1939

Reichsfettkarte

EA: Stuttgart

Name:

Wohnort:

Straße:

Ohne Namenseintragung ungültig Nicht übertragbar! Sorgfältig aufbewahren!

125 g Margarine oder Pflanzen- oder Kunstspeisefett oder Speiseöl a2 6. 11.–19. 11. 39

62,5 g Margarine oder Pflanzen- oder Kunstspeisefett oder Speiseöl a1 23. 10.–5. 11. 39

62,5 g Margarine oder Pflanzen- oder Kunstspeisefett oder Speiseöl b2 6. 11.–19. 11. 39

125 g Margarine oder Pflanzen- oder Kunstspeisefett oder Speiseöl b1 23. 10.–5. 11. 39

62,5 g Schweineschmalz oder Speck oder Talg 4 13. 11.–19. 11. 39

62,5 g Schweineschmalz oder Speck oder Talg 2 30. 10.–5. 11. 39

62,5 g Schweineschmalz oder Speck oder Talg 3 6. 11.–12. 11. 39

62,5 g Schweineschmalz oder Speck oder Talg 1 23. 10.–29. 10. 39

Abbildung 7.1 (Abb. 7.1–7.4 aus »Stadtarchiv Stuttgart« 1985)

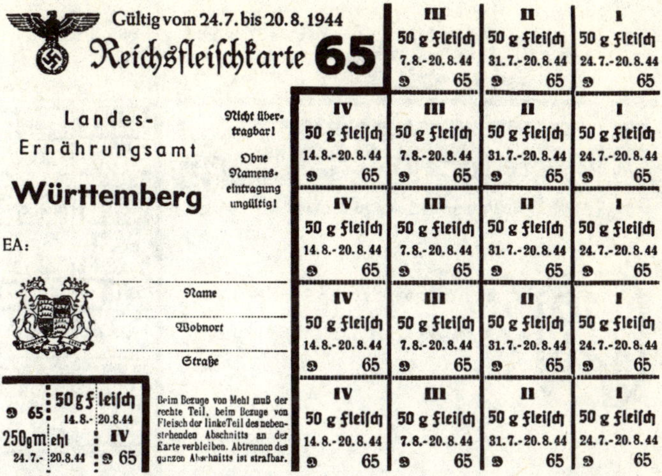

Gültig vom 24.7. bis 20.8.1944

Reichsfleischkarte 65

Landes-Ernährungsamt Württemberg

EA:

Nicht übertragbar! Ohne Namenseintragung ungültig!

Name

Wohnort

Straße

50 g Fleisch 65 14.8.-20.8.44	250 g Mehl 24.7.-20.8.44 IV 65

Beim Bezuge von Mehl muß der rechte Teil, beim Bezuge von Fleisch der linke Teil des nebenstehenden Abschnitts an der Karte verbleiben. Abtrennen des ganzen Abschnitts ist strafbar.

	III 50 g Fleisch 7.8.-20.8.44 65	II 50 g Fleisch 31.7.-20.8.44 65	I 50 g Fleisch 24.7.-20.8.44 65
IV 50 g Fleisch 14.8.-20.8.44 65	III 50 g Fleisch 7.8.-20.8.44 65	II 50 g Fleisch 31.7.-20.8.44 65	I 50 g Fleisch 24.7.-20.8.44 65
IV 50 g Fleisch 14.8.-20.8.44 65	III 50 g Fleisch 7.8.-20.8.44 65	II 50 g Fleisch 31.7.-20.8.44 65	I 50 g Fleisch 24.7.-20.8.44 65
IV 50 g Fleisch 14.8.-20.8.44 65	III 50 g Fleisch 7.8.-20.8.44 65	II 50 g Fleisch 31.7.-20.8.44 65	I 50 g Fleisch 24.7.-20.8.44 65
IV 50 g Fleisch 14.8.-20.8.44 65	III 50 g Fleisch 7.8.-20.8.44 65	II 50 g Fleisch 31.7.-20.8.44 65	I 50 g Fleisch 24.7.-20.8.44 65

Abbildung 7.2

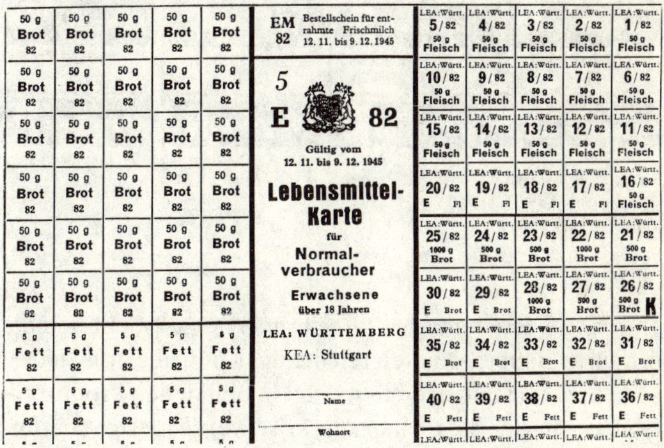

50 g Brot 82	50 g Brot 82	50 g Brot 82	50 g Brot 82	50 g Brot 82
50 g Brot 82	50 g Brot 82	50 g Brot 82	50 g Brot 82	50 g Brot 82
50 g Brot 82	50 g Brot 82	50 g Brot 82	50 g Brot 82	50 g Brot 82
50 g Brot 82	50 g Brot 82	50 g Brot 82	50 g Brot 82	50 g Brot 82
50 g Brot 82	50 g Brot 82	50 g Brot 82	50 g Brot 82	50 g Brot 82
50 g Brot 82	50 g Brot 82	50 g Brot 82	50 g Brot 82	50 g Brot 82
5 g Fett 82	5 g Fett 82	5 g Fett 82	5 g Fett 82	5 g Fett 82
5 g Fett 82	5 g Fett 82	5 g Fett 82	5 g Fett 82	5 g Fett 82

EM 82 Bestellschein für entrahmte Frischmilch 12. 11. bis 9. 12. 1945

5 E 82

Gültig vom 12. 11. bis 9. 12. 1945

Lebensmittel-Karte für Normalverbraucher

Erwachsene über 18 Jahren

LEA: WÜRTTEMBERG

KEA: Stuttgart

Name

Wohnort

LEA:Württ. 5/82 50 g Fleisch	LEA:Württ. 4/82 50 g Fleisch	LEA:Württ. 3/82 50 g Fleisch	LEA:Württ. 2/82 50 g Fleisch	LEA:Württ. 1/82 50 g Fleisch
LEA:Württ. 10/82 50 g Fleisch	LEA:Württ. 9/82 50 g Fleisch	LEA:Württ. 8/82 50 g Fleisch	LEA:Württ. 7/82 50 g Fleisch	LEA:Württ. 6/82 50 g Fleisch
LEA:Württ. 15/82 50 g Fleisch	LEA:Württ. 14/82 50 g Fleisch	LEA:Württ. 13/82 50 g Fleisch	LEA:Württ. 12/82 50 g Fleisch	LEA:Württ. 11/82 50 g Fleisch
LEA:Württ. 20/82 E Fl	LEA:Württ. 19/82 E Fl	LEA:Württ. 18/82 E Fl	LEA:Württ. 17/82 E Fl	LEA:Württ. 16/82 50 g Fleisch
LEA:Württ. 25/82 1000 g Brot	LEA:Württ. 24/82 500 g Brot	LEA:Württ. 23/82 500 g Brot	LEA:Württ. 22/82 1000 g Brot	LEA:Württ. 21/82 500 g Brot
LEA:Württ. 30/82 E Brot	LEA:Württ. 29/82 E Brot	LEA:Württ. 28/82 1000 g Brot	LEA:Württ. 27/82 500 g Brot	LEA:Württ. 26/82 500 g Brot K
LEA:Württ. 35/82 E Brot	LEA:Württ. 34/82 E Brot	LEA:Württ. 33/82 E Brot	LEA:Württ. 32/82 E Brot	LEA:Württ. 31/82 E Brot
LEA:Württ. 40/82 E Fett	LEA:Württ. 39/82 E Fett	LEA:Württ. 38/82 E Fett	LEA:Württ. 37/82 E Fett	LEA:Württ. 36/82 E Fett

Abbildung 7.3

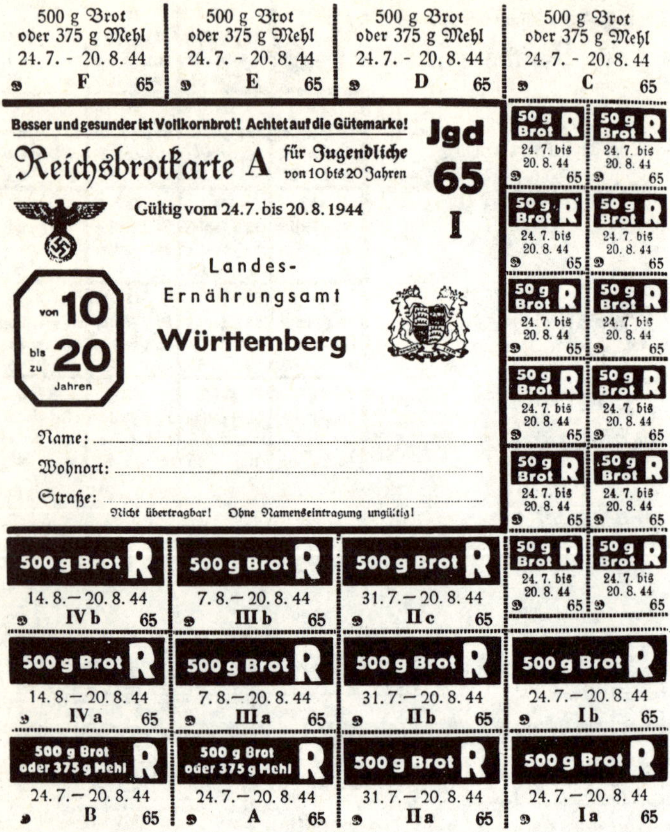
500 g Brot oder 375 g Mehl 24. 7. - 20. 8. 44 F 65
500 g Brot oder 375 g Mehl 24. 7. - 20. 8. 44 E 65
500 g Brot oder 375 g Mehl 24. 7. - 20. 8. 44 D 65
500 g Brot oder 375 g Mehl 24. 7. - 20. 8. 44 C 65

Besser und gesunder ist Vollkornbrot! Achtet auf die Gütemarke!

Reichsbrotkarte A für Jugendliche von 10 bis 20 Jahren

Jgd 65 I

Gültig vom 24.7. bis 20.8.1944

Landes-Ernährungsamt Württemberg

von 10 bis zu 20 Jahren

Name: ....

Wohnort: ....

Straße: ....

Nicht übertragbar! Ohne Namenseintragung ungültig!

50 g Brot R 24. 7. bis 20. 8. 44 65 (12 ×)

500 g Brot R 14. 8.–20. 8. 44 IV b 65	500 g Brot R 7. 8.–20. 8. 44 III b 65	500 g Brot R 31. 7.–20. 8. 44 II c 65	
500 g Brot R 14. 8.–20. 8. 44 IV a 65	500 g Brot R 7. 8.–20. 8. 44 III a 65	500 g Brot R 31. 7.–20. 8. 44 II b 65	500 g Brot R 24. 7.–20. 8. 44 I b 65
500 g Brot oder 375 g Mehl R 24. 7.–20. 8. 44 B 65	500 g Brot oder 375 g Mehl R 24. 7.–20. 8. 44 A 65	500 g Brot R 31. 7.–20. 8. 44 II a 65	500 g Brot R 24. 7.–20. 8. 44 I a 65

Abbildung 7.4

Durch die Existenz des *»Reichsnährstandes«* mit seinen örtlichen Bauernschaften reichte die Kontrolle bis in jedes einzelne Dorf und erfaßte jeden Hof und jeden Produzenten. Je schärfer die Ernährungskrise wurde, desto schärfer wurde alles bespitzelt. Jeder zeigte jeden an, wenn er den Verdacht hatte, daß er unerlaubte Nahrungsmengen besitzen könnte. Das Schlachten eines Schweines ohne behördliche Erlaubnis mußte unter extremer Geheimhaltung (»Schwarzschlachten«, wenn überhaupt möglich) durchgeführt werden. Genau erfaßt wurde die Eigen- oder Teileigenversorgung, die bei den Zuteilungen berücksichtigt wurde (in Form von Abzügen). Es bestanden scharfe Kontrollen, Strafbestimmungen und Ablieferungsprämien für alle Produzenten. Schärfste Strafen standen auf den Anbau von Nahrungsmitteln, die keinen hohen kalorischen Wert hatten, etwa Spargel. Durch staatliche Erlasse mußten derartige Felder umgerüstet werden (z. B. auf Kartoffelanbau).

Der »Schrebergarten«*

Für den Städter spielte nach den Erfahrungen aus dem Ersten Weltkrieg der Besitz eines »Schrebergartens« (Kleingarten) eine große Rolle, wo der eine oder andere heimlich ein Schaf hielt, zur Fleischgewinnung eine *Kaninchenzucht* errichtete, die ohne Weideland nicht durchführbar gewesen wäre.
Eine andere Erinnerung aus der damaligen Zeit ist, daß man Kartoffelschalen, besonders die Stellen mit den *»Augen«,* nicht wegwerfen darf, sondern daß man die *Schalen wieder einpflanzen* sollte, um daraus neue Kartoffeln zu gewinnen.
Das Verbot der Getreidefütterung an Kleintierhalter erschwerte die Geflügelhaltung. Solange die deutschen Machthaber die Ernährungsorganisation in den Händen hatten, wurden Hungerzustände, wie sie im Ersten Weltkrieg auftraten, vermieden. 1940/41 konnten noch ca. 2445

* Schrebergarten benannt nach dem Arzt Dr. Schreber (1808–1861), der die Gärten zur Erholung verordnete.

kcal/Tag/Person durch das Kartensystem verteilt werden, 1942/43 noch 2078 kcal, und bis Kriegsende 1944/45 ca. 1671 kcal. Dies zeigt *Tab. 7.1*. Für Schwerarbeiter, Kranke und Schwangere galten spezielle Zuteilungen *(Tab. 7.3)*. Trotz der zentralen Lenkung bestanden örtlich erhebliche Differenzen gegenüber den amtlich vorgegebenen Zahlen. Besonders in den Ballungsgebieten des Ruhrgebietes, aber auch in den Großstädten kam es nach 1945 zu schweren Hungersnöten.

Tabelle 7.1 Zufuhr an Kalorien, Eiweiß, Fett und Kohlenhydraten von 1939–1948 in Deutschland (nach Sperling)

Rationsjahr	Kalorien	Eiweiß g	(tier.) Anteil	Fett g	Kohlenhydrate g
1939/40	2435	74,0		57,7	389,1
1940/41	2445	70,0		57,0	397,0
1941/42	1928	49,0		47,0	315,0
1942/43	2078	54,3	(17,2%)	42,4	356,0
1943/44	1981	52,4	(15,8%)	40,2	333,1
1944/45	1671	46,9	(16,1%)	31,9	278,2
1945/46	1412	43,2	(12,6%)	21,8	251,6
1946/47	1426	44,3		14,3	272,5
1947/48	1503	43,0		15,1	288,3

Die Kalorienzufuhr war lokal, besonders in Ballungsgebieten (Ruhrgebiet) und Großstädten, sehr unterschiedlich und lag nach 1945 z. B. in Stuttgart teils bei 700–800 Kalorien täglich pro Person. Der Anteil an tierischem Eiweiß lag ab 1943 mit 17,2% zu tief (Bedarf mindestens 33%).

Tabelle 7.2 zeigt Berechnungsgrundlagen aus dem Jahr 1943 des Stat. Reichsamtes für verschiedene Berufsgruppen in Kalorien/Tag.

Normalverbraucher	2106	Kinder über 3–6 Jahre	2002
Lang- u. Nachtarbeiter	2409	Kinder über 6–10 Jahre	2229
Schwerarbeiter	2840	Kinder über 10–14 Jahre	2544
Schwerstarbeiter	3608	Jugendliche über 14–18 Jahre	2356
Kinder bis 3 Jahre	2094	Jugendliche über 18–20 Jahre	2229

Bei den Berechnungen galten 1943 die in *Tab. 7.2* aufgelisteten Ansätze, wobei es für zahlreiche weiterc Bedarfsgruppen (Kranke, Schwangere, Stillende, Jubilare, Alte usw.) noch eigene Zuteilungsvorschriften gab.
Familien mit drei Kindern wurden einem »Familienausgleich« (meist Abschläge an Kalorien) unterzogen.

Der »Judenerlaß«

Eine besondere Verfügung galt ab 18.10.1942 durch Erlaß des Reichsministers für Ernährung und Landwirtschaft *für Juden.* Dieser Erlaß legte fest, daß wesentliche Eiweißlieferanten, wie Fleisch, Fleischwaren, Eier, Getreide und Milch, von Juden nicht mehr bezogen werden durften; daß Kinder und Jugendliche im Wachstum nur die Ration der Normalverbraucher und kranke Juden keine Krankenzulagen mehr erhielten.
Dies bedeutete für die Juden de facto den Hungertod, soweit sie nicht bereits in den Konzentrationslagern vergast waren, rechtzeitig geflohen waren oder ihnen von anderen Menschen geholfen wurde.

> Ein Erlaß des Reichsministers für Ernährung und Landwirtschaft vom 18. September 1942 bestimmte folgendes:
> »*Juden* erhalten von der 42. Zuteilungsperiode (19. Oktober 1942) an *folgende Lebensmittel nicht*

mehr: Fleisch, Fleischwaren, Eier, Weizenerzeugnisse (Kuchen, Weißbrot, Weizenkleingebäck, Weizenmehl, usw.), Vollmilch, entrahmte Frischmilch, desgleichen solche Lebensmittel, die nicht auf den reichseinheitlich eingeführten Lebensmittelkarten, sondern auf örtliche Bezugsausweise oder durch Sonderaufrufe der Ernährungsämter auf freie Abschnitte der Lebensmittelkarten abgegeben werden.
Jüdische Kinder und Jugendliche über 10 Jahre erhalten die Brotration der Normalverbraucher. Jüdische Kinder über 6 Jahre bekommen die Fettration der Normalverbraucher, keinen Kunsthonig, kein Kakaopulver und ebenfalls nicht die den Altersstufen von 6–14 Jahren zustehende Zulage von Marmelade.«

Juden konnten keine Selbstversorger sein. Sie wurden von Lebensmittelsonderzuteilungen ausgeschlossen.
Die Lebensmittelkarten wurden zur Kennzeichnung mit dem *Überdruck »Jude«* versehen, und es wurden *besondere Einkaufszeiten bestimmt.*

Extremer Nahrungsmangel von 1945–47

Nach dem verlorenen Krieg im Mai 1945 setzten extreme Hungerzustände ein, als die Ernährungsorganisation von den Besatzungsmächten übernommen wurde.
1947 wurde der *Reichsnährstand* durch die *Kontrollratsdirektive Nr. 50* aufgelöst. Aber bereits 1945 brach das bisherige Ernährungssystem mit der Auflösung der staatlichen Gewalt zusammen. In meinen Erinnerungen ist trotz des Hungers der Zeitraum von 1945 bis Anfang der 50er Jahre für die Bürger die geistig »freieste« aller Zeiten, zwischen der davor liegenden nationalsozialistischen Diktatur und der heutigen unerträglichen Überbürokratisierung.

Unabhängig von verschiedenen politischen Zielsetzungen (Morgenthau-Plan) der Siegermächte spielte auch der *Mangel an Nahrung* bei den *Besatzungsmächten* selber, z. B. bei den Franzosen, eine große Rolle. Bei den Rationierungsmaßnahmen gab es sogenannte »Zuteilungsperioden« von Nahrungsmitteln mit Lebensmittelkarten, die ca. einen Monat umfaßten.

Eine solche Karte ist in *Tab. 7.3* auszugsweise wiedergegeben. Sie betrifft das Jahr 1946.

Die Versorgungslage war für Deutschland ungünstiger als diejenige etwa von England. Trotz der anfänglichen Erfolge des U-Boot-Krieges konnten aus den USA, Kanada und Argentinien ausreichende Getreidemengen nach England exportiert werden. Nahrungsmittelrationierungen gab es im Zweiten Weltkrieg außer in Deutschland auch in England, der Schweiz, Holland, Schweden und anderen in Mitleidenschaft gezogenen Staaten.

Die Rationierung umfaßte Nahrungsmittel tierischer Herkunft, welche vor allem für die Lieferung »essentieller« Aminosäuren (bzw. Eiweiß) wichtig waren. *Der Anteil an tierischem Eiweiß an der Gesamteiweißzufuhr sollte 36 % nicht unterschreiten. Tab. 7.1* zeigt, daß von 1943–47 dieser Anteil nicht mehr erreicht werden konnte.

Zum anderen mußte die Rationierung mittels Lebensmittelkarten sowohl die Gewinnung der Ernte von Getreide für die menschliche Ernährung als auch von Futtermitteln für das Vieh sicherstellen. Dabei galten als *Futtergetreide* vornehmlich *Hafer* (ca. 51 %), *Gerste* (ca. 34 %), *Spelz* und einige andere Getreidearten. Aus Gerste wurden Graupen hergestellt, Kaffee-Ersatz und Brauereiprodukte.

Aus der Sicht der Ernährungsphysiologie sollte in der menschlichen Ernährung *ein gewisser Anteil an tierischem Eiweiß* auch in Krisenzeiten *nicht unterschritten werden,*

Tabelle 7.3 Lebensmittelrationen für die 90. Zuteilungsperiode vom 24. Juni bis 21. Juli 1946

Lebensmittel	Kalorien je 100 g	Normalverbraucher							
		Sgl 0–1 Jahr		Klst 1–3 Jahre		Klk 3–6 Jahre		K 6–10 Jahre	
		1 Wo.	4 Wo.	1 Wo.	4 Wo.	1 Wo.	4 Wo.	1 Wo.	4 Wo.
Brot	245	–	–	500	2000	500	2000	1100	4400
davon W-Brot	–	–	–	–	2000	–	500	–	1100
Nährmittel	357	500	2000	150	600	150	600	150	600
Hülsenfrüchte (nach Aufruf)	350	–	–	100	400	150	600	150	600
Fleisch	160	–	–	50	200	100	400	300	1200
Fett	765	100	400	100	400	100	400	100	400
Käse	256	–	–	–	–	31,5	125	62,5	250
Quark	108	31,5	125	31,5	125	31,5	125	31,5	125
Entrahmte Frischmilch	34	–	–	–	–	–	–	21	81
Vollmilch	53	5¼ l	21 l	5¼ l	21 l	3½ l	14 l	–	–
Zucker	400	312,5	1250	200	800	125	500	62,5	250
Speisekartoffeln	65	500	2000	1250	5000	3000	12000	3000	12000
Frisch-Fische (soweit verfügbar)	35	–	–	–	–	125	500	125	500
Kaffee-Ersatz	–	–	–	–	–	–	–	25	100

um das Auftreten von Krankheiten (Leberschäden, Hungerödeme usw.) zu vermeiden. Wenn erneut die Frage nach der Notwendigkeit einer Schlachtung des Viehs ge-

Jgd. 10–18 Jahre		E über 18 J.		Zulagen für Teil-Schwer-arbeiter		Zulagen für Schwer-arbeiter		Zulagen für Schwerst-arbeiter		Zulagen für Werdende u. stillende Mütter	
1 Wo.	4 Wo.	1 Wo.	4 Wo.	1 Wo.	4 Wo.	1 Wo.	4 Wo.	1 Wo.	4 Wo.	1 Wo.	4 Wo.
1650 –	6600 1600	1000 –	4000 1000	250 –	1000 –	500 –	2000 –	800 –	3200 –	150 –	600 600
150	600	150	600	200	800	500	2000	500	2000	600	2400
350	1400	350	1400	150	600	150	600	150	600	–	–
300	1200	200	800	100	400	200	800	300	1200	250	1000
150	600	125	500	100	400	200	800	250	1000	175	700
62,5	250	62,5	250	–	–	31,5	125	62,5	250	125	500
31,5	125	31,5	125	–	–	31,5	125	62,5	250	62,5	250
2 l	8 l	1 l	4 l	–	–	–	–	–	–	–	–
–	–	–	–	–	–	–	–	–	–	3 ½ l	14 l
62,5	250	62,5	250	–	–	–	–	–	–	31,5	125
4000	16000	3000	12000	500	2000	1000	4000	2000	8000	500	2000
125	500	125	500	–	–	–	–	–	–	–	–
25	100	25	100	25	100	25	100	50	200	–	–

stellt würde, so sollte man künftig dort haltmachen, wo die Lieferung an tierischem Eiweiß 36 % zu unterschreiten droht.

Tabelle 7.4 gibt vergleichsweise die Lebensmittelrationierung in den Jahren 1943, 1945, 1947 und 1948 wieder nebst Berechnung der Nährwertträger.

5.4.43–2.5.43 48. ZP **1943**

Nahrungsmittel	Total g	Protein g	Fett g	KH g	Kalorien (kcal)
Brot	321,00	26,96	3,210	154,72	802,5
Fleisch	50,00	10,08	4,135	0,00	83,5
Koch- u. Bratfett	30,00	0,12	27,948	0,04	261,6
Käse 30 %	5,00	1,32	0,810	0,17	14,0
Magerquark	5,00	0,67	0,012	0,20	3,8
Milch 1,5 %	157,00	5,25	2,512	7,37	76,9
Getreideprodukte	21,00	2,30	0,592	15,25	80,0
Zucker	32,00	0,00	0,000	31,93	126,0
Marmelade	25,00	0,15	0,025	17,50	68,0
Kartoffeln	500,00	10,25	0,550	92,50	435,0
Ei	5,00	0,64	0,560	0,03	8,3
Gemüse	211,0	3,67	0,506	13,29	71,7
Fisch	10,00	1,77	0,040	0,00	8,0
Hülsenfrüchte	0,00	0,00	0,000	0,00	0,0
Frischobst	21,00	0,16	0,060	2,41	10,9
Summe		63,38	40,962	335,45	2050,4
Kalorien		259,88	380,946	1375,38	
Nährwertrelation in %		12,88	18,894	68,21	

Gesundheitliche Folgen der Unter- und Fehlernährung

Nach Untersuchungen von *J. Kühnau* von März bis Juli 1946 konnten bei Jugendlichen und Erwachsenen mangelhafte Bedarfsdeckungszahlen an lebenswichtigen »essentiellen« Aminosäuren (physiologischer Bedarf = 100) festgestellt werden. Es handelt sich um die in *Tab. 7.5* aufgeführten Aminosäuren (AS).

Wie in anderen Hungerregionen der Welt, trat auch im

Nahrungsmittel	Total g	Protein g	Fett g	KH g	Kalorien (kcal)
Brot	357,00	29,98	3,570	172,07	892,5
Fleisch	48,00	9,67	3,969	0,00	80,1
Koch- u. Bratfett	24,00	0,10	22.358	0,03	209,2
Käse 30 %	12,00	3,16	1,944	0,42	33,6
Magerquark	0,00	0,00	0,000	0,00	0,0
Milch 1,5 %	146,00	4,89	2,336	6,86	71,5
Getreideprodukte	14,00	1,53	0,394	10,16	53,3
Zucker	74,00	0,00	0,000	73,85	291,5
Marmelade	43,00	0,25	0,043	30,10	116,9
Kartoffeln	286,00	5,86	0,314	52,91	248,8
Ei	3,00	0,38	0,336	0,02	5,0
Gemüse	161,00	2,80	0,386	10,14	54,7
Fisch	11,00	1,94	0,044	0,00	8,8
Hülsenfrüchte	0,00	0,00	0,000	0,00	0,0
Frischobst	2,00	0,01	0,005	0,23	1,0
Summe		60,63	35,702	356,81	2067,3
Kalorien		248,60	332,034	1462,94	
Nährwertrelation in %		12,16	16,247	71,58	

Zweiten Weltkrieg Vitaminmangel auf. Nach *Schweigart* wurde der physiologische Bedarf an Vitamin A nur zu 12 %, an Vitamin B1 zu 58 %, und an Vitamin C zu 15 % gedeckt.

An der Mangelversorgung dürfte weniger der Anteil an Vegetabilien verantwortlich sein, der ausreichend Vitamin B und C liefert, sondern die insgesamt zu niedrige Essensmenge zwischen 700 und 1500 kcal am Tag. Die medizinische Erfahrung bei Abmagerungskuren besagt, daß jede Diät unter 1500 kcal/Tag einen Mangel an Vitaminen, Mineralien und Spurenelementen verursacht.

Die Unterernährung zeigte sich auch an der weitverbreiteten Untergewichtigkeit der Bevölkerung. Nach Untersu-

28.5.45–24.6.45 76. ZP **1945** nach Ende des 2. Weltkrieges

Nahrungsmittel	Total g	Protein g	Fett g	KH g	Kalorien (kcal)
Brot	214,00	17,97	2,140	103,14	535,0
Fleisch	14,00	2,82	1,157	0,00	23,3
Koch- u. Bratfett	8,00	0,03	7,452	0,01	69,7
Käse 30 %	6,00	1,58	0,972	0,21	16,8
Magerquark	0,00	0,00	0,000	0,00	0,0
Milch 1,5 %	146,00	4,89	2,336	6,86	71,5
Getreideprodukte	0,00	0,00	0,000	0,00	0,,0
Zucker	0,00	0,00	0,000	0,00	0,0
Marmelade	0,00	0,00	0,000	0,00	0,0
Kartoffeln	357,00	7,31	0,392	66,04	310,5
Ei	3,00	0,38	0,336	0,02	5,0
Gemüse	214,00	3,72	0,513	13,48	72,7
Fisch	18,00	3,18	0,072	0,00	14,4
Hülsenfrüchte	0,00	0,00	0,000	0,00	0,0
Frischobst	2,00	0,01	0,005	0,23	1,0
Summe		41,93	15,378	190,01	1120,2
Kalorien		171,94	143,021	779,04	
Nährwertrelation in %		15,71	13,073	71,20	

chungen von *Kraut, Bramsel* 1946/47 und *Oliver* waren im Mai 1947 75 % der Bergleute untergewichtig. Davon hatten 50 % ein Untergewicht von 10 %, 25 % eines von 20 %. Andere waren sogar 25–30 % untergewichtig. Der Rückgang des Körpergewichtes kann auch an *Tab. 7.6* am Beispiel von Schülern in Worms demonstriert werden.

Die Folge der Unterernährung war u. a. ein verringertes Vermögen, körperlich zu arbeiten, und eine Minderung der Arbeitsqualität. Diese Mängel wurden noch verstärkt durch die nächtlichen Fliegerangriffe, die zu stundenlangen Aufenthalten (ohne Schlaf) in Luftschutzräumen führten.

In welchem Ausmaß der Zweite Weltkrieg in ganz Europa

Nahrungsmittel	Total g	Protein g	Fett g	KH g	Kalorien (kcal)
Brot	214,00	17,976	2,140	103,148	535,0
Fleisch	21,00	4,233	1,736	0,000	35,0
Koch- u. Bratfett	7,00	0,030	6,521	0,010	61,0
Käse 30 %	4,00	1,056	0,648	0,140	11,2
Magerquark	0,00	0,000	0,000	0,000	0,0
Milch 1,5 %	107,00	3.584	1,712	5,029	52,4
Getreideprodukte	21,00	2,305	0,592	15,250	80,0
Zucker	18,00	0,000	0,000	17,964	70,9
Marmelade	0,00	0,000	0,000	0,000	0,0
Kartoffeln	82,00	1,681	0,090	15,170	71,3
Ei	12,00	1,548	1,344	0,084	20,0
Gemüse	111,00	1,931	0,266	6,993	37,7
Fisch	0,00	0,000	0,000	0,000	0,0
Hülsenfrüchte	0,00	0,000	0,000	0,000	0,0
Frischobst	0,00	0,000	0,000	0,000	0,0
Vollmilchpulver	0,00	0,000	0,000	0,000	0,0
Trockengemüse	0,00	0,000	0,000	0,000	0,0
Eipulver	0,00	0,000	0,000	0,000	0,0
Trockenobst	0,00	0,000	0,000	0,000	0,0
Suppenerzeugnisse	0,00	0,000	0,000	0,000	0,0
Erdnußmasse	0,00	0,000	0,000	0,000	0,0
Summe		34,346	15,050	163,788	974,7
Kalorien		140,820	139,971	671,533	
Nährwertrelation in %		14,786	14,697	70,515	

zu Hunger und Not führte, geht aus *Tab. 7.7* nach einer Veröffentlichung der *Westdeutschen Wirtschaftszeitung (Handelsblatt)* vom 12.9.1946 hervor, nach der 1946 in Deutschland im Durchschnitt noch 1550 kcal, in Österreich 1700 kcal, in Italien 1800 kcal und in Griechenland 1800 kcal zur Verfügung standen. (Der Normalbedarf liegt nicht unter ca. 2100 kcal/Tag.)

1.9.48–30.9.48 118. ZP **1948** Zeit der Währungsreform

Nahrungsmittel	Total g	Protein g	Fett g	KH g	Kalorien (kcal)
Brot	355,00	29,820	3,550	171,110	887,5
Fleisch	12,00	2,419	0,992	0,000	20,0
Koch- u. Bratfett	19,00	0,081	17,700	0,028	165,6
Käse 30 %	4,00	1,056	0,648	0,140	11,2
Magerquark	0,00	0,000	0,000	0,000	0,0
Milch 1,5 %	97,00	3,249	1,552	4.559	47,5
Getreideprodukte	48,00	5,270	1,353	34,857	182,8
Zucker	48,00	0,000	0,000	47,904	189,1
Marmelade	0,00	0,000	0,000	0,000	0,0
Kartoffeln	484,00	9,922	0,532	89,540	421,0
Ei	3,00	0,387	0,336	0,021	5,0
Gemüse	103,00	1,792	0,247	6,489	35,0
Fisch	32,00	5,664	0,128	0,000	25,6
Hülsenfrüchte	0,00	0,000	0,000	0,000	0,0
Frischobst	49,00	0,387	0,142	5,644	25,4
Vollmilchpulver	0,00	0,000	0,000	0,000	0,0
Trockengemüse	0,00	0,000	0,000	0,000	0,0
Eipulver	0,00	0,000	0,000	0,000	0,0
Trockenobst	0,00	0,000	0,000	0,000	0,0
Suppenerzeugnisse	0,00	0,000	0,000	0,000	0,0
Erdnußmasse	0,00	0,000	0,000	0,000	0,0
Summe		60,049	27,182	360,293	2016,1
Kalorien		246,201	252,793	1477,204	
Nährwertrelation in %		12,458	12,791	74,749	

Tabelle 7.5 Mangel an »essentiellen« Aminosäuren 1946 (nach Kühnau)

	Jugendliche von 10–18 Jahren %	Erwachsene %
Valin	25	31
Leucin	30	39
Zystin	29	37
Methionin	23	32
Phenylalanin	22	29
Tryptophan	31	44
Arginin	99	132
Histidin	30	42
Lysin	17	24

(physiologischer Bedarf = 100) Die Zahlen geben an, zu welchem Prozentsatz der Bedarf von 100 % gedeckt wurde.

Tabelle 7.6 Rückgang des Körpergewichts bei Schülern in Worms 1948

		In ... % der Fälle wurde festgestellt:						
Untersuchungsbereich	Zahl der Fälle	Normalgewicht	Untergewicht von ... kg 01 –1	1,1 –2	2,1 –3	3,1 –4	4,1 –5	5,1 u.mehr
Stadt Worms								
Volksschule	5138	26,9	18,9	18,5	15,3	9,1	4,6	6,6
Höhere Schule	1189	21,6	0,3	10,7	10,4	9,7	6,5	31,8
Landkr. Worms	1530	43,0	14,6	15,2	11,4	6,3	4,0	5,6

Tabelle 7.7 Übersicht über Kalorienzufuhr in verschiedenen Ländern der Welt vor dem Zweiten Weltkrieg und danach (1946)

	vor Kriegs-ausbruch	Mitte 1946	Vorkriegs-stand = 100
Europa			74,9
Dänemark	3270	2920	89,3
Schweden	3130	2790	89,1
Norwegen	3130	2480	79,2
Irland	3100	3200	103,2
Frankreich	3020	2300	76,2
Schweiz	3000	2800	93,3
Deutschland	3000	1550	51,7
Großbritannien	3000	2850	95,0
Finnland	2950	2300	78,0
Österreich	2930	1700	58,0
Luxemburg	2900	2400	82,8
Holland	2890	2300	79,6
Belgien	2870	2200	74,6
Rumänien	2760	2500	97,7
Jugoslawien	2730	2300	84,2
Tschechoslowakei	2710	2000	73,8
Italien	2620	1800	68,7
Griechenland	2530	1800	71,1
Nordamerika			102,9
Vereinigte Staaten	3100	3200	103,2
Kanada	3000	3000	100,0
Australien	3000	2910	97,0

Die kritische Ernährungssituation nach Kriegsende von Mai 1945 bis 1947 am Beispiel der Stadt Stuttgart

Wir können nur zu Einzelproblemen Stellung nehmen. Die Situation der Stadt Stuttgart ist übertragbar auf viele Städte während der Hungerzeit um 1946. Zu versorgen waren insgesamt 420000 Einwohner, davon 306980 Erwachsene, 48666 10- bis 18jährige Jugendliche, 25481 Kinder zwischen 6 und 10 Jahren, 18768 Kinder zwischen 3 und 6 Jahren, 10047 Kinder zwischen 1 und 3 Jahren und 5019 Säuglinge.

Auf die Transportprobleme auf den durch Luftangriffe zerstörten Straßen, durch zurückflutende Truppen, durchziehende Besatzungstruppen, Ausfall oder Behinderung der Stromversorgung usw. braucht kaum eigens hingewiesen zu werden. Der tägliche *Nahrungsbedarf* der Stadt Stuttgart lag bei:

971 dz Mehl (ca. 130 g Brot/Tag) (dz = Doppelzentner)
115 dz Fleisch
57 dz Fett
28000 l Vollmilch
80000 l Magermilch
1020 dz Kartoffeln

Bereits mit zunehmender Hungerperiode hatte man erkannt, daß die *Kartoffel,* die einen biologischen Eiweißwert von 100 % besitzt, von größter Bedeutung für die Ernährung der Menschen, aber ihr größtes Problem ihr *Transport* ist. In einigen Gemeinden Baden-Württembergs gab es sogenannte »Ausfuhrsperren«, weil die Gemeinden die Kartoffeln nicht in die Großstädte abtransportieren lassen wollten.

Es kam zu Hamsterlagerungen bei den Landwirten. Mit der sogenannten »75-Kilogramm Aktion« wurden die Landwirte gezwungen, je Hof 75 kg Kartoffeln an die Städter zu liefern, um ihnen ein Überleben zu ermöglichen.
Die Nahrungsentwicklung in extremen Hungerzeiten zeigte, daß der *Kartoffel neben dem Getreide die zentrale Bedeutung zukommt.* Das Überstehen eines Krieges für Deutschland ohne Kartoffeln und ohne Getreide wäre undenkbar gewesen.
Dies beweist *Tab. 7.4,* welche die *Rationierung 1945* aufzeigt. Damals konnten keine Hülsenfrüchte mehr zugeteilt werden, aber noch 357 g Kartoffeln und 214 g Brot pro Tag und Person. Sie waren die beiden einzigen Nahrungsmittel, die noch in gewisser Quantität geliefert werden konnten.

Städtische Vorratshaltung

Es ergaben sich große Schwankungen in der Anlieferung der verschiedenen Nahrungsmittel. Manchmal wurden z. B. nur 49 % des täglich benötigten Fleisches geliefert, weil die Transportmöglichkeiten und die Vorratshaltung gestört waren (z. B. Tieffliegerangriffe auf Zufahrtsstraßen, Bombenangriffe, Zerstörungen usw.).

Brot

Im Gegensatz zur gegenwärtigen brotarmen Ernährung wurden vor 1939 *ca. 33 %* des gesamten Nahrungsbedarfes durch Brot gedeckt *(Tab. 1.2).* Die Regel lautet, daß 25 % des täglichen Eiweißbedarfs durch Getreideeiweiß bei einer normalen Ernährung abzudecken sind. Nach Berech-

nungen in Unterlagen der Stadt Stuttgart wurden 1942 ca. 57 % des gesamten Energieanteils aus Brot gedeckt.
1947 betrug die Zuteilungsrate in der ersten Periode (4 Wochen) noch 9700 g. Wegen der katastrophalen Kartoffelversorgung im Februar wurde zusätzlich mehr Brot (10250 g) in dieser Periode zugeteilt. Die Mehlvorräte schwanden, so daß schließlich im Mai nur noch 6500 g Mehl zugeteilt werden konnten. Im Sommer 1947 geriet Stuttgart in eine schwere Versorgungskrise. In der 101. Zuteilungsperiode 1947 wurden einem Normalverbraucher über 18 Jahren täglich nur noch *920 kcal zugeteilt.* Damit glich diese Krise jener aus der 76. Zuteilungsperiode nach Kriegsende *(1945)* als pro Kopf nur noch *852 kcal zugeteilt* wurden. Bei der Brotherstellung wurden Zusätze von Mais, Gerste, Altbrot und 0,28 % Kalkmehl, ja sogar von Sägemehl verwendet. Durch Änderung der Backzeit konnte ein ca. 10 % höherer Wassergehalt des Brotes erzielt werden. So entsprach am Ende der Nährwert gar nicht mehr dem eines normalen Brotes.
Wenn man 1947 von Hungerrationen mit Tageszufuhren um 920 Kalorien sprach, so ergab die Untersuchung des *Hygiene Institutes der Stadt Hamburg* 1947 und in *Stuttgart* zusätzlich qualitative Mängel bei den einzelnen Nahrungsmitteln. Sie waren z. T. so »gepanscht«, daß der bisher rechnerisch ermittelte Kaloriengehalt nach Nahrungsmitteltabellen gar nicht mehr zutreffen konnte und effektiv weit darunter lag. *Die Nahrungszufuhr 1947 muß also weit unter 920 kcal am Tag gelegen haben.* Hierüber berichtete die »Rhein Neckar Zeitung« Nr. 40 am 8.4.1948 wie folgt:
»Es ergab sich, daß die Qualitäten insbesondere bei Brot, Fisch, Fleisch, Wurst, Quark und Käse keineswegs den in der jeweiligen Standard-Tabelle aufgeführten Kalorienwerten entsprachen. Ein Vergleich der Kalorienstandardwerte für die 90., 93. und 101. Lebensmittelperiode ergibt

die befremdliche Tatsache, daß mit der Verschlechterung der Zuteilungsmengen und der Qualitäten durch Beimischungszwang fragwürdiger Zusätze eine Erhöhung der Kalorienstandardwerte verbunden ist.
Für Fleisch war 1939 ein Standardwert von 148 Kalorien (Rindfleisch, mittelfett) angenommen. 4 Fleischproben (ohne Knochen) ergaben im Sommer 1947 in Hamburg Analysenwerte von 89–101–111–101 Kalorien, Mittelwert 101 Kalorien ... Selbst wenn die Forderungen Hamburgs auf eine gleichmäßige Berücksichtigung bei der Verteilung künftighin erfüllt werden, wird man statt der heutigen 160 Kalorien, unter Berücksichtigung der Tatsache, daß für 400 g Fleischmarken nur 320 g schieres Fleisch verabfolgt wird, höchstens mit einem Mittelwert von 88 Kalorien rechnen können.
Für Fisch ist bei dem festgelegten Kalorienstandardwert kein Unterschied zwischen Frisch- und Räucherfisch gemacht ... Unsere Analaysen ergaben beträchtliche Schwankungen. Für Frischfisch zwischen 30–66 Kalorien, für Räucherfisch zwischen 68–158 Kalorien.
Bei der Ermittlung des tatsächlichen Kalorienwertes der Nahrung kann höchstens die Hälfte des heutigen Standardsatzes, nämlich 70 Kalorien, vertreten werden.
Ein besonders trübes Kapitel ist die Wurst, die genau wie Fleisch mit 160 Kalorien in Ansatz gebracht wird. Ihr Wert ist entscheidend abhängig vom Fettanteil, aber auch von der Menge des zugesetzten Schrotes ... Der Mittelwert der im Sommer 1947 durchgeführten Analysen liegt bei 135 Kalorien.
Auch die Werte für Käse (240 Kalorien), Quark (120 Kalorien) sind stark überhöht. In der Regel erhält die großstädtische Bevölkerung nur Schmelzkäse (zwischen 145–166 Kalorien), während die sehr seltenen Schnittkäsezuteilungen Werte zwischen 219–227 Kalorien aufwei-

sen. Als Mittelwert für Käse können keinesfalls über 200 Kalorien in Ansatz gebracht werden. Für Quark hatte das Reichsgesundheitsamt eine Richtzahl von 90 Kalorien angenommen. Bei dem heute üblichen Wassergehalt von 80 v. H. muß der Berechnungswert um ein Drittel niedriger als der bisherige Standardwert auf 82 Kalorien festgelegt werden.
Am bedeutsamsten ist die wertmäßige Verschlechterung des Brotes, das heute das wichtigste Volksnahrungsmittel darstellt. Selbst geringe Kalorienunterschiede wirken sich bei den großen Mengen, die auch als Kartoffelersatz geliefert werden, beträchtlich aus.
Die Analysen ergaben Werte von 206, 207, 201 und 214,6 Kalorien. Im Mittel also knapp 210 Kalorien gegenüber dem in der 94. Periode auf 245 Kalorien festgesetzten Standardwert ... Abgesehen von der qualitativen Veränderung, die durch Zusatz von Gersten- oder Maismehl, durch die Beimischung von 0,28 % Kalkmehl ($CaC0_3$) und die Möglichkeit der Bäcker, bis zu 10 % Altbrot zu verwenden, gegeben ist, würde die geplante Erhöhung der Pflichtausbeute von 100 kg Mehl auf 150 kg Brot (bisher nur 136) nur durch Verringerung der Backzeit und damit Erhöhung des Wassergehaltes erreicht werden. Das bedeutet eine weitere kalorienmäßige Verschlechterung auf unter 190 Kalorien.«

Kartoffeln

Deutschland war seit jeher einer der großen Kartoffelproduzenten. Die »Frucht« wurde von *Friedrich dem Großen (1712–1786)* wegen ihres hohen Nährwertes in Preußen eingeführt.
Infolge von Frost und schlechtem Wetter trat die erte Versorgungskrise bereits im Winter 1939/40 auf. *Tab. 7.4*

zeigt, daß neben dem Getreide die Kartoffel stets der Hauptträger der Krisenernährung war. Bis zum Kriegsende wurden täglich pro Kopf zwischen 500–350 g zugeteilt, danach fiel der Konsum 1947 bis auf 82 g ab. Kartofffeln mußten gelegentlich anstelle des Vesperbrotes mit zur Arbeit genommen werden.
Die Kartoffelmengen konnten seit Herbst 1946/47 nicht mehr voll zugeteilt werden. Die Ernteerträge reichten nicht aus, und die Lieferungen aus den USA verspäteten sich. Als Ersatz mußten Trockenkartoffeln, Maisgrieß, Trockenmilch, Hülsenfrüchte usw. verteilt werden. 1947 konnten durchschnittlich nur noch 4548 g anstelle von 12000 g im Periodendurchschnitt 1947 für 4 Wochen zugeteilt werden. Ein vom *Staatsministerium* in *Stuttgart* eingesetzter *»Sonderbeauftragter zur Sicherung der Kartoffelversorgung«* konnte die Situation etwas verbessern. Durch US-Spenden konnte die Kartoffelnot des Jahres 1948 gemildert werden. Ab April 1948 konnten nämlich überhaupt keine Kartoffeln mehr bis zur neuen Ernte ausgegeben werden.

Fleisch

Die Versorgung Stuttgarts mit Fleisch war bis ca. 1945 relativ gut geregelt. Sie lag anfangs bei 100 g täglich und sank später gegen Kriegsende auf ca. 36 g/Kopf ab. Eine Verschlechterung trat nach dem Zonenzusammenschluß ein, weil das Überschußland Bayern kein Fleisch mehr, wie vorher, nach Württemberg liefern durfte. Im Januar 1947 sank die Fleischration auf 14 g Tag/Kopf ab. Zeitweilig wurden die Fleischergeschäfte geschlossen, und Pferdefleisch wurde gelegentlich angeboten.

Fett

Solange der Krieg 1945 noch nicht verloren war, lag die tägliche Fettzuteilung bei ca. 35 g pro Kopf. Danach ging sie rapide zurück. 1946 betrug die Zuteilung zu Jahresbeginn noch ca. 14 g und sank dann auf 11 g ab. In Stuttgart wurden von Schulklassen *Bucheckern* gesammelt. Weihnachten 1947 konnte allen 6–14jährigen und über 70jährigen *Bucheckernöl* zugeteilt werden. Der Buttermangel war zeitweilig so groß, daß sie nicht einmal mehr für Kranke und Säuglinge zur Verfügung stand. *Schließlich mußte der Verbraucher mit 6 g Fett täglich auskommen!*

Käse und Milch

Hier war die Situation besser, weil die Transportschwierigkeiten weniger groß waren, denn größere Mengen an Milch und Käse ließen sich in geeigneten Transportwagen besser transportieren als 971 dz Mehl oder über 2000 dz Kartoffeln, ganz abgesehen von den Lagerhaltungsproblemen und den Vorsichtsmaßnahmen, damit die Frucht erhalten bleibt.
Durch den Rückgang des Viehbestandes, u. a. durch Futtermangel, entstand zunehmend Milchmangel. Säuglinge und Kinder bis zu 3 Jahren erhielten 0,75 l, Kinder bis zu 6 Jahren und Mütter 0,5 l täglich an Frischmilch (entrahmt). Der Normalverbraucher erhielt in einer Zuteilungsperiode (4 Wochen) anfangs noch 3 Liter, später nur noch einen Liter. Wegen des Milchrückganges verminderten sich auch die Zuteilungen von Käse und Quark.

Eier

Hier gab es starke Engpäße. Jeder Bauer war gezwungen, pro Huhn 70 Eier im Jahr an die Bevölkerung abzuführen.

Jeder zivile Hühnerhalter, der keine Landwirtschaft betrieb (Schrebergarten), mußte 20 Eier im Jahr für die Allgemeinheit zur Verfügung stellen.
Auch bei den übrigen Nahrungsmitteln (Fisch, Gemüse etc.) war die Situation prekär.

Wenn man bedenkt, daß der *Ruhegrundumsatz* ohne jegliche Arbeit im mittleren Alter bei *1500* kcal liegt, so bedeutet die Zufuhr von 920 kcal 1947 unter heutiger Sicht eine extreme »Hunger-Abmagerungsdiät«. Da man aber unterstellen muß, daß besonders in den Kriegsjahren, wo es keine Autos gab, die Erwachsenen unter anderen Arbeitsbedingungen lebten, bahnte sich hierdurch eine schwere Unterernährung an. 1947 wurden in der 99. Zuteilungsperiode 780 kcal/Person/Tag zugeteilt. Dies bedeutete 25 g Eiweiß (der Mindestbedarf liegt bei 30 g), 10 g Fett bei einer Kohlenhydratzufuhr von 139 g. Der niedrigste Einstellungsbereich für Kohlenhydrate beginnt beim Zuckerkranken bei 180 g/Tag.
Eine Verschärfung erfuhr die Ernährungssituation in Baden-Württemberg 1947 durch die *Vereinigung der US-Zone mit der Britischen Zone des Rheinlandes.* Dort lebten im bevölkerungsreichsten Gebiet, dem Ruhrgebiet, große Menschenmassen.
Es verschlechterte sich die Ernährung auf Kosten der südlicheren Länder so sehr, daß einige Monate später täglich nur noch 780–920 kcal pro Person zugeteilt werden konnten. Hinzu kamen schwerste Qualitätsminderungen der Nahrungsmittel, z. B. beim Brot, welches mit Sägemehl versetzt war. Auch Fleisch und Milchprodukte waren betroffen, weniger Fisch. Im September 1948 (nach der Währungsreform) war die Gesamternährung in Deutschland wieder bei durchschnittlich 2016 kcal angelangt *(Tab. 7.4)*.

Ohne Importe und Hilfssendungen aus den USA, deren Truppen in der Regel von Importen aus ihrem eigenen Lande lebten – im Gegensatz zu den Franzosen, die auf deutsche Restnahrungsmittel zurückgriffen –, *wäre Deutschland damals verhungert.* Das Verhungern wurde durch *Importe von Mehl aus Amerika* verhindert, was wiederum auf die große Bedeutung von Getreideprodukten hinweist.
In dieser Zeit war in Deutschland eine Situation geschaffen worden, in der selbst arbeitswillige Menschen kaum mehr imstande waren, Maßgebliches zu leisten, denn hungernde und verhungernde Menschen können keine körperlichen Leistungen mehr vollbringen, *die Hungerlethargie setzte ein.* Wäre der *Morgenthau-Plan* zum Zuge gekommen, wäre dies auf ein Verhungern der deutschen Nation hinausgelaufen. Einer der kältesten Winter dieses Jahrhunderts (1947) legte die Transportwege lahm und die darauffolgende Dürre im Sommer verschlechterte die Ernährungssituation noch zusätzlich.

Verminderte Nahrungsausnutzung durch Infekte

Der strenge Winter 1947 brachte zusätzliche Probleme, wie auftretende *Infekte* (zu einer Zeit, in der es noch keine Antibiotika gab). Jeder Infekt des Magen-Darm-Traktes bewirkt eine schlechtere Nahrungsausnutzung und reduziert die Energieaufnahme. Dies ist heute ein Problem in vielen Hungerländern der Welt, wo neben dem Nahrungsmangel besonders die ständigen Darminfekte die Nahrungsverwertung einschränken.

Lebensmittelrationierung im Notfall

Probleme der Lebensmittelrationierung in Krisen- und Kriegszeiten in unserer Zeit

Die Erfahrungen der Kriege dieses Jahrhunderts zeigen, daß zu unterscheiden ist zwischen der rationierten Gemeinschaftsverpflegung im militärischen Bereich, die zentral eingekauft und ausgegeben wird, und der Ernährung der zivilen Bevölkerung, die Nahrungsmittel nach einem bestimmten Lebensmittelkartensystem käuflich erwirbt. Die ärmeren Bevölkerungsschichten werden auch künftig stets schlechter gestellt sein – in Hungerzeiten blühen die illegalen Schwarzmärkte.

Bisher gab es nur nationale Selbstversorgung in Krisenzeiten, zumal sich die europäischen Länder über Jahrhunderte hinweg untereinander bekämpften.

Mit der Bildung der *Europäischen Gemeinschaft* und der *NATO* haben sich neue Probleme für eine gesicherte Ernährung in Krisenzeiten ergeben. Soweit es den militärischen Verpflegungsbereich der NATO angeht, dürfte dieser organisiert sein. Aber für die Ernährung der Zivilbevölkerung der Länder der EG in Kriegszeiten bestehen noch erhebliche Probleme.

Die EG mit ihren unterschiedlichen Agrarerzeugnissen müßte sich selbst ernähren können. In den klimatisch günstig gelegenen Regionen Frankreichs, Italiens und Spaniens könnten jene Nahrungsmittel angebaut werden, die in den nördlicheren Ländern weniger gut wachsen, während dort mit Mitteln der heimischen Milchwirtschaft (Butter, Milch, Milchprodukte) für andere Länder ein Ausgleich geschaffen werden könnte.

Zu allen Zeiten wird bei der Ernährung des Soldaten nicht

auf den ernährungsphysiologischen Mindestbedarf zurückgegriffen, weil er voll kampffähig sein muß. Die Einschränkungen werden also nur die Zivilbevölkerung betreffen. Die derzeit bestehenden Uneinigkeiten in der EG würden durch das Auftreten einer Krisenernährung vergrößert werden. Es gibt in der EG kein einheitliches Weisungsrecht in den Mitgliedsländern. Seit jeher gab es unterschiedliche Rationierungsmethoden, in Deutschland nach Lebensmittelkarten, in England nach dem Kundenbuchprinzip, dem »Ration-Book« usw.

Die enorm unterschiedlichen Ernährungsgewohnheiten der Völker dürfen ebenfalls nicht außer acht gelassen werden.

Unter Kriegsbedingungen kämen immense *Transport- und Hygieneprobleme* für die Nahrungsmittellagerung hinzu, um die Menschen der EG zu versorgen. Ein besonderes Problem ergibt sich auch aus der unterschiedlichen Lebensweise, Moral und Arbeitsauffassung der Völker. Warum sollten sich Griechen, Italiener oder Spanier anstrengen, eine Hungersnot in der BRD oder Dänemark zu bekämpfen?

Was erst würde geschehen, wenn Teilgebiete der EG bei kriegerischen Handlungen erobert würden? Man könnte diese Gesichtspunkte beliebig ergänzen.

Am Ende bleibt nur die Feststellung, daß alleine rechtzeitige *nationale Vorsorge und nur die nationale Selbstversorgung* in Krisenzeiten die Ernährung sichern können.

Man muß sich darüber im klaren sein, daß eine erfolgreiche Verteidigung von der ausreichenden Verpflegung, d. h. vom Essen und Trinken, mit abhängt. Die Lebensmittelversorgung besitzt in solchen Zeiten höchste Priorität.

Zu fordern wäre ein *übernationales EG-Krisenmanagement* mit entsprechenden Befugnissen für eine Rationierung, welches die organisatorischen Vorbereitungen für einen Krisenfall schaffen müßte.

3. Teil

Ernährung und Gesundheit

Welche Gefahren für die Gesundheit sind aus heutiger Sicht unter den Bedingungen einer erneuten Krisenernährung zu erwarten?

Gefahr von Untergewicht

Es wird oft angenommen, daß unter Hungerbedingungen vor allem das reduzierte Körpergewicht lebensbedrohlich ist. *Abb. 10.1* zeigt, daß die Lebenserwartung bei Übergewicht viel drastischer verkürzt wird als bei Untergewicht.
30% Untergewicht verkürzt die Lebenserwartung um ca. 8%.
30% Übergewicht verkürzt die Lebenserwartung um fast 50%.
Als Folge von Übergewicht treten Krankheiten wie erhöhter Blutdruck, Zuckerkrankheit, Herzleiden etc. auf, Wohlstandskrankheiten, die es bei Untergewicht so gut wie kaum gibt. Menschen mit 8–10% Untergewicht haben die höchste Lebenserwartung.
Wenn in vielen Kriegsjahren die *Kalorienzufuhr* bei nur noch 1000–1500 Kalorien (kcal) pro Tag lag, dann entsprach dies Bereichen, die auch für Abmagerungskuren empfohlen werden, die über Monate hinweg durchgeführt werden können, wenn die Ernährung *qualitativ* in Ordnung ist. Sie muß alle lebensnotwendigen, *»essentiellen« Nährstoffe enthalten,* die der Körper nicht selber synthetisieren kann.
Hierin unterscheidet sich die »gekonnt« zusammengesetzte Abmagerungsdiät (deshalb ist die Empfehlung »f.d.H.« falsch) von der Hungerkost in beiden Weltkriegen.
Ihr mangelte es sowohl *quantitativ* an Energie (kcal) als

auch *qualitativ* an der Zufuhr lebensnotwendiger, »essentieller« Nahrungsstoffe (mangelhafte Eiweiß- bzw. Aminosäurezufuhr, Mangel an Vitaminen, Mineralien und Spurenelementen).
Dieser Mangel wird bei einer Abmagerungsdiät dadurch vermieden, daß in jedem Kalorienbereich eine bestimmte Menge an Eiweiß, Fett und Kohlenhydraten in einem bestimmten Verhältnis zueinander zugeführt und noch durch Medikamente mit Vitaminen, Mineralien und Spurenelementen optimiert wird.
In den Hungerländern der Welt sind nicht die abgemagerten Menschen das primär wichtigste Problem, sondern die damit stets verbundene Mangelzufuhr an lebensnotwendigen »essentiellen« Stoffen.

Abb. 10.1 Die Abb. zeigt wie drastisch Übergewicht die Lebenserwartung verkürzt. Bei 30% Übergewicht, welches sich aus Körperlänge und Körpergewicht errechnen läßt, verkürzt sich die Lebenserwartung über die Hälfte. Es ist am gesündesten 10% Untergewicht zu besitzen, welches auch als sogenanntes Idealgewicht bezeichnet wird. Die Untersuchungen wurden an Millionen Versicherten einer großen amerikanischen Versicherungsgesellschaft erhoben und stimmen mit den Ergebnissen deutscher Versicherungsgesellschaften überein. Zahlreiche Gesellschaften erheben deshalb heute bei Lebensversicherungen erhöhte Prämien bei Übergewicht (nach Vers. Ges. Metropolitan Life Insurance USA).
Nach *Kofrányi* besteht das Problem in den unterentwickelten Ländern »weniger im allgemeinen Kalorienhunger *als im speziellen Eiweißhunger«*. Was ihnen fehle, seien hochwertige *Proteine*: Fleisch, Milch, Käse, Eier, und dieses sind fast immer tierische Produkte. Ihre Gewinnung erfordert fast immer eine hochentwickelte Landwirtschaft,

während die leichter zu erzeugenden pflanzlichen Eiweißträger leider einen niedrigeren biologischen Eiweißwert haben. Es liegt auf der Hand, sich gewisse Mengen an Präparaten mit Mineralien, Vitaminen, Spurenelementen und Aminosäuren bereitzulegen, um einem Mangel vorzubeugen.

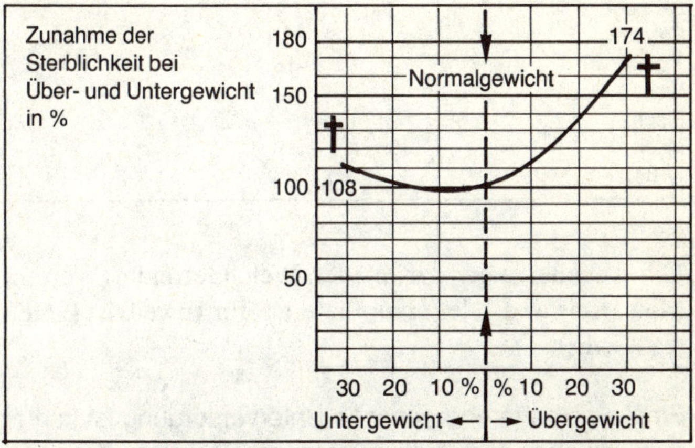

Abbildung 10.1 Die Abbildung zeigt, wie drastisch Übergewicht die Lebenserwartung verkürzt. Bei 30 % Übergewicht, welches sich aus Körperlänge und Körpergewicht errechnen läßt, verkürzt sich die Lebenserwartung über die Hälfte. Es ist *am gesündesten, 10 % Untergewicht* zu besitzen, welches auch als sogenanntes Idealgewicht bezeichnet wird. Die Untersuchungen wurden an Millionen Versicherten einer großen amerikanischen Versicherungsgesellschaft erhoben und stimmen mit den Ergebnissen deutscher Versicherungsgesellschaften überein. Zahlreiche Gesellschaften erheben deshalb heute bei Lebensversicherungen erhöhte Prämien bei Übergewicht (nach Vers. Ges. Metropolitan Life Insurance USA).

Tabelle 10.1 Herkunft der Nährstoffe (Welt) in %

Lebensmittel	Protein	Fett	KH	Energie
Getreideprodukte	59	13	72	61
Kartoffeln	4	–	7	5
Zucker	–	–	11	7
Hülsenfrüchte	7	1	3	3
Gemüse	3	1	1	2
Früchte	1	–	3	2
Fleisch	9	16	–	4
Eier	2	3	–	1
Fisch	2	–	–	–
Milch	13	19	3	7
Fette, Öle	–	47	–	3

Die Tabelle zeigt, daß in der Welt Getreide (Weizen, Mais, Reis u. a.) der Hauptlieferant für Eiweiß ist (Quelle: Wirths).

Eine ernsthafte energetische Unterversorgung ist immer zugleich auch eine Proteinunterversorgung

Da der Organismus seinen Energieumsatz in jedem Fall aufrechterhält, holt er sich seine Energie grundsätzlich zusätzlich zur angebotenen Nahrung aus den Fett- und Eiweißreserven des Körpers. Wenn nur noch der Mindestbedarf an Nahrungsprotein angeboten wird, muß letztlich auch dieses Eiweiß zur Deckung des Energiebedarfes mit herangezogen werden. Jede energetische Unterversorgung ist deshalb auch eine Unterversorgung an Eiweiß.

Dies war in den Hungerperioden beider Weltkriege gegeben. Es mangelte zum Schluß hochgradig an der notwendigen Eiweiß-, Fett- und Kohlenhydratzufuhr.

Eine fortgesetzte Eiweißmangelernährung führt zunächst zum Versuch der Anpassung, dann zum Abbau der Eiweißreserven, nachdem das Depotfett verbraucht ist, und zu schweren Gewichtsabnahmen von über 30–40%. Im weiteren Verlauf werden zunächst die Sexualorgane, Leber, Bauchspeicheldrüse und Schilddrüse in Mitleidenschaft gezogen, um die *wichtigsten Organe,* wie Herz, Gehirn und Nieren zu schonen. Im Zuge dieser Veränderungen läßt zwangsläufig die Arbeitskraft nach. Es tritt Apathie, Müdigkeit, ja Lethargie ein. Infektionen und körperliche Anstrengungen führen oft zum Zusammenbruch. Im fortgeschrittenen Stadium tritt die *»Hungerdystrophie«* auf. Die Leber hat weitgehend ihren Eiweißbestand reduziert, in dessen Folge auch der Enzymbestand abgebaut wird und Leberfunktionsstörungen auftreten. In der Zelle und im Blutplasma kommt es zum Absinken der Albumine und der gamma-Globuline in der Eiweißfraktion und des Hämoglobins, welches der Blutbildung dient. Schließlich kommt es zum *Hungerödem* (Wassersucht in den Beinen und evtl. auch im Bauchraum).

So kehrten nach dem Zweiten Weltkrieg viele Kriegsgefangene heim und verstarben später fast alle an Leberversagen (Zirrhose). Das Auftreten eines *Hungerödems* ist stets ein *Zeichen schwerer Leberzellschädigung.* Es braucht nicht weiter ausgeführt zu werden, daß infolge solcher Zustände unzählige andere Funktionsabläufe gestört sind, wie Knochenbau, Wundheilung, Anfälligkeit gegen Infekte, Schädigung von Schwangeren (weniger der Kinder), die bei Eiweißmangelzufuhr eigenes Eiweiß an das werdende Kind abgeben.

Ein typisches Zeichen sind dünne, hellbraune, übelriechende Durchfälle bei der Hungerdystrophie, die zu weiteren Verlusten von Nährstoffen führen.

Auch die Merkfähigkeit ist reduziert. Es besteht Antriebs- und Energielosigkeit. Da der *wachsende Organismus* besonders *viel Eiweiß* benötigt, können Intelligenzdefekte

u. ä. Störungen bei Jugendlichen zurückbleiben. So ist verständlich, daß in den Hungerländern der heutigen Welt, wo die Ernährung besonders an Eiweiß unzureichend ist, oft auch die Leistungsfähigkeit körperlich und geistig limitiert bleibt.

Die Überlebensfähigkeit ist bei totaler Fastenkur auf ca. 61 Tage ohne Einschränkung der Trinkmenge begrenzt

Zu einer makabren medizinischen Erfahrung führte der tödliche *Hungerstreik* vom 5.5. bis zum 24.8.1981 von 10 *IRA-Häftlingen* in Belfast, der eine nachträgliche Studie von *Lawrence A. Leiter* und *Errol B. Marliss* erfuhr.
Alle Häftlinge starben innerhalb eines ziemlich gleichen Zeitraumes.
Anfangs befanden sich alle Häftlinge in einem guten Ernährungszustand. Das Durchschnittsalter betrug 25,6 +/– 0,7 Jahre. Sie tranken nach Belieben Wasser, nahmen aber sonst keinerlei Nahrung oder Präparate zu sich. Außer bei einem Häftling, der an einer Schußwunde litt und bereits nach 45 Tagen verstarb, *dauerte die Fastenperiode bei den übrigen 57–73 Tage,* bis sie gestorben waren. Damit betrug die *durchschnittliche Überlebenszeit 61,6 +/– 2,5* Tage.
Das *Gesamtkörperfett* beträgt bei einem 25jährigen Mann ca. 15–20 % des Körpergewichtes. Bei einem 70 kg schweren Mann wären dies ca. 10,5–14 kg Fett. Diese Körperfettreserven mußten die Hungernden bis zum Eintritt des Todes zu 70–94 % aufgebraucht haben. Man nimmt an, daß der Anteil des *Gesamtkörpereiweißes* ca. 17 % vom Körpergewicht beträgt.
Nach den Untersuchungen haben die Hungernden während ihres Streiks in den ca. 61 Tagen ungefähr 2,3 kg Körpereiweiß verloren.

Leiter und Marliss kamen zu dem Rückschluß, daß der Tod bei den Häftlingen beim totalen Fasten eingetreten sein muß, als ca. 19% des Körpereiweißes, aber *70–94% der Körperfettreserven* verbraucht waren, der Tod also bereits dann eingetreten sein muß, als die Fettreserven verbraucht waren und nicht erst dann, als die entscheidenden Eiweißreserven angetastet wurden.
Unter einer derart extremen Ernährung vermeidet der Körper jede unnötige Eiweißsynthese im Organismus.
Den Ablauf des Hungerstreiks kann man nicht direkt mit der im letzten Krieg erlebten schlechten Ernährung vergleichen. Das *totale Fasten* bringt den Wasser- und Elektrolyt-Haushalt durcheinander und bewirkt, nachdem gespeicherte Vorräte an Vitaminen, Spurenelementen und Mineralien verbraucht sind, das *Bild von Avitaminosen und anderen Störungen,* welche die Lebensfähigkeit begrenzen.
Die mangelhafte Zufuhr von Fettsäuren stört den Leberstoffwechsel, weil die für die Glukoneogenese (Zuckerstoffwechsel) und ihren Energieaufwand benötigten Fettsäuren nicht mehr angeboten werden. Für den Leser wird die Kenntnis wichtig sein, wo die zeitlichen Grenzen des Überlebens bei totalem Fasten oder im totalen Hungerstreik liegen (bei ca. 2 Monaten).
Natürlich gelten die in *Belfast* gemachten Beobachtungen nur für junge Männer mit ca. 25 Jahren in bester Gesundheit.
Die mögliche Grenze der Überlebenszeit könnte vor allem bei *atomarer Verseuchung* der äußeren Umgebung wichtig sein, wenn Betroffene in Kellern Wochen eingeschlossen sind und die Räumlichkeiten erst nach einem Abfall der radioaktiven Strahlung verlassen können und während dieser Zeit mit den Vorräten haushalten müssen.

Auch die latente Eiweißmangelernährung ist gefährlich

In Europa sind in Kriegen in der Regel Menschen nicht unter dem Bild des totalen Nahrungsentzuges gestorben. Vielmehr herrschten latente Zustände einer Eiweißmangelernährung, die oft schwere Leberschäden nach sich zogen, wie dies auch bei Kriegsgefangenen zu beobachten war. Als nach dem Zweiten Weltkrieg zahllose Gefangene aus der Sowjetunion mit Hungerödemen heimkehrten, war dies stets ein Zeichen schwerer Leberschädigung. Welche Therapie man auch einschlug, bis hin zu einer eiweißreichen Ernährung oder der Gabe von Eiweißinfusionen, es gelang fast nie, den Schaden zu reparieren. In der Regel trat im *Laufe der Jahre* eine so schwere Leberschrumpfung auf, daß fast alle Heimkehrer mit Hungerödemen nach 6–8 Jahren daran starben. Deshalb wurden diese Schäden auch als Berufskrankheit anerkannt.

Eine Leberschädigung durch Hunger und Eiweißmangelernährung ist nur schwer zu beheben, wenn sie erst einmal manifest ist. Einige Gefangene, die dieses Problem kannten, hatten sich dadurch geholfen, daß sie um jeden Preis während der Gefangenschaft irgendwelches »Tierzeug« bis hin zu Ratten, Mäusen und Läusen nach bestmöglicher Präparation für den »menschlichen Genuß« verzehrten und hierdurch dem Schicksal der anderen entgingen.

Jeder, der in eine Krisenernährung konventioneller Art hineingeraten sollte, muß also wissen, daß *er den täglichen Mindestbedarf an Eiweiß von 30 g um jeden Preis* decken muß, ebenso den Bedarf an »essentiellen« Aminosäuren. Ein zweites Problem liegt in der Gefahr, daß beim Hungern nicht mehr ausreichend Fettsäuren für die Leber zur Deckung des Energieaufwandes für die Glukoneogenese (Zuckerstoffwechsel) zur Verfügung stehen, wenn es zu einer gefährlichen Mangelversorgung an Fetten und Kohlenhydraten kommt. Normalerweise werden im Stoffwechsel Fette in Kohlenhydrate umgewandelt und umgekehrt.

Mit anhaltendem Hunger senkt sich der Energiebedarf des Menschen bis zu 30 %

Der Energiebedarf des Organismus kann sich durch Hitze, Fieber, nervliche Erregbarkeit (z. B. Streß) erhöhen. Während der Zwangsernährung beim Hungerstreik der Baader-Meinhof-Gruppe in Stammheim nahm das reduzierte Körpergewicht unter der Zwangsernährung mit ca. 2400 kcal nicht zu. Dies hing möglicherweise mit den hochgradigen Erregungszuständen der Gefangenen zusammen. Erst nach dem freiwilligen Abbruch des Hungerstreiks stieg das Gewicht wieder an.
Der Energiebedarf kann z. B. im Alter durch Tranquilizer, Schlafmittel oder auch bei anhaltenden Hungerzuständen gesenkt werden.
Drenick und Dennin zeigten *1981,* daß sich der *Verbrauch an Kalorien* von fettleibigen Hungernden während der ersten 3 Wochen *um 30 % reduzieren kann.* Diese lineare Angleichung bzw. Absenkung des Energiebedarfes unter Hungerbedingungen ist in Zeiten der Krisenernährung für den Betroffenen ein Vorteil. In Wohlstandszeiten erschwert es die Abmagerungskur.

Die rasche Wiederauffütterung nach Hungerzuständen ist gefährlich

Die Erfahrungen haben in zwei Weltkriegen gezeigt, daß eine wohlgemeinte, zu rasche Wiederauffütterung besonders bei extrem abgemagerten heimkehrenden Kriegsge-

fangenen äußerst gefährlich sein kann. Es traten ganze »Epidemien« von Bluthochdruckkrankheiten auf, gehäuft Schlaganfälle, Herzkranzgefäßkrämpfe usw. In solchen Zuständen muß *langsam* und *mit äußerster Vorsicht* Nahrung zugeführt werden. Alle abrupten Veränderungen werden vom Organismus schlecht vertragen. Milchprodukte haben sich damals besonders bewährt.
Tägliches Wiegen behütet den Betroffenen vor allzu raschem Gewichtsanstieg.

Regeln der gesunden Ernährung des Menschen (kleine Ernährungslehre)

Nährstofflehre

Der lebende Organismus steht in einem ständigen Austausch von Stoffen mit der Natur. Er verzehrt zur Lebenshaltung tierische und pflanzliche Produkte, roh oder durch Kochkunst zu Speisen verarbeitet. Die zugeführten Nahrungsstoffe lassen sich wie folgt einteilen:

Eiweiß, Fette, Kohlenhydrate, Mineralsalze, Spurenelemente, Vitamine, Wasser usw.

Eiweiß

Als Repräsentanten der stickstoffhaltigen Stoffe sind die Eiweißstoffe zu bezeichnen. Die Bausteine der Eiweißstoffe sind die *Aminosäuren.* Außer Kohlenstoff, Wasserstoff und Sauerstoff enthalten alle Eiweißstoffe *Stickstoff,* die meisten außerdem noch Schwefel, Phosphor und einige Eisen, Kupfer, Halogene usw. Die chemische Konstitution zahlreicher Eiweißkörper ist noch nicht geklärt. Während der Organismus Fett zu Kohlenhydraten und umgekehrt selber synthetisieren kann, müssen bestimmte Aminosäuren *ausschließlich* durch die Nahrung zugeführt werden. Man bezeichnet sie als *»essentielle«* Aminosäuren.
Die sog. »essentiellen« Aminosäuren Isoleucin, Leucin, Lysin, Methionin, Phenylalanin, Threonin, Tryptophan und Valin können vom Organismus selber nicht gebildet werden. Die biologische Wertigkeit von Eiweiß ist also durch den Gehalt an diesen essentiellen Aminosäuren gekennzeichnet. Tierisches Eiweiß ist vollwertiger als pflanzliches Eiweiß. Deshalb sollten mindestens 36 % des zuge-

führten Eiweißes tierischer Natur sein. Jedoch sollen 45 % an tierischem Eiweiß nicht überschritten werden (Empfehlung in Friedenszeiten).
Fleisch, Fisch, Milch, Eier und Käse enthalten als tierische Eiweißträger alle unentbehrliche Aminosäuren. Stets sollten 55 % der Eiweißzufuhr durch die Pflanze geliefert werden.
Der gesunde Körper kann im Gegensatz zum Fett- und Kohlenhydratstoffwechsel nur ausnahmsweise Eiweißdepots bilden. Eiweiß wird zur Bildung und Arbeitsleistung der Zelle, Herstellung von Hormonen, Sekreten, Fermenten, Blut, Hirnsubstanz und zahlreichen anderen Stoffwechselfunktionen benötigt. Nach übereinstimmenden Erfahrungen beträgt das Eiweißminimum ca. 30 g täglich, das Eiweißoptimum 0,9 g Eiweiß pro kg Körpergewicht (z. B. bei 70 kg KG = 63 g Eiweiß/Tag). 0,5 g pro kg Körpergewicht Eiweiß reichen aus. Kinder, Jugendliche und alte Leute benötigen größere Mengen (etwa 1,0–1,1 g/kg/Tag). Zugeführtes Eiweiß wird durch Verdauung zu Aminosäuren aufgespalten und in Energie umgewandelt, soweit es nicht zum Ersatz im Eiweißstoffwechsel benötigt wird. Die erste Verdauungsstufe beginnt im Magen.
Da der Organismus weder aus Kohlenhydraten noch aus Fett Eiweiß herzustellen vermag, muß *täglich* eine Mindestmenge an Eiweiß zugeführt werden, um Gesundheitsschäden zu vermeiden. Der tägliche Kalorienbedarf von ca. 2500 kcal soll in Friedenszeiten *zu 12,3 % aus Eiweiß* gedeckt werden. Auch bei eingeschränkter Nahrungszufuhr darf das Eiweißminimum niemals unterschritten werden, um Gesundheitsschäden zu vermeiden. *12,3 % entsprechen ca. 60–70 g Eiweiß pro Tag.*
Die *Deutsche Gesellschaft für Ernährung* vertritt die Ansicht, daß bei einer gesunden Ernährung mit 2500 kcal 12,3 % aus Eiweißkalorien stammen sollen, 30 % aus Fett-

und der Rest (57,7 %) aus Kohlenhydratkalorien. Nach diesen Nährwertrelationen lassen sich die jeweiligen Nahrungsmengen in g in Abhängigkeit von der Höhe der täglich erforderlichen Energiemenge leicht errechnen.
Die gesunde Ernährung erfordert stets eine sinnvolle Zusammensetzung aller Nährwertträger, um Schäden einseitiger Ernährung zu vermeiden, welche durch Vitamin-, Mineralmangel usw. auftreten können.
Eiweißmangelernährung, chronischer Eiweißverlust bei bestimmten Erkrankungen oder ungenügende Zufuhr infolge Verabreichung minderwertiger Eiweiße kann zu schweren Schäden im Stoffwechsel, Abnahme der Widerstandskraft und Leistungsfähigkeit, Verlust an Muskelmasse und Geweben führen usw. Infolge Mangel an Eiweiß werden »Hungerödeme« mit wäßriger Aufschwemmung der Haut beobachtet.
Bei Mangel an Fett und Kohlenhydraten verbrennt der Organismus stets auch Eiweiß. *1 g Eiweiß liefert 4,1 Kalorien (kcal).*

Die meisten *Proteine* in Nahrungsmitteln werden im Dünndarm gespalten, wo es rasch zur Resorption der freigesetzten Aminosäuren kommt. Ca. 90 % des Eiweißes unterliegen im 1 m langen Jejunum der Spaltung und Resorption.
Im Darm wird das Nahrungseiweiß mit großen Mengen endogen in das Jejunum sezernierten Eiweißes vermengt, welches das 3 bis 4fache des eigentlichen Nahrungseiweißes ausmachen kann.
Es werden schätzungsweise ca. 7 Liter Verdauungssäfte (mit ca. 2 % Proteingehalt = ca. 140 g Protein) nebst dem aus den abgestoßenen Epithelzellen stammenden Eiweißgehalt von zusätzlich ca. 25 g täglich in das Darmlumen vom Körper sezerniert.
Das sind täglich insgesamt ca. 165 g Eiweiß, ohne das Nahrungseiweiß.
Der Anteil des ins Darmlumen sezernierten Eiweißes steigt ent-

sprechend der Zunahme des Rohfasergehaltes an. Weiterhin können bestimmte Substanzen die Ausscheidung der Verdauungssäfte anregen.

Die effektive *biologische Eiweißwertigkeit* ergibt sich nicht allein aus dem Gehalt an Aminosäuren, sondern daraus, wieviele Aminosäuren tatsächlich im Stoffwechsel verfügbar werden (N-Stuhlausscheidung, Resorptionsprobleme).

Unter der *»Ausnutzung«*, besser gesagt »der *scheinbaren Ausnutzung«* des Eiweißes versteht man die Differenz zwischen tatsächlicher Resorption und dem Stuhlverlust von N.

Tabelle 11.1 Ausnutzungsgrad von Eiweiß in %

Wirsing	1,9 %	Rotkohl	0,9 %
Blumenkohl	1,6 %	Weißkohl	0,9 %
Artischocken	2,1 %	Kopfsalat	1,0 %
Grünkohl	2,8 %	Chicorée	0,8 %
Rosenkohl	2,8 %	Tomate	0,1 %
Grüne Erbsen	5,2 %	Radieschen	0,7 %
Kresse	2,3 %	Apfel	0,2 %
Kohlrabi	1,2 %	Birne	0,4 %
Pfifferlinge	1,5 %	Karotte	0,7 %
Kartoffeln	1,4 %	Erdbeere	0,7 %
Sonnenblumenkerne	24,0 %	Mais, Vollmehl	7,5 %
Soja	36,7 %	fein	6,7 %
Haferflocken	13,8 %	Reis, Vollmehl	7,5 %
Hülsenfrüchte	25,5 %	fein	6,7 %
Nüsse i. d. Dose	14,8 %	Roggen, Vollmehl	10,4 %
Erdnüsse	26,2 %	fein	7,4 %
		Weizen, Vollmehl	12,1 %
		fein	10,5 %

(Unter dem Minimalbedarf in g Eiweiß ist das *pure Eiweiß* des Nahrungsmittels zu verstehen, z. B. Kartoffel*eiweiß* und nicht g Kartoffeln.) Näheres s. auch Seite 185.

Tabelle 11.1.1 Der minimale Proteinbedarf (Bilanzminimum) des Menschen
(Kofrányi, E., und F. Jekat: Forschungsber. des Landes Nordrhein-Westfalen Nr. 1582. Köln, Opladen 1965)

Protein	Minimalbedarf g/kg Körpergewicht	Minimalbedarf/Tag g/70 kg schwere Person
35 % Eiereiweiß + 65 % Kartoffeleiweiß	0,346	24,2
Vollei	0,454–0,589	31,8–41,2
Milch	0,560–0,586	39,2–41,0
Fleisch	0,565	39,6
Thunfisch	0,563	39,8–40,5
Kartoffeln	0,569–0,579	39,8–40,5
Mais	0,651	45,6
Weizen	0,863–0,964	60,4–67,5

Fette

Es hängt von der Temperatur ab, ob ein Fett als Öl oder als festes Fett vorliegt. Der Schmelzpunkt wird jedoch von Art und Menge des Anteils an »ungesättigten« Fettsäuren bestimmt. Deshalb liegt Öl bereits bei Zimmertemperatur flüssig vor.
Je höher der Schmelzpunkt liegt, besonders ab 37°C, desto schlechter ist das Produkt verdaulich. Am besten ist Butter verdaulich.
Chemisch gesehen sind Fette Glycerinester verschiedener Fettsäuren. Es wird zwischen gesättigten, ungesättigten bzw. hochgesättigten Fettsäuren unterschieden. Während der Organismus Glycerin, gesättigte und ungesättigte Fettsäuren selber bilden kann, werden hochungesättigte Fettsäuren (auch »essentielle« Fettsäuren genannt), wie

die *Linolsäure, nicht im Organismus gebildet und müssen durch die Nahrung zugeführt werden.* Die einzige »essentielle« Fettsäure für den Menschen ist die *Linolsäure.*

Tabelle 11.2 Linolsäuregehalt einiger Speisefette

I.	*Butter*	Winter	1–2%	
		Sommer	3–5%	
II.	*Margarine*	Mittelsorte	5–10%	
		Spitzenqualität	10–15%	
		Spezialsorten	20–50%	
III.	*Öl*	*Maiskeimöl*	51–58%	auch hinsichtlich Geschmack, Haltbarkeit am besten geeignet
		Sonnenblumenöl	46–55%	
		Baumwollsaatöl	40–45%	
		Sojaöl	50–60%	Nachteile hinsichtlich Geschmack, Haltbarkeit, Linolsäuregehalt usw.
		Weizenkeimöl	45–65%	
		Leinöl	22–60%	
		Rüböl	14–15%	
		Palmöl	8–11%	
		Olivenöl	4–12%	
		Rindertalg	2%	weniger geeignet
		Schweineschmalz	2–10%	
		Kokosfett	1%	
		Palmkernfett	1%	

Im Tierversuch an Ratten können bei Fehlen der essentiellen Fettsäuren Mangelsymptome wie Hautveränderungen, Wachstumsstillstand, Störungen im Wasserhaushalt usw. nachgewiesen werden.

Optimal sollen an essentiellen Fettsäuren etwa 7–8 g/Tag zugeführt werden. Der Gehalt eines Fettes an ungesättigten Fettsäuren wird durch die Jodzahl ausgedrückt. Der *Mindestbedarf an Linolsäure ist 1,2 g pro 1000 kcal,* d. h. *bei 3000 kcal = 3,9 g/Tag.* An dieser Stelle sei erwähnt, daß die Deckung des hohen Energiebedarfs von Schwer- und Schwerstarbeitern durch fettarme Ernährung unmöglich ist.

Bei einer gemischten Kost wird Linolsäure ausreichend geliefert (ca. 6,8 g Linolsäure täglich) und zwar auch dann, wenn *keinerlei Reinfette* verzehrt werden, da alle anderen Nahrungsmittel (Fisch, Fleisch, Milch usw.) davon bereits ausreichende Mengen liefern.

Nahrungsfett dient als Energiespender, als Trägersubstanz fettlöslicher Vitamine, ungesättigter und hochungesättigter Fettsäuren sowie als Resorptionsfaktor für Calciumsalze und Phosphate. Aufgrund des hohen Energiewertes bildet *Fett einen wichtigen Nährstoff,* der in kleinen Mengen doppelt soviel Energie wie Eiweiß und Kohlenhydrate zu liefern vermag. Fett zirkuliert im Körper in Form feinster Tröpfchen und wird in bestimmten Zellen, den Fettzellen, im Körper abgelagert, besonders im Unterhautzellgewebe, wo es dem Körper die runden Formen verleiht. *1 g Fett enthält 9,3 Kalorien.* Nahrungsfett ersetzt in gleichen Gewichtsmengen Körperfett. Wird mehr Fett

Tabelle 11.3 Gesamtfettzufuhr in g/Tag/Person 1976/77

Land	Gesamtfettzufuhr in g/Tag/Person
BRD	139,5
USA	134,0
Schweden	186,0
Dänemark	138,0
Großbritannien	118,0
Niederlande	170,0
Finnland (1978)	122,0
Italien	125,0
Frankreich	148,0
Japan	65,0

zugeführt als der Organismus für den Unterhalt benötigt, so wird dieses in mehr oder minder reichlicher Form im Körper abgelagert und führt zu Übergewicht.

Tabelle 11.4 Zufuhr an Linolsäure (1976/77) in verschiedenen Ländern der Welt ohne Berücksichtigung der Reinfette (nur durch andere Nahrungsmittel), Mittelwertberechnung

Land	Linolsäure g/Tag/Person
BRD	6,3
Italien	4,7
Frankreich	5,6
Niederlande	7,3
Belgien/Luxemburg	5,3
Norwegen	4,1
Schweden	4,8
Finnland (1978)	4,6
Dänemark	5,8
Großbritannien	4,5
USA	4,9
Japan	3,2

Kohlenhydrate

Sie werden vorwiegend mit *Pflanzennahrung* als Stärkemehl, Zucker und Pflanzenschleime aufgenommen. In Tierkörper und Fleischnahrung finden sich nur kleine und bedeutungslose Mengen in Form von Glykogen, während in Milch bereits beachtliche Mengen vorkommen.

Kohlenhydrate werden wie Fette zu Kohlensäure und Wasser verbrannt. Kohlenhydrate lassen sich in einfache Zucker oder *Monosaccharide* (z. B. Glucose, Fruktose usw.) einteilen, in *Oligosaccharide* (wie Maltose, Lactose usw.) und *Polysaccharide* (wie Stärke, Glykogen, Zellulo-

se usw.). Monosaccharide sind die einfachsten Kohlenhydrate und lassen sich nicht weiter durch Spaltung zerlegen.
Die Aufnahme der Kohlenhydrate durch den Darm erfolgt in Form ihrer einfachsten Abbauprodukte als Monosaccharide. Diese gelangen durch die Pfortader zur Leber, wo sie als Glykogen deponiert und als Energiequelle für die Muskeltätigkeit, zur Regelung des Blutzuckerspiegels usw. zur Verfügung stehen. Durch Muskeltätigkeit wird Glykogen verbraucht. Bekanntlich kommt es bei trainierten Sportlern nach beendeter Anstrengung zum vorübergehenden Anstieg des Blutzuckers oder bei körperlicher Erschöpfung infolge mangelnder Zuckernachlieferung aus der Leber zum Absinken des Blutzuckerspiegels.
Der Zuckerstoffwechsel wird vom Zuckerzentrum des Gehirns über die Nebenniere und Bauchspeicheldrüse reguliert.
Kohlenhydrate sind wegen ihrer leichten und ergiebigen Produktion durch Pflanzen billigste Nährstoffe. Mit Recht überwiegt deshalb in der menschlichen Nahrung die von Pflanzen reichlich angebotene Kohlenhydratmenge. Übermäßige Zufuhr von Zucker bei gefüllten Glykogendepots führt zur Umwandlung in Fett und zu Ablagerung als Fett. Ballaststoffarme Nahrung führt oft zur Darmträgheit und Verstopfung. Bei gemischter Kost sollen täglich ca. 57 % der zugeführten Energiemenge in Form von Kohlenhydraten zugeführt werden.
Bei eingeschränkter Nahrungszufuhr werden zunächst die Fettdepots, dann Kohlenhydratvorräte und schließlich Körpereiweiß abgebaut.
Hochkalorische Kohlenhydrate werden vorwiegend durch Brot, Kartoffeln, Hülsenfrüchte, Teigwaren usw. zugeführt. Kohlenhydrate in Form von Traubenzucker, Schokolade, Honig, Keks spielen als kräftige und ideale Energiespender eine große Rolle.

Erfahrungen im Kriege haben gezeigt, daß bei körperlicher Dauerbelastung und erhöhtem Nahrungsverbrauch der Truppe, besonders unter schwierigen Transportverhältnissen, vor allem *Fett* als *Kraft- und Nährmittel* dient, da dieses energiemäßig reicher ist und eine große Energiemenge (Kalorien) auf relativ kleinem Raum gelagert werden kann. Im Krieg gegen Frankreich 1870/71 ließ die Heeresleitung große Mengen an Speck auf Wägen an die Front rollen, weil Fett mehr als doppelt soviel Energie als

Tabelle 11.5
Rohfaser und unverdaubare Substanzen in Nahrungsmitteln

	Rohfaser	Unverdaubare Substanzen
	g in 100 g Trockenmasse	
Endivien	13,0	21,7
Karotten	9,0	9,9
Kartoffeln	2,8	9,9
Kohl		
– Weißkohl	17,5	21,5
– Wirsingkohl	9,0	30,2
Zwiebeln	10,0	10,5
Bohnensamen, weiße	2,8	15,0
Erbsen	2,3	13,2
Erdnüsse, geröstet	2,6	8,0
Sojabohnen	2,4	5,1
Haferflocken	1,7	8,5
Reis, glasiert	0,7	1,6
Roggenbrot	1,6	21,0
Vollweizenbrot	2,0	15,5
Weißbrot	0,8	4,0
Weizenkleie	10,4	56,0

Eiweiß und Kohlenhydrate besitzt und dadurch weniger als die Hälfte des Transportraumes beanspruchte. Da bei jeder körperlichen Anstrengung auch Kohlenhydrate angeboten werden müssen, wurde hierfür das sog. »Kommißbrot« (ein Mischbrot aus Roggen und Weizen) erdacht, welches zugleich große Mengen an B-Vitaminen, Mineralien und Spurenelementen lieferte.

Im Rahmen einer gesunden Ernährung müssen die Kohlenhydrate mit einem Anteil von 57%, das sind bei 2500 kcal ca. 480 g täglich, Eiweiß und Fett überwiegen. Der größte Teil der Ernährung muß aus Pflanzenkost bestehen, wobei ein erheblicher Teil einen hohen Gehalt an *Faser- und Ballaststoffen* (Rohfaser/unverdauliche Bestandteile) enthalten soll *(Tab. 11.5)*, um eine geregelte Darmtätigkeit zu ermöglichen, die vom *Füllungsdruck* abhängt. Diesen bewirkt der unverdauliche Anteil in der Pflanzenkost. Die Pflanzen liefern dem Menschen den Hauptanteil an *wasserlöslichen,* lebenswichtigen Vitaminen, Mineralien und Spurenelementen.

Tabelle 11.6 Durchschnittlicher Verzehr von Ballaststoffen aus Lebensmitteln in Deutschland beziehungsweise der Bundesrepublik Deutschland (nach B. Thomas, 1977)

	1879/81		1925/27		1972/75	
Lebensmittel in g	Lebens-mittel	Ballast stoffe g	Lebens-mittel	Ballast-stoffe g	Lebens-mittel	Ballast-stoffe g
Kartoffeln	865	18	339	7	203	4
Weizenmehl	94	16	149	9	129	4
Roggenmehl	230	47	147	14	40	5
Nährmittel	20	3	5	1	13	2
Reis	–	–	6	0,1	5	0,1
Hülsenfrüchte	41	11	6	1,5	2,5	0,6
Gemüse	19	8	13	4	59	3
Obst	13	0,3	105	2	253	6

Tabelle 11.7 Physikalische und chemische Eigenschaften der Ballaststoffe und ihre positiven Wirkungen auf Verdauung und Stoffwechsel

Eigenschaften	Wirkung
Faserstruktur	längere Kaufähigkeit, größerer Speichelfluß, erhöhte Magenfüllung, verstärktes Sättigungsgefühl
Kationenaustausch	Pufferung der Magensäure
Adsorption	Cholesterinbindung, Gallensäurebindung, Schadstoffbindung
Wasserbindung	verzögerte Magenentleerung
Quellfähigkeit	verzögerte Dünndarmpassage
Gelbildung	verzögerte Resorption, geringerer Gallensäureabbau, größeres Stuhlvolumen kürzere Transitzeit, geringerer Dickdarmkontakt, leichteres Absetzen

Unsere *heutige Ernährung ist zu ballaststoffarm (Abb. 3.5).* Die Folgen sind Verstopfungskrankheiten, Zunahme von Darmkrebs, Hämorrhoiden, Förderung der Fettsucht. Europäer produzieren täglich ca. 50–100 g harten Stuhl, Afrikaner 300–400 g breiigen Stuhl. Der hohe Füllungsdruck ballaststoffreicher Nahrung fördert die Darmbewegung und führt zu einer schlechteren Nahrungsausnutzung. In Friedenszeiten führt dies zum Schutz vor Fettsucht, in *Hungerzeiten bedeutet dies Energieverluste.* Viele kleine Mahlzeiten sind dann eine Gegenwehr, um den Füllungsdruck zu reduzieren.

Bedarf an Kochsalz und Wasser

Die Chemie bezeichnet als Salze eine Gruppe von Stoffen, die aus Reaktionen von Säuren mit Basen entstehen.
Im allgemeinen Sprachgebrauch ist Salz gleichbedeutend mit *Kochsalz* oder Natriumchlorid (NaCl). Unser handelsübliches Kochsalz ist reines Natriumchlorid, welches aus seinen beiden Bestandteilen Natrium (Na^+) und Chlorid (Cl^-) besteht. In Flüssigkeit liegen beide Bestandteile gelöst in *Ionenform* vor, und zwar Natrium als positiv geladenes Kation und Chlorid als negativ geladenes Anion.
Im menschlichen Organismus, in Pflanze und Tier kommt kaum »Kochsalz« wie im Reagenzglas des Chemikers mit *gleichen* Anteilen von Natrium und Chlorid vor. Beide einzelnen Bestandteile liegen meist in unterschiedlichen Größenordnungen und in anderer Bindungsform als NaCl vor.
So gibt es Nahrungsmittel, die erhebliche Anteile an Natrium, aber nur geringe Mengen an Chlorid enthalten. Dies macht verständlich, daß trotz des hohen Natriumgehaltes kein salziger Geschmack spürbar ist. Wird mit Nahrung ein anderes Nahrungsmittel zugeführt, welches große Anteile Chlorid, aber kein Natrium enthält, werden dem Organismus auf diese Weise doch beide Bestandteile getrennt gegeben, ohne daß eines der Nahrungsmittel salzig schmeckt. Auf diesem Wege können also Natrium und Chlorid, getrennt verabreicht, im Organismus doch die gleiche Wirkung wie Kochsalz ausüben.
Ein großer Teil des täglich vom Organismus aufgenommenen »Kochsalzes« wird nicht nur durch das zum Würzen verwendete Kochsalz, sondern durch das Nahrungsmittel indirekt aufgenommen.
Um eine Erklärung des menschlichen Bedürfnisses nach Natrium und Chlorid hat sich vor 100 Jahren bereits der

Physiologe *Bunge* bemüht. Er glaubte, das Salzbedürfnis hinge mit der vorwiegend pflanzlichen Ernährungsweise des Menschen zusammen und beruhe darauf, daß kaliumreiche Pflanzenkost den Organismus an Natrium verarmen lasse.

Heute wissen wir, daß diese Theorie schon nicht stimmen kann, da es zahlreiche Volksstämme mit überwiegend pflanzlicher Ernährung gibt, die Kochsalz nicht kennen oder nur als Zahlungsmittel (»Salär« in kleinen Beutel-

Tabelle 12.1 Dem interessierten Leser geben nachfolgende Tabellen einige wichtige Daten über Wasser- und Salzverluste

a) Wasseraufnahme

Die tägliche Wasseraufnahme ergibt sich aus der Zufuhr an:

	cm^3 Wasser/Tag
1. flüssigen und festen Nahrungsmitteln	700
2. aus dem Stoffwechsel entstehend	300
3. Flüssigkeitsaufnahme bei Gesunden	1550
Durchschnittliche *Gesamtwasseraufnahme* beim Gesunden	2500

b) Wasserabgabe

Der tägliche Wasserverlust entsteht beim Gesunden aus Abgabe durch:

	cm^3 Wasser/Tag
1. Haut	500
2. Lunge (Haut und Lunge bei Fieber 1500–2000 cm^3)	400
3. Faeces (Stuhl)	200
4. Harn	1400
Durchschnittlicher *Gesamtwasserverlust* beim Gesunden	2500

chen) verwenden, wie einige Volksstämme in Afrika, Südamerika, auf Guinea usw.
Der Gehalt an Natrium und Chlorid wird bei diesen Völkern ausschließlich durch den Eigengehalt (dieser liegt bei ca. 5–6 g NaCl/Tag) der Nahrung an Natrium und Chlorid zugeführt, ohne daß zusätzlich Salz beim Kochen verwendet wird. Die Wichtigkeit von Kochsalz für den menschlichen Organismus ergibt sich bereits aus der Zusammensetzung des menschlichen Körpers, der zu 72 % aus Wasser* besteht, welches weitgehend durch NaCl gebunden wird. Natrium und Chlorid befinden sich in Schweiß, Speichel, Galle- und Darmflüssigkeit und werden bei zahlreichen Stoffwechselvorgängen, der Tätigkeit der Hormondrüsen, der Bildung der Magensalzsäure usw. benötigt. Salz- und Wasserhaushalt sind eng miteinander verknüpft. *Ohne Salz kann der Organismus kein Wasser speichern.*
Schwitzen, eine Abwehrreaktion gegenüber Überhitzung, geht zwangsläufig mit Salzverlust einher. Hat der Körper viel Wasser mit Natrium und Chlorid verloren, kann er seinen Wasserbestand nur auffüllen, wenn ihm auch genügend Natrium und Chlorid zugeführt wird. Wasser ohne Kochsalz, etwa destilliertes Wasser, kann im Körper nicht festgehalten werden.
Aus diesem Grunde kann in tropischer Hitze der Wasserverlust des Organismus nur durch gleichzeitige Kochsalzzufuhr wieder ausgeglichen werden. Wird der Durst durch Trinken von Leitungswasser gelöscht, kann es nicht nur zu einer Abnahme der Salzkonzentration im Organismus kommen, sondern die Niere scheidet auch das zugeführte »destillierte« Wasser unter zusätzlicher Abgabe von körpereigenem Salz durch die Niere wieder aus. Der Organismus kann auf diese Weise in eine lebensgefährliche Situa-

* Gehalt pro 1 kg fettfreier Körpermasse

tion und zum Zusammenbruch des Blutkreislaufs gebracht werden. Ein Beispiel ist der Durst am Morgen nach ausgiebigem Wein- oder Biergenuß, da beide arm an Natrium und Chlorid sind.

Flüssigkeitsmengen kann die Niere – wie gesagt – nur durch gleichzeitige Abgabe von Natrium und Chlorid ausscheiden, das dem Körper entzogen wird. Auf diese Wiese verarmt das Gewebe an Natrium und Chlorid. Diese Wasserverarmung empfinden wir als Durst.

Das fehlende Salz wird oft durch Genuß von Salzheringen, von Salzbrezeln, Salzstangen u. ä. bei Festlichkeiten ersetzt.

Dem Gesunden kann eine vernünftige Kochsalzzufuhr (in unserem Land zwischen 10–15 g pro Tag üblich) nicht schaden. Man kann aber auch wochenlang ohne zusätzliche Verwendung von Kochsalz leben, ohne hierdurch Schaden zu erleiden, d. h. auch ohne gesalzenes Brot, ohne gesalzenen Käse, gesalzenen Fisch usw.

Alle pflanzlichen und tierischen Nahrungsmittel enthalten so viel eigenes Natrium und Chlorid, daß ohne zusätzliche Verwendung von Salz zum Kochen bereits 4–5 g NaCl täglich zugeführt werden, welche den täglichen Kochsalzbedarf des Organismus ausreichend stillen.

Kochsalz meiden müssen Kranke, welche wassersüchtige Anschwellungen (Ödeme) infolge Herz- und Nierenleiden zeigen oder an Bluthochdruck leiden. Eine gesalzene Kost kann hier zu einer Verschlimmerung der Leiden führen.

Der gesunde Mensch kann sein Salzbedürfnis befriedigen, ohne Gefahr zu laufen, dadurch herz-, nieren- oder bluthochdruckkrank zu werden. Diese Erkrankungen lassen sich nicht durch eine vorbeugende »kochsalzarme« Diät vermeiden.

Tabelle 12.2 Übersicht über den *Kochsalzverbrauch* in Deutschland (errechnet nach versteuertem Speisesalzverbrauch und Stat. Jahrbüchern).

1870	21,09	1905	21,36		1951	19,12
1871	21,64	1906	21,36		1952	18,82
1872	20,82	1907	21,64		1953	19,12
1873	21,36	1908	21,09		1954	17,89
1874	21,91	1909	21,36		1955	18,63
1875	21,36	1910	21,91		1956	17,04
1876	21,36	1911	20,82		1957	17,26
1877/78	21,36	1912	21,64		1958	16,21
1878/79	21,09	1913	22,19		1959	15,83
1879/80	21,09				1960	16,21
1880/81	21,09	1914	23,83		1961	15,83
1881/82	20,82	1915	24,31		1962	15,75
1882/83	21,36	1916	29,86	1. Weltkrieg	1963	16,38
1883/84	21,36	1917	37,26		1964	15,20
1884/85	21,09	1918	25,47		1965	15,12
1885/86	20,82				1966	15,17
1886/87	21,09	1919	27,67		1967	15,15
1887/88	20,82	1920	26,84		1968	15,56
1888/89	21,09	1921	26,01		1969	15,69
1889/90	20,27	1922	36,16		1970	15,80
1890/91	21,09	1923	27,12		1971	15,61
1891/92	21,09	1924	21,64		1972	15,23
1892/93	20,82	1925/26	26,82		1973	15,34
1893/94	20,82				1974	15,45
1894/95	21,09	1932/33	8,2		1975	15,42
1895/96	21,36	1933/34	19,36		1976	15,56
1896/97	21,36	1934/35	20,27		1977	15,83
1897/98	21,09	1935/36	20,00		1978	15,80
1899	21,64	1936/37	20,27		1979	16,30
1900	21,09	1937/38	20,27		1980	15,69
1901	20,82			Hungerzeit	1981	16,08
1902	21,36	1945/47	32,0	2.Weltkrieg*	1982	16,08
					1983	15,78
1903	21,64	1948	18,57			
1904	20,54	1949	16,71			
		1950	18,08			

Quelle:
Statistische Jahrbücher für das Deutsche Reich 1887, 1898, 1904, 1909, 1915, 1919, 1923, 1924/25, 1926, 1934, 1936, 1937, 1938
Statistisches Jahrbuch über Ernährung, Landwirtschaft und Forsten der Bundesrepublik Deutschland 1952 ff. und nach Ch. Pittelkow, Dipl. Arbeit Univ. Hohenheim 1984

Tabelle 12.3

Kalorienarm

100 Kalorien sind enthalten in:

500 g	300 g	200 g	150 g	100 g	80 g
Salat Brunnenkresse Chicorée Endivien Eskariol Feldsalat Gurkensalat Kopfsalat Sauerampfer **Gemüse** (frisch) Buschbohnen Gurken Mangold Radieschen Rhabarber Rotkohl Sauerkraut Spargel Spinat Tomaten Weißkohl Zuckerrüben **Getränke** Zitronensaft	**Gemüse**(frisch) Blumenkohl Champignons Karotten Kohlrabi Kohlrüben Kürbis Lauch Melone Paprika Pfifferlinge Rote Rüben Stangenbohnen Wirsing **Getränke** Buttermilch Magermilch	**Obst** (frisch) Ananas Aprikosen Apfelsinen Äpfel Birnen Brombeeren Erdbeeren Grapefruit Heidelbeeren Himbeeren Holunderbeeren Johannisbeeren Kirschen, sauer Mandarinen Pfirsiche Preiselbeeren Quitten Stachelbeeren Zitrone **Getränke** Ananassaft Apfelsaft Apfelsinensaft Birnensaft Coca-Cola Grapefruit-Saft Limonade i.D. Tomatensaft **Küchenkräuter** Petersilie	**Gemüse** (frisch) Artischocken Fenchel Gartenpuff-bohnen Gelbe Rüben Grünkohl Nessel Rettich Rosenkohl Schwarzwurzeln Sellerie Teltower Rübchen Zwiebeln **Obst** (frisch) Kirschen, süß Mirabellen Pflaumen Reineclauden **Getränke** Bier i.D. Obstweine i.D. Rotwein i. D. Sekt Südweine i.D. Traubensaft Weißwein i.D. **Verschiedenes** Dickmilch Eiweiß Joghurt Kuhmilch Suppe, gebund. i.D. **Küchenkräuter** Schnittlauch	**Fisch** (frisch) Dorsch Flunder Flußbarsch Hecht Heilbutt Schleie Seeforelle Schellfisch Scholle Seezunge **Kaltblüter** (frisch) Austern, Fleisch Garnele Hummer, Fleisch Krabbe, Fleisch Krebs, Fleisch **Geflügel** (frisch) Huhn, mager Taube **Gemüse** (frisch) Erbsen, grün Kartoffeln, ohne Schale Mais, süß **Verschiedenes** Quark Quark, (mager 0,1% Fett) Pudding (fertig) Preßhefe (Bäckerhefe) **Obst** (frisch) Banane Weintrauben	**Fisch** (frisch) Bachforelle Hering Karpfen Lachs Makrele Sprotten Thunfisch **Fleisch** (frisch) Kalbfleisch, mager Kalbshirn Kalbsleber Niere Rindfleisch, mager Rindsleber Roastbeef **Wild** (frisch) Fasan Hase Reh **Geflügel** (frisch) Ente **FREI (pra** **Gertränke** Kaffee (oh Milch u. Zu Mineralwa (bis 1 Liter Tee (ohne und Zucke

Tab. aus H. J. Holtmeier »Diät bei Übergewicht und gesunde Ernährung

Kalorienarm
100 Kalorien sind enthalten in:

60 g	50 g	40 g	30 g	20 g	10 g
Fleisch (frisch) Hammelfleisch mager Schweinefleisch, mager **Verschiedenes** Hühnerei, ohne Schale Kondensmilch (ohne Zucker) Liköre i.D.	**Fleisch** Hasenbraten Huhn, gebraten Kalbsbraten Lachsschinken Schinken, mager (roh) Schweinebraten Zunge (roh) **Fisch** Aal (frisch) Fischfilet, gebraten **Käse** Harzer Mainzer Thüringer Schichtkäse, 10% Fett	**Brot** Brötchen Kommißbrot Maisbrot Pumpernickel Roggenbrot Weißbrot Weizen-mischbrot Weizen-schrotbrot **Marmelade** Pflaumenmus Quittengelee **Verschiedenes** Bouillonwürfel	**Wurstwaren** Corned-Beef Blutwurst Bratwurst Brühwurst Jagdwurst Leberwurst Sülzwurst **Fisch** Aal, geräuchert **Käse** Dreiviertelfett-käse (30%) Limburger Schmelzkäse (20%) **Honig** Kunsthonig Blütenhonig **Geflügel** Entenbraten Gänsebraten **Verschiedenes** Branntwein Eigelb Gelee i.D. Hefe (getrocknet, Bierhefe) Hülsenfrüchte Marmelade Molico (entf. Milch, Nestle) Rum Schlagrahm (30%) Whisky **Südfrüchte** (getr.) Datteln Feigen Rosinen	**Nährmittel** Corn-Flakes Grieß Hafer Mehl Mondamin Reis Stärkemehl Teigwaren Eipulver Milchpulver **Käse** Butterkäse Briekäse Camembert Emmentaler Gervais Münster Roquefort Schweizer **Wurstwaren** Schinken, gek. Salami **Brot und Backwaren** Bisquit Kekse Knäckebrot Zwieback **Süßigkeiten** Kakao Marzipan Pralinen Schokolade Zucker Mandeln Nüsse i.D. **Geflügel** (frisch) Gans, fett	**Fette** Butter Erdnußbutter Kokosfett Margarine Öle Schmalz Speck **Verschiedenes** Lebertran Mayonnaise

alorien)

hiedenes
stoffe
alz (wenn
n erlaubt)
nkräuter
gel®-
(anstelle
ondamin),
arin
off)
achillen®
werke)
Zucker

Thieme, Stuttgart, 1986, 8te Auflg.

Anweisung zur Einnahme von Mahlzeiten

Das *Frühstück* soll, braucht aber nicht reichlich sein. Viele Menschen haben am Morgen keinen Appetit, sondern erst am Mittag oder gegen 11.00 Uhr früh. Es ist sinnlos, diese individuellen physiologischen Eigenarten der vegetativ gesteuerten Regulationsmechanismen mit Gewalt ändern zu wollen. Die Mahlzeiten am Morgen belasten jedoch den, der sie verträgt, am geringsten. Zum 1. und 2. Frühstück sollen ca. 30% des Tagesbedarfs an Nährstoffen verabreicht sein.

Wer ein erstes großes Frühstück nicht verträgt, soll ein 2. Frühstück zu sich nehmen, am besten mit Frischobst, Fruchtsäften, Kornprodukten usw., um dem Leistungsabfall vor der Mittagspause vorzubeugen (30% = 720 kcal bei 2400 kcal/Tag).

Das *Mittagessen* bildet die Hauptmahlzeit des Tages und soll 40% des Tagesbedarfs an Nährstoffen enthalten. Man nehme sich genügend Zeit und füge eine Pause von wenigstens 1/2 Stunde mit Spaziergang an (40% = ca. 960 kcal bei 2400 kcal/Tag.).

Der *Nachmittagskaffee* kann je nach Bedarf als kleine Zwischenmahlzeit gereicht werden (7% = 170–200 kcal bei 2400 kcal/Tag).

Die *Abendmahlzeit* soll nicht unmittelbar vor dem Schlafengehen eingenommen werden und darf nicht zu voluminös sein, da sonst Schlafstörungen auftreten. Ein zu fettes Abendessen führt zur Ansammlung von »Fetttröpfchen« im Kreislauf und kann zu ernsten Zwischenfällen führen. Das Abendessen soll aus leichtverdaulichen, kalorienarmen Nahrungsmitteln bestehen. Dies ist besonders für ältere Menschen wichtig, um Herz- und Kreislaufkomplikationen zu vermeiden. Man meide unbedingt abends

schwerverdauliche blähende und ballaststoffreiche Speisen (23 % = 550 kcal bei 2400 kcal/Tag).
Bei *älteren Menschen* besteht oft ein *Salzsäuremangel* im Magensaft, der entweder durch zusätzliche Gaben von Essig oder Zitronensaft oder durch Einnahme von Salzsäuretabletten (z. B. Pepsaldra) ausgeglichen werden kann. Im Alter kann es notwendig sein, Verdauungsfermente zuzuführen. Ausreichende Bewegung nach den Mahlzeiten fördert die Verdauung und erleichtert den Schlaf und die Arbeitsfähigkeit.

Tabelle 13.1

Leichtarbeiter 2600 kcal

mit Zwischenmahlzeiten	*Frühstück*	*Zwischenmahlzeit*	*Mittagessen*	*Zwischenmahlzeit*	*Abendessen*
	650 kcal (525 g)	260 kcal	780 kcal (630 g)	260 kcal	650 kcal (525 g)

ohne Zwischenmahlzeiten	*Frühstück*	*Mittagessen*	*Abendessen*
	650 + 170 = 820 kcal (660 g)	780 + 180 = 960 kcal (780 g)	650 + 170 = 820 kcal (660 g)

Genußmittel

Neben den Nährwertträgern »benötigt« der Organismus Genußmittel. Ohne solche erregt Nahrungsgenuß oft Widerwillen.
Als Genußmittel werden Substanzen bezeichnet, die nicht als Energielieferanten dienen, ausgenommen der Alkohol.
Alkohol sollte als Genußmittel mengenmäßig beschränkt werden, da er ein rasch und gut resorbierbarer Energielieferant ist. *1 g Alkohol liefert 7,1 Kalorien.*
Alkoholismus kann zu Leberschäden führen, besonders wenn bei der Alkoholaufnahme nichts gegessen wird.
Als kritische Obergrenze gilt täglich die Maximalzufuhr von ca. 80 g Alkohol (= 2 Liter Bier, ca. 1000 Kalorien, ca. 1 Liter Wein oder 0,2 l 40 %iger Weinbrand) für einen 170 cm großen Mann.

1/2 Liter Bier = 20 gr. Alkohol = ca. 250 Kalorien

Der Grundumsatz

Der Umsatz an Energie hängt von Alter, Geschlecht, Gewicht, Körpergröße, Raumtemperatur, Körperoberfläche, psychischen Einflüssen usw. ab. Bei Frauen ist der Grundumsatz um ca. 7–10 % niedriger als bei Männern. In den ersten Schwangerschaftsmonaten ist er bei Frauen nicht verändert, entspricht aber später der Summe des Grundumsatzes von Mutter und Kind.
Bei *Fieber* kann der Grundumsatz bis zu 15 % erhöht sein. Der Grundumsatz des Neugeborenen ist sehr niedrig. Im Schlaf ist der Grundumsatz um etwa 10 % erniedrigt. Auch in der Narkose findet man erniedrigte Werte.
Umgebungstemperaturen können den Grundumsatz erheblich beeinflussen. Mit erhöhter Wärmeabgabe durch Verdunstung ist eine erhöhte Energieproduktion verbunden. Die Wärmeabgabe hängt von der Verdunstung ab. Sie ist um so günstiger, je trockener die Luft ist. Wenn der Schweiß verdunsten kann, wird pro 1 Liter Flüssigkeit eine Wärmemenge von 585 kcal abgegeben.
Zugeführte Nahrung bewirkt zusätzlich zum Brennwert der Nahrungsstoffe eine Umsatzsteigerung. Dieser Vorgang wird als *spezifisch-dynamische Wirkung* bezeichnet. Man kann etwa 10 % an Umsatzsteigerung bei Aufnahme einer gemischten Kost annehmen.
Eine Steigerung des Grundumsatzes wird auch durch *Muskeltätigkeit* bewirkt. So bei zahlreichen krankhaften Prozessen durch gesteigerte neuromuskuläre Erregbarkeiten wie Schüttelfrost, Atemnot bei Herzkrankheiten oder durch Störungen endokriner Organe, z. B. bei Schilddrüsenüberfunktion. Ein erhöhter Grundumsatz kann bei allen Krankheiten mit vermehrter Zellbildung vorkommen, also bei bösartigen Krankheiten.

Der Arbeitsumsatz

Im Sitzen ist der Umsatz um ca. 50%, im Stehen um ca. 100% gegenüber dem Ruhegrundumsatz gesteigert. Da bei bettlägerigen Patienten oft eine bessere Durchblutung und Stoffwechselleistung angestrebt wird, kann aufrechtes Sitzen oder gar Stehen und leichte Bewegung bereits eine Umsatzsteigerung um ein Mehrfaches bedeuten.
Frauen benötigen aus zwei besonderen Gründen weniger Kalorien bzw. Nahrung. Einmal, weil sie einen physiologisch um 7–10% niedrigeren Grundumsatz als Männer haben und zum anderen, weil sie in der Regel nicht so groß sind wie Männer und, bezogen auf das geringere Körpergewicht, auch weniger Nahrung benötigen. In Krisenzeiten ist dies ein gewisser Vorteil zum Überleben der Frauen, in Friedenszeiten erklärt es teilweise die vielen übergewichtigen Damen jenseits des 45. Lebensjahres, die genausoviel essen wie ihre Männer und sich wundern, daß sie übergewichtig werden. Nach dem 45. Lebensjahr kommt erschwerend hinzu, daß Frauen in der Regel weniger arbeiten (Kinder sind aus dem Haus), sich jährlich der Energiebedarf in natürlicher Weise senkt, die ursprüngliche Körpergröße sich reduziert und nach dem Klimakterium mit hormonellen Umstellungen eine gewisse Neigung zum Fettansatz auftritt. All dies führt zu einem ständig geringeren Nahrungsbedarf der Frau (im Gegensatz zum Mann), die extrem niedrige Bedarfswerte erreichen kann. *Tab. 16.3* zeigt, daß eine 65jährige Frau mit einem Normalgewicht von 40 kg bei leichter körperlicher Arbeit mit 1200 kcal am Tag auskommt. In Hungerzeiten sind ältere Leute im Hinblick auf die Anpassung an den Energiebedarf besser gestellt.
Da in *totaler Ruhe* der *Energiebedarf* bzw. *Grundumsatz*

bei 1650 kcal beim Mann und bei 1450 kcal bei der Frau mittleren Alters liegt, wird der *Energiebedarf bei Arbeit* je nach Schweregrad gesteigert. Dies geht aus *Tab. 14.1* und aus *Tab. 16.4* hervor. Der Grundumsatz nimmt vom 25sten Lebensjahr an ständig ab. Er kann auch durch Medikamente vermindert werden (z. B. Tranquilizer) *(Abb. 14.1)*.

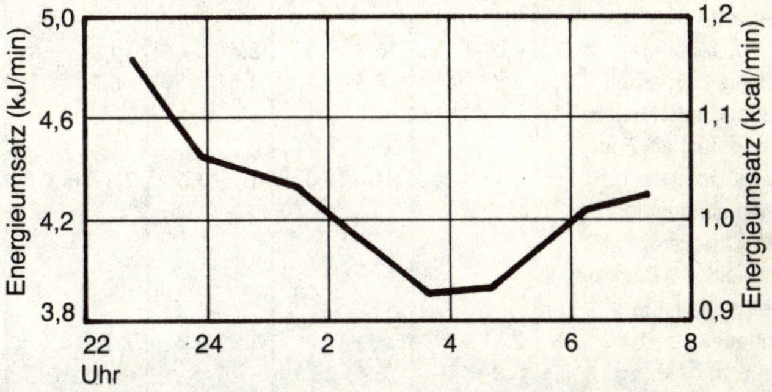

Abbildung 14.1 Energieumsatz eines Erwachsenen während der Nachtruhe. (Aus Dokumenta Geigy, 1977)

Tabelle 14.1 Energieumsatz bei verschiedenen Tätigkeiten (aus Dokumenta Geigy, 1977)

	Männer*		Frauen*	
	kcal/min	kJ/min	kcal/min	kJ/min
Bettruhe	1,08	4,52	0,90	3,77
Sitzen	1,39	5,82	1,15	4,82
Stehen	1,75	7,32	1,37	5,73
Gehen (4,9 km/h)	3,7	15,5	3,0	12,6
Gehen (4,9 km/h, 10 kg Gepäck)	4,0	16,7	3,4	14,2
Leichte Büroarbeit	1,8	7,5	1,6	6,7
Hausarbeit (Kochen, Reinemachen, Fensterputzen usw.)	2,1–4,3	8,8–18,0	1,7–3,5	7,1–14,6
Leichte Industriearbeit (Druckerei, Schneiderei, Bäckerei, Elektroindustrie, Chemie)	2,3–4,1	9,6–17,2	1,9–3,2	7,9–13,4
Bauarbeit	3,2–6,0	13,4–25,1	–	–
Arbeit in der Landwirtschaft (Traktorfahren, Umstechen, Füttern, Dreschen usw.)	2,4–9,1	10,0–38,1	2,4–6,8	10,0–28,4
Forstarbeit	4,1–8,6	17,2–36,0	–	–
Arbeit im Bergbau	5,6–6,9	23,4–28,9	–	–
Sport: Golf, Segeln, Billard, Kegeln	2,5–5,0	10,5–21,0	2,0–4,0	8,3–16,7
Tanzen, Reiten, Schwimmen, Tennis	5,0–7,5	21,0–31,5	4,0–6,0	16,7–25,1
Leichtathletik, Rudern, Fußball	≥7,5	≥31,5	≥6,5	≥25
Militärdienst (Putzen, Drill, Marschieren usw.)	2,7–6,5	11,3–27,2	–	–

* Die Werte beziehen sich auf eine Körpermasse von 65 kg beim Mann und von 55 kg bei der Frau

Tabelle 14.2
Beitrag des Stoffwechsels verschiedener Organe zum Grundumsatz (aus Dokumenta Geigy 1977)

Organ	Organmasse	Anteil an der Körpermasse	Sauerstoffverbrauch	Sauerstoffverbrauch des Organs	Anteil am Grundumsatz
	kg	%	ml $min^{-1} kg^{-1}$	ml min^{-1}	%
(a) Leber	1,5	2,1	44	66	26,4
(b) Hirn	1,4	2,0	33	46	18,3
(c) Herz	0,3	0,43	94	23	9,2
(d) Nieren ...	0,3	0,43	61	18	7,2
Subtotal (a)–(d)	–	–	–	153	61,1
(c) Skelettmuskel	27,8	39,7	2,3	64	25,6
Total (a)–(e)	–	–	–	217	86,7

Hinweise für eine Krisenernährung

Frauen benötigen weniger Energie (Kalorien) als Männer. Da Frauen meist kleiner als Männer sind, reduziert sich damit ihr Nahrungsbedarf noch weiter. *Kranke* mit Fieber haben einen höheren Nahrungsbedarf. Der Kalorienbedarf ist am ausgeglichensten im normalen *Klima* (nicht zu warm, nicht zu kalt). Im *Liegen* und im Schlaf wird am wenigsten Energie benötigt. In Hungerzeiten wird eine Abendmahlzeit besser ausgenutzt, da während der langen Nachtruhe die Darmbeweglichkeit reduziert ist, wodurch die Resorption der Nahrung verbessert wird. Möglichst viele kleine Mahlzeiten am Tag bevorzugen. Körperliche Tätigkeit reduzieren.

Das ideale Körpergewicht

Tabelle 15.1 Durchschnitts- und Idealgewicht Erwachsener

Größe (in Schuhen) cm	Durchschnittsgewicht[1] in Kilogramm (in Hauskleidern)					
	Alter in Jahren					
	15–16	17–19	20–24	25–29	30–39	40–49
						Männer
153	44,9	51,7	55,7	58,4	59,7	61,1
154	45,6	52,1	56,2	58,9	60,3	61,6
155	46,3	52,6	56,7	59,5	60,8	62,2
156	47,2	53,2	57,2	60,0	61,3	62,7
157	48,1	53,7	57,8	60,5	61,9	63,2
158	49,0	54,3	58,4	61,2	62,5	63,9
159	49,9	55,1	59,1	61,9	63,2	64,6
160	50,8	55,8	59,9	62,6	63,9	65,3
161	51,7	56,5	60,6	63,1	64,7	66,0
162	52,6	57,2	61,3	63,7	65,4	66,7
163	53,5	58,0	61,9	64,2	66,1	67,5
164	54,4	58,7	62,5	64,8	66,8	68,2
165	55,3	59,4	63,0	65,3	67,5	68,9
166	56,1	60,1	63,5	66,0	68,2	69,6
167	57,0	60,8	64,1	66,7	68,9	70,3
168	57,9	61,6	64,6	67,3	69,7	71,1
169	58,8	62,2	65,1	67,9	70,4	72,0
170	59,7	62,9	65,7	68,4	71,1	72,9
171	60,6	63,6	66,4	69,1	71,8	73,6
172	61,5	64,3	67,1	69,8	72,5	74,3
173	62,4	65,1	67,8	70,5	73,2	75,0
174	63,3	65,8	68,5	71,2	73,9	75,8
175	64,2	66,5	69,2	71,9	74,7	76,5
176	64,9	67,2	69,9	72,6	75,5	77,3
177	65,7	67,9	70,6	73,4	76,4	78,2
178	66,4	68,6	71,4	74,1	77,3	79,1
179	67,1	69,3	72,1	74,8	78,0	79,8
180	67,8	70,1	72,8	75,5	78,7	80,5
181	68,5	70,9	73,6	76,3	79,5	81,3
182	69,2	71,8	74,5	77,2	80,4	82,2
183	70,0	72,7	75,4	78,1	81,3	83,1
184	70,9	73,4	76,1	79,0	82,0	83,8
185	71,7	74,1	76,8	79,9	82,7	84,5
186	72,6	74,8	77,5	80,8	83,5	85,3
187	73,5	75,5	78,2	81,7	84,4	86,2
188	74,4	76,2	79,0	82,6	85,3	87,1
189	75,3	76,9	79,7	83,3	86,2	88,0
190	76,2	77,7	80,4	84,0	87,1	88,9
191	77,1	78,4	81,0	84,7	88,1	89,9
192	78,0	79,1	81,5	85,4	89,2	91,0
193	–	79,8	82,1	86,2	90,2	92,0
194	–	80,5	82,6	86,9	91,3	93,1
195	–	81,2	83,2	87,6	92,4	94,2

		Idealgewicht[2] in kg (in Hauskleidern), ab 25 Jahre		
		leichter	mittelschwerer	schwerer
50–59	60–69	Knochenbau	Knochenbau	Knochenbau
62,0	60,7			
62,5	61,2			
63,1	61,7			
63,6	62,2			
64,1	62,8	50,5–54,2	53,3–58,2	56,9–63,7
64,7	63,3	51,1–54,7	53,8–58,9	57,4–64,2
65,2	63,9	51,6–55,2	54,3–59,6	58,0–64,8
65,8	64,4	52,2–55,8	54,9–60,3	58,5–65,3
66,5	65,1	52,7–56,3	55,4–60,9	59,0–66,0
67,2	65,8	53,2–56,9	55,9–61,4	59,6–66,7
67,9	66,6	53,8–57,4	56,5–61,9	60,1–67,5
68,6	67,3	54,3–57,9	57,0–62,5	60,7–68,2
69,4	68,0	54,9–58,5	57,6–63,0	61,2–68,9
70,0	68,7	55,4–59,2	58,1–63,7	61,7–69,6
70,8	69,4	55,9–59,9	58,6–64,4	62,3–70,3
71,5	70,2	56,5–60,6	59,2–65,1	62,9–71,1
72,4	71,1	57,2–61,3	59,9–65,8	63,6–72,0
73,3	72,0	57,9–62,0	60,7–66,6	64,3–72,9
74,1	72,7	58,6–62,7	61,4–67,4	65,1–73,8
74,8	73,4	59,4–63,4	62,1–68,3	66,0–74,7
75,5	74,2	60,1–64,2	62,8–69,1	66,9–75,5
76,2	75,1	60,8–64,9	63,5–69,9	67,6–76,2
76,9	76,0	61,5–65,6	64,2–70,6	68,3–76,9
77,8	76,9	62,2–66,4	64,9–71,3	69,0–77,6
78,7	77,8	62,9–67,3	65,7–72,0	69,7–78,4
79,6	78,7	63,6–68,2	66,4–72,8	70,4–79,1
80,5	79,5	64,4–68,9	67,1–73,6	71,2–80,0
81,3	80,4	65,1–69,6	67,8–74,5	71,9–80,9
82,2	81,3	65,8–70,3	68,5–75,4	72,7–81,8
83,1	82,2	66,5–71,0	69,2–76,3	73,6–82,7
84,0	83,1	67,2–71,8	69,9–77,2	74,5–83,6
84,7	84,0	67,9–72,5	70,7–78,1	75,2–84,5
85,4	84,9	68,6–73,2	71,4–79,0	75,9–85,4
86,2	85,8	69,4–74,0	72,1–79,9	76,7–86,2
87,1	86,7	70,1–74,9	72,8–80,8	77,6–87,1
88,0	87,6	70,8–75,8	73,5–81,7	78,5–88,0
88,9	88,5	71,5–76,5	74,4–82,6	79,4–88,9
89,8	89,4	72,2–77,2	75,3–83,5	80,3–89,8
90,8	90,3	72,9–77,9	76,2–84,4	81,1–90,7
91,9	91,4	73,6–78,6	77,1–85,3	81,8–91,6
92,9	92,5	74,4–79,3	78,0–86,1	82,5–92,5
94,0	93,6	75,1–80,1	78,9–87,0	83,2–93,4
95,1	94,6	75,8–80,8	79,8–87,9	84,0–94,3

Tabelle 15.1 Durchschnitts- und Idealgewicht Erwachsener

Größe (in Schuhen) cm	Durchschnittsgewicht[1] in Kilogramm (in Hauskleidern)					
	Alter in Jahren					
	15–16	17–19	20–24	25–29	30–39	40–49
						Frauen
148	44,4	45,3	46,6	48,9	52,4	55,6
149	44,9	45,8	47,2	49,4	52,8	55,9
150	45,4	46,3	47,7	50,0	53,1	56,3
151	46,0	46,9	48,2	50,5	53,7	56,9
152	46,5	47,4	48,8	51,0	54,2	57,4
153	47,1	48,1	49,4	51,6	54,8	57,9
154	47,9	48,8	50,1	52,1	55,3	58,5
155	48,6	49,5	50,8	52,6	55,8	59,0
156	49,3	50,2	51,3	53,2	56,3	59,5
157	50,0	50,9	51,9	53,7	56,9	60,0
158	50,6	51,5	52,4	54,3	57,4	60,6
159	51,1	52,1	53,0	54,8	58,0	61,1
160	51,7	52,6	53,5	55,3	58,5	61,7
161	52,2	53,3	54,0	55,9	59,0	62,4
162	52,8	54,0	54,6	56,5	59,6	63,1
163	53,4	54,8	55,2	57,0	60,1	63,8
164	54,1	55,5	55,9	57,7	60,7	64,3
165	54,8	56,2	56,6	58,5	61,2	64,8
166	55,5	56,7	57,3	59,2	61,9	65,5
167	56,2	57,3	58,1	59,9	62,6	66,2
168	56,9	57,8	58,7	60,5	63,2	66,9
169	57,4	58,3	59,2	61,1	63,8	67,6
170	58,0	58,9	59,8	61,6	64,3	68,4
171	58,6	59,6	60,5	62,3	65,0	69,1
172	59,4	60,3	61,2	63,0	65,7	69,8
173	60,1	61,0	61,9	63,7	66,4	70,5
174	60,8	61,7	62,6	64,4	67,1	71,2
175	61,5	62,4	63,3	65,1	67,9	71,9
176	62,2	63,1	64,0	65,8	68,6	72,8
177	62,9	63,8	64,7	66,6	69,3	73,7
178	63,6	64,6	65,5	67,3	70,0	74,6
179	–	65,5	66,4	68,2	70,9	75,5
180	–	66,4	67,3	69,1	71,8	76,4
181	–	67,3	68,2	70,0	72,7	77,2
182	–	68,2	69,1	70,9	73,6	78,1
183	–	69,1	70,0	71,8	74,5	79,0
184	–	70,0	70,9	72,7	75,4	79,9
185	–	70,9	71,8	73,6	76,3	80,8

[1] Nach Society of Actuaries (Hrsg.) *Build and Blood Pressure Study,* Bd. 1, Chicago (1959), S. 16. Auf metrische Maße umgerechnet.
Tabelle aus: Wissenschaftliche Tabellen Geigy, 6. Auflage (1960), Basel.

[2] Nach Metropolitan Life Insurance Company, *Statistical Bulletin,* Bd. 40 (1959). Auf metrische Maße umgerechnet. – Idealgewicht: Gewicht mit der höchsten Lebenserwartung.

		Idealgewicht[2] in kg (in Hauskleidern), ab 25 Jahre		
50–59	60–69	leichter Knochenbau	mittelschwerer Knochenbau	schwerer Knochenbau
56,9	57,8	42,0–44,8	43,8–48,9	47,4–54,3
57,3	58,2	42,3–45,4	44,1–49,4	47,8–54,9
57,7	58,6	42,7–45,9	44,5–50,0	48,2–55,4
58,2	58,9	43,0–46,4	45,1–50,5	48,7–55,9
58,8	59,3	43,4–47,0	45,6–51,0	49,2–56,5
59,3	59,8	43,9–47,5	46,1–51,6	49,8–57,0
59,8	60,3	44,4–48,0	46,7–52,1	50,3–57,6
60,4	60,8	44,9–48,6	47,2–52,6	50,8–58,1
60,9	61,3	45,4–49,1	47,7–53,2	51,3–58,6
61,4	61,9	46,0–49,6	48,2–53,7	51,9–59,1
62,1	62,5	46,5–50,2	48,8–54,3	52,4–59,7
62,8	63,2	47,1–50,7	49,3–54,8	53,0–60,2
63,5	63,9	47,6–51,2	49,9–55,3	53,5–60,8
64,2	64,7	48,2–51,8	50,4–56,0	54,0–61,5
64,9	65,4	48,7–52,3	51,0–56,8	54,6–62,2
65,7	66,1	49,2–52,9	51,5–57,5	55,2–62,9
66,4	66,8	49,8–53,4	52,0–58,2	55,9–63,7
67,1	67,5	50,3–53,9	52,6–58,9	56,7–64,4
67,8	68,2	50,8–54,6	53,3–59,8	57,3–65,1
68,5	68,9	51,4–55,3	54,0–60,7	58,1–65,8
69,2	69,7	52,0–56,0	54,7–61,5	58,8–66,5
69,9	70,4	52,7–56,8	55,4–62,2	59,5–67,2
70,6	71,1	53,4–57,5	56,1–62,9	60,2–67,9
71,3	71,8	54,1–58,2	56,8–63,6	60,9–68,6
72,1	72,5	54,8–58,9	57,5–64,3	61,6–69,3
72,8	73,2	55,5–59,6	58,3–65,1	62,3–70,1
73,5	73,9	56,3–60,3	59,0–65,8	63,1–70,8
74,2	74,7	57,0–61,0	59,7–66,5	63,8–71,5
75,1	75,4	57,7–61,9	60,4–67,2	64,5–72,3
75,9	76,1	58,4–62,8	61,1–67,8	65,2–73,2
76,8	76,8	59,1–63,6	61,8–68,6	65,9–74,1
77,7	–	59,8–64,4	62,5–69,3	66,6–75,0
78,6	–	60,5–65,1	63,3–70,1	67,3–75,9
79,6	–	61,3–65,8	64,0–70,8	68,1–76,8
80,7	–	62,0–66,5	64,7–71,5	68,8–77,7
81,8	–	62,7–67,2	65,4–72,2	69,5–78,6
82,9	–	63,4–67,9	66,1–72,9	70,2–79,5
83,9	–	64,1–68,6	66,8–73,6	70,9–80,4

Man ermittelt es am einfachsten für die verschiedenen Altersstufen getrennt für Frauen und Männer nach der beigefügten *Tabelle 15.1*. Da für Kinder andere Werte gelten, fügen wir für diese *Tabelle 15.2* bei.
Ein Vorschlag von Brocca besagt, daß beim Erwachsenen im mittleren Alter (und nur dort) sich das *Normalgewicht* in kg aus der Körperlänge in cm−100 ergibt. Ist jemand 170 cm groß (170−100 = 70), dann darf er 70 kg wiegen. Dies ist sein »Normalgewicht«.

Tabelle 15.2 Idealgewicht von Kindern. Die Tabelle beruht auf Untersuchungen aus dem Forschungsinstitut für Kinderernährung in Dortmund.

	Alter in Jahren	1	2	3	4	5	6	7	8	9	10	11	12	13	14	15
Mädchen	Körpergröße in cm	75	87	97	104	111	118	124	130	135	141	147	154	159	162	163
Mädchen	Körpergewicht in kg	9,9	12,4	14,7	16,6	18,6	21,3	24,0	27,1	29,8	33,6	38,5	44,8	50,1	53,5	54,5
Jungen	Körpergröße in cm	77	89	97	106	112	118	125	131	136	141	146	152	158	165	171
Jungen	Körpergewicht in kg	10,5	13,0	14,8	17,3	19,3	21,4	24,2	27,3	30,0	33,3	36,9	41,8	46,6	52,7	60,1

Kalorienbedarf des Menschen

Alle Nahrungsstoffe halten Energie gespeichert, welche bei Verbrennung im Körper frei wird. Dieser Kraftvorrat wird gemessen durch Bestimmung der Verbrennungswärme und in Kalorien oder in Joule ausgedrückt.
1 Kilokalorie (kcal) ist diejenige Energie, welche benötigt wird, um 1 Liter Wasser um 1 Grad zu erwärmen.
1 kcal = 4,184 Joule (kJ).

1 g Eiweiß enthält	4,1 kcal = 17 kJ
1 g Fett enthält	9,3 kcal = 38 kJ
1 g Kohlenhydrate enthält	4,1 kcal = 17 kJ
1 g Alkohol enthält	7,1 kcal = 29 kJ

Eiweiß und Kohlenhydrate sind demnach in ihren Werten nahezu gleichwertig, während die gleiche Menge zugeführten Fettes dem Organismus mehr als die doppelte Menge Kraft verleiht.
Der Normalverbraucher (Buchhalter, Beamte, Lehrer usw.) benötigt zwischen 2000 und 2400 kcal/Tag, während in extremen Fällen (Radrenner) bis 10000 kcal erforderlich werden.

Tabelle 16.2 zeigt den Kalorienbedarf im erwachsenen Alter unter verschiedenen körperlichen Arbeitsbedingungen in Abhängigkeit vom Körpergewicht auf.

Während *Tabelle 16.2* eine Übersicht für den Kalorienbedarf in 24 Stunden gibt, erlaubt *Tabelle 16.4* eine genaue Berechnung für den Bedarf einzelner Stunden. In Krisenzeiten der Ernährung, wo möglichst jede unnötige körperliche Arbeit zu meiden ist, um Kalorien zu sparen, kann

Tabelle 16.1 Kalorien- und Nährwertbedarf verschiedener Personengruppen (bei weitgehender Einschränkung im Gebrauch technischer Hilfsmittel).

(Relationen: 15 % Eiweiß, 30 % Fett, 55 % Kohlenhydrate)

Personengruppen	Kalorien (kcal)		Eiweiß g/Tag		Fett g/Tag		Kohlenhydrate g/Tag	
	Männer	Frauen	Männer	Frauen	Männer	Frauen	Männer	Frauen
Jugendliche								
Jugendliche 15–20 Jahre	2800–3600	2400–3000	102–132	88–110	90–116	77–97	375–483	322–402
Normalverbraucher								
Energieverbrauch in völliger Ruhe (im iegen)	um 1500 kcal							
Verbraucher ohne Arbeit (zu Hause) und alte Leute	2000	1900	95	95	60	55	260	240
Krankenernährung i. D.	2200	2200	96	96	71	71	279	279
Buchhalter, Studienrat, Beamter usw.	2400	2000	88	73	77	64	322	268
Uhrmacher, Friseur, Stenotypistin, Näherin usw.	2700	2250	99	82	87	72	362	302
Mittelschwerarbeiter								
Weber, Schneider, Mechaniker, prakt. Arzt	3000	2500	110	91	97	80	402	335
Briefträger, Schlosser, Schreiner, Hausangestellte (8 Std.) usw.	3300	2700	120	99	106	87	443	362
Metzger, Anstreicher, Montageschlosser, Hausfrau usw.	3600	3000	132	110	116	97	483	402

Schwerarbeiter								
Bauzimmerer, Kokereiarbeiter, Wegebauarbeiter, Waschfrau (Handarbeit) usw.	3900	3250	143	119	126	105	523	436
Ofenmann Walzwerk (Feinstraße bei Handbedienung), Winzer	4200	–	154	–	135	–	563	–
Schwerstarbeiter								
Kohlenhauer (günstige Lagerung), Holzfäller usw.	4500	–	164	–	145	–	604	–
Kohlenhauer (ungünstige Lagerung), Gleisbauarbeiter usw.	4800	–	176	–	155	–	645	–
Handmäher (während der Ernte), best. Hochofenarbeiter, Fahrradrenner usw.	5100 und mehr		–	–	–	–	–	–
Militär								
In der Garnison	3100	–	121	–	83	–	446	–
Beim Manöver	3400	–	137	–	99	–	468	–
Im Kriege	3600 evtl. mehr		146	–	116	–	469	–

* Um eine tägliche Eiweißzufuhr von 12,3 % zu erreichen, muß der Nahrungsanteil 15 % Eiweiß betragen.
Jugendliche, alte Leute, Militärpersonen und Krankenhauskost erfordern höhere Eiweißzufuhr.

Tabelle 16.2 Energiebedarf in Abhängigkeit von der Körpermasse und vom Grad körperlicher Aktivität (FAO/WHO).

Körpermasse	Leicht-arbeiter		Mittel-schwer-arbeiter		Schwer-arbeiter		Schwerst-arbeiter	
	kcal	MJ	kcal	MJ	kcal	MJ	kcal	MJ
Männer								
50 kg	2100	8,8	2300	9,6	2700	11,3	3100	13,0
55 kg	2310	9,7	2530	10,6	2970	12,4	3410	14,3
60 kg	2520	10,5	2760	11,5	3240	13,6	3720	15,6
65 kg	2700	11,3	3000	12,5	3500	14,6	4000	16,7
70 kg	2940	12,3	3220	13,5	3780	15,8	4340	18,2
75 kg	3150	13,2	3450	14,4	4050	16,9	4650	19,5
80 kg	3360	14,1	3680	15,4	4320	18,1	4960	20,8
Frauen								
40 kg	1440	6,0	1600	6,7	1880	7,9	2200	9,2
45 kg	1620	6,8	1800	7,5	2120	8,9	2480	10,4
50 kg	1800	7,5	2000	8,4	2350	9,8	2750	11,5
55 kg	2000	8,4	2200	9,2	2600	10,9	3000	12,6
60 kg	2160	9,0	2400	10,0	2820	11,8	3300	13,8
65 kg	2340	9,8	2600	10,9	3055	12,8	3575	15,0
70 kg	2520	10,5	2800	11,7	3290	13,8	3850	16,1

Tabelle 16.3 Empfohlene tägliche Kalorienzufuhr für Personen verschiedenen Alters und Gewichts bei mittlerer Umgebungstemperatur von 20°C (68°F) und durchschnittlicher körperlicher Tätigkeit. Die Werte wurden auf 50 Kilokalorien abgerundet. Die kalorischen Richtwerte sollten zwischen 35 und 55 Jahren um 5 % je Dekade, und zwischen 55 und 75 Jahren um 8 %, über 75 Jahre um 10 % reduziert werden. Weiterhin sollten Körpergewicht und Körperbau Beachtung finden (nach Food and Nutrition Board, National Academy of Sciences – National Research Council, Washington, D.C. [USA]).

wünschenswertes Gewicht kg	kalorische Richtwerte in kcal (kJ)		
	25 Jahre	45 Jahre	65 Jahre
Männer	(1)	(2)	(3)
50	2300 (9660)	2050 (8610)	1750 (7350)
55	2450 (10290)	2200 (9240)	1850 (7770)
60	2600 (10920)	2350 (9870)	1950 (8190)
65	2750 (11550)	2500 (10500)	2100 (8820)
70	2900 (12180)	2600 (10920)	2200 (9240)
75	3050 (12810)	2750 (11550)	2300 (9660)
80	3200 (13440)	2900 (12180)	2450 (10290)
85	3350 (14070)	3050 (12810)	2550 (10710)
Frauen	(4)	(5)	(6)
40	1600 (6720)	1450 (6090)	1200 (5040)
45	1750 (6720)	1600 (6720)	1300 (5460)
50	1900 (7980)	1700 (7140)	1450 (6090)
55	2000 (8400)	1800 (7560)	1550 (6510)
58	2100 (8820)	1900 (7980)	1600 (6720)
60	2150 (9030)	1950 (8190)	1650 (6930)
65	2150 (9030)	2050 (8610)	1750 (7350)
70	2400 (10080)	2200 (9240)	1850 (7770)

diese Tabelle hilfreich sein. *(Beispiel:* Ein Erwachsener hat einen Ruhegrundumsatz von ca. 1500 kcal im Liegen. Er möchte am kommenden Tag 4 Stunden Schwerstarbeit [1 Stunde à 210 kcal, 4 Stunden ergeben 840 kcal] und

5 Stunden Leichtarbeit [1 Stunde à 60 kcal, 5 Stunden ergeben 300 kcal] leisten. Ich lege den Ruhegrundumsatz mit ca. 1500 kcal zugrunde und zähle dazu + 840 und + 300 kcal = 2640 kcal/Tag, die er benötigt, wenn er den Rest der Zeit Ruhe hält.)

Tabelle 16.4 Kalorienmengen (kcal bzw. kJ), die in 1 Stunde bei Leicht- bis zur Schwerstarbeit benötigt werden. Nach diesen Angaben würde ein Schwerstarbeiter pro Stunde nur 220 kcal (924 kJ) benötigen (= ½ Liter Bier) (nach DGE = Deutsche Gesellschaft für Ernährung).

	Männer		Frauen	
	kcal	kJ/h	kcal/h	kJ/h
Leichtarbeiter	unter 75	unter 315	unter 60	unter 250
Mittelschwerarbeiter	75–150	315–630	60–120	250–500
Schwerarbeiter	150–200	630–840	über 120	über 500
Schwerstarbeiter	über 200	über 840		

Kalorienbedarf von Kindern und Jugendlichen

Einen besonders hohen Energiebedarf haben Jugendliche im Wachstumsalter um das 14.–15. Lebensjahr *(Tabelle 16.1)*. Bereits ein 9–10jähriges Kind hat den gleichen Bedarf an Energie und Eiweiß wie ein Erwachsener im mittleren Alter.

Im Spitzenwachstum kann ein *Junge* mit 14–15 Jahren ohne Sport *5700 kcal* und ein *Mädchen 4400 kcal* am Tag *benötigen*. Vom 14.–25. Lebensjahr benötigen junge Männer bei Leichtarbeit nie mehr unter 3000 kcal. Mädchen haben mit Beginn der Pubertät *(Abb. 16.1)* früher als Knaben einen erhöhten Eiweißbedarf.

Abbildung 16.1 Mindesteiweißzufuhr Jugendlicher. (Nach FAO und Wiss. Tab. Geigy, Basel 1960).

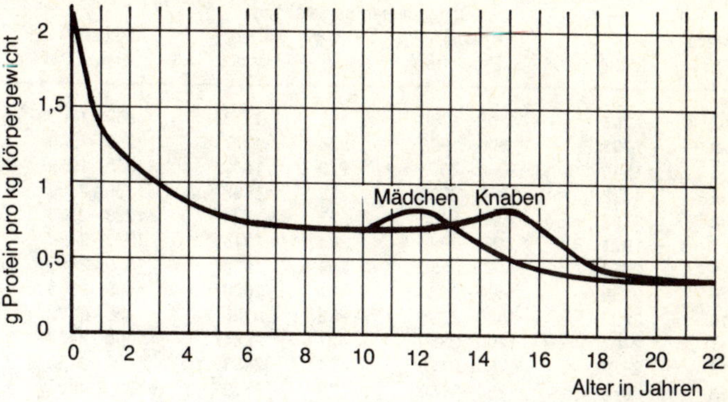

Tabelle 16.5 Kalorien- und Proteineinnahme bei Kindern und Jugendlichen*

Alter (Jahre)	Kalorieneinnahme (kcal/Tag) Knaben Mittel	Bereich	s	Mädchen Mittel	Bereich	s
1– 2	**1287**	800–1700	198	**1273**	850–1800	173
2– 3	**1403**	800–1900	205	**1377**	950–1800	188
3– 4	**1544**	1050–2000	210	**1483**	1050–1950	183
4– 5	**1629**	1200–2200	208	**1605**	1150–2500	251
5– 6	**1792**	1200–2400	252	**1704**	1200–2350	245
6– 7	**1971**	1450–2890	304	**1845**	1250–2450	276
7– 8	**2013**	1450–2650	299	**1930**	1350–2650	297
8– 9	**2159**	1400–3925	391	**2026**	1400–2800	291
9–10	**2235**	1500–3225	388	**2125**	1350–3300	376
10–11	**2403**	1700–3800	427	**2264**	1400–3400	407
11–12	**2619**	1750–3775	474	**2450**	1900–3250	373
12–13	**2878**	1950–3850	482	**2529**	1800–4000	466
13–14	**3117**	1900–4400	493	**2575**	1625–3850	479
14–15	**3338**	2100–5700	674	**2592**	1500–4400	502
15–16	**3467**	1700–5070	668	**2575**	1600–4350	522
16–17	**3443**	2275–5350	631	**2437**	1400–3900	505
17–18	**3532**	1900–5000	718	**2390**	1775–3475	464

* Die mittlere tägliche Einnahme von Kalorien und besonders Proteinen ist höher als die vom National Research Council empfohlene Menge.

Tab. aus: Wiss. Tab. Geigy, 1960, Basel. Nach BURKE et al., Pediatrics, 24, Suppl. 923 (1959).

Tabelle 16.6 Nährstoffbedarf für Jugendliche (Empfehlungen der DGE, 1985)

Alter	kcal.	Eiw./g	Ca/q	A/RÄ*	Vitamine B_1/mg	B_2/mg	C/mg
1–3 Jahre	80/kg	2,4	0,6	0,6	0,6	0,7	55
4–6 Jahre	75/kg	2,2	0,7	0,7	0,8	1,0	60
7–9 Jahre	65/kg	2,0	0,8	0,8	1,0	1,3	65
Knaben 10–14 Jahre	50–60 kg	1,8	1,0	1,0	1,3	1,5	70
Mädchen 10–14 Jahre	50–60/kg	1,8	0,9	0,9	1,2	1,5	70
Knaben 15–18 Jahre	2800	1,5	0,9	1,1	1,5	1,8	75
Mädchen 15–18 Jahre	2400	1,5	0,8	0,9	1,3	1,7	75

* Retinol-Äquivalent

Proteineinnahme (g/Tag)					
	Knaben			Mädchen	
Mittel	Bereich	s	Mittel	Bereich	s
43,6	25,0– 60,0	7,7	**44,3**	32,5– 57,5	7,0
46,1	27,5– 62,5	8,1	**46,9**	30,5– 72,5	8,3
50,0	32,5– 70,0	8,4	**49,1**	29,0– 70,0	8,4
53,2	32,5– 72,5	8,6	**53,6**	34,0– 80,0	9,3
57,7	40,0– 77,5	9,8	**56,7**	33,0– 85,0	10,2
63,6	42,5– 97,5	11,7	**60,3**	35,0– 90,0	11,8
65,4	45,0– 97,5	11,5	**63,4**	37,5–100,0	12,9
69,5	45,0–107,5	12,9	**65,4**	40,0– 85,0	10,9
72,5	45,0–105,0	13,9	**69,4**	37,5–110,0	14,3
77,9	50,0–127,5	15,7	**73,6**	45,0–105,0	14,4
82,8	55,0–120,0	15,7	**76,5**	50,0–120,0	14,3
87,4	60,0–113,5	13,3	**78,2**	57,5–132,5	13,7
96,4	55,0–142,5	16,8	**81,4**	45,0–122,5	14,5
101,7	57,5–165,0	20,7	**80,9**	60,0–140,0	15,0
106,6	70,0–175,0	22,9	**81,6**	52,5–145,0	18,5
107,8	62,5–145,0	20,7	**77,7**	50,0–130,0	15,9
110,6	65,0–185,0	24,4	**76,8**	52,5–135,0	16,5

Ausführliche Darstellung in *»Gesunde Ernährung von Kindern und Jugendlichen«* von H.J. Holtmeier, Thieme Verlag Stuttgart 1986

Empfohlene Nährstoffzufuhr pro Tag*

	Protein g m	Protein g w	Essentielle Fettsäuren g	Calcium mg m	Calcium mg w	Phosphor mg m	Phosphor mg w
Säuglinge							
0– 2 Monate	2,3[1])		2	(250[3]))–500		(120[3]))–280	
3– 5 Monate	2,1[1])		3	(250[3]))–500		(120[3]))–280	
6–11 Monate	2,0[1])		3	500		500	
Kinder							
1– 3 Jahre	22		4	600		600	
4– 6 Jahre	32		5	700		700	
7– 9 Jahre	40		6	800		800	
10–12 Jahre	45	45	7	1000	900	1000	900
13–14 Jahre	60	55	9	1000	900	1000	900
Jugendliche und Erwachsene							
15–18 Jahre	60	50	10	900	800	900	800
19–35 Jahre	55	45	10	800		800	
36–50 Jahre	55	45	10	800		800	
51–65 Jahre	55	45	10	800		800	
über 65 Jahre	55	45	10	800		800	
Schwangere	+30[2])		+1[2])	+400		+200	
Stillende	+20		+3	+400		+200	

* Richtwerte für die Zufuhr von Energie, Fett, Ballaststoffen, Natrium, Kalium, Kupfer, Mangan und Fluori befinden sich im Text.

[1]) g/kg KG

[2]) ab 4. Monat der Schwangerschaft

[3]) bei Muttermilchernährung

	Vit. A mg RÄ[7]) m	Vit. A mg RÄ[7]) w	Vit. D µg	Vit. E mg TÄ[8])	Thiamin mg m	Thiamin mg w	Riboflavin mg m	Riboflavin mg w
Säuglinge								
0– 2 Monate	0,5		10	3	0,3		0,4	
3– 5 Monate	0,6		10	4	0,4		0,5	
6–11 Monate	0,6		10	4	0,5		0,6	
Kinder								
1– 3 Jahre	0,6		10	5	0,6		0,7	
4– 6 Jahre	0,7		10	7	0,8		1,0	
7– 9 Jahre	0,8		10	8	1,0		1,3	
10–12 Jahre	0,9	0,9	10	10	1,2	1,1	1,5	1,4
13–14 Jahre	1,1	1,0	10	12	1,4	1,3	1,6	1,5
Jugendliche und Erwachsene								
15–18 Jahre	1,1	0,9	10	12	1,5	1,3	1,8	1,7
19–35 Jahre	1,0	0,8	5	12	1,4	1,2	1,7	1,5
36–50 Jahre	1,0	0,8	5	12	1,3	1,1	1,7	1,5
51–65 Jahre	1,0	0,8	5	12	1,3	1,1	1,7	1,5
über 65 Jahre	1,0	0,8	5	12	1,3	1,1	1,7	1,5
Schwangere	+0,3[2])		+5[2])	+2[2])	+0,3[2])		+0,3[2])	
Stillende	+1,0		+5	+5	+0,5		+0,8	

* Ein Richtwert für die Zufuhr von Biotin steht im Text.

[7]) 1 mg Retinol-Äquivalent = 6mg all-trans-β-Carotin = 12 mg andere Provitamin A-Carotinoide

[8]) 1 mg D-α-Tocopherol-Äquivalent = 1,1 mg D-α-Tocopherylacetat = 2 mg D-β-Tocopherol = 4 mg D-γ-Tocopherol = 100 mg D-δ-Tocopherol = 3,3 mg D-α-Tocotrienol = 1,49 mg D,L-α-Tocopherylacetat

Aus: DGE, Empfehlungen für die Nährstoffzufuhr
4. erweiterte Überarbeitung, Frankfurt, 1985

Magnesium mg m	Magnesium mg w	Eisen mg m	Eisen mg w[4])	Jod µg	Zink mg	
						Säuglinge
(30[3]))	50	0[5])[6])		50	3	0–2 Monate
(40[3]))	70	6		70	4	3–5 Monate
120		8		80	5	6–11 Monate
						Kinder
140		8		100	8	1–3 Jahre
200		8		120	10	4–6 Jahre
220		10		140	12	7–9 Jahre
280	250	12	18	180	12	10–12 Jahre
330	300	12	18	200	15	13–14 Jahre
						Jugendliche und Erwachsene
400	350	12	18	200	15	15–18 Jahre
350	300	12	18	200	15	19–35 Jahre
350	300	12	18	180	15	36–50 Jahre
350	300	12	12	180	15	51–65 Jahre
350	300	12	12	180	15	über 65 Jahre
+100[2])			+7	+30	+10[2])	Schwangere
+150			+4	+60	+10	Stillende

nichtmenstruierende Frauen 12 mg
ausgenommen Unreifgeborene
ein Eisenbedarf besteht infolge der dem Neugeborenen von der Plazenta als Hb-Eisen mitgegebenen Eisenmenge erst ab dem 4. Monat.

Niacin mg NÄ[9]) m	Niacin mg NÄ[9]) w	Vit. B_6 mg m	Vit. B_6 mg w	Folsäure µg [10])	Folsäure µg [11])	Pantothensäure mg	Vit. B_{12} µg	Vit. C mg	
									Säuglinge
5		0,3			40	4	0,5	40	0–2 Monate
7		0,4			40	4	1,0	45	3–5 Monate
8		0,5			40	4	1,5	50	6–11 Monate
									Kinder
8		0,7		200	80	5	2,5	55	1–3 Jahre
11		1,3		300	120	5	3,0	60	4–6 Jahre
13		1,4		300	120	6	5,0	65	7–9 Jahre
15	14	1,6	1,4	400	160	6	5,0	70	10–12 Jahre
19	17	2,0	1,6	400	160	8	5,0	75	13–14 Jahre
									Jugendliche und Erwachsene
20	16	2,1	1,8	400	160	8	5,0	75	15–18 Jahre
18	15	1,8	1,6	400	160	8	5,0	75	19–35 Jahre
18	15	1,8	1,6	400	160	8	5,0	75	36–50 Jahre
18	15	1,8	1,6	400	160	8	5,0	75	51–65 Jahre
18	15	1,8	1,6	400	160	8	5,0	75	über 65 Jahre
+2[2])		+1,0[2])		+400	+160	+2[2])	+1,0	+25[2])	Schwangere
+5		+0,6		+200	+80	+3	+1,0	+50	Stillende

1 mg Niacin-Äquivalent = 60 mg Tryptophan
berechnet auf »Gesamtfolat« (Summe folatwirksamer Verbindungen in üblicher Nahrung)
Folat-Äquivalente bzw. freie Folsäure (Pteroyl-monoglutamat)

Tabelle 17.1 Versorgung verschiedener Bedarfsgruppen (Vorschläge nach Richtwerten von DGE, Geigy, Ketz, Randoin, und eig. Berechnungen)

	1 Kleinst-kinder 1–3 Jahre		2 Klein-kinder 4–6 Jahre		3 Schul-kinder 7–9 Jahre		4 Schul-kinder 10–12 Jahre		5 Schul-kinder 13–14 Jahre		6 Jugend-liche 15–18 Jahre	
Nahrungsmittel	g/Wo	g/Tg	g/Wo	g/Tg	g/Wo	g/Tg	g/Wo	g/Tg	g/Wo	g/Tg	g/Wo	g/Tg
1. Fleisch und Fisch	140	20	210	30	350	50	560	80	560	80	560	80
2. Milchsorten	2800	400	3500	500	3500	500	3500	500	3500	500	3500	500
3. Käse bis 45 % F. i. T.	70	10	70	10	140	20	140	20	175	25	210	30
4. Magerquark	105	15	105	15	105	20	140	20	175	25	210	30
5. Ei ganz	70	10	70	10	70	10	105	15	175	25	175	25
6. Kochfette	–	–	–	–	21	3	35	5	35	5	35	5
7. Pflanzenöle	21	3	49	7	49	7	49	7	70	10	70	10
8. Butter oder Margarine	105	15	105	15	105	15	140	20	140	20	210	30
9. Brot (vorzugsweise Vollkorn)	560	80	700	100	1050	150	1400	200	1575	225	1750	250
10. Getreideprodukte	350	50	420	60	280	40	280	40	280	40	350	50
11. Kartoffeln	560	80	1050	150	1225	175	1400	200	1750	250	1750	250
12. Hülsenfrüchte	–	–	–	–	35	5	35	5	70	10	70	10
13. Sojaprodukte	–	–	–	–	–	–	35	5	70	10	70	10
14. Frischobst	700	100	1050	150	1400	200	2800	400	2800	400	2800	400
15. Frischgemüse	700	100	1050	150	1400	200	2100	300	2100	300	2100	300
16. Trockenobst	35	5	105	15	105	15	105	15	105	15	105	15
17. Nüsse	21	3	35	5	35	5	35	5	35	5	35	5
18. Schokolade	35	5	35	5	35	5	35	5	70	10	70	10
19. Zucker oder Honig	175	25	175	25	175	25	175	25	210	30	280	40
20. Konfitüre	–	–	70	10	70	10	70	10	105	15	105	15
Zugeführte Kalorien:	*1220*		*1610*		*1850*		*2290*		*2570*		*2800*	
Nährwertrelationen in %:	13–33–54		13–32–55		14–32–54		14–32–54		14–31–55		14–32–54	

Diese Tabelle erleichtert dem Leser festzustellen, welche Nahrungsmittel (Kartoffeln, Milch, Getreide usw.) an 1 Tag oder in 1 Woche in welchen Mengen zugeführt werden sollen. Die Zusammenstellung entspricht den Regeln der gesunden Ernährung.

7 Leicht-arbeiter ca. 70 kg KG		8 Schwan-gere 2200 + 300 kcal		9 Stillende 2200 + 500 kcal		10 mittlerer Schwerar-beiter ca. 3000 kcal		11 Schwer-arbeiter 3600–3800 kcal		12 Schwerst-arbeiter 4000–4200 kcal		13 Ältere Menschen ca. 2100 kcal	
g/Wo	g/Tg	g/Wo	g/Tg	g/Wo	g/Tg	g/Wo	g/Tg	g/Wo	g/Tg	g/Wo	g/Tg	g/Wo	g/Tg
560	80	700	100	700	100	560	80	700	100	840	120	560	80
2100	300	4200	600	4200	800	3500	500	3500	500	4900	700	1750	250
140	20	140	20	140	20	210	30	210	30	210	30	140	20
350	50	350	50	350	50	350	50	350	50	350	50	350	50
105	15	105	15	105	15	175	25	175	25	175	25	105	15
35	5	35	5	35	5	70	10	70	10	105	15	35	5
70	10	35	5	35	5	70	10	70	10	70	10	49	7
175	25	140	20	140	20	210	30	350	50	350	50	140	20
1575	225	1575	225	1750	250	2100	300	2800	400	2800	400	1400	200
350	50	280	40	280	40	350	50	350	50	420	60	280	40
1750	250	1750	250	1750	250	2100	300	2450	350	2450	350	1400	200
35	5	–	–	–	–	35	5	35	5	70	10	35	5
35	5	–	–	–	–	35	5	35	5	70	10	35	5
2800	400	2800	400	2800	400	2800	400	2800	400	3500	500	2100	300
2100	300	2100	300	2100	300	2100	300	2100	300	2450	350	1750	250
–	–	70	10	70	10	70	10	70	10	140	20	35	5
–	–	35	5	35	5	70	10	140	20	140	20	35	5
–	–	35	5	35	5	70	10	140	20	140	20	35	5
350	50	280	40	280	40	350	50	350	50	420	60	245	35
105	15	105	15	105	15	105	15	105	15	140	20	105	15
2400		*2540*		*2730*		*3050*		*3670*		*4120*		*2100*	
14–28–58		15–30–55		15–30–55		13–32–55		13–34–53		13–34–53		14–30–56	

Mineralien

Die wichtigsten Mineralstoffe im Organismus

Mineralstoffe sind wasserlöslich und werden vorwiegend durch die Pflanzenkost zugeführt. Die nachfolgend genannten Mineralstoffe können vom Körper nicht selber gebildet werden und müssen durch die Nahrung zugeführt werden.

Natrium und Chlorid (Na^+ u. Cl^-)

Der Bedarf an Natrium und Chlorid hängt eng mit dem Wasserhaushalt zusammen. Über die Höhe der wünschenswerten Natrium- und Chloridzufuhr ist nichts bekannt. Eine tägliche Einnahme von etwa 6 g NaCl dürfte bei mäßiger körperlicher Tätigkeit in der temperierten Zone ausreichen. Bei starker körperlicher Arbeit in den Tropen genügt eine Zufuhr von täglich 19 g NaCl. Die durchschnittliche Tageskost in Westeuropa und in den USA enthält 10–20 g NaCl.
Der Gesunde besitzt keine Kochsalzempfindlichkeit.
Natrium und Chlorid sind die Hauptträger der Blutflüssigkeit.

Kalium (K^+)

Der tägliche Mindestbedarf an Kalium beträgt wahrscheinlich 0,8–1,3 g. Eine gemischte Kost aus tierischen und pflanzlichen Nahrungsmitteln, wie sie in den USA üblich ist, enthält pro 1000 kcal 0,8–1,5 g Kalium. Kalium ist Hauptbestandteil der Zellen.

Magnesium (Mg^{++})

Der tägliche Magnesiumbedarf beträgt wahrscheinlich für Kinder unter 10 Jahren 150 mg, für ältere Kinder 200–300 mg, bei einer Proteinzufuhr von 70–80 g pro Tag für Männer 300–400 mg, für Frauen 300 mg. Magnesiummangel führt zu Krämpfen in verschiedenen Organbereichen (Spasmophilisyndrom) und zu erhöhter Erregbarkeit im vegetativen Nervensystem.
Während der Schwangerschaft scheint eine tägliche Zufuhr von 350 mg, während der Laktation eine solche von 400 mg ausreichend zu sein. Bei hoher Proteinzufuhr besteht vermutlich ein erhöhter Mg-Bedarf. Die durchschnittliche Kost enthält etwa 250–500 mg Magnesium pro Tag.
Magnesium ist das zweithäufigste Mineral in der Zelle nach Kalium.

Calcium (Ca^{++})

Die Kenntnisse über den Mindestbedarf an Calcium sind ungenügend. Weitgehend gesichert ist nur, daß bei einer Zufuhr von mehr als 300 mg Calcium täglich und nicht mehr als 2000 mg Calcium täglich keine schädlichen Folgen auftreten.
Die von der FAO/WHO vorgeschlagenen Werte der wünschenswerten Ca-Zufuhr sind niedriger als jene der National Academy of Sciences.
Wünschenswerte tägliche Ca-Zufuhr (FAO/WHO-Experten):

Tabelle 18.1 Wünschenswerte tägliche Calciumzufuhr (FAO/WHO-Experten)

Alter	mg Calcium
0–12 Monate*	500– 600
1–9 Jahre	400– 500
10–15 Jahre	600– 700
16–19 Jahre	500– 600
Erwachsene	400– 500
Schwangerschaft, 3. Trimester	1000–1200
Laktation	1000–1200

* Für nichtgestillte Kinder; bei ausreichender Stillfähigkeit der Mutter sollte auch der Calciumbedarf des Säuglings gedeckt sein.

Spurenelemente

Lebensnotwendige Spurenelemente

Spurenelemente sind Elemente, die in äußerst geringen Konzentrationen (Spuren) im Organismus vorkommen. Man unterscheidet zwischen »essentiellen« und »nicht-essentiellen« Spurenelementen *(Tab. 19.1)*.

Tabelle 19.1 Spurenelemente im menschlichen Organismus

»essentiell«	nicht-essentiell	
Chrom	Aluminium	Quecksilber
Eisen	Antimon	Rubidium
Fluor	Arsen	Silber
Jod	Barium	Strontium
Kobalt	Beryllium	Tellur
Kupfer	Blei	Thallium
Mangan	Bor	Titan
Molybdän	Brom	
Nickel	Cadmium	
Selen	Caesium	
Silizium	Edelgase	
Vanadium	Gold	
Zink	Lithium	
Zinn	Platin	

Zu den essentiellen Spurenelementen zählt man gegenwärtig folgende 14 Elemente: Chrom, Eisen, Fluor, Jod, Cobalt, Kupfer, Mangan, Molybdän, Nickel, Selen, Silizium, Vanadium, Zink, Zinn. Essentielle Spurenelemente sind u. a. wichtige Bestandteile von Hormonen, Enzymen, Vitaminen und anderen Wirkproteinen.

Chrom (Cr)

Der Gesamtbestand beträgt ca. 8 mg. Der Cr-Serumwert liegt zwischen 2–5 μg%. Einen Anhaltspunkt für den Cr-Status liefert auch der Cr-Gehalt der Haare, der zwischen 0,2–2 μg/g liegt. Die alimentäre Cr-Zufuhr schwankt zwischen 5–200 μg/Tag.
Im Tierversuch konnte man unter Cr-Mangel arteriosklerotische Gefäßveränderungen feststellen. Auch zu hohe Serum-Cholesterinwerte konnten durch Cr-Zufuhr gesenkt werden. Bei Bevölkerungsgruppen mit hohem Anteil an cardiovasculären Erkrankungen nimmt der Cr-Gewebsspiegel mit zunehmendem Alter ab, bei solchen mit geringem Anteil ist jedoch keine Abnahme zu verzeichnen.
Chrom kommt weiterhin eine wichtige Aufgabe im Kohlenhydratstoffwechsel zu. Sowohl beim Tier als auch beim Menschen konnte unter Cr-Mangel eine verminderte Glucosetoleranz nachgewiesen werden. Man vermutet, daß ein Zusammenhang zwischen Cr-Mangelzuständen und dem steigenden Verzehr an Zucker besteht.
Größere Mengen an Chrom wirken toxisch.

Eisen (Fe)

Der Fe-Bestand des Menschen liegt zwischen 4–5 g. Der größte Teil davon liegt in Form von Hämoglobin und Myoglobin vor. Der Fe-Bedarf wird mit 12–15 mg/Tag angegeben, wobei nur etwa 10% resorbiert werden. Im Gegensatz zu anderen resorbierbaren Stoffen wird die Fe-Resorption nicht nur durch das Nahrungsangebot, sondern durch das physiologische Bedürfnis geregelt. Bei Eisenmangel kann die Resorptionsquote auf über 20–30% ansteigen. Die Fe-Ausscheidung des Menschen ist sehr ge-

ring, da der weitaus größte Teil beim Abbau von Hämoglobin freiwerdenden Eisens wieder zur Resynthese verwendet wird (ca. 95 %).
Alimentär bedingte Fe-Mangelzustände sind heute in den hochindustrialisierten Staaten bei männlichen Erwachsenen selten geworden. Leichte Fe-Mangelzustände werden dagegen oft bei Frauen beobachtet, z. B. als Folge von Blutverlusten während der Menstruation, der Schwangerschaft usw. Während der Schwangerschaft besteht ein erhöhter Fe-Bedarf von 2–4 mg/Tag und während der Laktation von 0,5–1 mg/Tag. Der Fe-Serumspiegel liegt beim Mann zwischen 90–180 μg %, bei der Frau zwischen 70–150 μg %.
Gesteigerte Erytropoese, Infekte usw. können ebenfalls zu einer Abnahme des Plasma-Fe-Spiegels führen.
Der Fe-Gehalt einer gemischten Kost liegt zwischen 10–60 mg/Tag. Aus *tierischen Nahrungsmitteln* (Fleisch) wird Fe in der Regel *besser resorbiert* als aus pflanzlichen, da hier insbesondere bei gleichzeitig hohem Oxalatgehalt das Eisen komplex gebunden und so der Resorption entzogen wird. Eisen erweist sich im Tierversuch als relativ untoxisch. Allerdings sind Kleinkinder gegenüber zu hohen Fe-Zufuhren empfindlich. Erwachsene sind weniger gefährdet, müssen sich jedoch vor übermäßigen Fe-Gaben hüten (Fe-Speicherung in der Leber usw.).

Fluor (F)

Der F-Bestand des Menschen wird mit 2,6 g angegeben, wovon der größte Teil (ca. 95 %) sich in den Knochen befindet, der F-Serumwert liegt bei 2,8 μg %. Die alimentäre F-Zufuhr liegt zwischen 0,2–2,0 mg/Tag. Der F-Bedarf wird mit 1,8–2,0 mg/Tag beim Erwachsenen angegeben (einjähriges Kind 0,25 mg).

Der F-Gehalt in dem Knochen und vor allem im Zahnschmelz deutet auf eine besondere Funktion dieses Elementes hin. Ohne Zweifel kommt dem Fluor eine wichtige Bedeutung bei der Kariesprophylaxe zu. Verringerte F-Zufuhr im Kindesalter bedingt eine erhöhte Kariesanfälligkeit. Die optimale F-Konzentration des Trinkwassers liegt zwischen 0,7–1 mg/l. Bei starker Überdosierung von Fluor treten Zahnläsionen mit braunen Pigmentierungen auf, Knochenerkrankungen, sog. Fluorosen, die zu Verkalkungen der großen Bänder und zu Hyper- oder Hypocalcifikationszuständen der Knochen führen können. Fluor wird zur Behandlung der Osteoporose in hohen Dosen (80 mg Natriumfluorid/Tag) verwendet. Andererseits scheint dem Fluor auch bei cardiovasculären Erkrankungen eine Bedeutung zuzukommen. Die Arterienverkalkung scheint in Gegenden mit fluoriertem Wasser geringer zu sein als in Gegenden, in denen keine Fluorprophylaxe vorgenommen wird. In verschiedenen Ländern hat sich als Kariesprophylaxe eine Trinkwasserfluoridierung mit 0,7 mg/l Fluor bewährt.
Mit einer toxischen Wirkung ist erst über 10 mg F/Tag zu rechnen.

Jod (J)

Der J-Bestand des Menschen wird mit 10 mg angegeben. Der J-Serumwert liegt bei 8,7 μg%. Die alimentäre J-Zufuhr liegt zwischen 50–250 μg/Tag, der J-Bedarf wird mit 100–150 μg/Tag angegeben. Der weitaus größte Teil des Jods (nahezu 99%) ist in der Schilddrüse festgelegt. Die wichtigste jodhaltige Verbindung ist das Schilddrüsenhormon Tyroxin. Kropfbildung ist zu befürchten, wenn die tägliche J-Aufnahme unter 100 μg/Tag absinkt.
Der J-Gehalt der meisten Lebensmittel ist gering. Milch,

Eier und besonders *Seefische* weisen einen hohen Jodgehalt auf. Jod ist relativ untoxisch, jedoch führen zu hohe J-Zufuhren im Tierversuch zu Störungen der Fortpflanzung und Laktation. Außerdem kann durch zu hohe Jodgaben die Hormonbildung in der Schilddrüse gehemmt werden.

Kobalt (Co)

Der Co-Bestand des Menschen wird mit 1–2 mg angegeben, der Co-Serumwert liegt bei ca. 0,03 g%. Die alimentäre Co-Zufuhr liegt bei 75 μg/Tag, bereits bei einer täglichen Zufuhr von 7,5 μg wird eine ausgeglichene Co-Bilanz erreicht.
Kobalt ist ein wichtiger Bestandteil des Vitamins B_{12}. Es vermag weiterhin eine Reihe von Enzymsystemen zu aktivieren.
Beim Menschen wird bei bestehender Arteriosklerose ein erhöhter Co-Gehalt im Herz und in den Arterien gefunden.
Dem Kobalt scheint in gewissem Grad eine myocardiale Toxizität zuzukommen.
In den Jahren 1965/66 wurde Kobalt für das Herzversagen bei kanadischen *Biertrinkern* verantwortlich gemacht. Eine kanadische Brauerei hatte beträchtliche Mengen an Co-Sulfat als Schaumstabilisator ihrem Bier zugesetzt.
Co-Konzentrationen von über 25 ppm bewirken in vitro eine Hemmung der Zellatmung.

Kupfer (Cu)

Der Cu-Bestand des Menschen wird mit 80–100 mg angegeben, der Cu-Serumwert liegt bei 116 μg%. Die alimentäre Cu-Zufuhr bewegt sich zwischen 2–5 mg/Tag. Allerdings scheint Zink die Resorption von Kupfer zu hemmen.

Kupfer ist im Organismus an Proteine gebunden. Kupfer ist Bestandteil der Cytochromoxydase, ein Enzym der Atmungskette.
Bei Kupfermangel tritt eine Störung der Hämatopoese bzw. Anämie auf. Ein anderes Cu-haltiges Enzym ist die Tyrosinase, dem eine wichtige Rolle bei der Melaninbildung zukommt. Als Folge des Mangels tritt eine starke Depigmentierung ein. Cu-Mangel bewirkt eine Osteoporose. Außerdem treten spontane Gefäßrupturen und Aneurysmen auf. Kupfer ist ein relativ untoxisches Element. Beim Menschen führen Cu-Sulfat-Gaben von 250–500 mg zu Erbrechen. Todesfälle traten nach Aufnahme von 10–20 g Cu-Sulfat auf.

Mangan (Mn)

Der Mn-Bestand des Menschen liegt bei 10–40 mg, der Serumwert bei 0,83 μg %. Die alimentäre Mn-Zufuhr liegt zwischen 1–9 mg/Tag. Mangan ist bei einer Reihe von Enzymsystemen beteiligt. So aktiviert Mangan die oxidative Phosphorylierung, die Cholesterin- und Fettsäurensynthese. Bei Myocardinfarkt wird ein Mn-Abfall des befallenen Gewebes bei gleichzeitig starkem Anstieg des Serum-Mn-Gehaltes gefunden.
In Tierversuchen führt Mn-Mangel zu einer Minderung der Glucosetoleranz. Chronischer Mn-Mangel führt bei Tieren zu Sterilität und zu Skelettveränderungen. Genaue Angaben über eine obere Grenze der wünschenswerten Mn-Zufuhr fehlen. Mangan wird allgemein als relativ untoxisch angesehen. Beim Menschen sind bei der Herstellung von Spuren-Düngemitteln durch Inhalation Mn-Intoxikationen beobachtet worden. Die dabei auftretenden Symptome sind: Störungen im Nervensystem, Muskelschwäche, Lähmungen, Gliederzittern, unkoordinierte Bewegungsabläufe und erhöhte Transpiration.

Molybdän (Mo)

Der Mo-Bestand des Menschen wird mit 8–10 mg angegeben, der Mo-Serumwert liegt bei 1,4 μg %. Die alimentäre Zufuhr dürfte bei 200–250 μg/Tag liegen.
Molybdän ist Bestandteil von Enzymen. Im Tierversuch ließen sich als Mo-Mangelsymptome Wachstumsstörungen und mitunter vermehrte Nierensteinbildung beobachten.
Beim Menschen wird Mo-Mangel mit der Kariesentstehung in Verbindung gebracht. Molybdän vermag die Fluorspeicherung zu begünstigen. Die Toxizität des Molybdän ist relativ groß, kann aber duch Cu-Zufuhren herabgesetzt sein. Im Tierversuch werden bei hohen Mo-Zufuhren Wachstumsverzögerungen, Diarrhöen, Osteoporose und Cu-Verarmung festgestellt. Die toxische Dosis dürfte beim Menschen bei 15 mg/Tag liegen.

Nickel (Ni)

Der Nickelbestand des Menschen wird mit 10 mg angegeben. Die Angaben über die Serum-Ni-Werte sind unterschiedlich. Er liegt etwa bei 0,26 μg %. Die alimentäre Nickelzufuhr liegt zwischen 300–800 μg/Tag, besonders pflanzliche Nahrungsmittel weisen einen hohen Ni-Gehalt auf. Nickel stabilisiert einen labilen Faktor der Blutgerinnung und ist an enzymatischen Prozessen beteiligt. Bei Herzinfarkt wurden stark erhöhte Ni-Serumwerte gefunden (0,51 μg %). Echte Ni-Mangelsymptome konnten bisher in Tierversuchen nicht gefunden werden, dagegen eindeutig karzinogene Eigenschaften des Nickels. Inhalation größerer Nickelmengen kann zur Tumorbildung führen. Ca. 2 μg Nickel sind in filterlosen Zigaretten; so können beim Rauchen größere Nickelmengen inhaliert werden.

Selen (Se)

Der Se-Bestand des Menschen wird mit 10–15 mg angegeben, der Se-Serumwert mit 1,1 μg %. Die alimentäre Se-Zufuhr liegt zwischen 50–150 μg/Tag. Es bestehen Zusammenhänge mit dem Vitamin E, das einerseits die Wirkung des Selens potenziert, andererseits seine Toxizität vermindert. Selen wirkt wie das Vitamin E als Antioxidans. Bei einigen Tierspecies verhindert Selen nahrungsbedingte Herz- und Lebernekrosen und Muskeldystrophien.

Epidemiologische Untersuchungen in den USA, die in Se-reichen Gebieten durchgeführt wurden, konnten eine kariogene Wirkung des Selen aufzeigen.

Selen wirkt stark cancerogen. Durch Behandlung der Haut mit Se-haltigen Salben läßt sich eine Tumorbildung herbeiführen. Toxische Erscheinungen werden bei einem Se-Gehalt der Nahrung über 5ppm beobachtet. Chronische Se-Vergiftungen verursachen Haarausfall und Arthritis.

Silizium (Si)

Der Si-Bestand des Menschen wird mit 1 g angegeben, der Si-Serumwert liegt bei 100 μg %. Das Silizium liegt hier als SiO_2(Kieselsäure) vor. Die alimentäre Si-Zufuhr variiert stark, sie liegt zwischen 50–250 mg/Tag.

Experimenteller Si-Mangel bedingt im Tierversuch Wachstumsverzögerungen und Veränderungen der Zahnpigmentierung. Beim Menschen sind bisher noch keine eindeutigen Si-Mangelsymptome beobachtet worden. Silizium erhält die elastischen Eigenschaften der Arterienwände aufrecht und vermag die Lipid-Infiltration in die Intima zu verhindern. Durch Inhalation von silikathaltigem

Staub (Quarz, Asbest) insbesondere bei Bergleuten und in der quarzverarbeitenden Industrie entsteht die sogenannte Lungen-Silikose. Hier liegt ein mehr oder weniger rasch fortschreitendes Lungenleiden vor.

Vanadium (V)

Der V-Bestand des Menschen wird mit 17–43 mg angegeben, der V-Serumwert liegt bei 1 μg%. Der Bedarf wird mit 1,5 mg/Tag angegeben. Eine Kost mit hohem Anteil an ungesättigten Fettsäuren weist einen höheren V-Gehalt auf.

Dem Vanadium kommt eine wichtige Bedeutung im Cholesterinstoffwechsel zu. Es vermag den Serumcholesterinspiegel zu senken und den Cholesterinabbau zu beschleunigen. In Gegenden mit einem sehr niedrigen V-Gehalt im Trinkwasser ist die Rate an cardiovasculären Erkrankungen höher als bei V-reichem Wasser. Dem Vanadium wird auch eine karieshemmende Wirkung zugeschrieben. Die Mineralisierung von Zähnen und Knochen wird während der Entwicklungsphase durch Vanadium gefördert.

V-Verbindungen sind gewerbliche Gifte. Für den Menschen selbst ist Vanadium relativ untoxisch. Selbst bei längerfristigen Gaben von 4,5–18 mg Ammoniumvanadat können keine toxischen Effekte erzielt werden. Die letale Dosis wird mit 700 mg angegeben.

Zink (Zn)

Der Zn-Bestand des Menschen wird mit 2–4 g angegeben, der Zn-Serumwert liegt bei 98 μg%. Der Zinkbedarf wird mit 15 mg/Tag angegeben. Die Resorption kann durch Anwesenheit von Phytat in der Nahrung extrem verschlechtert werden. Dies führt zu charakteristischen Mangelsym-

ptomen wie Zwergwuchs und gestörter sexueller Entwicklung usw.
Zink ist bei verschiedenen Enzymsystemen beteiligt. Vergiftungserscheinungen können ab 275 mg Zn auftreten.

Zinn (Sn)

Zuverlässige Daten über den Zinnbestand des Menschen liegen nicht vor.
Der Zinn-Serumwert liegt zwischen 3–5 microgramm %.
Die Nahrungszufuhr liegt bei ca. 4 mg/Tag.
Genaue Bedarfszahlen fehlen.
Zinn ist Bestandteil des Hormons Gastrin, dieses spielt beim Wachstum von Ratten eine Rolle, die bei Zinnmangelzufuhr Wachstumsstörungen und Haarverluste zeigen.
Zinn ist wenig toxisch. Es kann bei überhöhten Dosen zu Verdauungsbeschwerden kommen.
Die WHO/FAO haben als höchste tolerierbare Zinndosis in Konserven, den Bereich von 250 ppm festgelegt.
Wegen Vermutungen über eine größere Zinntoxizität soll dieser Wert künftig auf 50 ppm reduziert werden.

Vitamine

Die Zufuhr von *fett-* und *wasserlöslichen Vitaminen,* die der Organismus selber nicht synthetisieren kann, ist lebensnotwendig.

In Notzeiten kann man Vitamine medikamentös zuführen. Es ist ratsam, Tabletten mit Vitaminen, Mineralien und Spurenelementen zu horten. *Tab. 20.1* gibt eine Aufstellung einiger Präparate.

Tabelle 20.1 gibt eine Übersicht über Vorkommen und Wirkung der wichtigsten *Vitamine* (aus MSD-Manual, Urban und Schwarzenberg, München, 1969)

Vitamine	Wichtigste Quellen	Physiologische Wirkungen	Mangelsymptome	Tagesbedarf
Vitamin A	Fischleberöle, Leber, Eier, Milch, Butter, mit Vit. A angereicherte Margarine, grüne oder gelbe Gemüsearten	wesentlich für die normale Funktion der Epithelzellen und des Sehpurpurs	Nachtblindheit, Xerophthalmie, Hyperkeratose der Haut	Erwachsene: 5000-8000 IE Kinder: 5000 IE
Vitamin B_1 (Thiamin)	Hefe, Vollkorn, Fleisch, (besonders vom Schwein), Leber, Nüsse, Eigelb; Gemüse, Kartoffeln, Salate	Kohlenhydratstoffwechsel, Nervenfunktion; regt Wachstum an	Beriberi, periphere Neuritis, Herzkrankheiten	alle Altersgruppen 0,4 mg/ 1000 kcal

Vitamine	Wichtigste Quellen	Physiologische Wirkungen	Mangel-symptome	Tagesbedarf
Vitamin B_2 (Riboflavin)	Milch, Käse, Leber, Innereien, Rindfleisch, Eiklar	Wachstumsfaktor; allgemein gesundheitsfördernd: wichtig für oxidative Zellprozesse	Cheilose, Stomatitis angularis, Glossitis, Photophobie	alle Altersgruppen: 0,6 mg/1000 kcal
Niacin (Nikotinsäure)	Hefe, Leber, Innereien, Erdnüsse, Weizenkeime	lebenswichtig, notwendig für Zellatmung, Tryptophan- und Kohlenhydratstoffwechsel, Wachstum, Magen-Darmfunktion, Haut	Pellagra (Dermatitis, Glossitis, Dysfunktion des Magen-Darmtraktes und des Nervensystems)	alle Altersgruppen: 6,6 mg Äquivalent/1000 kcal
Vitamin B_6 Gruppe (Pyridoxin, Pyridoxal, Pyridoxamin)	Hefe, Leber, Muskelfleisch, Vollkornprodukte, Fisch, Gemüse, Melasse	wichtig für Zellfunktion und Stoffwechsel gewisser Fett- und Aminosäuren	seborrhoische Hautveränderungen; Nervenentzündung; bei Kindern epileptiforme Krämpfe, Anämie	nicht sicher: ungefähr 1,5–2 mg/Tag
Vitamin B_{12} (Cyanokobalamin)	Leber; Fleisch (besonders vom Rind und Schwein), Innereien; Eier, Milch und Milchprodukte	Erythrozytenreifung; Nervenfunktion; vielleicht Wuchsfaktor; vielleicht am Kohlenhydrat- und Fettstoffwechsel beteiligt	perniziöse Anämie; kann bei manchen Neuritiden günstig wirken; Tabak-Alkoholamblyopie	unbekannt; vermutlich 3–5 mg (davon 1,0–1,5 resorbiert)

Vitamine	Wichtigste Quellen	Physiologische Wirkungen	Mangelsymptome	Tagesbedarf
Vitamin C (Askorbinsäure)	Zitrusfrüchte, Tomaten, Kartoffeln, Kohl, Paprika	wichtig für Knochengewebe, Kollagenbildung, Gefäßfunktion, Gewebsatmung und Wundheilung; eine Beziehung zu NNR-Hormonen wird vermutet	Skorbut (Blutungen, lockere Zähne, Gingivitis)	Erwachsene: 75 mg Kinder: 30–80 mg
Vitamin D Ergocalciferol (D_2) Cholecalciferol (D_3)	Fischleberöle, Eier, Milch, Butter, Sonnenlicht und Bestrahlung	Ca- und K-Stoffwechsel	Rachitis beim Kind, Tetanie, Osteomalazie	Erwachsene: 0 Kinder, Schwangere, Stillende: 400 IE
Folsäure (Pteroylglutaminsäure)	grüne Blattgemüse; Leber und Nieren; Hefe	Erythrozytenreifung; vielleicht an der Nukleoproteinsynthese beteiligt	alimentäre makrozytäre Anämie; vielleicht wertvoll bei Sprue; Megaloblastenanämie des Säuglings	unbekannt, doch wurden 0,05 mg (0,15 mg wirksame Folsäure insgesamt in Nahrungsmitteln) pro Tag angenommen
Pantothensäure (Kalziumpantothenat)	Hefe, Leber, Niere, Gemüse, Eidotter	durch ihren Einfluß auf die Azetylierung am Stoffwechsel der Fette, Proteine und Kohlenhydrate beteiligt	experimenteller Mangelzustand, beim Menschen gekennzeichnet durch Müdigkeit, Krank-	noch nicht geklärt, vermutlich etwa 10 mg/die

Vitamine	Wichtigste Quellen	Physiologische Wirkungen	Mangelsymptome	Tagesbedarf
			heitsgefühl, Kopfschmerz, Schlafstörungen, Übelkeit, Bauchkrämpfe, Erbrechen, Parästhesien, Muskelkrämpfe und Koordinationsstörungen. Das Syndrom der »brennenden Füße« kann auf Pantothenat ansprechen.	
Vitamin K (Aktivität) Menadion Menadion-Na-Thiosulfat Phytonadione (Vitamin K_1)	Synthese durch die Darmflora; normale Nahrung	Prothrombinbildung; normale Blutgerinnung	Blutungen infolge verlängerter Prothrombinzeit	nicht bestimmt; bei drohender Blutungsbereitschaft des Neugeborenen können der Gebärenden 2–5 mg oder dem Neugeborenen 1–2 mg gegeben werden
Vitamin E-Gruppe (α, β, γ und δ-Tokopherol)	Pflanzenöle, Salat, Eier, Getreideprodukte	intrazelluläres Antioxidans	abnorme Fettablagerungen in den Muskeln; Kreatinurie; bei Kombination mit Eiweißmangel makrozytäre Anämie	nicht endgültig geklärt; kann zwischen 10 und 30 mg d-alpha-Tocopherol betragen (je nach Gehalt der Nahrung an mehrfach ungesättigten Fettsäuren)

Tabelle 20.1 Vitamin-Mineralstoffpräparate

Cobidec Kapseln	(Fa. Parke Davis)
Cobidec Brausetabletten	
Combionta Dragees	(Merck)
Eunova Dragees	(Wülfing)
Fortiplex Dragees	(Weimer)
Hermes Multi Multivitamin Tabletten	(Hermes)
Multibionta Mineral Kapseln	(Merck)
Multi-Sanostol Saft	(Merck)
Obron Kapseln	(Pfizer)
Omnival Kapseln	(Nordmark)
Polyvital-SE Kapseln	(Bayropharm)
Polyvitamin-Saar Dragees	(Chephasaar)
Preguavit Kapseln	(Merckle)
Prenatal Kapseln	(Cyanamid-Lederle)
Supradyn Kapseln	(Roche)
Taxfit Tabletten	(Anasco)
Topfitz Comp. Tabletten	(Hermes)
Vi-Magna-forte Kapseln	(Cyanamid-Lederle)
Vita-Truw Kapseln	(Truw)
Viterra Tabletten	(Pfizer)

Allgemeines

Im Gegensatz zum Tier kann der Mensch im Darm synthetisierte Vitamine nicht aufnehmen, ausgenommen Vitamin K. Wir unterscheiden zwischen den *fettlöslichen Vitaminen A, D, E und K,* und den *wasserlöslichen Vitaminen,* zu denen die Vitamine der *B-Gruppe und Vitamin C gehören.* Wir sprechen von *Avitaminose* bei vollständigem Fehlen eines Vitamins und von *Hypovitaminose* bei Vitaminmangel. Bei ausreichender Energiezufuhr von gemischter Kost ist ein ausgeprägter Vitaminmangel selten. Besonders im Säuglings- und Kindesalter, während der Schwangerschaft und Stillperiode, aber auch bei bestimmten Krankheiten und Fieber kann ein erhöhter Vitaminbedarf bestehen.

Infolge Lagerung von Nahrungsmitteln, Konservierung und technischer Bearbeitung – vor allem durch »Verschönerung« von Nahrungsmitteln – kann der Vitamingehalt reduziert werden. So geht beim Polieren von Reis und Getreide das vorwiegend im Samenhäutchen befindliche Vitamin B_1 stark verloren.

Die Anwendung moderner Zerkleinerungsmaschinen, z. B. beim Spinat und bei Karotten, kann zu einer Zerstörung von Vitamin C führen, bevor der Kochprozeß eingesetzt hat. Zahllose Vitamine sind gegenüber Luft, Licht und Hitze anfällig.

Die tabellarische Ermittlung, wieviel Vitamine ein Essen noch enthält, garantiert nicht eine ausreichende Vitaminzufuhr, die für den Organismus wichtig ist.

Tabelle 20.1.1 Vitaminverluste beim Kochen

	Thiamin	Riboflavin	Niacin	Freie Folsäure	Ascorbinsäure
	%				
Fleisch	35	20	25	0	–
Fleisch mit Saft	25	5	10	0	–
Leber	–	–	–	0	–
Getreideprodukte	10	0	10	40–80	–
Hülsenfrüchte	20	0	0	–	–
Gemüse (grüne und gelbe Blätter)	40	25	25	89–98	60
Tomaten	5	5	5	–	15
Andere Gemüse	25	15	25	0–80	60
Kartoffeln	40	25	25	40–90	60

Vitaminzerstörung durch Medikamente und andere Faktoren

Mangelhafte Vitaminzufuhr kann entstehen durch:
1. Beeinträchtigung der Vitaminaufnahme im *Magen-Darm-Trakt* infolge von entzündlichen Vorgängen, die z. B. mit Durchfällen einhergehen können, erhöhter Magen-Darm-Beweglichkeit, bei Mangel an Salzsäure usw.
2. Durch Gabe von *Medikamenten,* z. B. von bestimmten *antibiotischen* Substanzen. So kann es infolge von Chloramphenicol, von Tetracyclinverbindungen zum Verschwinden der normalen Bifidus-Bakterien, aber zu einer Zunahme von Streptokokken und Coli kommen. Colibakterien ihrerseits nehmen vermehrt Vitamin B auf, speichern und verbrauchen es. *Sulfonamide* können die Vitaminresorption beeinflussen. Auch bestimmte *Konservierungsstoffe* können die Vitamine beeinflussen.
3. Erkrankungen der *Leber und Galle* können zur gestörten Vitaminaufnahme und Speicherung führen. Galle dient als Emulgator von Fett und fettlöslichen Vitaminen.
4. Ungenügende Beachtung mangelnder Zufuhr von Vitaminen durch Nahrungsmittel bei einseitiger Ernährung und mangelnder Sonnenbestrahlung, Vorbeugung vor Rachitis.

Die sogenannten »gefährlichen« Vitamine

Als sogenannte »gefährliche« Vitamine gelten im allgemeinen die beiden *fettlöslichen Vitamine A und D.*
Eine Überdosierung mit Vitaminen wird bei Kindern und Jugendlichen beobachtet, die über längere Zeit Lebertran einnehmen. Vitamin D wird durch UV-Strahlen ausreichend im Unterhautgewebe gebildet.
Infolge einer Vitamin-A-Überdosierung kann es zu Hirn-

schäden mit Hirndruck kommen (erst über 90000 JE/Tag), während die übermäßige Zufuhr von Vitamin D zu Verkalkungserscheinungen in den Gelenkbereichen, der Niere und im Gehirn führen kann, in deren Folge bei anhaltender Überdosierung auch der Tod eintreten kann.
Der Erwachsene braucht kein Vitamin D mehr durch die Nahrung. Kinder und Jugendliche benötigen Vitamin A und D (in der richtigen Dosierung) durch die Nahrung.
Tabelle 20.1 gibt eine Übersicht über Vorkommen und Wirkung der wichtigsten *Vitamine* (aus MSD-Manual, Urban und Schwarzenberg, München, 1969)

Spezielle Ernährungslehre (der Überlebensernährung)

Die Deckung des Eiweißbedarfs

(Hauptproblem bei Hunger)
Je nach der Versorgungslage einer Bevölkerung kann man zwischen verschiedenen *Bedarfsstufen* unterscheiden.
a) Als *Eiweißminimum* gilt die tägliche Zufuhr von 23 g zum Überleben. Damit ist in der Regel das absolute Bilanzminimum erreicht. Ein 70 kg schwerer Mann scheidet durch den Urin täglich ca. 23 g Stickstoff (N) aus. Eine wirksame körperliche Arbeit kann kaum mehr geleistet werden.
b) Für Bevölkerungen mit *schlechten Ernährungsbedingungen,* die ihrer Arbeit nachgehen müssen, beträgt der *Eiweißbedarf 0,47 g pro 1 kg* wünschenswertes Körpergewicht. Das sind bei einem 70 kg schweren Mann 32,9 g Eiweiß täglich. Dem entspricht bei einem 70 kg schweren Mann z. B. eine Zufuhr von ca. 35 g Milcheiweiß. 0,5 g Milcheiweiß pro kg Körpergewicht reichen zur Aufrechterhaltung des Stickstoffgleichgewichts aus.
c) Die *wünschenswerte Eiweißzufuhr liegt bei 0,8 g Eiweiß pro kg Körpergewicht.* Das wären bei einem 70 kg schweren Mann 56 g täglich. 1982 lag in der BRD die durchschnittliche Zufuhr bei über 95 g täglich. Die Deutsche Gesellschaft für Ernährung empfiehlt 0,9 g/kg KG/Tag (± 20 %). Das wären bei einem Körpergewicht von 70 kg (und einer Körperlänge von ca. 170 cm) 63 g Eiweiß am Tag. Dem entsprechen, berechnet auf die tägliche Kalorienzufuhr eines Leichtarbeiters von ca. 2500 Kalorien (kcal), 12,3 % – 15 % an Eiweißkalorien.

d) Um die Zufuhr aller »essentieller« Aminosäuren zu gewährleisten, sollte erfahrungsgemäß der Anteil an *tierischen Eiweißträgern* am Gesamtanteil des zugeführten Eiweißes (bei einem Bedarf von 0,8 g Protein/kg KG) *36 % betragen* und in Friedenszeiten bei einer optimalen Zufuhr 45 % nicht überschreiten (da eine höhere Zufuhr immer an eine überhöhte Fettzufuhr gekoppelt ist, die jedoch im Hunger erwünscht ist).
e) Einen höheren Eiweißbedarf haben Schwangere, Stillende, Kinder und Jugendliche im Wachstum *(vgl. Tab. 17.0)*

Die Rolle des Eiweißhaushaltes bei zunehmenden Hungerzuständen

Hier sollen nur kurz einige wichtige Gesichtspunkte zusammengefaßt werden.
a) *Steigt* bei normaler Ernährung die *Eiweißzufuhr* über den Bedarf und sind die Eiweißspeicher (hauptsächlich Leber und Muskulatur) abgesättigt, wird Eiweiß verbrannt. Die Stickstoffausscheidung im Urin steigt deutlich an. Eiweiß kann nicht wie Fett als »Polster« abgelagert werden. Nachteile aus einer überhöhten Eiweißzufuhr sind bis heute nicht bekannt geworden. Jedoch wird durch die Einseitigkeit einer zu hohen Eiweißzufuhr das Gleichgewicht zu den Fetten und Kohlenhydraten verschoben und damit eine Reihe ihrer Funktionen beeinträchtigt. Das Gleichgewicht (Nährwertrelation) sollte möglichst aus 12,3 % Eiweiß, nicht mehr als 30 % Fett und 57,7 % an Kohlenhydraten bei einer Zufuhr von ca. 2500 kcal bestehen.
b) Der *Eiweißstoffwechsel* unterliegt u. a. hormonellen Steuerungen und paßt sich bis zu einem gewissen Grade

den Umweltverhältnissen an, ohne daß alle Regulationsmechanismen bis heute geklärt sind.

c) *Sinkt die Kalorienzufuhr* bei unveränderter Eiweißaufnahme, steigt die Stickstoffurinausscheidung an.

Hält die eingeschränkte Kalorienzufuhr längere Zeit an, sinkt die Urinstickstoffausscheidung ab, weil sich die Eiweißspeicher verringert haben. *Eine Eiweißspeicherung* in den Depots ist also nur so lange möglich, wie *ausreichend Energie zugeführt wird* (weil sonst zugeführtes Eiweiß mit für energetische Zwecke benötigt, also verbrannt wird). Das bedeutet, daß *bei Hungerzuständen die unterkalorische Ernährung zwangsläufig auch zur Eiweißunterernährung wird,* wenn die Fettpolster aufgebraucht sind.

d) Bei *anhaltenden Hungerzuständen* kommt es jedoch zu gewissen Angleichungsprozessen, indem zunächst die Körperfettreserven und weniger Eiweiß verbrannt werden. Bei den im Jahr 1981 in Belfast im Hungerstreik verstorbenen Iren konnte ein Verlust von 70–94% des Körperfettes, aber nur von 19% des Körpereiweißes festgestellt werden.

e) Nach Kofrányi setzt die *Feststellung des Minimalbedarfs an Eiweiß* voraus, daß die *Energiebilanz gedeckt* (Kalorienzufuhr) ist. In der Nähe des Bilanzminimums für Eiweiß bringe jeder Mangel an *1 kcal einen Verlust* von 2,5 mg Stickstoff (N) = *15,6 g Protein.* Zum Ausgleich der negativen Bilanz gehöre stets ein größerer Überschuß an Eiweiß, als er zur Aufrechterhaltung des Bilanzminimums an N erforderlich ist.

f) Mit *zunehmendem Hunger* stellt sich der Organismus auf ein »niedrigeres« bzw. neues Stickstoffgleichgewicht und einen erniedrigten Grundumsatz ein. Dieser kann sich unter bestimmten Hungerbedingungen in den ersten 3 Wochen bis zu 30% senken.

Nur so ist das Überleben der Masse der Bevölkerung in

den Hungerjahren nach dem 2. Weltkrieg 1945–48 mit einer Kalorienzufuhr i. D. von 1550 kcal/Tag zu verstehen. (Der Bedarf lag bei über 2000 kcal.)

g) Ein gewisser *Schutzmechanismus* besteht darin, daß der Organismus beim Eiweißabbau zunächst jene Organe schont, die für das Leben am wichtigsten sind (Herz, Gehirn, Nieren), und zunächst dort Proteine abbaut, wo er sie »eher« entbehren kann (Muskulatur). Deshalb kommt es mit fortschreitendem Hunger, unter Abbau der Muskulatur, zur schweren Gewichtsabnahme (30–40 %).

h) Die Verarmung an Eiweiß in den Depots bei einsetzendem Hunger ist um so größer, je besser sie zuvor gefüllt waren. Um so länger dauert allerdings auch das Eintreten von Schäden. Um so eher treten diese bei Personen auf, die bereits zuvor schlecht gefüllte Eiweißspeicher hatten (der schlechter Ernährte erleidet also eher Schaden).

i) Wird eine gewisse *Zufuhr an Eiweiß unterschritten* und ist die Einschränkung der Energiezufuhr *derart gedrosselt,* daß sich überhaupt kein Stickstoffgleichgewicht mehr ausbilden kann, folgt der Tod, nachdem zuvor schwerste Zeichen des Eiweißmangels aufgetreten sind (Hungerödem als Folge der Dystrophie, Leberschaden, Anämie usw.)

Einige Ratschläge, wie man Eiweißverluste unter schlechten Ernährungsbedingungen verhindern kann

a) Jede *hitzetechnische Behandlung* von Eiweißen kann zur Abnahme der biologischen Eiweißwertigkeit führen. Einige Aminosäuren werden durch Erhitzen verringert. Extrem empfindlich ist Lysin (kein Brot backen, sondern das ganze Korn essen). Grundsätzlich Speisen nur äußerst vorsichtig erwärmen.

b) Die *Eiweißausnutzung* ist im Organismus besser, wenn dieses regelmäßig über *viele kleinere Portionen am Tag*

verteilt (und nicht stoßhaft zugeführt) wird. Dies ist besonders bei starken Hungerzuständen bedeutsam, wo es auf die Zufuhr des Proteinminimums ankommt.
c) *Stickstoffverluste* können durch die Haut infolge von Hitze und schwerer Arbeit (neben obligatorischen Verlusten durch Haare und Nägel) auftreten. Jeder Streß steigert den Eiweißstoffwechsel, ebenso Kältebelastungen.
d) Alle *Infektionen,* oft die kleinste Grippe, können zu Stickstoffverlusten führen. *Darminfekte* führen zu Resorptionsstörungen von Nährstoffen und von Eiweiß. Man vermeide möglichst Infektionen (Grippekranke absondern).

Der Bedarf an »essentiellen« Aminosäuren

Die *Aminosäuren* sind die *Bausteine der Eiweißkörper.* Unter den vielen Aminosäuren, die der Organismus selber synthetisieren kann, befinden sich jedoch 9, bei denen dies nicht möglich ist und die von außen mit der Nahrung ausreichend zugeführt werden müssen *(Tab. 21.1).* Dabei gilt die Faustregel, daß die tierischen Eiweißträger (Ei, Milch, Fleisch, Fischprodukte) die *biologisch hochwertigsten* Eiweißträger sind, weil sie stets *alle »essentiellen« Aminosäuren enthalten,* während zahlreiche pflanzliche Eiweißträger *nicht* immer alle Aminosäuren enthalten. Werden die pflanzlichen Eiweißträger allerdings gemischt (und gekonnt berechnet) zugeführt, so lassen sich die jeweils mangelnden Aminosäuren durch Zufuhr eines anderen Nahrungsmittels, welches die fehlende Aminosäure enthält, ergänzen. Eine derart gezielte Berechnung liegt unseren Ernährungsempfehlungen auf Seite 216 für Hungerzeiten zugrunde, in denen man weitgehend auf pflanzliche Kost angewiesen ist.
Eine alte Regel lautet, daß ein Mangel an »essentiellen«

Aminosäuren bei normaler Energiezufuhr stets vermieden wird, wenn mindestens 36 % der täglichen Eiweißzufuhr durch tierische Eiweißträger geliefert werden.
In Hungerzeiten versiegen im Organismus rasch die Speicher für Eiweiß und damit an Aminosäuren (z. B. in der Leber, Muskulatur).
Für die *Aufrechterhaltung von Leben* bis hin zu Organ- und Stoffwechselfunktionen, dem Funktionieren des Hormonhaushaltes usw. ist *eine Mindestzufuhr* von Eiweiß, insbesondere an »essentiellen« Aminosäuren, unerläßlich. Deswegen spielt ihre Zufuhr eine Schlüsselrolle in Hungerzeiten.
Tab. 21.1 zeigt auf, welche Aminosäuren »essentielle« sind und unbedingt von außen mit der Nahrung zugeführt werden müssen.
Tab. 21.2 gibt an, wie hoch der tägliche Mindest- und wünschenswerte Tagesbedarf ist (vgl. *Tab. 11.11*).

Milch und Eier sind in Hungerzeiten die besten und preiswertesten tierischen Eiweißträger.

Tabelle 21.1 Ernährungsphysiologische Bedeutung der L-Aminosäuren für den Menschen (aus Lang. Biochemie der Ernährung, Steinkopf, 1979)

»Essentiell« (müssen mit der Nahrung zugeführt werden)	Semiessentiell	Nicht essentiell (werden im Organismus gebildet)
Histidin	Arginin	Alanin
Isoleucin	(Prolin)	Asparaginsäure
Leucin		Cystin
Lysin		Glutaminsäure
Methionin		Glykokoll (Glycin)
Phenylalanin		Hydroxyprolin
Threonin		Prolin
Tryptophan		Serin
Valin		Tyrosin

Als *semiessentielle* Aminosäuren bezeichnet man Aminosäuren, bei denen in der Norm die Biosynthese ausreicht, den Bedarf zu decken, bei denen aber unter besonderen Umständen, z. B. intensivem Wachstum oder Aufbau von Körpereiweiß nach größeren Eiweißverlusten, die endogene Synthese nicht ausreicht und eine gewisse exogene Zufuhr notwendig ist. Prolin ist im Rahmen einer parenteralen Ernährung eine essentielle Aminosäure, Fehlen von *Prolin* löst Störungen des N-Haushaltes aus, die nur durch Zufuhr von etwa 2 g Prolin je g Lysin zu beheben sind (Lang).

Tabelle 21.2 Bedarf des gesunden Erwachsenen mit ca. 70 kg Gewicht an essentiellen Aminosäuren (sofern durch eine ausreichende Stickstoffzufuhr die Bildung der nichtessentiellen Aminosäuren gesichert ist[1] (aus Wiss. Tab. Geigy, Basel 1968)

	Mindestbedarf in g/Tag	*Empfohlene Zufuhr* in g/Tag[2]
L-Tryptophan	0,25	0,5
L-Phenylalanin[3]	1,10	2,2
L-Lysin	0,80	1,6
L-Threonin	0,50	1,0
L-Methionin[3]	1,10	2,2
L-Leucin	1,10	2,2
L-Isoleucin	0,70	1,4
L-Valin	0,80	1,6

[1] Nach ROSE, W.C., Fed. Proc., 8 (1949) 546 und Nutr. Abstr. Rev., 27 (1957) 631.
[2] Für werdende und stillende Mütter ist eine noch höhere Zufuhr angebracht.
[3] Der Bedarf an Phenylalanin kann zu 70–75 % durch Tryosin, der von Methionin zu 89–90 % durch Zystin gedeckt werden.

Bei einer gemischten Kost, die alle »essentiellen« im Gemisch mit »nichtessentiellen« Aminosäuren enthält, besteht im allgemeinen eine optimale Eiweißzufuhr.

Die Anwesenheit von »nichtessentiellen« Aminosäuren

verbessert die Kost auch in einer Krisensituation der Ernährung. Wenn nur »essentielle« Aminosäuren mit der Nahrung angeboten werden, würde der Organismus für die Eigensynthese der »nichtessentiellen« Aminosäuren, für die er Stickstoff (N) benötigt, die mit dem Nahrungseiweiß angebotenen »essentiellen« Aminosäuren verwenden, was gerade in einer Krisensituation wenig sinnvoll wäre, wenn der Mindestbedarf davon zu decken wäre.

Tabelle 21.3 Sichere Deckung des täglichen Proteinbedarfs (FAO/WHO, aus Geigy 1977)

Alter	Geschlecht	Körpermasse		Proteinbewertung % 100*	80	70	60
			Proteinzufuhr				
		kg	g/kg	g	g	g	g
< 3 Monate		–	2,40	–	–	–	–
3–6 Monate		–	1,85	–	–	–	–
6–11 Monate		9,0	1,53	14	17	20	23
1–3 Jahre		13,4	1,19	16	20	23	27
4–6 Jahre		20,2	1,01	20	26	29	34
7–9 Jahre		28,1	0,88	25	31	35	41
10–12 Jahre	Knaben	36,9	0,81	30	37	43	50
	Mädchen	38,0	0,76	29	36	41	48
13–15 Jahre	Knaben	51,3	0,72	37	46	53	62
	Mädchen	49,9	0,63	31	39	45	52
16–19 Jahre	Knaben	62,9	0,60	38	47	54	63
	Mädchen	54,4	0,55	30	37	43	50
Erwachsene**	Mann	65,0	0,57	**37**	**46**	**53**	**62**
	Frau	55,0	0,52	29	36	41	48
Schwangerschaft, 2. Hälfte		–	–	+ 9	+ 11	+ 13	+ 15
Laktation, erste 6 Monate		–	–	+ 17	+ 21	+ 24	+ 28

* Ei oder Milchprotein.
** Nach Kofrány reichen bereits 35 g (anstelle von 37 g) für eine 70 kg schwere Person bei einer Proteinbewertung von 100 % aus.

Unter den »essentiellen« Aminosäuren kann der Methioninbedarf z. T. durch Cystin, und der von Phenylalanin zum Teil durch Tyrosin gedeckt werden.
Möglicherweise ist Histidin nicht nur für den Säugling, sondern auch für den Erwachsenen »essentiell«. Für den Erwachsenen ist der Bedarf an »essentiellen« Aminosäuren *(Tab. 21.3)* gedeckt, wenn diese etwa 20 % zum Stickstoffbedarf beitragen. Dabei sollen die Aminosäuren möglichst in Form einer ausgewogenen, gemischten Ernährung angeboten werden, d. h. es sollten möglichst alle Aminosäurenträger (tierische und pflanzliche gemischt) berücksichtigt werden.
Tab. 21.3 gibt einen Überblick über den täglichen Proteinbedarf in verschiedenen Altersstufen. Dabei ist zu berücksichtigen, wie hoch die biologische Proteinbewertung ist. Unter einer *100 % Proteinbewertung* wird z. B. das *Ei-Milchprotein* verstanden. Nach *Tab. 21.3* würde ein Mann mit 65 kg Körpergewicht bei Aufnahme eines Nahrungsmittels, welches eine 100 %ige biologische Eiweißwertigkeit besitzt, mit einer Zufuhr von 37 g am Tag seinen Proteinbedarf decken. Nach Kofrányi reichen 35 g für eine 70 kg schwere Person aus *(Tab. 21.4)*.
Natürlich ändert sich der Wert je nach der biologischen Eiweißwertigkeit des Nahrungsmittels. Eiweiß von Milch und Eiern zählt zu den hochwertigsten biologischen Eiweißträgern. Besitzt das Nahrungsmittel einen geringeren Eiweißwert, etwa von 80 % *(Tab. 21.3)*, so müßte ein 65 kg schwerer Mann davon mehr, nämlich 46 g, an Eiweiß essen. Wäre der Eiweißgehalt des Nahrungsmittels nur 60 % wert, so müßte er 62 g Eiweiß des betreffenden Nahrungsmittels essen (damit sind 62 g pures Eiweiß und nicht die g-Menge des Nahrungsmittels gemeint).

Tabelle 21.4 Minimaler Eiweißbedarf (Überlebensbedarf) bei ausreichender Energiezufuhr (Kalorien) bezogen auf eine 70 kg schwere Person.
(nach *Kofrányi* in »Einführung in die Ernährungslehre«, Umschau Verlag, Frankfurt, 1975)

Nahrungsmittel	Mindestbedarf an purem Eiweiß in g	Biologische Eiweiß-Wertigkeit %	Eiweißanteil in 100 g des Trägers %	Nahrungsbedarf* in g/Tag
Vollei	35	100	12,9	271 g (5 Eier)
Kartoffeln	35	100	2,0	1750 g
Rindfleisch				
(mittelfett)	39	92	17,5	223
(Filet)	39	92	19,0	205
Milch	40	88	3,3	1212
Quark	40	88	13,5	296
Edamer Käse	41	85	24,8	165
Schweizer Käse	42	84	28,7	146
Soja (Mehl)	42	84	37,3	113
Grünalgen	44	81	12,0	367
Reis	44	81	7,4	595
Roggenmehl	46	76	8,9	513
Bohnen	49	72	21,3	230
Maisgrieß	49	72	8,9	547
Weizenmehl	63	56	10,6	594
35 % Eiereiweiß u. 65 % Kartoffeleiweiß	24,2	136	12,9 2,0	61 g Ei (1½ Ei) 695 g Kartoffeln
Haferflocken**	58	60	13,8	420 g
Hülsenfrüchte i. D.**	77–70	45–50	22,5	342–311
Fisch	44	80	18,6	237
Nüsse und Samen	64	55	12,7	504
Fettkäse (Rahmkäse)	44	80	14,6	301
Gelatine	0	0	85,6	–

* In der *rechten Spalte* »Nahrungsbedarf« ist diejenige Nahrungsmenge zu ermitteln, die verzehrt werden muß, um den Tagesbedarf an Überlebenseiweiß zu erhalten. Natürlich kann man seinen Bedarf aus verschiedenen Nahrungsmitteln dieser Tabelle zusammenstellen. Man könnte z. B. 163 g Rindfleisch (50 %) und 875 g Kartoffeln (50 %) zusammenstellen.

** Werte nach anderen Autoren

Tab. 21.4 gibt eine Übersicht über den *biologischen Eiweißwert* der wichtigsten tierischen und pflanzlichen *Eiweißträger.* Andere, nicht genannte spielen wegen des insgesamt zu geringen Eiweißgehaltes und dem Mangel an »essentiellen« Aminosäuren eine untergeordnete Rolle. Damit werden im Fall einer Krisenernährung die in *Tab. 21.4* aufgelisteten Nahrungsmittel eine Schlüsselrolle spielen, wobei das Nahrungsmittel um so hochwertiger als Eiweißträger ist, je höher seine prozentuale biologische Eiweißwertigkeit ist.
In der *rechten Spalte* »Nahrungsbedarf« ist diejenige Nahrungsmenge zu ermitteln, die verzehrt werden muß, um den Tagesbedarf an Überlebenseiweiß zu erhalten. Natürlich kann man seinen Bedarf aus verschiedenen Nahrungsmitteln dieser Tabelle zusammenstellen. Man könnte z. B. 163 g Rindfleisch (50 %) und 875 g Kartoffeln (50 %) zusammenstellen.
Aus der *Nahrungsmitteltabelle* im Anhang kann man den *Gesamtanteil an Eiweiß* eines Nahrungsmittels in 100 g ermitteln. Dieser Anteil hat nichts mit dem biologischen Eiweißwert zu tun *(Tab. 21.4).* Wir benötigen den Gesamteiweißanteil, um ausrechnen zu können, welche Menge wir von einem Nahrungsmittel *essen müssen,* um z. B. 40 g pures Milch*eiweiß* für den Überlebensbedarf einer 70 kg schweren Person zu erhalten. Wenn nach der Anhangstabelle *Milch* in 100 g 3,3 g Milcheiweiß enthält, so sind in 1 Liter Milch 33 g oder die geforderten 40 g Überlebenseiweiß in 1,2 Liter Milch *(vgl. Tab. 21.4).* Die Rechenbeispiele hier beziehen sich auf eine 70 kg schwere Person.
Mit geringeren Mengen läßt sich dies bei höher an Eiweiß konzentrierten, hochwertigen Eiweißträgern, z. B. der Verwendung von *Magermilchpulver* mit einem Gesamteiweißgehalt von 35,9 %, erreichen. Um 40 g Überlebenseiweiß zu erhalten, müßte ich 111 g Magermilchpulver am

Tabelle 21.5 Kombinationen von Nahrungsmitteln zur Erhöhung der biologischen Wertigkeit des Proteins

Kombination	Verhältnis (Tassen)	Entsprechung in Beefsteak (g) einzeln	kombiniert	Aufwertung
Reis u. Hülsenfrüchte	4 : 1½	440	540	+ 43 %
Reis u. Sojabohnen	5 : ½	400	525	+ 32 %
Reis, Weizen, Sojabohnen	1 : ¾ : ⅔	270	330	+ 24 %
Reis u. Hefe	2 : ½	200	310	+ 57 %
Reis u. Milch	1½ : ½	170	230	+ 29 %
Weizen u. Bohnen	2½ : ½	200	265	+ 33 %
Weizen u. Sojabohnen	8 : 2	730	965	+ 32 %
Weizen, Sesam, Soja	6½ : 1:1	575	795	+ 42 %
Mais u. Bohnen	2 : ½	105	155	+ 50 %
Erdnüsse, Milch, Weizen	1 : ½ : 7½	645	865	+ 25 %
Sesam u. Milch	1½ : ¼	145	170	+ 20 %
Weizen u. Milch	¼ : ¾			+ 9 %
Kartoffeln u. Ei	¾ : ¼			+ 36 %

Beispiele für gute Ergänzungswerte mit z. T. biologisch primär minderwertigen Eiweißträgern

Mehl, Brot	mit Fleisch, Fisch oder Milch
Kartoffeln	mit Milch, Quark, Käse
Leguminosen	mit Ei, Weizen oder Roggen

Beispiele für schlechten Ergänzungswert:

Mehl, Brot	mit Kartoffeln, Soja oder Gemüse
Kartoffeln	mit Leguminosen
Leguminosen	mit Fleisch oder Fisch

(aus KOFRÁNYI, Umschau Verlag Frankfurt a.M.)

Tag verzehren. Selbstverständlich liefert die Hälfte, ca. 56 g, bereits die Hälfte des Tagesbedarfes, so daß ich die andere Hälfte mit anderen Nahrungsmitteln ergänzen kann. *Vollmilchpulver* enthält 26,4 % Eiweiß. Um den Überlebensbedarf an Eiweiß von 40 g zuzuführen, müßte man 152 g davon am Tag essen. Dies läßt sich auch mit einem Vollei mit 12,9 % Eiweiß (ein Ei wiegt durchschnittlich ca. 48 g) erreichen. Um eine Eiweißzufuhr von 35 g durch *Vollei* abzudecken, würden 100 g Eier (ca. 2 Stück) 12,9 g Protein liefern, 200 g 25,8 g (4 Eier).

35 g Eiweiß würden durch 271 g Vollei oder den Genuß von ca. 5 Eiern gedeckt. Je geringer die biologische Eiweißwertigkeit und zugleich der Gesamtgehalt an Eiweiß eines Nahrungsmittels ist, *desto mehr müßte man davon essen,* um den Mindestbedarf an Eiweiß und an »essentiellen« Aminosäuren zu decken, der in *Tab. 21.4* aufgelistet ist. Die *Kartoffel* hat unter den Pflanzeneiweißträgern einen 100%igen biologischen Eiweißwert. Von ihr werden ebenfalls täglich ca. 35 g Überlebenseiweiß benötigt. Da die Kartoffel noch weniger Eiweiß als Milch (3,2%) hat, nämlich nur 2,0%, würde der Genuß von 1 kg Kartoffeln 20 g Eiweiß liefern. *1,75 kg Kartoffeln würden 35 g Eiweiß liefern.*

Die einzelnen Rechenbeispiele besagen, daß jeweils *eines* der genannten Nahrungsmittel ausreichen kann, den gesamten Tagesbedarf an Überlebenseiweiß zu liefern. Normalerweise wird bei einer gemischten Kost das Eiweißminimum aus verschiedenen Quellen stammen.

Beim Genuß von *35% Eiereiweiß* und *65% Kartoffeleiweiß* wird der optimale *biologische Eiweißwert* erreicht *(Tab. 21.3).* Als Überlebenseiweißmenge reichen 24,2 g für eine 70 kg schwere Person aus.

Bei dieser Kombination werden nur 0,346 g Eiweiß pro kg Körpergewicht benötigt. Bleiben wir beim Beispiel eines 65 kg schweren Mannes. Er würde (65 kg × 0,346) 22,49 g am Tag an Protein von Ei und Kartoffel benötigen. Es müßten 35% auf das Eiereiweiß entfallen (7,87 g) und 65% auf das Kartoffeleiweiß (14,62 g). Berücksichtigen wir den jeweils unterschiedlichen Gesamteiweißgehalt der Nahrungsmittel, so würde man mit dem Genuß von 61,48 g Vollei (ca. 1 1/2 Eier) und von 695,19 g Kartoffeln eine Sicherung des Tagesbedarfes an Überlebenseiweiß erreichen.

Nun muß man natürlich nicht alle 22,49 g Eiweiß nur durch

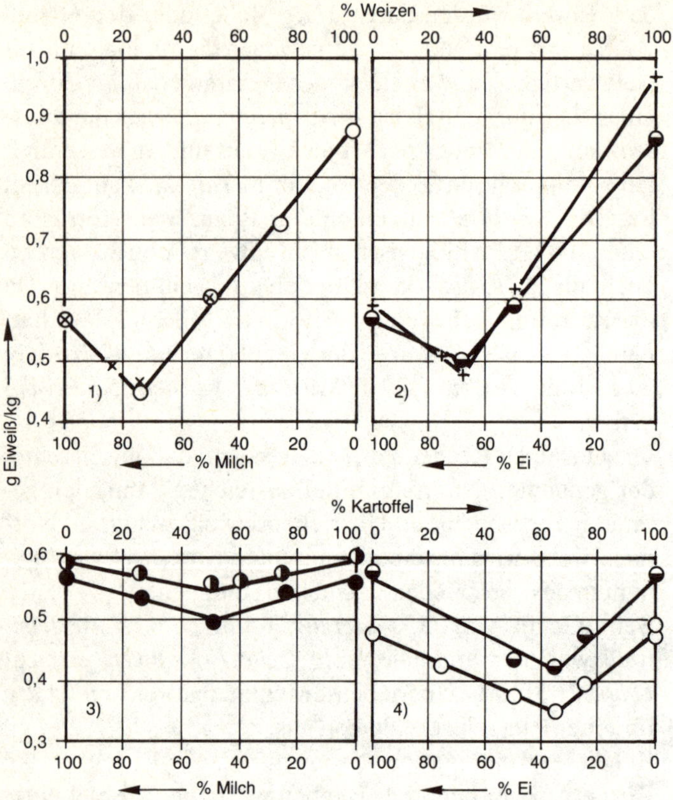

Abbildung 21.1 Beeinflussung der biologischen Wertigkeit von Milch- und Ei-Protein durch Mischung von Weizen-Protein für den Menschen. (*Kofrányi, E.* und *F. Jekat:* Hoppe-Seylers Z. physiol. Chem. **335**, 174, 1964).

Kartoffeln und Eier abdecken. Nehmen wir einmal als Kompromiß die Hälfte an, dann würden ca. 11,3 g Eiweiß durch 347 g Kartoffeln und durch ca. 31 g eines Volleis (ein kleines Ei) abgedeckt.

Die Hälfte des Mindesttagesbedarfes an Eiweiß wäre so

gedeckt. Diese Empfehlung ist für Hungerperioden von größtem Wert. Nur ist zu beachten, daß ich mein »Kartoffel-Ei-Menü« unter keinen Umständen in der prozentualen Zusammensetzung ändern darf.
Man muß die Kost (das Gemisch kann auch auf drei Tagesportionen verteilt werden) *stets zusammen verzehren.* Bei der Verdauung im Darm werden stets alle Aminosäuren *gleichzeitig* freigesetzt. Aus Tierversuchen (Abb. 21.1) weiß man, daß Wertigkeitsverluste eintreten, wenn zeitlich erst nach einer weiteren Stunde das nächste Aminosäurengemisch angeboten wird.
Da der Eiweißstoffwechsel am schonendsten verläuft, wenn ihm regelmäßig und nicht abrupt Aminosäuren mit der Nahrung zugeführt werden, sollte man über den ganzen Tag verteilt in regelmäßigen Portionen Eiweiß anbieten. Dies kann besonders in kritischen Situationen wichtig sein, um mit allen Mitteln die Deckung des Mindestbedarfes zu erreichen. *Tab. 21.4* gibt (rechte Spalte) eine Übersicht, welche Nahrungseinsätze bei einem Gewicht von 70 kg erforderlich sind, um die Überlebenseiweißmenge zu erhalten.

Wie wird die biologische Wertigkeit von Eiweiß in einem Nahrungsmittel bestimmt?

Normalerweise bestimmt man den Eiweißgehalt nach seinem wichtigsten Element, dem Stickstoff (N).
Die Aminosäuren besitzen 2 charakteristische funktionelle Gruppen. Das eine ist die *Aminosgruppe* (NH_2), das andere ist die *Carboxcylgruppe* (-COOH): Die chemische Grundstruktur sieht so aus:

(R = bedeutet im allgemeinen ein Radikal unterschiedlicher Art, je nach Eigenart der Aminosäure).

Versuchspersonen werden über eine ausreichende Zeit mit einer N-freien Diät ernährt. Anschließend erhalten sie eine bestimmte Menge desjenigen Eiweißes, dessen Wertigkeit man prüfen will. Daraufhin wird die N-Ausscheidung im Harn gemessen und in Relation zur Menge des zugeführten Stickstoffs gesetzt. Da die Eiweißspeicher entleert waren (Folge der längeren eiweißfreien Diät) und die wichtigste Aufgabe der Proteine die Biosynthese der körpereigenen Eiweiße ist, läßt sich jetzt einfach das unterschiedliche Ausmaß der biologischen Wertigkeit bestimmen. Derartige Versuche erstrecken sich naturgemäß über einen längeren Zeitraum, in dem man die Geschwindigkeit der Auffüllung der entleerten Eiweißspeicher bestimmt. Im Tierversuch läßt man z. B. die Eiweißspeicher der Muskulatur so weit entleeren, daß die Tiere erheblich an Körpergewicht abnehmen, und verfolgt dann, welches Protein in welcher Zeit am besten das Wachstum und die Neubildung der körpereigenen Proteine bewirkt *(Tab. 21.6)*. Daneben gibt es auch eine Reihe anderer Testmethoden, die hier nicht geschildert werden müssen. Da die Biosynthese des Körpereiweißes von den »essentiellen« Aminosäuren abhängt, ergeben sich naturgemäß bei diesem Verfahren Unterschiede in der Auswertung, wenn in einem Fall bei der Zufuhr von hochwertigen Eiweißträgern (Eierprotein und Milchprotein) alle »essentiellen« Aminosäuren optimal angeboten werden, aber im anderen Fall, z. B. beim Weizen, ein schlechteres Aminosäurengemisch angeboten wird (welches durch Zusatz von Milchprotein verbessert werden kann).

(Wer genauer die einzelnen wissenschaftlichen Daten studieren will, auf die ich mich hier stütze, den verweise ich auf das ausge-

Tabelle 21.5.1 Einige pflanzliche Eiweißträger, teils mit hohem Fettgehalt

Eiweiß in g/100 g			Eiweiß in g/100 g
Sojamehl (Fett 20,6 g)	37,30	Zucchini	1,20
		Paprika	1,17
Linsen	23,50	Rettich, Radieschen	1,05
Erbsen gelb	22,90	Aprikosen tr.	5,00
Hülsenfrüchte D. (Fett 1,5 g)	22,56	Feigen tr.	3,54
		Pflaumen tr.	2,30
Bohnen weiß	21,30	Rosinen	2,46
Erbsen grün	6,55	Himbeeren	1,30
Knoblauch	6,05	Johannisbeeren schw.	1,28
Rosenkohl	4,45	Brombeeren	1,20
Petersilie	4,43	Johannisbeeren rot	1,13
Grünkohl	4,30	Bananen	1,15
Schnittlauch	3,48	Orangen	1,00
Broccoli	3,30	Kirschen	0,90
Wirsing	2,95	Stachelbeeren	0,80
Eßkastanien	2,92	Reineclauden	0,79
Champignons	2,74	Aprikosen	0,90
Spinat	2,52	Pfirsiche	0,76
Blumenkohl	2,46	Weintrauben	0,68
Fenchel	2,43	Pflaumen	0,60
Artischocken	2,40	Birnen	0,47
Lauch	2,24	Ananas	0,46
Mangold	2,13	Äpfel	0,34
Kartoffeln	2,05	Weizenkleie (Fett 4,7 g)	16,00
Spargel	1,90		
Feldsalat	1,84	Weizenkeime (Fett 9,2 g)	26,00
Kohlrabi	1,94		
Endivien	1,75	Mandeln süß (Fett 54,1 g)	18,00
Kresse	1,60		
Sellerie	1,55	Walnüsse (Fett 62,5 g)	14,40
Rote Rüben	1,53		
Sauerkraut	1,52	Haselnüsse (Fett 61,6 g)	14,00
Rotkohl	1,50		
Schwarzwurzeln	1,39	Kokosnuß (Fett 36,5 g)	3,92
Aubergine	1,24		
Zwiebel	1,25	Buchecker tr. (Fett 31,8 g)	22,30
Chicorée	1,30		
Kopfsalat	1,25	Sonnenblumenkerne (Fett 28,8 g)	15,20

zeichnete Lehrbuch *»Biochemie der Ernährung«* von *K. Lang*, Steinkopf Verlag Darmstadt, 1979, und die »Einführung in die Ernährungslehre« von E. Kofrányi, Umschau Verlag, Frankfurt a. M., 1975.)

Tabelle 21.6 »Wachstumswert« von Proteinen bestimmt an Ratten bei 10 % Proteinzufuhr (aus Lang, Biochemie der Ernährung)

Protein	Wachstumswert	Protein	Wachstumswert
Vollei	3,8	Haferflocken	2,2
Rindfleisch	3,2	Blutserum (Rind)	2,1
Herz (Rind)	3,1	Weizenkleie	2,0
Niere (Rind)	2,9	Tuberin	2,0
Lactalbumin	2,9	Reis	1,9
Magermilchpulver	2,9	Leinsamenmehl	1,9
Weizenkeime	2,9	Gerste	1,8
Leber (Rind)	2,7	Roggenbrot	1,7
Eiereiweiß (Eiklar)	2,6	Weizen	1,5
Sojamehl	2,3	Weißbrot	1,1
Casein	2,2	Brauerei-Hefe	0,9
		Grüne Erbsen	0,4

Der Mangel an einer einzigen »essentiellen« Aminosäure begrenzt den biologischen Wert auch der anderen Aminosäuren

Eine Kette ist stets so haltbar wie ihr schwächstes Glied. Dieser Vergleich läßt sich auch auf ein Nahrungsmittel mit verschiedenen »essentiellen« Aminosäuren übertragen. Der biologische Eiweißwert von *Weizen* liegt wegen des Mangels an *Lysin* bei nur 56 %. Wird Lysin zugesetzt, steigert sich der Wert auf ca. 80 %. Wird neben Weizen ein anderes Nahrungsmittel zugeführt, welches die mangelnde Aminosäure ersetzt, z. B. Milch, entsteht die gleiche Optimierung. Nahrungsmittel können sich also ergänzen. Die »essentiellen« Aminosäuren sind in *Tab. 21.7* aufgelistet. Alle »essentiellen« Aminosäuren haben als gemeinsame *Hauptaufgabe die Biosynthese von Körpereiweiß*. Daneben kann einzelnen Aminosäuren auch noch eine ganz spezifische Funktion zukommen. Auch unterscheidet sich der totale Entzug einer *bestimmten* »essentiellen« Aminosäure im Hinblick auf die Überlebensdauer z. B. im Tierversuch ganz erheblich von dem Entzug einer anderen. *Tab. 21.8* zeigt, daß der *Mangel an Isoleucin* schon nach 18 Tagen die Überlebenszeit von Küken beendet. *Lysin* tut dies erst nach 53 Tagen. Es scheinen gewisse Parallelen zum Menschen zu bestehen, denn ebenso wie im Tierversuch wirkt sich Leucinmangel auch beim Menschen sehr rasch und schwer aus mit Symptomen extremer Müdigkeit, hoher Nervosität, Schleimhautentzündungen usw., so daß Versuche an Menschen sehr rasch abgebrochen werden mußten. Wir möchten deshalb hier nur jene »essentiellen« Aminosäuren herausgreifen, die unmittelbar mit der Ernährung unter sich verschlechternden Bedingungen etwas zu tun haben könnten.

Lysin

Lysin spielt bei den pflanzlichen Eiweißträgern, besonders bei Getreide (Brot), Kartoffeln, die wichtigste Rolle, weil es bei diesen Grundnahrungsmitteln oft ungenügend vorkommt, durch Hitzebehandlung und andere kochtechnische Verfahren zerstört oder inaktiviert werden kann. Lysin wird als die empfindlichste und kritischste »essentielle« Aminosäure bezeichnet. Brotbacken *(Tab. 21.9)* reduziert den Lysingehalt um ca. 15%. Auch die Lagerung kann sich negativ auswirken. Aus Entwicklungsländern ist hinreichend bekannt, daß der Mangel an Lysin die pflanzlichen Eiweißträger in ihrer biologischen Wertigkeit limitiert.

Tabelle 21.7 Aminosäurezusammensetzung und biologische Wertigkeit von Proteinen.
(FAO Nutritional Studies. Nr. 16. Rom 1957. S. 28)
Angaben über den Aminosäuregehalt in mg Aminosäure je g N. Die in erster Linie die biologische Wertigkeit limitierende Aminosäure ist fett gedruckt.

Nahrungs-proteine	Isoleucin	Leucin	Lysin	Phenyl-alanin
Milch (Kuh)	407	630	496	311
Ei	428	565	396	368
Casein	402	628	497	334
Eieralbumin	403	556	372	392
Rinder-Muskel	332	515	540	256
Rinder-Herz	317	558	513	283
Rinder-Leber	327	577	468	315
Rinder-Niere	304	542	453	294
Schweine-Fleisch	320	462	515	240
Fisch	317	474	549	231
Hafer	302	436	**212**	309
Roggen	253	398	244	285
Reis	322	535	236	307
Mais-Mehl	293	827	179	284
Hirse	374	583	**190**	247
Weizenmehl (»White«)	262	442	**126**	322
Weizen-Keime	269	412	344	208
Weizen-Gluten	261	426	**107**	308
Erdnuß-Mehl	258	376	217	315
Soja-Mehl	333	484	395	309
Sesam-Samen	300	500	**159**	460
Sonnenblumen-Samen	296	402	**195**	275
Baumwoll-Samen	236	368	269	325
Kartoffel	260	304	326	285
Navy-Bohne	358	541	460	347
Erbse	336	504	438	290
Süß-Kartoffel	283	345	293	355
Spinat	275	461	367	295
Cassava	118	184	310	133

Tyrosin	S-haltige Aminosäuren Gesamt	Methionin	Threo-nin	Tryp-tophan	Valin
323	**211**	154	292	90	440
274	342	196	310	106	460
367	**215**	190	272	85	448
271	397	245	275	90	486
212	**237**	154	275	**75**	345
232	**217**	149	288	81	360
234	**226**	147	302	94	393
232	**208**	128	278	92	365
225	**233**	156	292	80	302
159	262	178	283	**62**	327
213	211	84	192	74	348
209	**217**	89	190	76	301
269	222	142	241	**65**	415
385	197	117	249	**38**	327
–	430	254	254	80	445
174	192	78	174	69	262
200	**165**	99	333	56	322
192	223	100	151	60	264
226	**150**	56	169	70	306
201	**197**	86	247	86	328
244	317	181	182	93	216
149	197	95	209	78	313
164	**188**	88	221	74	308
99	159	87	237	72	339
245	**126**	64	274	58	379
245	**157**	11	230	74	317
281	**219**	119	324	115	484
127	239	115	285	101	352
98	**60**	22	136	131	144

Tabelle 21.8 Überleben von Küken bei Mangel an essentiellen Aminosäuren
(Ousterhout, L.E.: J. Nutri. 70, 226, 1960, aus Lang)
Die Fütterung erfolgte ad libitum

Aminosäure	Überlebenszeit in Tagen
Isoleucin	18
Valin	19
Phenylalanin + Tyrosin	23
Methionin	26
Arginin, Threonin	27
Leucin, Methionin + Cystin	28
Tryptophan	36
Lysin	53
Histidin	60

Dieser Mangel kann durch den Zusatz von 0,20–0,25 % an Lysin wieder biologisch vollwertig gemacht werden (als L-Lysinhydrochlorid). Wenn der Lysinmangel durch andere, z. B. tierische Proteine bereits behoben wird, erübrigt sich diese Methode.

Unter einer *hitzetechnischen Behandlung* wird nicht nur Lysin angegriffen, sondern es reduziert sich auch der *Eiweißanteil* im Brot. Wenn der Eiweißanteil zuvor im Mehlteig noch 23,9 % betrug, senkte er sich im gebackenen Brot auf 9,9 %, wie dies *Tab. 21.9* zeigt.

Die vollwertigste Nahrungsaufnahme würde darin bestehen, das ganze Korn zu essen, zumal in der *Kleie* große Mengen von Vitaminen, Mineralien und Spurenelementen sind, die man sich nicht entgehen lassen darf (z. B. als Müsli).

Da sich die empfindliche Aminosäure Lysin auch in den tierischen Eiweißträgern befindet, gilt für alle Nahrungsmittel, daß ihre Zubereitung so schonend wie möglich durch geringe Hitzeanwendung erfolgen sollte (Fleisch, Milch, Fisch usw.).

Tabelle 21.9 Menge und Zusammensetzung der wasserlöslichen Stoffe in Teig und Brot (Rohrlich, Handbuch Ernährungslehre und Diätetik, Thieme, 1974)

	Wasserlösliche Stoffe		Eiweiß	
	g	%	g	%
Normales Mehl				
Teig	7,70	100	1,84	23,90
Brot	12,74	100	1,26	9,90

	Maltose		N-freie Stoffe	
	g	%	g	%
Normales Mehl				
Teig	2,14	27,80	3,72	48,30
Brot	2,81	22,00	8,67	68,10

Es gibt auch in Wohlstandszeiten mit Recht Verfechter der Lehre, daß man gesünder lebt, wenn das ganze Getreidekorn verzehrt wird.

Die meisten Cerealienprodukte sind mit einem Mangel an Lysin und in zweiter Linie an Threonin (»essentielle« Aminosäure) behaftet. Wird Weizeneiweiß durch 0,4 g Lysin und 0,3 g Threonin auf 100 g Weizen angereichert, so steigt der biologische Eiweißwert von bisher 56 % auf ca. 80 % an und *nähert* sich damit den *biologisch hochwertigen* Eiweißträgern. Da Lysin äußerst empfindlich ist, können auch Nahrungszusätze durch technische Zubereitung (Hitze) bis zu 25 % zerstört werden. Deshalb wird eine weniger empfindliche Lysinverbindung, das *N-Acetyl-L-Lysin,* empfohlen.

Vor allem muß man sich vor einer zu hohen Anreicherung einiger weniger Aminosäuren hüten, weil sonst ein Aminosäurenungleichgewicht gegenüber anderen Aminosäuren auftreten kann. In der Tierernährung werden seit langem reine Aminosäuren zugefüttert. Es besteht kein Zweifel, daß diese Methode auch beim Menschen geht. Derartige Zusätze sollten erfolgen, wenn Mangel an einer bestimmten Aminosäure besteht, die die biologische Wertigkeit eines Nahrungsmittels begrenzt. Denn *wenn eine »essentielle« Aminosäure unzureichend vorhanden ist, können auch die anderen nicht voll wirken.*

Bei *Leguminosen* (Hülsenfrüchten) besteht ein Mangel an der Aminosäure Methionin (und Tryptophan). Wird sie als D-L-Methionin, deren Synthese heute großtechnisch möglich ist, zugelegt, so kann die biologische Wertigkeit erhöht werden.

Im *Mais* kommen die Aminosäuren Lysin und Tryptophan vermindert vor. Zugleich besteht ein extremer Niacinmangel (ca. 20 μg/g). Die biologische Eiweißwertigkeit kann

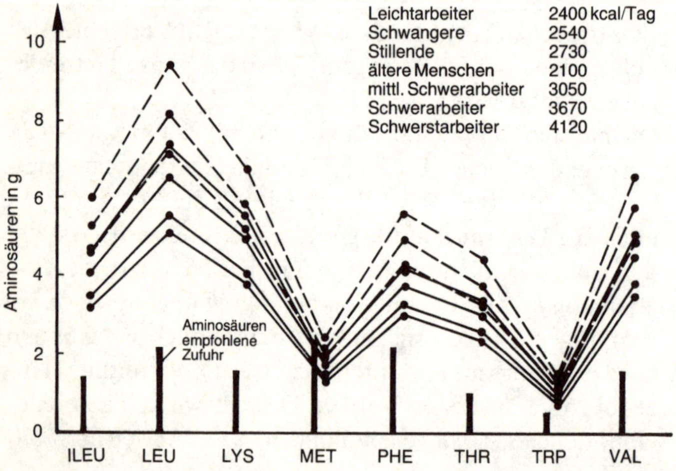

Abbildung 21.2 Zufuhr einzelner »essentieller« Aminosäuren in einer ausgewogenen normalen Ernährung in diversen Bedarfsgruppen

durch Ergänzung dieser Aminosäuren verbessert werden, zumal Mais Grundnahrungsmittel in einigen außereuropäischen Ländern ist.
Tryptophan kommt in allen *Nahrungsmitteln* in *geringer Konzentration* vor.
In den meisten Fällen liegen Engpässe in der Versorgung mit Lysin und Methionin vor, wie dies eigene Berechnungen in *Abb. 21.2* für die Ernährung verschiedener Bedarfsgruppen zeigen. *Tab. 21.10* gibt eine Aufschlüsselung wieder, bei welchen Nahrungsmitteln durch welche Aminosäuren die biologische Eiweißwertigkeit begrenzt wird und ergänzt werden kann. Eine gute Ergänzung der Proteine ist auch eine Mischung von 50% Maisprotein mit 50% Bohnenprotein.
So besitzt Zein, das Hauptprotein von Mais, kein Tryptophan und nur 0,2% Lysin. Beide müssen zugesetzt werden, um Mais vollwertig zu machen. Rindfleisch hat 10% Lysin, Weizen nur 2,5%, wodurch die Eiweißwertigkeiten begrenzt werden.
Gelatine hat den biologischen Eiweißwert = 0. Mischt man 84% Fleischeiweiß mit 16% Gelatine, erhält die Mischung einen biologischen Eiweißwert von 99%, obwohl Fleisch alleine nur einen von 92% hat.
Nach *Kofrányi* hat sogar noch die Mischung von 1 zu 1 (Sülze) den gleich hohen Wert wie Fleisch allein.
Eine solche Mischung erregte vor einigen Jahren Ärger, als eine skandinavische Firma als *Sportzusatznahrung* ein Gemisch aus Gelatine (aus gesäuberten Filmabfällen der Fotobranche), Bindegewebsresten (gleichwertig mit Gelatine), Sehnen aus Schlachthausabfällen gemischt mit Fleisch und ergänzt mit synthetisch gewonnenen »essentiellen« Aminosäuren auf den Markt bringen wollte. Weizen hat wegen seines Lysinmangels einen reduzierten biologischen Eiweißwert von 56%. Mischt man 75% Milch-

protein mit 25% Weizeneiweiß, so ergibt sich eine Steigerung von über + 9% des Wertes von Vollei (100%), also auf 109%!

Tabelle 21.10 Die biologische Wertigkeit limitierenden Aminosäuren (aus Lang, Biochemie der Ernährung, Steinkopf, 1979) S. 238

Protein	In erster Linie limitierend	Dann folgend entspr. der Reihenfolge
Fibrin	Leucin, Isoleucin, Valin, Histidin (gleichwertig)	Methionin, Phenylalanin, Lysin, Threonin, Arginin, Tryptophan
Mais (Mensch)	Lysin	Tryptophan, Isoleucin
Reis	Lysin	Threonin, Methionin, Isoleucin, Tryptophan
Brot (etwa 70 % ausgemahlen)	Lysin	Threonin
Weizenmehl (Kind)	Lysin	Tryptophan, Methionin, Isoleucin, Valin, Threonin
Hafer (Ratte)	Lysin	Methionin, Threonin, Histidin, Tryptophan
Casein	Methionin	Tryptophan, Isoleucin, Leucin, Histidin, Valin, Phenylalanin, Arginin
Erdnußprotein	Lysin, Threonin, Methionin (gleichwertig)	
Weizengluten	Lysin	Threonin
Roggen	Lysin	Threonin, Methionin, Isoleucin

Anreicherung von Nahrungsmitteln zur Wertverbesserung

Es liegt nahe, Vorkehrungen für Krisenzeiten zu treffen, Nahrungsmittel mit *synthetischen Zusätzen* von Vitaminen, Mineralien, Spurenelementen und Aminosäuren anzureichern. Die Anreicherung der Milch mit Vitamin D und der Margarine (auch mit Vitamin A) oder des Speisesalzes mit Jod sind seit langem üblich, ebenso der Zusatz von Fluor zum Trinkwasser. In Notzeiten der Ernährung sollte von diesem Prinzip Gebrauch gemacht werden. Folgende Zusätze werden empfohlen *(nach Menden*)*:

Vitamin A (oder das Provitamin B-Karotin)
in Margarine, Schmalz, Milchprodukten, Schokolade, Kakaogetränkepulver. Zu hohe Dosen (über 90000 JE) bewirken Gehirnschäden, erhöhten Hirndruck: diese Veränderungen sind jedoch reversibel, wenn die Überdosierung rechtzeitig beendet wird.

Vitamin D
Bei ausreichender Sonnenbestrahlung wird im Unterhautgewebe sehr rasch alles benötigte Vitamin D synthetisiert. Deshalb braucht der Erwachsene durch die Nahrung kein Vitamin D zu erhalten. Einen Bedarf um 400 I. E. haben aufwachsende Organismen, Schwangere und Stillende. Wer systematisch Säuglinge, Kleinkinder oder sich selbst (auch im Winter) einer *UV-Bestrahlung* (Sonne, Höhensonne) aussetzt, benötigt kein zusätzliches Vitamin D. Jede Überdosierung führt zur Verkalkung in Gefäßen, Nieren usw. (Mangelkrankheit ist die Rachitis). Eine An-

* Handbuch Ernährungslehre und Dialektik, Thieme, 1974, Seite 361, Band III

reicherung wurde empfohlen in: Milchprodukten, Milch, Margarine, Brot, Süßwaren und Kindernahrungsmitteln. UV-Bestrahlung wird bei einigen Lebensmitteln empfohlen, wenn die Vorstufe von Vitamin D vorhanden ist.

Vitamin E
In Margarine, Milchprodukten. Gefahren durch Überdosierung sind nicht bekannt.

Vitamin B-Gruppe
in Mehl, Teigwaren, Brot, Reis, Süßwaren, Kakaopulver, Fertigsuppen. Gefahren durch eine Überdosierung sind nicht bekannt.

Vitamin C
in Frucht- und Gemüseprodukten, Süßwaren, Kaffee, Kakaopulver, Limonade, Speiseeis, Speisesalz, Joghurt, Zucker.
Bei einer vorwiegend vegetabilen Kost ist mit einem Vitamin-C-Mangel (Skorbutkrankheit) weniger zu rechnen. Gefahren durch eine Überdosierung sind nicht bekannt.

Gefahren durch Überdosierung bei fett- und wasserlöslichen Vitaminzusätzen
Nur die Vitamine A und D können überdosiert werden. Alle anderen Vitamine sind auch bei hohen Zufuhren für den Menschen ungefährlich.

Anreicherung von Aminosäuren
Die Anreicherung von »essentiellen« Aminosäuren in Nahrungsmitteln wurde im vorangegangenen Kapitel bereits ausführlich besprochen.

Zusätze von Mineralstoffen und Spurenelementen

Calciumzusatz
in Mehl, Brot, Teigwaren. Einige Mineralwässer haben hohe Calciumgehalte, auch Heilwässer.

Eisenzusatz
in Mehl, Brot, Teigwaren, Reis.

Jodzusatz
im Speisesalz. (Tiefenmeersalz = »Spezialmeersalz®« [Biomaris, Bremen] enthält erhebliche Jod- und Magnesiummengen.)

Fluorzusatz
in Trinkwasser, Speisesalz und Milch. Viele Mineralwässer und Heilwässer enthalten bereits den Tagesbedarf an Fluor (< 1 mg F).

Weitere Nahrungszusätze aus Naturprodukten
In gewissem Umfang können auch Fischmehl, wenn vorhanden Sojamehl, Molkenpulver, Kasein, Hefe und Algenextrakte zugesetzt werden.
Als Zusatz kommt auch die gezüchtete *Süßwasseralge* (Scenedesnus) (biologische Wertigkeit 81 % des Vollei-Standards) in Frage, jedoch nicht mehr, als 1/3 der Tageszufuhr an Eiweiß entspricht.
Neben der *Sojabohne* könnte bei uns vor allem der Zusatz der *Süßlupine* zur Ernährung eine große Bedeutung spielen.
Sie enthält 40–50 % Eiweiß und übertrifft damit noch die Sojabohne. In bestimmten Mengen kann sie der Nahrung als Mehl zugesetzt werden.
Im Krieg wurde die Stickstoffdüngung der Böden durch Anbau von *Lupinenfeldern* erhöht.

Über den Wert von Mineral- und Heilwässern

In mangelhaften Ernährungszeiten kann der systematische Genuß bestimmter Mineral- bzw. Heilwässer eine große Hilfe für die Zufuhr einiger Mineralien darstellen (aber man muß die gedruckte Aufschrift auf den Flaschen beachten).

Einige Wässer enthalten über 500 mg Calcium (= Tagesbedarf des Erwachsenen), 60–170 mg Magnesium (½ des Tagesbedarfes).

Praktische Vorschläge für eine Überlebensernährung

Wie decke ich die Zufuhr von ¼ des Tagesbedarfs an »essentiellen« Aminosäuren für eine ca. 70 kg schwere Person?

Nachfolgend sind Vorschläge in Form von kleinen Menügruppen zusammengestellt, die jede für sich genommen ¼ *des Tagesbedarfes an »essentiellen« Aminosäuren* decken. Hierbei haben wir uns an den Bedarf an Aminosäuren in *Tab. 21.2* gehalten (Seite 191).

Hierbei zeigt sich, welchen großen *ernährungsphysiologischen Wert Getreide, Brot, Kartoffeln, Hülsenfrüchte* usw. haben. Die von uns empfohlenen Nahrungskombinationen berücksichtigen dabei vor allem die Zufuhr von *Milchprodukten* zur Werterhöhung, die nach den Erfahrungen des Zweiten Weltkrieges, wenn auch in sehr geringen Mengen, trotzdem immer noch zur Verfügung standen. *Tabelle 23.1* zeigt u. a. diverse Kombinationen beim Verzehr reiner Vegetabilien. So liefern 200 g Kartoffeln und 80 g Linsen ¼ des optimalen täglichen Aminosäurenbedarfes. Dasselbe kann man durch Schrotbrei mit 20 g Weizenkorn oder Roggenkorn, Weizenkeimen und Weizenkleie erreichen. Es finden sich weitere Beispiele, bei denen verschiedene Gemüsesorten mit Ei und Kartoffeln empfohlen werden oder aber 100 g Teigwaren mit 20 g Reibkäse. Es gibt einige Empfehlungen, in denen Getreideprodukte mit Käse kombiniert werden.
Alle diese Empfehlungen beziehen sich auf einen 65 kg schweren Mann.
In einer weiteren *Tabelle 23.2* haben wir für die *hochwerti-*

Tabelle 23.1 Ein Viertel des optimalen Bedarfs an »essentiellen« Aminosäuren wird vorwiegend durch pflanzliche Eiweißträger gedeckt durch: ca.

		Ileu g	Leu g	Val g	Met g	Phe g	Thre g	Try g	Lys g
1. *Kartoffeln*	200 g								
Linsen	80 g	1,16	1,56	1,24	0,20	1,01	0,81	0,22	1,44
2. *Kartoffeln*	250 g								
Erbsen grün	250 g	0,90	1,29	0,99	0,21	1,30	0,83	0,21	1,20
3. *Kartoffeln*	250 g								
Blumenkohl	300 g								
Kopfsalat	100 g	0,60	0,89	0,77	0,23	0,55	0,57	0,19	0,79
4. *Kartoffeln*	250 g								
Rote Bete	200 g								
Wirsing	300 g	0,61	0,97	0,78	0,19	0,67	0,57	0,19	0,73
5. *Schrotbrei*									
Weizenkleie	20 g								
Weizenkeime	20 g								
Roggenkorn	20 g								
Weizenkorn	20 g	0,67	1,04	0,56	0,24	0,60	0,62	0,21	0,69
6. *Haferbrei*									
Haferflocken	30 g								
Vollmilch	300 ccm	0,88	1,47	1,00	1,14	0,80	0,64	0,26	0,98
7. *Müsli*									
Haferflocken	50 g								
Joghurt	50 g								
Apfel	100 g	0,47	0,63	0,45	0,19	0,49	0,28	0,12	0,41
8. *Käsenudeln*									
Teigwaren	100 g								
Reibkäse									
(40 % Fett)	20 g	0,82	1,46	0,81	0,26	0,88	0,74	0,17	0,98
9. *Spinat*	250 g								
Ei (1 St.)	50 g								
Kartoffeln	250 g	0,97	1,33	1,50	0,52	0,93	0,69	0,27	1,04

10. *Rosenkohl* Kartoffelbrei	200 g								
Kartoffeln	250 g								
Vollmilch	100 ccm	0,84	1,11	0,98	0,24	0,74	0,55	0,24	1,06
11. *Veg. Hacksteak*									
Haferflocken	50 g								
Sojamehl	20 g								
Ei (½ St.)	25 g	0,85	1,46	1,08	0,38	0,95	0,57	0,26	0,92
12. *Käsebrot*									
Schrotbrot	50 g								
Schnittkäse (40 % Fett)	30 g	0,67	1,07	0,76	0,32	0,64	0,47	0,18	0,76
13. *Käsebrot*									
Schrotbrot	50 g								
Camembert (30 % Fett)	30 g	0,58	0,96	0,69	0,28	0,60	0,35	0,16	0,69
14. *Schnittkäse* (40 % Fett)	40 g	0,66	1,10	0,75	0,34	0,57	0,53	0,18	0,86
15. *Camembert* (30 % Fett)	45 g	0,60	1,01	0,73	0,31	0,59	0,38	0,17	0,86

gen Eiweißträger, wie Milch, Eier, Fleisch, Fisch, separat angegeben, mit welcher Menge man ¼ des Tagesbedarfes an »essentiellen« Aminosäuren decken kann, für den Fall, daß diese in der Krise wenigstens teilweise zur Verfügung stehen.

Man kann die Zufuhr an »essentiellen« Aminosäuren auf den Mindesttagesbedarf berechnen, wie dies in den *Tabellen 23.2 und 23.3* geschehen ist (in Anlehnung an die Grundsatztabelle 21.4). Man kann aber auch ein Viertel des optimalen Aminosäurenbedarfs ermitteln, wie wir dies in *Tabelle 23.1* getan haben. Die Tabelle weist für *jede einzelne Aminosäure* die Zufuhr aus. Vergleicht man damit *Tabelle 21.2* auf *Seite 191,* in der für jede Aminosäure der

Tabelle 23.2 Ein Viertel des minimalen Tagesbedarfs einer ca. 70 kg schweren Person werden durch folgende Nahrungsmengen an tierischem Eiweiß gedeckt.
Die %-Werte in Klammern (%) geben den *Eiweißgehalt* und nicht den Fettgehalt an.

a) *Eier* (biologische Eiweiß-Wertigkeit 100 (EW), Mindestbedarf an Eiweiß 35 g/Tag (ME)	
– Vollei (12,8 %)	= 68 g
(* entweder/oder)	
– Eipulver (47 %)	19 g
b) *Milch/Milchprodukte* (EW = 88, BW = 40 g/Tag)	
– Schafmilch (5,6 %)	= 179 g
– Buttermilch (3,5 %)/Ziegenmilch (3,6 %) und Magermilch (3,5 %)	286 g
– Vollmilch (3,3 %)	300 g
– Molke (0,9 %)	1100 g
– Kondensmilch gesüßt (8,1 %)	124 g
– Magermilchpulver (35,9 %)	28 g
– Vollmilchpulver (26,4 %)	38 g
– Magerquark (17,2 %)	58 g
– Quark fett (14 %)	72 g
– Joghurt (4,8 %)	208 g
Käse mager (EW 85, BW 41 g), fett (EW 44, BW 44 g)	
– Parmesan (36 %)	29 g
– Emmentaler (27,4 %)	38 g
– Edamer (26,1 %)	39 g
– Roquefort (21 %)	49 g
– Camembert (18,7 %)	58 g
– Schmelzkäse (45 %)	75 g
c) *Fleisch*	
Fleisch im Durchschnitt (EW 92–85, BW 39–41 g)	
Eiweißgehalt zwischen 16–21 %	= 65–49 g
Rindfleisch (EW 92, BW 39)	
– Filet (19,2)/Leber (19,7 %)	51 g
– Herz (16,8 %)	58 g
– Lende (16,4 %)/Zunge (16,4 %)	60 g
– Corned Beef (25,3 %)	41 g

d) *Schweinefleisch* (EW 85, BW 41 g)	
– Leber (20,6 %)	= 50 g
– Filet (18,6 %)	55 g
– Herz (16,9 %)/Zunge (16,8 %)	61 g
– Kotelettstück (15,2 %)/Kamm (14,6 %)	70 g
– Schinken geräuchert (16,9 %)	61 g
– Schinken gekocht (19,5 %)	53 g
e) *Kalbfleisch* (EW 85, BW 41 g)	
– Kotelettstück (19,5 %)/Schlegel (19,1 %) und Leber (19,2 %)	= 54 g
– Herz (12,2 %)	86 g
f) *Einige Wurstwaren* (EW 85, BW 41 g)	
– Deutsche Salami (17,8 %)	= 58 g
– Mortadella (12,4 %)	86 g
– Weißwurst (11,1 %)	92 g
g) *Verschiedene Fleischträger* (EW 85 g, BW 41)	
– Ziege/Muskelfleisch (18,7 %)	= 55 g
– Pferd (21,7 %)/Reh (21,4 %)	48 g
– Kaninchen (20,4 %)	51 g
– Hase (22,3 %)	46 g
– Huhn (20,6 %)	50 g
– Hühnerleber (19,7 %)	52 g
– Lammkotelett (14,9 %)	69 g
h) *Fisch* (EW 44, BW 80)	
– Kaviar (26,9 %)	= 41 g
– Thunfisch (23,8 %)	46 g
– Makrele, Sardinen, Zander, Lachs, Forelle (ca. 19,9 %)	58 g
– Schellfisch, Heilbutt, Karpfen, Hecht, Rotbarsch, Barsch, Garnelen (ca. 18,5 %)	59 g
– Kabeljau, Hering, Krabben (ca. 17,5 %)	63 g
– Hummer, Flunder, Seezunge (ca. 16,7 %)	65 g
– Schnecken, Tintenfisch (ca. 15,2 %)	74 g
– Miesmuscheln (11,7 %)	94 g

* ¼ des Eiweißtagesbedarfs wird abgedeckt, wenn man *entweder oder* das eine oder andere Nahrungsmittel in der angegebenen Menge ißt.

Mindestbedarf und der *optimale Bedarf* angegeben ist, so wird man erkennen, daß die in *Tabelle 23.1* zugeführten essentiellen Aminosäuren weit oberhalb des Minimalbedarfs in einem recht annehmbaren Bereich liegen.

Tabelle 23.3 Ein Viertel des minimalen Tagesbedarfs einer 70 kg schweren Person werden durch folgende pflanzliche Eiweißträger gedeckt.

28 g Sojamehl	128 g Roggenmehl
58 g Bohnen	137 g Maisgries
86 g Hülsenfrüchte	149 g Reis
92 g Grünalgen	149 g Weizen
105 g Haferflocken	437 g Kartoffeln
126 g Nüsse	

Da *pflanzliche Eiweißträger* im Vergleich zum Tier überwiegend eine *schlechtere biologische Eiweißwertigkeit* haben (ausgenommen die Kartoffel), sollte eine möglichst gemischte Zufuhr erfolgen, nach Möglichkeit mit 36 % tierischem Eiweißanteil täglich.
Da Tabelle 23.2 mit tierischen Eiweißträgern zu 25 % (¼) den täglichen minimalen Eiweißbedarf abdeckt, erreicht man eine ungefähre Zufuhr von 36 % an tierischen Eiweißträgern, wenn man von dieser Menge nochmals die Hälfte zuführt (= 37,5 %).
Beispiel: ¼ (25 %) der Eiweißzufuhr gewährleisten 28 g Magermilchpulver, 37,5 % = 28 g + 14 g = 42 g Magermilchpulver.

Hilfsmaßnahmen für die Fettzufuhr

Da die beiden Weltkriege in unserem Jahrhundert immer auch mit einem extremen Fettmangel einhergegangen sind, möchten wir noch mit *Tab. 24.1* einen Beitrag zur Fettproblematik liefern. Aus ihr geht hervor, in welchen Nahrungsmitteln, z. B. in Nüssen, Bucheckern und Sonnenblumenkernen usw., man einen hohen Fettgehalt findet.

Es ist dokumentiert, daß während der Extremhungerzeit im Zweiten Weltkrieg in einigen Orten durch das systematische Sammeln von Bucheckern ein ganz maßgeblicher Beitrag für die Ernährung geleistet werden konnte. Ebenso kann sich jeder im Garten Sonnenblumen pflanzen, die mit entsprechender *Düngung beachtliche Erträge erzielen können. In 100 g Sonnenblumenkernen sind 45 g Fett (Öl) enthalten und 24 g Eiweiß.* Viele Nüsse enthalten zugleich beachtliche Eiweißmengen, die zwar nur eine biologische Eiweißwertigkeit von 55 % besitzen, aber wegen der hohen Eiweißkonzentration Beachtliches leisten können.

Tabelle 24.1 Pflanzen als Fettlieferanten

Nüsse	Fett %	Eiweiß %	Kalorien (kcal)
Erdnüsse	48,7	26,2	582
Haselnüsse	60,9	12,7	627
Kokosnüsse	34,0	4,2	351
Mandeln	54,2	18,6	598
Paranüsse	71,2	9,2	687
Walnüsse	64,0	14,8	651
Sonnenblumenkerne	47,3	24,0	560
Bucheckern	29,3	31,8	502
Sojamehl vollfett	20,3	36,7	347
Öle			
Rapsöl	99	–	883
Distelöl	99	–	883
Maisöl	99	–	883
Erdnußöl	99	–	883
Baumwollsamenöl	99	–	883
Olivenöl	99	–	883
Sonnenblumenöl	99	–	883

Tabelle 24.1

Wenn man bei Nüssen die limitierende Aminosäure Methionin zusetzt, gewinnt man ein hochgradig wertvolles Krisenprodukt.

Ca. 57 g *Sonnenblumenkerne* decken ¼ des minimalen Tagesbedarfs an Eiweiß und 50 % an Fett.

114 g decken zu 50 % den Eiweiß- und zu 100 % den Tages-Fettbedarf

im Rahmen eines Ernährungsfahrplans.

4. Teil

Im Ernstfall

Die atomare Bedrohung

Allgemeines

Es ist schwer vorauszusagen, welches Ausmaß die Zerstörungen nach einem Kernwaffenangriff haben werden. Überlebenschancen haben nur Personen, die in einer ausreichenden Entfernung vom Zentrum sind und noch irgendwelche Schutzräume aufsuchen oder in einen Graben springen können. Auch ist nicht vorauszusagen, ob ein Sprengkopf oder mehrere und in welcher Entfernung voneinander explodieren.

Ablauf einer Kernwaffenexplosion

Im Gegensatz zu herkömmlichen Explosionen, bei denen sich die *Energie sofort in Druck umsetzt,* unterscheidet man bei der Kernwaffenexplosion zwei Phasen. In der ersten, die *kaum eine Minute* dauert, wird ein Teil der Energie als *Druckwelle* freigesetzt, 35 % als *Wärmestrahlung* (die je nach Entfernung zu schwersten Verbrennungen der Kleider, des Körpers usw. führt), und nur 15 % als *Kernstrahlung. 85 % der zerstörerischen Energie treten nicht als Strahlenenergie auf;* d. h., es sind Schutzmaßnahmen möglich, sofern man weit genug vom Ort der Explosion entfernt ist. Im Zentrum dürfte keine Überlebenschance mehr bestehen. *Abb. 25.1* zeigt grob schematisch, in welcher Entfernung vom Ort des höchsten Drucks noch Überlebenschancen in Wohnhauskellern bestehen.
Man muß zwischen einer *Luft-* und einer *Bodendetonation* einer Kernwaffe unterscheiden. Die Auswirkungen bei einer Bodendetonation sind um ca. 25 % geringer anzusetzen.

Tabelle 25.1
Ausstattung für den Hausschutzraum oder Schutzkeller
Aufenthaltsraum
- Sitz- und Liegemöglichkeiten
- Wolldecken oder Schlafsäcke
- Tisch
- Kochgelegenheit (z. B. Camping- oder Spirituskocher)
- Eimer, Töpfe und Geschirr
- Lebensmittelvorräte
- Trinkwasservorräte, Entkeimungsmittel
- Notabort (Camping-Klo)
- Waschgelegenheit, Seife (einschließlich flüssiger Seife oder Schmierseife zur Dekontaminierung, d. h. zur Säuberung von Kampfstoffen), Handtücher
- Notbeleuchtung (Kabellampen, Taschenlampen mit Ersatzbatterien, Kerzen, Campingleuchten, die auch als Kocher oder Notheizung verwendbar sind)
- Rundfunkempfänger mit UKW Netz- und Batteriebetrieb (Ersatzbatterien)
- verschließbare Abfallbehälter
- Verbandkasten groß nach DIN 13169 und Medikamente
- Verbandstoffeimer für Tiere
- Rucksack oder Koffer mit Notgepäck (Ausweise, Familienstammbuch, Blutpaß, Sparbücher, Geld- und Wertsachen sowie alle wichtigen Dokumente und Schriftstücke)
- Spielzeug für Kinder, Unterhaltungsspiele, Lektüre

Vorraum
- Umkleidekoffer oder andere Behälter (z. B. Plastikbehälter) zur verschließbaren Ablage kontaminierter Kleidungsstücke
- Brauch- und Waschwasservorräte
- Waschgelegenheit
- Desinfektionsmittel
- Geräte und Werkzeuge zur Selbstbefreiung und Bergung

Kleinlöschgeräte

Lebensmittel und Trinkwasser

nach Bundesverband für den Selbstschutz e. V.
Bei Katastrophen und im Verteidigungsfall können Störungen der Lebensmittel- und Trinkwasserversorgung auftreten. Für solche Fälle sollte sich jeder Haushalt einen Notvorrat für 14 Tage anlegen.

Vorrat für 14 Tage: **(errechnet auf der Grundlage von ca. 2000 kcal oder 8400 kJoule)**		
Vollkonserven	Menge	Lagerdauer*
Fleisch-, Fisch- u. Wurstkonserven	2 kg**	2 Jahre o. HD***
Fertiggericht- u. Suppenkonserven	4 kg**	2 Jahre o. HD***
Obst- und Gemüsekonserven	2 kg**	1–2 Jahre
Marmelade, Honig	0,5 kg	1 Jahr
Milch und Fette		
Kondensmilch	1 kg	6–12 Monate
Milchpulver	0,5 kg	6–12 Monate
Käse (in Dosen)	0,25 kg	6 Monate
Speiseöl, Pflanzenfette, Schmalz	0,5 kg	6–12 Monate
Trockenvorräte		
Dauerbrot, Knäckebrot, Zwieback, Hartkeks, Biskuits	2 kg	1 Jahr
Nährmittel, z. B. Haferflocken	0,8 kg	1 Jahr
Zucker	0,5 kg	unbegrenzt
Salz, Gewürze	¼ kg	unbegrenzt
Sonstiges		
Babynahrung, Diätverpflegung		2 Jahre

Gemahlener Kaffee oder Kaffee-Extraktpulver		1 Jahr
Schwarzer- oder Kräutertee	½ kg	3 Jahre
Kakao		6 Monate

* Die Lagerdauer entspricht den Empfehlungen des Bundesministers für Ernährung, Landwirtschaft und Forsten

*** die handelsüblich als Kilokonserven bezeichneten Dosen enthalten im allgemeinen nur ca. 860 g

*** HD – Haltbarkeitsdatum auf der Packung angegeben

Zum Lebensmittelvorrat gehört unbedingt eine ausreichende Menge von Flüssigkeit, und zwar 2 ½ Liter pro Tag und Person.

Vorrat pro Person für 14 Tage:

	Menge	Haltbarkeit	Aufbewahrung
Leitungswasser Mineralwasser	35 l	6 bis 12 Monate	trocken, kühl und lichtgeschützt
Vitaminisierte Gemüse- und Fruchtsäfte	3 l	1 bis 2 Jahre	

Für Menschen und Tiere nimmt man eine Überlebenschance von einem Druck von 0,3 bar (abfallend) auf z. B. 0,1 oder 0,07 an. Höhere Drücke wie 0,5 bar dürften selten überstanden werden, zumal diese mit einem totalen Zusammensturz der Bauten verbunden sind.

50 % der Energie prallen mit mehrfacher Schallgeschwindigkeit als *Druckwelle* auf das Gebäude *(Druckphase)*. Der Vorgang dauert Sekunden, sinkt auf Null ab und verkehrt sich dann in eine *Sogphase* in entgegengesetzter Richtung. Dieser Vorgang spielt sich vor allem über der Erde ab im Gegensatz zu herkömmlichen Bombenexplosionen, bei denen die Bombe durch das Haus bis in den Keller durchschlägt und dann von Innen heraus nach allen Seiten eine Detonation erfolgt.

* AID = Auswertungs- und Informationsdienst für Ernährung, Landwirtschaft und Forsten e. V. (AID), Broschüre *»Vorbeugender Schutz für Nutztiere im Verteidigungsfall«* im Auftrage des Bundesministeriums für Ernährung, Landwirtschaft und Forsten Bonn, 1978

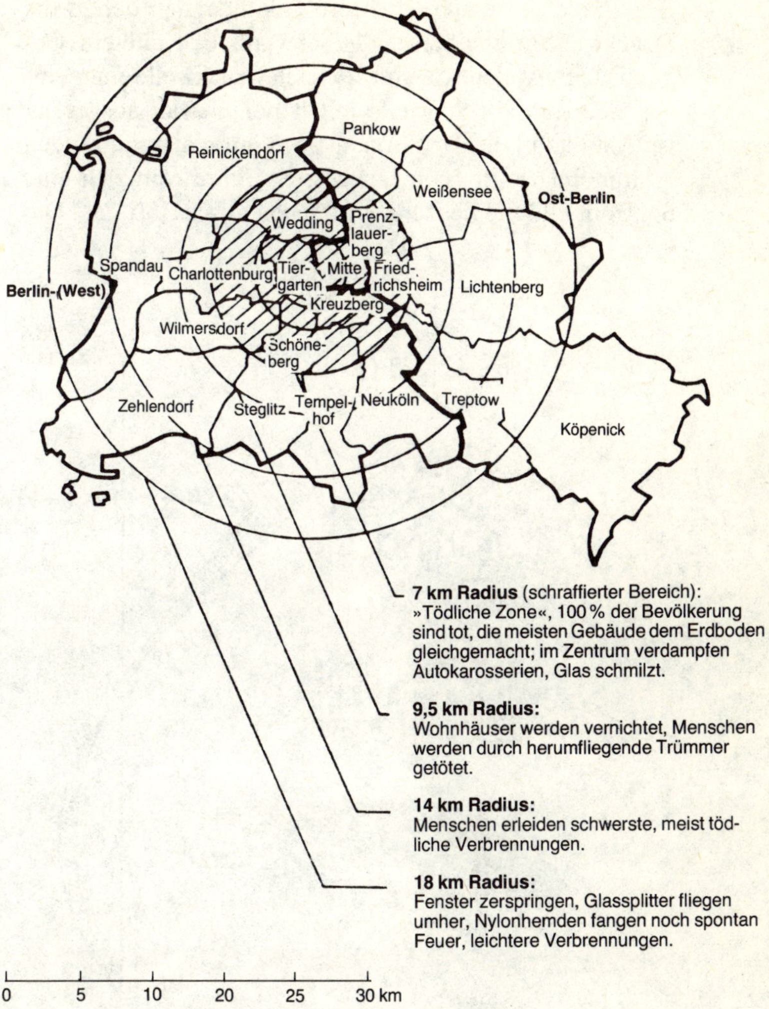

Abbildung 25.1 Luftexplosion einer 1-Megatonnen-Atombombe über dem Brandenburger Tor (aus »Medizin und Atomkrieg hilflos?« Verlaggesellschaft Gesundheit)

Die Explosion dauert mehrere Sekunden, in denen die Druckwelle mit Überschallgeschwindigkeit auf ein Gebäude trifft, welches nach der ersten Druckwelle einer entgegengerichteten Sogwelle mit hoher Gewalt ausgesetzt ist. Man kann diesen Vorgang auch mit einem fahrenden Automobil vergleichen, an dessen Hinterfront sich eine Sogfront bildet. Dies zeigt grob schematisch *Abb. 25.2* Die

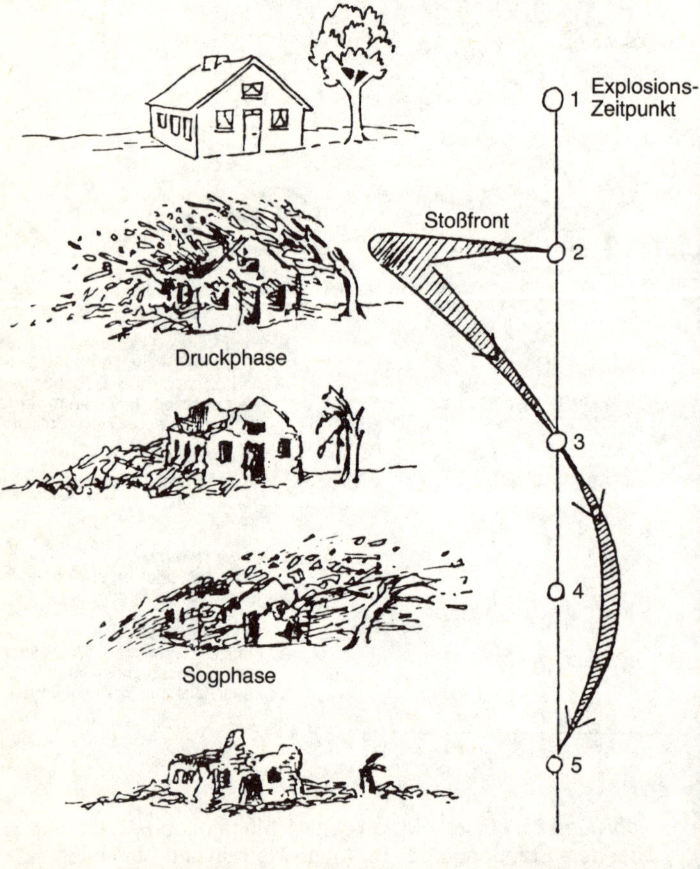

Abbildung 25.2 Druckphase und Sogphase (nach AID, 1978)

zerstörerische Kraft für Gebäude liegt auf der Hand. Bei 0,3 bar wird für 50 % und bei 0,1 bar für alle Häuser ein Totalschaden angenommen. Dem Leser wird auffallen, daß hier nur von Druckmessungen (in bar) die Rede ist und nicht von Entfernungen vom Explosionsort, bei denen noch eine Überlebenschance besteht. Dies ist deswegen kaum möglich, da das Ausmaß des Drucks natürlich von der Sprengkraft einer oder mehrerer Kernwaffenexplosionen abhängt, die bis in den Megatonnenbereich reichen könnte. Trotzdem versucht *Abb. 25.1* eine solche Darstellung mit Entfernungsangaben zu konstruieren.

Viele Menschen fürchten bei einer Kernwaffenexplosion an *erster* Stelle die *radioaktiven Niederschläge.* 85 % der freiwerdenden riesigen Druck- und Hitzeenergie sind ausreichend gefährlich, um Tiere und Menschen zu vernichten. Die riesige Hitzewelle, die wie ein Feuerball mit der Explosion frei wird, verbrennt alles, was ihr begegnet. Eine der wichtigsten Schutzmaßnahmen ist, sofort jede Möglichkeit der Bodendeckung wahrzunehmen (Graben, Kanäle, Keller, Bergstollen usw.), um der Druck- und Hitzewelle zu entgehen. In *Hiroshima* konnten sich Menschen schützen, die in Kanalrohre krochen; andere, die in den Feuerball der Explosion sahen, verloren ihr Augenlicht. Wieder andere konnten sich vor der nahenden Hitzewelle schützen, wenn sie sich in den Lichtschutz einer Wand, eines großen Baums usw. warfen, weil die Hitzewelle nach Art eines »Flammenwerfers« auf einen Gegenstand aufprallt.

Die Hitzestrahlen treffen mit Lichtgeschwindigkeit (300000 km pro Sekunde) auf das Objekt auf und sind damit schneller als die Druckwelle, die ihrerseits die mehrfache Schallgeschwindigkeit erreicht. Dafür ist die Hitzewelle (wegen ihrer Geschwindigkeit) auch extrem kurz in der Wirkung.

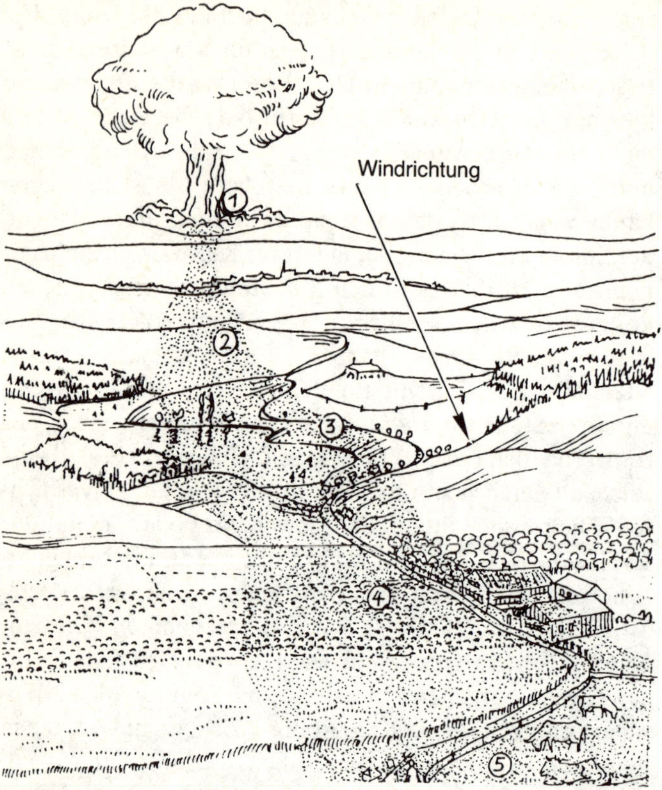

Abbildung 25.3 Ausbreitungsgebiet des radioaktiven Niederschlags in Windrichtung (nach AID, 1978)

1. Explosionspunkt, 2. Ausbreitungsgebiet des radioaktiven Niederschlags, 3. Gefahr für die Trinkwasser- und Nutzwasserversorgung, 4. Gefahr für Getreide, Gemüse, Obst, Hackfrüchte, 5. Gefahr für Mensch und Tier, besonders im Freien

Die tödliche *Wärmestrahlung* ist bei Nuklearwaffen erheblich größer als ihre *Anfangskernstrahlung*. Nach *Gladstone* und *Dolan* kann die Anfangssstrahlung bei einer 1-Megatonnen-Explosion einen Menschen noch in anderthalb Ki-

lometer Entfernung töten, auch wenn er durch einen 60 cm breiten Betonklotz abgeschirmt ist. Anders ist das bei der *Neutronenbombe,* bei der 80% der Gesamtenergie in Form der *Neutronenstrahlen* austreten und die *Druckwelle* einen geringeren Einfluß hat.
Bei einer 1-Megatonnen-Explosion erreicht die Temperatur in einem Durchmesser von ca. 2 Kilometern in der Mitte *mehrere Mal* 10 Millionen Grad Celsius (Feuerball). Die Wärmestrahlen haben bis ca. 11 km tödliche Wirkung. Bei einer 10-Megatonnen-Bombe soll die tödliche Hitzewirkung bis 21 km reichen.
Bei einer 1-Megatonnen-Explosion werden bis zu ca. 7 km gewöhnliche Backsteinhäuser und bis zu 5 km stärkere Betonbauten zerstört. Dem Druckstoß folgen Winde bis zu mehreren hundert Kilometer Geschwindigkeit pro Stunde in einigen Sekunden.

Die radioaktive Strahlung

15% der Energie treten als *Kernstrahlung* innerhalb ca. 1 Minute auf. Der Vorgang läuft in 2 Phasen ab. In der 1. Phase, also unmittelbar mit der Explosion, wird innerhalb der ersten Minuten radioaktive Strahlung frei.
In der 2. Phase steigt der Feuerball in die Höhe und gibt nach einiger Zeit *(Abb. 25.3) radioaktive Niederschläge* zum Boden ab, die als *»Fallout«* oder radioaktive Wolke

Abbildung 25.4

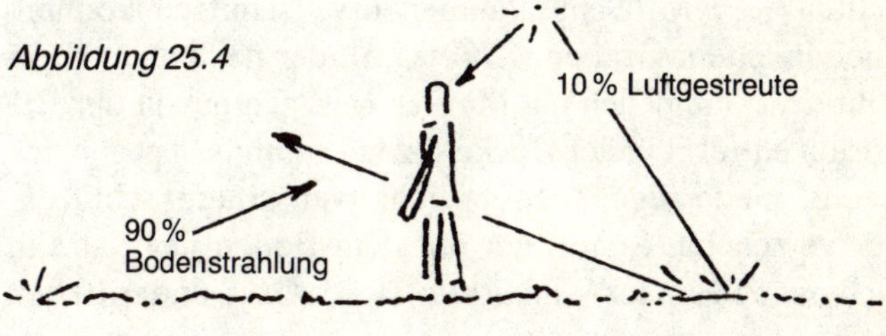

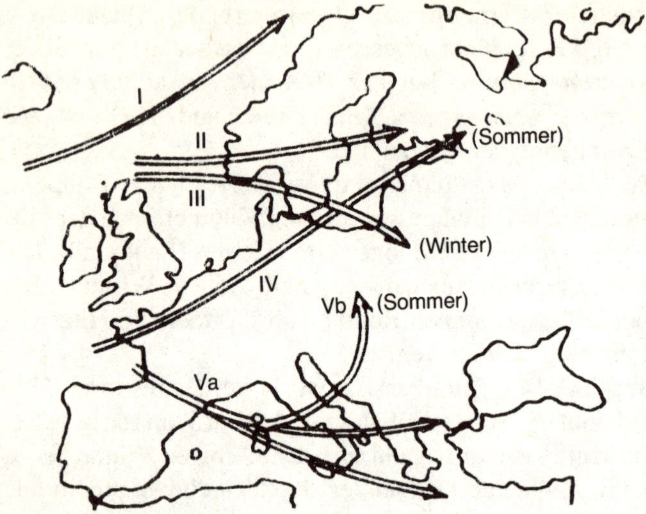

zu Boden sinken. Sie werden für Menschen und Tiere nur in dem Bereich gefährlich, wo sie tatsächlich niedergehen. Das hängt von der Windrichtung ab *(Abb. 25.4),* in der die Wolke weitergetrieben wird.

Diese Strahlung kann mehrere Tage anhalten und läßt in der Intensität langsam nach. Gegen diese Strahlung ist ein Schutz möglich, wenn sie Regionen trifft, die unterhalb der 0,3-bar-Zone der Druckwelle nicht jeden Schutzes beraubt sind, sich die Menschen gegen die Strahlung in noch dichten Kellern, Schutzräumen usw. schützen können. Auch in einem Graben *(Abb. 25.6),* der nach oben abgedichtet ist, kann sich ein Mensch weit genug von der Explosion entfernt in der Hocke sitzend zumindest gegen den bereits niederregnenden radioaktiven Staub schützen. Der verseuchte Staub, der auf dem Boden liegt, strahlt nach oben in einem Winkel von ca. 25° Grad und trifft den

Menschen oder das Tier dann nicht direkt frontal oder nur gering. Dies veranschaulicht *Abb. 25.5.*
90% der niedergegangenen Fallouts sind Bodenstrahlen und nur *10% luftgestreute Strahlen.* Menschen, die sich in

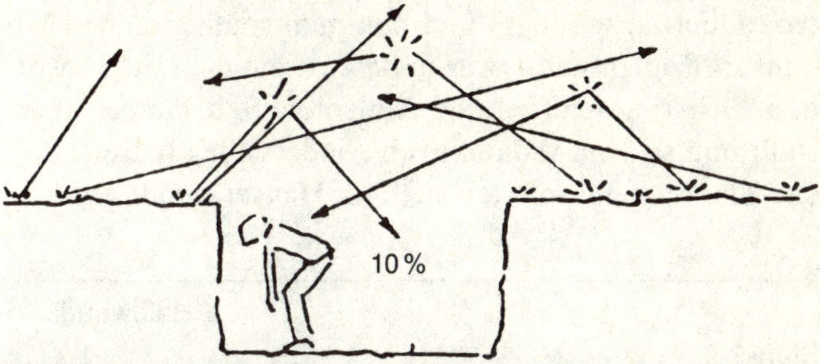

Abbildung 25.5

Abb. 25.5 zeigt, daß 90% der Strahlen Bodenstrahlen sind, die in einem Winkel von 15–30° vom Boden schräg in die Höhe strahlen. Nur 10% sind reflektierte luftgestreute Strahlen, die einen Menschen in einem Erdloch treffen können. Überlebende in einem Schutzkeller unterhalb der Erdlinie könnten sich schützen. (Nach AID, 1978)
Dies gilt auch für die Lagerung von Nahrungsmittel für den Überlebenszweck.

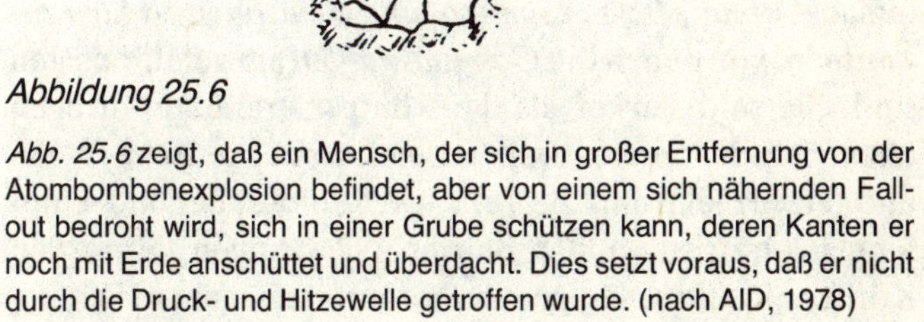

Abbildung 25.6

Abb. 25.6 zeigt, daß ein Mensch, der sich in großer Entfernung von der Atombombenexplosion befindet, aber von einem sich nähernden Fallout bedroht wird, sich in einer Grube schützen kann, deren Kanten er noch mit Erde anschüttet und überdacht. Dies setzt voraus, daß er nicht durch die Druck- und Hitzewelle getroffen wurde. (nach AID, 1978)

einem Keller unterhalb der Bodenlinie befinden (oder die die oberhalb der Bodenlinie befindlichen Mauerteile mit einem Erdwall angeschüttet und geschützt haben), können einen Schutz vor allem Fallout finden. Der radioaktive Niederschlag wird gerne mit Staub verglichen, der sich auf eine Oberfläche »legt« und den man später wegwischen oder fortspülen kann, was in der Tat möglich ist. So werden auf Kriegsschiffen alle Außenteile mit Wasser überspült und so vom radioaktiven Niederschlag befreit. Solche Empfehlungen gelten auch für Häuser, Ställe etc.

	Halbwertdicke
Stahl	1,7 cm
Beton	5,5 cm
Erde	8 cm
Vollziegel	10 cm
Wasser	12 cm
Holz	20 cm
Stroh, gepreßt	80–130 cm
Stroh, lose	200–300 cm

Tabelle 25.7

Tab. 25.7 zeigt die ungefähre Reihenfolge von Materialien und deren Dicke, die gegen einen Fallout (nicht gegen die Primärstrahlung im Explosionsbereich) schützen könnten. (nach AID 1978)

Die Strahlung setzt sich bei den herkömmlichen Kernwaffen aus *Alpha-, Beta-, Gamma- und Neutronenstrahlen* zusammen, von denen die *Gammastrahlen* am gefährlichsten sind. Sie sind stärker als die Röntgenstrahlung, dringen über viele Kilometer weit als elektromagnetische Welle und setzen elektronische Teile wie Radiosender und -empfänger kurzfristig außer Betrieb. Sie dringen tief in den Körper ein und schädigen ihn, sofern man nicht in Schutz-

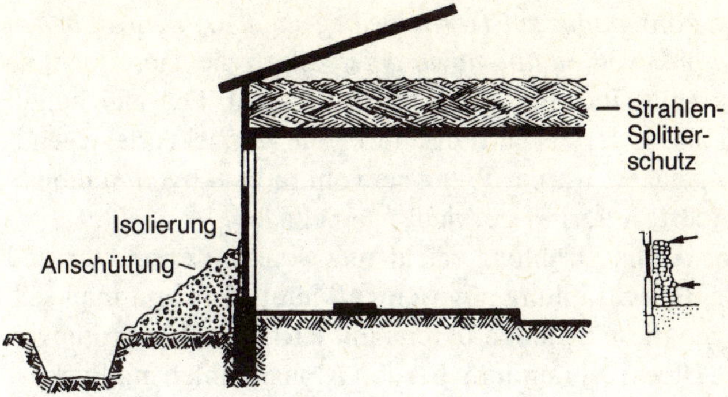

Abbildung 25.7

Abb. 25.7 zeigt, wie man einen behelfsmäßigen Strahlenschutz anlegen müßte, um Mensch und Tier provisorisch zu schützen, wenn sich keine bessere Schutzraumlösung anbietet. (nach AID, 1978)

kellern geschützt ist. Das Wesen des Strahlungsablaufs ist, daß die Strahlen beim Durchdringen einer Materie teilweise die eigene Energie auf die Atome der anderen Materie übertragen und dadurch selber zunehmend ihre Energie verlieren.

Auch die Neutronenstrahlen lassen sich nur durch einen sehr starken Schutzwall behindern. Sie treten lediglich in den ersten Sekunden direkt am Ort der Kernwaffenexplosion auf und machen die betroffenen Teile radioaktiv. Obwohl der radioaktive Fallout mit dem Wind forttreibt, befindet sich weder in der radioaktiven Wolke noch am Boden im Niederschlag (Fallout) Neutronenstrahlung. Zwar können alle getroffenen Teile, auch Tiere, mit radioaktivem Staub oberflächlich bedeckt sein, was zu einer Erkrankung und Schädigung des Menschen oder des Tiers führt, selber radioaktiv wird der getroffene Organismus im Falloutgebiet jedoch nicht.

Dies ist für die Ernährung von größter Bedeutung. Fleisch

von kontaminierten Tieren bleibt genießbar, wenn man den radioaktiven Staub »abwäscht«, sofern die Tiere nicht so erkrankt sind, daß sie ungenießbar sind. Das gleiche gilt für alle anderen Nahrungsmittel, die verpackt oder irgendwo gelagert waren. Wenn sie vom radioaktiven Staub gesäubert sind, sind sie wieder genießbar.
Die Alpha-Strahlung reicht nur wenige Zentimeter und die Beta-Strahlung nur wenige Meter. So kann man sich gegen diese Strahlen bereits mit leichten Abschirmungen wie Blech, Aluminium, bei den Alphastrahlen mit Packpapier, eventuell mit dichtgewebten Kleidern schützen *(Abb. 25.6).*
Der radioaktive Staub bleibt relativ lange in der Luft. Somit können auch große Landstriche davon befallen werden.
In einem konstruierten Fall einer Kernwaffenexplosion etwa im Raum Emden könnte sich der Fallout von der Nordsee bis nach Stuttgart und weiter erstrecken oder als *Spät-Fallout* über Jahre hinweg in der Stratosphäre um die Erde kreisen und sich erst mit der Zeit zur Erde senken. Eine Ausnahme macht eine *Kernwaffenexplosion in der Luft,* die 25% mehr Schäden anrichtet, aber möglicherweise keinen oder wenig Staub aufwirbelt, so daß nur geringe Mengen an radioaktivem Fallout niedergehen. Dies war in *Hiroshima* der Fall, so daß Hilfstruppen bereits nach wenigen Tagen die zerstörten Stätten aufsuchen konnten.
In der Regel senkt sich der Niederschlag nach der Explosion innerhalb von 2 Tagen nieder und gefährdet vor allem die ungeschützten Landstriche und ihre Äcker mit Getreide, Vegetabilien, Nutz- und Schlachtvieh. In den Städten, sofern sie nur beschädigt und nicht zerstört wurden, sind Mensch und Tier in Kellern und Häusern besser als draußen geschützt. Da sich der Fallout wie ein Teppich auf alles lagert, von schrägen Flächen wie Dächern abrutscht und

seitlich auf den Boden fällt, muß besonders auf den Schutz von Belüftungsanlagen geachtet werden. Ungeschützte Ventilatoren würden den Staub in die Kellerräume saugen. Pro Person werden pro Stunde 3 m^3 Luft benötigt. Die Schutzräume und Lagerstätten für Nahrungsmittel und Wasser müssen also vor dem Eindringen vor radioaktivem Staub geschützt sein.

Niemand darf den Schutzraum verlassen, bevor eine amtliche Entwarnung erfolgt ist (mindestens nach 14 Tagen). Das Verlassen der Schutzräume ist erst möglich, wenn die Radioaktivität des Fallouts soweit zurückgegangen ist, daß der Mensch nicht mehr gefährdet ist.

Das heißt für die Nahrungsbevorratung, daß pro Person *für wenigstens 2 Wochen Nahrung und Trinkwasser sicher dort gelagert sein müssen,* wo sich Menschen im Schutzraum aufhalten. Ebensowenig wie man die geschützten Räume ins Freie verlassen darf, ebensowenig kann man die oberen ungeschützten Stockwerke ungefährdet aufsuchen.

Abb. 25.8 zeigt schematisch die Zeitdauer des Rückgangs an radioaktiver Strahlung. Für die Gefährlichkeit des Fallouts ist natürlich die Zeit maßgeblich, die zwischen Abregnen und Kernwaffenexplosion liegt. Die Strahlung wird um so schwächer sein, je größer diese Zeitdifferenz ist. Deshalb wird auch die Isolierung der Menschen in Schutzräumen weit entfernt vom Explosionsort kürzer sein können als in dessen Nähe.

Daraus ergibt sich für Vorsorgemaßnahmen für die Ernährung des Menschen, daß er in *einem voraussichtlichen Gefahrengebiet des Niedergangs der radioaktiven Wolke auch noch eine gewisse Frist hat, Mensch und Tier, Nahrungsmittel und vor allem Trinkwasser in geschützten Räumen vor dem Fallout zu sichern.* Dieser Fallout wird dann ohne wesentliche Druck- oder Hitzewelle schleichend niederge-

hen und die Menschen Hunderte von Kilometern entfernt gefahrbringend überfallen.
Da niemand die Strahlenintensität kennt, die niedergegangen ist und noch vorliegt, sollte man sich einen *Geigerzähler* zur Eigenmessung beschaffen.
Natürlich hätten alle vorsorglichen Überlegungen die Zahl und Stärke der Atombombenexplosionen zu berücksichtigen, die niemand ahnen kann. Die *Bombe von Hiroshima* bedeutete »nichts« gegen die Gewalten der heutigen Waffenarsenale.

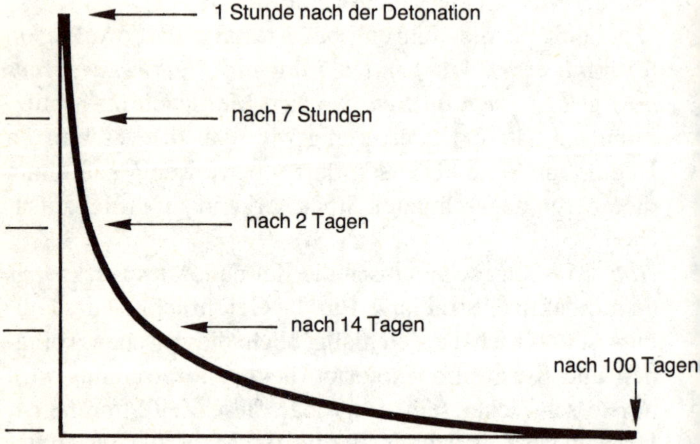

Abbildung 25.8 Zeitlicher Abfall der Radioaktivität der Spaltprodukte

Die Kernstrahlung ist unmittelbar nach der Explosion am gefährlichsten. Nach 7 Stunden ist sie bereits auf 1/10 (s. Abb.) abgesunken, nach 14 Tagen auf 1/1000. Je länger man im Schutzraum bleibt, desto größer sind die Überlebenschancen.

In verschiedenen Warnschriften wird darauf verwiesen, einen kleinen *Rundfunkempfänger* mit Batterie nebst Batterieersatz geschützt in einer starken Stahldose vor einer elektromagnetischen Strahlenschädigung aufzubewahren, um funktechnische Hinweise durch Behörden betreffs Rückgang der Strahlen empfangen zu können. Der Schutz vor Strahlen ist um so sicherer, je massiver Gebäude und Schutzräume sind und desto *winkliger die Zugänge* zu den Schutzräumen gelegt werden, damit die Strahlen an jeder Krümmung auf eine Mauerwand treffen und zunehmend an Energie verlieren.
Weitere Informationen über die Auswirkungen atomarer Verseuchung bitten wir der entsprechenden Fachliteratur zu entnehmen. Meine Ausführungen sollten sich nur kurz auf das Wesentliche beschränken, um Maßnahmen zu verstehen, die hinsichtlich der Ernährung zu treffen sind.

Was würde sich im Extremfall auf der Erde abspielen?

Der Abwurf nur einer einzigen *Mega-Tonnen-Bombe* würde eine Freisetzung der tausendfachen Energiemenge der *Hiroshima-Atombombe* bedeuten. Neben den eigentlichen Zerstörungsvorgängen im Explosionsgebiet würde eine *Änderung des Klimas* einsetzen. Bei mehrfachem Atombombeneinsatz würde es wahrscheinlich zur Zerstörung der lebenswichtigen *Ozonschicht* kommen, die uns vor einem Eindringen gefährlicher *UV-Strahlen* aus dem Weltraum schützt. Es käme zunächst zu riesigen Bränden, und die in die Höhe geworfenen Staubschichten würden zu einer *Verfinsterung* führen. Da das Sonnenlicht die Staubschicht kaum mehr durchdränge, wäre eisige *Kälte* die Folge. Die Temperatur würde weit unter den Gefrierpunkt sinken. Wo einst tropische Wärme herrschte, würde tiefster Frost herrschen.

Weit *entlegene Zonen* der Welt würden mit betroffen. Die *Photosynthese* der Pflanzen und damit ihre Lebensfähigkeit würde beendet. Die *medizinische Versorgung* käme zum Erliegen. Die *Staubwolke* mit ihrer Finsternis würde vor allem über der nördlichen Erdkugel extrem kalte Temperaturen erzeugen. Man vermutet, daß bei einem ernsten Schlagabtausch oder bei Einsatz zahlloser Atombomben auf beiden Seiten nach ca. 243 Tagen in den USA Temperaturen von −32° Grad, in Zentralafrika von −10° Grad, in Europa von −27° Grad herrschen würden, aber auf hohen Gebirgen wie den *Anden* oder in *Tibet,* die dann von den UV-Strahlen erfaßt würden, *Wärmetemperaturen* von +6° (Anden) und +20° (Tibet) herrschen würden. Riesige *Wassermassen* würden sich beim Schmelzen der Schneemassen bilden und die Erde verwüsten. Die *Lufthülle* um die Erdkugel ist so dünn, daß sie zerstört würde und auch dadurch eine Überlebensmöglichkeit der Menschen nicht mehr gegeben wäre. (Dicke der Lufthülle: ca. 30 km)

Maßnahmen zur Sicherstellung der Ernährung im Falle einer Kernwaffenexplosion

Nahrung und *Trinkwasser* müssen in einem strahlensicheren Raum vor allem gegen die Sekundärstrahlung durch den Fallout geschützt sein. Von immenser Wichtigkeit ist die Kenntnis, daß die Ausbreitung der radioaktiven Strahlen des Fallouts nicht mit der einer Explosionswelle zu vergleichen ist, die den Menschen direkt trifft. *Liegt der Fallout auf dem Boden, so strahlen (Abb. 25.5) seine radioaktiven Wellen ungefähr in einem Winkel von ca. 25°* schräg nach oben (sog. Bodenstrahlung). Treffen sie in diesem Winkel auf Menschen, Tiere, Nahrungsmittel, Kellerfenster, Hauswände usw., liegt alles im direkten *Einstrah-*

lungswinkel und ist hochgradig gefährdet. Befinden sich Menschen und Tiere unterhalb des Winkels in der Erde (z. B. in einem Schutzkeller, Hauskeller oder in einer Grube), so geht die Bodenstrahlung über sie hinweg und trifft sie nicht. In diesem Fall bleiben nur noch ca. 10% an sog. *Luft-* oder *Streustrahlung* übrig, die gefährlich werden können. Deswegen müssen sich Menschen im Falle eines herannahenden Fallouts entweder in einen Keller unterhalb der Erdoberfläche begeben oder in eine Grube, die möglichst noch einen aufgeschütteten Erdwall *(Abb. 25.6)* mit einer darübergedeckten *Aluminiumfolie* hat, die seitlich mit Erde zu beschweren ist, um alles möglichst abzudichten.

Über der Erde gelegene Kellerwände müssen mit einem Erdwall angeschüttet werden, ebenso Tierställe. Menschen, die unterwegs sind (Autofahrer, Radfahrer, Bauern u. a.) sollten im Ernstfall deswegen stets eine sog. *Überlebensfolie* bei sich haben, die aus einer aluminiumbeschichteten Kunststoffolie besteht und eine stark isolierende Wirkung (auch gegen Kälte) hat. Sie ist im Fachhandel erhältlich.

Ein zusätzlicher Schutz zur Sicherung der über der Erde liegenden Keller und Ställe ist, vor dem anzuschüttenden Erdreich einen ca. 40 cm breiten und entsprechend hohen Betonsockel (40 cm bis 1 Meter und höher) anzubringen und zwischen Betonsockel und Haus oder Stall noch eine Stahlplatte anzubringen.

Die Lüftung der Schutzräume muß fachmännisch gelöst sein. Gegen Strahlen helfen keine Schutzanzüge, wohl aber gegen den radioaktiven Fallout. Das Prinzip, daß man radioaktiven Fallout von allen Flächen abspritzen kann, gilt für alle Dächer von Häusern, Ställen und anderen Gebilden, wobei vorher zu überlegen ist, wo Wasser und radioaktive Teile dann bleiben.

Die größte Gefahr betrifft die Trinkwasserversorgung

Das größte Problem ist die Trinkwasserversorgung. Wir haben eingangs ausgeführt, daß der Bund sog. *Notbrunnen* für die *Trinkwasserversorgung* errichtet hat, die natürlich bis zum Abklingen der Strahlenintensität nicht benutzt werden können, da die Einwohner ihre Schutzräume bis zu 2 Wochen möglicherweise nicht verlassen dürfen. Der Wasserbedarf des Menschen ist in *Kapitel 3* geschildert. Normalerweise wird 1 Liter durch den Wassergehalt der Nahrungsmittel (Gemüse, Obst usw.) geliefert, die man in den Schutzräumen nicht lagern kann. Hier kommen nur die in *Tab. 2.3–2.5* genannten dauerlagerfähigen Lebensmittel in Betracht. Also müssen täglich mindestens 2 bis 2,5 Liter pro Kopf an Flüssigkeit getrunken bzw. gelagert werden.
Das bedeutet, daß man pro Person für zwei Wochen ausschließlich für Trinkwasserzwecke 28–35 Liter bereithalten muß. Bei einer 5köpfigen Familie wären dies 140–175 Liter. Jedoch sollte noch ein Sicherheitszuschlag gemacht werden, da bei Fieber und Hitze Schweißverluste und damit verbunden ein erhöhter Flüssigkeitsbedarf entsteht. Auch werden gewisse Mengen an Wasser zum Kochen von Lebensmitteln benötigt.
Das würde heißen, daß *für Ernährungszwecke ein 250 Literfaß aus Metall* (strahlensicher, gibt es als Benzinfaß) verschlossen *im Keller bereitstehen sollte.* Damit ist jedoch noch nicht der Wasserbedarf in der Toilette, das Abwasserproblem und die Möglichkeit geklärt, aus einem eventuell eigenen Brunnen filtriertes Wasser benutzen zu können. Diese Frage sollte mit einem Fachmann beraten werden.
Es gibt Familien, die sich große Milchkannen in den Keller stellen, wie sie in der Landwirtschaft üblich sind.

Langfristig gesehen wird jedoch kaum der einzelne das Wasserproblem bei umfassender Verseuchung lösen, es sei denn, er baut sich im Schutzkeller einen größeren Wasserbehälter, so wie ihn früher viele Haushalte hatten, um kalkfreies Regenwasser im Waschkeller für ihre Wäsche zu haben.

Das kontaminierte Wasser könnte z. B. mit radioaktivem *Strontium* verunreinigt werden, welches mit dem Wasser in den Boden, von dort in die Pflanzen gelangt, die damit für die menschliche Ernährung unbrauchbar würden. Es gelangte schließlich in das Grundwasser. Der Abbau von Strontium dauert Jahrzehnte (Halbwertszeit: 28 Jahre). Normalerweise enthalten eine Reihe von Pflanzen (Mehl, Kartoffeln, Karotten, Kohl, Salat, Erbsen, Bohnen) oder auch Milchpulver, flüssige Milch und Käse eine gewisse Menge an normalem Strontium. Die Aufnahme beträgt beim Menschen pro Tag 1,5 bis 2,5 mg. Man nimmt an, daß sich im Menschen ca. 0,25–1,0 g an Strontium in dem Knochen befinden.

Das radioaktive Isotop Strontium 90 hat gefürchtete Berühmtheit dadurch erlangt, daß es nach unserem heutigen Wissen das gefährlichste Spaltprodukt der Atombomben darstellt. ^{90}Sr ist ein Betastrahler. Die Gefährlichkeit des ^{90}Sr liegt darin, daß es sich im Körper ähnlich wie Calcium verhält und analog wie dieses in Knochen eingebaut wird. Strontium findet sich in Knochenasche normalerweise in einer Konzentration von 100 mg/kg. 40% der Knochenasche sind Calcium, folglich ist das Verhältnis Sr:Ca = 1:4000. Da bekanntlich der jugendliche Organismus besonders viel Calcium zum Aufbau der Knochen benötigt, ist die Gefährdung der Jugend durch Aufnahme von ^{90}Sr besonders groß.

Eine besonders große Aufnahme findet beim Trinken von Zisternenwasser statt, da mit dem Regen ein großer Teil der in der

Atmosphäre befindlichen radioaktiven Partikel ausgewaschen wird. In solchem Wasser wurde ein starker Anstieg der Radioaktivität gemessen.

Gelangt durch den Kernwaffeneinsatz aktiviertes radioaktives Strontium in die Nahrung, so wird dieses beim Menschen in den Knochen abgelagert, von wo aus es den Organismus mit Strahlen belastet. Leider gelingt es nicht, durch vorherige Aufnahme von inaktivem Strontium die Speicher so aufzufüllen, daß für die Aufnahme von radioaktivem Strontium kein Platz mehr ist. Die Dosis, die man essen müßte, wäre in sich bereits toxisch.
Anders ist dies bei der radioaktiven Kontaminierung von *Jod,* welches von der Schilddrüse aufgenommen würde.
131 J tritt als Spaltprodukt bei der Atomexplosion auf. Es besitzt eine Halbwertszeit von ca. 8 Tagen und wird aufgrund dieses relativ kleinen Wertes als weniger gefährlich angesehen. Das Jod wird außerdem schnell ausgeschieden.
Hier läßt sich durch vorherige Jodaufnahme ohne Komplikationen die Schilddrüse so ausreichend mit Jod füllen, daß nur geringe Mengen an radioaktivem Jod gespeichert würden. Deswegen empfiehlt man heute bereits, bei einem drohenden Angriff Jodtabletten vorbeugend einzunehmen (z. B. Kaliumjodat).
Wenn man vom radioaktiven Niederschlag mit dem Fallout absieht, der sich wie ein Teppich auf alles legt, gehen mit dem Fallout keine radioaktiven Strahlen (α, β-, und γ-Strahlen) nieder, die imstande wären, andere Elemente selber radioaktiv zu machen. Dies geschieht nur im Zentrum der Explosion durch die *Neutronenstrahlen* in den ersten Sekunden. Die Reichweite der Neutronenstrahlung reicht nur über einige Kilometer. Daraus folgt, daß Gebiete, die nicht mehr von der Neutronenstrahlung erfaßt wer-

den, auch nicht dauerhaft radioaktiviert werden und daß dort Trink- und Grundwasser nicht dauerhaft verseucht bleiben. Solange allerdings die Strahlenintensität im Niederschlag anhält, ist jede Materie ungenießbar, nicht aber mehr, wenn die Strahlungsenergie abgebaut und der kontaminierte Gegenstand vom Atomstaub gesäubert ist.

Welche Nahrungsmittel müssen im Ernstfall einer atomaren Bedrohung gelagert werden?

Hier kommen am ersten die in *Tab. 2.2–2.7* aufgelisteten *Nahrungsmittel in Frage, die sich über Jahre – fest verschlossen – lagern lassen. Da niemand weiß, wann eine Kernwaffenexplosion kommt, ist eine Dauerlagerung von Gemüse unmöglich. Im Fall einer drohenden und eventuell absehbaren Krise ist jedoch die Einlagerung von 1 oder 2 Zentnern Kartoffeln möglich. Sie lassen sich problemlos in Säcken in einer Kellerecke lagern und füllen den Magen. Auch lassen sich kurzfristig zusätzlich Haferflocken, Cornflakes, Müsli und Hülsenfrüchte einlagern. Die wichtigsten Nahrungsmittel sind jedoch Milchpulver und Eipulver, die mit Wasser verdünnt werden können.* Wichtig ist auch die Lagerung von Vitamin-Mineralstofftabletten *(Tab. 20.1).*
Die Mengen an Nahrungsmitteln, welche in Gramm berechnet pro Tag und Kopf benötigt werden, gehen aus *Tab. 2.5* hervor. Der Bedarf ist in *Tab. 2.5* jedoch für denjenigen eines Schwerarbeiters ausgelegt mit einem Bedarf von 3700 kcal/Tag. Da man ohne eine solche Tätigkeit im Bunker oder Keller einen wesentlich geringeren Bedarf hat, würde exakt als Überlebensration die Hälfte der Menge ausreichen, das wären 1850 Kalorien.
Wer also seinen Bedarf für einen bis zu 14 Tagen dauernden Schutzraumaufenthalt ausrechnen will, braucht den in *Tab. 2.5* angegebenen Bedarf in g nur zu halbieren. Im üb-

rigen dürfte eine Spanne von nur 2 Wochen mit reduzierter Nahrungsaufnahme keine Dauerschäden bewirken, wenn vorher die Ernährung noch einigermaßen ausreichend war.
Zu den Lagervorräten sollten Öl, Speck, Zucker und Milchpulver als Energiespender gehören. 10 kg Speck enthalten 60450 kcal, 10 kg Öl 92070 kcal, 10 kg Zucker 38500 kcal, 10 kg Magermilchpulver 36200 kcal und einen ausreichenden Eiweißgehalt für den Notfall.
Hier verweise ich auf das Kapitel mit praktischen Vorschlägen für eine Überlebensernährung insbesondere mit Eiweiß auf Seite 185.
Während des ca. 14tägigen Zwangsaufenthaltes im Schutzkeller wird man im allgemeinen nicht kochen und kein Feuer anzünden dürfen (Sauerstoffverbrauch), sondern kalte Mahlzeiten einnehmen müssen (Müsli usw.). Der Schutzraum muß genügend warme Kleidung (Pullover) enthalten nebst Wolldecken, zumal mit einer Stromversorgung nicht zu rechnen ist (Winter usw.).

Ausstattung für den Hausschutzraum oder Schutzkeller

Aufenthaltsraum
- Sitz- und Liegemöglichkeiten
- Wolldecken oder Schlafsäcke
- Tisch
- Kochgelegenheit (z. B. Camping- oder Spirituskocher)
- Eimer, Töpfe und Geschirr
- Lebensmittelvorräte
- Trinkwasservorräte, Entkeimungsmittel
- Notabort (Camping-Klo)
- Waschgelegenheit, Seife (einschließlich flüssiger Seife oder Schmierseife zur Dekontaminierung, d. h. zur Säuberung von Kampfstoffen), Handtücher
- Notbeleuchtung (Kabellampen, Taschenlampen mit Ersatzbatterien, Kerzen, Campingleuchten, die auch als Kocher oder Notheizung verwendbar sind)

- Rundfunkempfänger mit UKW Netz- und Batteriebetrieb (Ersatzbatterien)
- verschließbare Abfallbehälter
- Verbandkasten groß nach DIN 13169 und Medikamente
- Verbandstoffeimer für Tiere
- Rucksack oder Koffer mit Notgepäck (Ausweise, Familienstammbuch, Blutpaß, Sparbücher, Geld- und Wertsachen sowie alle wichtigen Dokumente und Schriftstücke)
- Spielzeug für Kinder, Unterhaltungsspiele, Lektüre

Vorraum

- Umkleidekoffer oder andere Behälter (z. B. Plastikbehälter) zur verschließbaren Ablage kontaminierter Kleidungsstücke
- Brauch- und Waschwasservorräte
- Waschgelegenheit
- Desinfektionsmittel
- Geräte und Werkzeuge zur Selbstbefreiung und Bergung
- Kleinlöschgeräte

Speisepläne für eine Überlebensernährung

Tagesmenükarten für eine vierwöchige Ernährung aus reiner vegetabiler Pflanzenkost (ohne Verwendung von tierischen Eiweißträgern)

Neben Vorschlägen, wie man ¼ der *»essentiellen« Aminosäuren* des Tagesbedarfes zuführen kann, haben wir komplette *Tagespläne* ausgearbeitet, die vorwiegend aus pflanzlicher Nahrung bestehen, die garantieren, daß alle »essentiellen« Aminosäuren zugeführt werden und zugleich *alle* anderen *lebensnotwendigen Inhaltsstoffe.* Es sind Pläne einer sorgfältig mittels Computertechnik abge-

Tabelle 26.1 Beispiel eines durchschnittlichen Nahrungsmitteleinsatzes pro Tag und Person bei diversen Kostformen à 2400 kcal

Nahrungsmittel	Lactovegetabile Kost (Seite 281)	Vegetabile Kost (Seite 361)	Übliche Mischkost
Milch	300 g	–	300 g
Käse	30 g	–	20 g
Magerquark	50 g	–	50 g
Ei	20 g	–	15 g
Fleisch, Fisch	–	–	80 g
Kochfett	15 g	20 g	15 g
Streichfett	25 g	30 g	25 g
Brot	250 g	250 g	250 g
Getreideprodukte	50 g	80 g	40 g
Kartoffeln	300 g	300 g	250 g
Hülsenfrüchte	20 g	50 g	–
Obst	300 g	300 g	400 g
Gemüse	500 g	500 g	400 g
Zucker	50 g	40 g	55 g
Haselnüsse	20 g	30 g	–

Tabelle 26.1.1 Vergleichende Darstellung über die Nahrungszufuhr bei den drei genannten Kostformen

	a) Empf. Nährst. Zufuhr »normale Ernährung«			b) Lacto-veget. Kost		c) Veget. Kost
Protein:		65 g	12 %	73 g	12 %	56 g
Fett:		77 g	30 %	73 g	28 %	73 g
KH:		350 g	58 %	350 g	60 %	364 g
Kalorien:		2400		2413		2400
Joule:		10000		10150		10000
Cholesterin:		350 mg		200 mg		–
Polyenfettsäuren:		10 g		15 g		25 g
Na:		2–3 g		1,6 g		1,1 g
UN:		25 g		50 g		–
K:		2–3 g		6 g		6 g
Mg:		300–400 mg		644 mg		540 mg
Ca:		700–800 mg		1180 mg		660 mg
P:		700–800 mg		1360 mg		1428 mg
Fe:		12–18 mg		21 mg		23 mg
Mn:		3–4 mg		11 mg		12 mg
Co:		5–10 µg		188 µg		230 µg
Cu:		2–5 mg		4 mg		4 mg
Zn:		10–20 mg		12 mg		11 mg
F:		1 mg		0,4 mg		0,3 mg
J:		100–150 µg		100 µg		100 µg
Vitamine:	A:	0,9–1,5 mg		0,3 mg		0,2 mg
	Carotin:	4–5 mg		14,9 mg		15 mg
	D:	100 IE		127 IE		99 IE
	B_1:	1,4–1,6 mg		1,9 mg		1,9 mg
	B_2:	1,8–2,0 mg		2,0 mg		1,4 mg
	Niacin:	9–15 mg		22,0 mg		24 mg
	B_6:	1,6–1,8 mg		2,9 mg		3,0 mg
	B_{12}:	0,5–5,0 µg		2,1 µg		–
	C:	75 mg		383 mg		430 mg
Aminosäuren:						
Optimaler Bedarf:		*Mindestbedarf:*				
Ileu:	1,4 g	0,7 g		2,7 g		1,8g
Leu:	2,2 g	1,1 g		4,3 g		2,5 g
Lys:	1,6 g	0,8 g		3,1 g		1,9 g
Met:	2,2 g	1,1 g		1,1 g		0,5 g
Phe:	2,2 g	1,1 g		2,5 g		1,8 g
Thre:	1,0 g	0,5 g		2,1 g		1,5 g
Try:	0,5 g	0,25 g		0,6 g		0,4 g
Val:	1,6 g	0,8 g		3,1 g		2,1 g

sicherten Ernährungsplanung, die eine pflanzliche Ernährung unter strengsten Entbehrungen (ohne Milchprodukte, Fleisch, Fisch und andere tierische Eiweißträger) ermöglichen. In einer milderen Hungersituation ist eine Aufbesserung der Nahrung durch Milchprodukte etc. ermöglicht, wenn diese zur Verfügung stehen.
Nachfolgend finden sich Tagesmenükarten für 28 Tage für alle Tagesmahlzeiten. *Tab. 27.1 und 28.1* vergleichen den Nährstoffgehalt unserer vegetabilen Pläne mit dem Nährstoffgehalt einer normalen Mischkost mit Fleisch in Friedenszeiten. Die von uns zusammengestellte *vegetabile Kost* ist fast so *vollwertig wie die normale Ernährung*. Soweit es die Zufuhr von Eiweiß, Fett und Kohlenhydraten und Kalorien angeht, bestehen keine Unterschiede. Allerdings gelten unsere Pläne nur für *Leichtarbeiter* mit einem Bedarf von 2400 kcal. Sie legen einen Grundstock, wie man überhaupt eine solche Ernährung konzipieren und (evtl. kalorisch noch erweitern) kann.

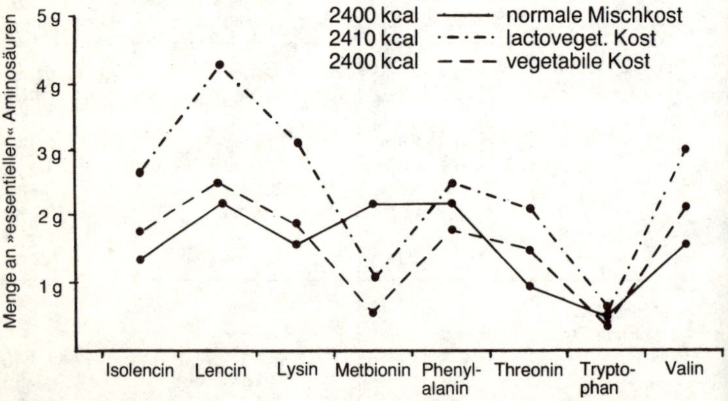

Abbildung 26.1 Vergleichende Darstellung über die Zufuhr der »essentiellen« Aminosäuren bei Normalkost, lacto-vegetabiler und rein vegetabiler Kost.

Das traditionelle Problem der Pflanzenkost ist die *fehlende* Zufuhr an *Vitamin* B_{12}, welches *nur in tierischen Produkten vorkommt,* so in der Milch, in Eiern, Leber, Fleisch, Niere. Deswegen findet man bei strengen Vegetariern sehr niedrige Vitamin-B_{12}-Werte im Blutserum (i. D. 111 µg/l). Wiederkäuer erhalten ihr Vitamin B_{12} mittels Mikroorganismen, die im Darm Cobalamin erzeugen und daraus Vitamin B_{12} synthetisieren. Der Mensch kann leider im Darm selbst synthetisierte Vitamine nicht aufnehmen. Wichtig ist für die Ankurbelung dieses Mechanismus eine ausreichende *Kobaltzufuhr.* Sie liegt bei unserer vegetabilen Kost außergewöhnlich hoch, bei 230 µg anstelle von 5–10 µg in der normalen Ernährung *(vgl. Tab. 27.1).* Die Folge des B_{12}-Mangels sind bei manchen Vegetariern nervöse Störungen, jedoch *nicht die klassische Krankheit des Vitamin-*B_{12}*-Mangels, die »perniziöse Anämie«,* die stets tödlich verlaufen würde. Also muß beim Vegetarismus doch auf irgendeine unbekannte Weise eine gewisse Menge B_{12} zugeführt werden. Der Bedarf liegt bei 5–7,5 µg/Tag. Deswegen muß unter Krisenbedingungen versucht werden, unbedingt etwas Milch oder Ei zu essen, um Vitamin B_{12} zu erhalten.

Die *Eisenzufuhr* mit 23 mg/Tag liegt höher als in der normalen Kost, denn Eisen wird aus Fleisch am besten resorbiert. Trotzdem dürfte die Eisenzufuhr in unserer Kost ausreichen. Die *Fluorzufuhr* liegt mit 0,3 mg/Tag etwas zu niedrig bei einem Bedarf von 1 mg/Tag. Der Genuß von Tee oder eines Mineralwassers mit einem Fluorgehalt von 0,7 mg/l kann diesen Mangel ausgleichen. Gefährlich ist dieser Mangel nicht. In der heutigen allgemeinen Ernährung werden sowieso nur ca. 0,4 mg Fluor zugeführt.

Vitamin A wird mit 0,2 mg zugeführt, sollte aber wenigstens mit 0,9 mg vorliegen. Dafür wird die Vorstufe, das Carotin, in so hohem Maße zugeführt, daß der Mangel

ausgeglichen sein dürfte. Grundsätzlich gilt, daß zur *Abdeckung des Vitamin-A-Bedarfes* nur 1/3 in Form des freien Vitamins A und 2/3 *in Form des Provitamins (Carotin)* zugeführt werden sollen. *Tab. 27.1* zeigt einige Möglichkeiten auf, Vitamin A und B_{12} durch Nahrungsmittel zu ergänzen.
Im übrigen ist die Kost *absolut cholesterinfrei.*

Die Zufuhr der »essentiellen« Aminosäuren

Da dies bei einer solchen Kost ein *spezielles Problem* darstellt, möchten wir auf die Werte in *Abb. 26.1* kurz eingehen. Sie zeigt, daß mit der streng vegetabilen Kost bis auf einen Methionin-Mangel alle »essentiellen« Aminosäuren zugeführt werden. Der Methioningehalt kann jedoch z. T. durch Cystin gedeckt werden. Bei jungen Männern kann L-Cystin 80 % des Methioninbedarfes decken. In unseren Menükarten wird genügend Cystin angeboten; es dürfte damit den Methioninmangel ausgleichen.
Bei *Tryptophan* gilt als Mindestbedarf die Zufuhr von 0,25 g/Tag. Damit liegt bei dieser »essentiellen« Aminosäure wie auch bei den restlichen kein Mangel vor. Da der Min-

Tabelle 26.2 Phytinsäure-Gehalt verschiedener Kostformen
4 Wochen Durchschnitt

	Phytinsäurezufuhr
Normalkost	985 mg/Tag
Lactovegetabile Kost	1330 mg/Tag
Rein vegetabile Kost	1380 mg/Tag

Ein zu hoher Phytinsäuregehalt (der bei unseren Kostformen nicht vorliegt), kann zur Bildung schwerlöslicher Verbindungen mit Calcium, Eisen und Zink führen, die Ernährungsstörungen zur Folge hätten.

destbedarf von Methionin bei 1,1 g/Tag liegt, aber nur 0,5 g angeboten werden, läge hier, sofern man den Ersatz durch Cystin unbeachtet läßt, der einzige Engpaß vor. *Abb. 26.1* zeigt die Zufuhr der »essentiellen« Aminosäuren graphisch auf, und zwar für eine normale Ernährung und für unsere vegetabile Kostform (28 Tageskarten) und die vegetabile Kostform mit Milchprodukten (28 Tageskarten).

Tagesmenükarten für eine vierwöchige Ernährung durch eine lacto-vegetabile Kost (nur aus Vegetabilien, Milchprodukten und Eiern bestehend)

Die Zufuhr von zwei so hochwertigen Eiweißträgern wie Milch und Eiern macht die lacto-vegetabile Kost optimal. Sofern es gelingt, in Krisenzeiten die aufgeführten Nahrungsmittel zu beschaffen, wird bei einer Zufuhr von 2400 Kalorien der *gesamte Nahrungsbedarf* gedeckt.
Hinsichtlich der Zufuhr von Eiweiß, Fett und Kohlenhydraten gibt es keinen Unterschied zur Qualität einer normalen, üblichen Mischkost mit Fleisch, Fisch usw. Die Zufuhr von *Cholesterin* ist auf 200 mg begrenzt. Die Zufuhr von *Linolsäure* (Polyensäuren) erreicht mit 15 mg einen ausgewogenen Wert. In der Zufuhr von *Mineralstoffen und Spurenelementen* gibt es keinerlei Engpäße. Die Bedarfsdeckung ist sogar optimaler als bei der normalen Mischkost (vgl. *Tab. 28.1*). So wird fast die *doppelte Menge* an Magnesium, Kalium, Mangan, Kobalt usw. zugeführt. Im Bereich der *Vitaminversorgung* gibt es keine Probleme. Bei der Zufuhr an *»essentiellen« Aminosäuren* liegt die Zufuhr durchgehend besser als bei Normalkost. Nur bei der Zufuhr von *Methionin* liegt sie niedriger. Jedoch wird der geforderte Mindestbedarf von 1,1 mg/Tag er-

reicht. Auch hier erweist sich die Grunderkenntnis als richtig, daß man für den Menschen eine qualitativ und quantitativ ausreichende Kost durchaus auf dem Boden einer vegetabilen Grundlage konzipieren kann. Sofern eine solche Ernährung durch Eier und Milchprodukte ergänzt wird, entfällt nicht nur die ungewohnte Eintönigkeit, sondern vor allem auch jedweder mögliche Mangel.
Tab. 28.1 gibt eine Übersicht über die Zufuhr an den Nährwertträgern und allen anderen Inhaltsstoffen, berechnet auf den Tagesdurchschnitt von 4 Wochen.

Alle Tagesmenükarten bauen auf einer streng vegetabilen (28 Tage) und lacto-vegetabilen Ernährung (28 Tage) ohne Fleischkost auf

Mit der Vorlage dieser Speisepläne soll einer Ernährungskrise vorgebeugt werden, wie sie in zwei Weltkriegen eingetreten ist, als Tiere (z. B. Schweine) notgeschlachtet werden mußten, weil es zu unrentabel wurde, Unmengen von Futtereiweiß aufzuwenden, um einen Bruchteil an tierischem Eiweiß zurückzugewinnen.
Der interessierte Leser soll die Möglichkeit haben, die Speisepläne entweder komplett anzuwenden oder nur Einzelmahlzeiten zu übernehmen. Wenn er nur einzelne Mahlzeiten, z. B. das Mittagessen von Menü Nr. 1, der rein vegetabilen Kost in seinen Ernährungsplan aufnehmen will, kann er in *Tabelle 26.3* ermitteln, welche Nährstoffzufuhr er bei einer *einzelnen Mahlzeit* erhält (Menü Nr. 1: Eiweiß 19 g, Fett 18 g, Kohlenhydrate 109 g und 682 kcal). *Tabelle 27.2* vermittelt die Durchschnittswerte für 1 Woche; sie wird durch *Tabelle 27.3* für die Zufuhr aller einzelnen Nahrungsinhaltstoffe ergänzt. *Tabelle 27.4* gibt die einzelnen Speisepläne wieder.

Die Wiedergabe des umfangreichen Zahlenmaterials ist leider unumgänglich, denn in einer kritischen Überlebensphase muß der Leser von jeder *einzelnen* Mahlzeit zumindest die Zufuhr von Eiweiß, Fett, Kohlenhydraten und Kalorien kennen, damit er seinen Speiseplan eventuell, abweichend von unseren Vorschlägen, je nach örtlichem Nahrungsangebot ausbauen kann.
Dem Leser wird auffallen, daß alle Tagesmenükarten von einer *Durchschnittszufuhr von ca. 2400 bzw. 2200 Kalorien* (kcal) ausgehen und z. B. eine Fettzufuhr von täglich 73 g bzw. 60 g inklusive Butter oder Margarine u. ä. vorsehen, die bei sich verschärfender Krise nicht mehr zur Verfügung stehen. Dafür bleibt dem Leser aber das *Grundrezept* des Einsatzes von Vegetabilien (anstelle von Fleisch) stets erhalten. Mit sinkender Fettzuteilung könnten Betroffene auf Sammeln von Bucheckern, Sonnenblumenkernen ausweichen.
In den Speiseplänen finden sich noch eine Reihe von *Vorschlägen,* die sich so lange realisieren lassen, wie in der EG Austausch- und Transportmöglichkeiten unter den Ländern bestehen. Man möge sich also nicht von der Fehleinschätzung leiten lassen, bei den Tagesmenükarten sei nur an ein »Friedensangebot« vegetabiler Ernährung gedacht. Wir mußten als Standard von dem Kalorienbedarf eines Leichtarbeiters mit 2400–2500 Kalorien ausgehen und durften nicht von vornherein eine Mangelernährung anbieten. In der Tat ist ja auch stets der erste große (und dann Jahre anhaltende) Schritt in die Krisenernährung die zunehmende Umstellung von einer überwiegend tierischen (Fleisch, Wurstwaren) Eiweißernährung auf die pflanzliche.
Wenn wir es mit einem *Schwerarbeiter* unter den Bedingungen der Krisenernährung zu tun haben, erhält dieser bei Einhaltung unserer Tagesmenükarten komplett alle

Nährwertträger und alle »essentiellen« Inhaltsstoffe, die er zum Leben benötigt. Für ihn gibt es kein Problem der qualitativen Fehlernährung, sofern er seinen puren Mehrbedarf an Energie aus einer erhöhten Zufuhr an Fett, aus Brot und Kartoffeln erhält.

Tabelle 26.3 Zwischensummen der einzelnen Mahlzeiten *(rein veget. Kost)* ohne tierische Eiweißträger

	Prot. g	F g	KH g	kcal	kJ
Menü 1					
1. Frühstück:	11	19	109	688	2805
2. Frühstück:	2	–	18	81	373
Mittagessen:	19	18	109	682	2874
Nachmittag:	3	9	28	214	901
Abendessen:	18	9	97	559	2366
Spätabend:	1	0,5	17	78	327
Menü 2					
1. Frühstück:	16	20	108	701	2936
2. Frühstück:	4	1	15	89	368
Mittagessen:	24	35	93	797	3367
Nachmittag:	2	8	15	145	612
Abendessen:	14	9	60	388	1643
Spätabend:	5	1	63	279	1181
Menü 3					
1. Frühstück:	11	18	95	603	2527
2. Frühstück:	3	10	19	175	748
Mittagessen:	16	26	96	693	2920
Nachmittag:	5	4	41	226	941
Abendessen:	14	8	69	405	1717
Spätabend:	7	10	40	283	1186
Menü 4					
1. Frühstück:	10	19	94	605	2534
2. Frühstück:	3	1	46	204	883
Mittagessen:	28	13	112	696	2931

	Prot. g	F g	KH g	kcal	kJ
Nachmittag:	1	–	22	91	395
Abendessen:	14	36	84	734	3095
Spätabend:	1	1	20	90	378
Menü 5					
1. Frühstück:	10	17	99	610	2554
2. Frühstück:	9	13	31	278	1172
Mittagessen:	17	25	98	701	2952
Nachmittag:	7	2	63	304	1283
Abendessen:	9	14	60	408	1722
Spätabend:	1	–	26	108	454
Menü 6					
1. Frühstück:	17	28	76	649	2719
2. Frühstück:	2	–	24	104	440
Mittagessen:	17	13	128	708	2978
Nachmittag:	4	7	32	208	852
Abendessen:	12	17	61	449	1895
Spätabend:	7	9	61	364	1528
Menü 7					
1. Frühstück:	12	18	109	663	2778
2. Frühstück:	2	–	17	80	334
Mittagessen:	11	38	91	338	3527
Nachmittag:	4	9	45	288	1221
Abendessen:	12	10	52	359	1508
Spätabend:	5	1	41	198	832
Menü 8					
1. Frühstück:	10	17	84	550	2304
2. Frühstück:	4	13	21	222	927
Mittagessen:	16	11	131	695	2940
Nachmittag:	6	12	33	293	1232
Abendessen:	13	17	82	545	2304
Spätabend:	1	–	19	84	349
Menü 9					
1. Frühstück:	11	19	109	671	2819

	Prot. g	F g	KH g	kcal	kJ
2. Frühstück:	1	6	24	155	658
Mittagessen:	14	19	88	588	2481
Nachmittag:	5	9	31	230	965
Abendessen:	14	14	83	523	2202
Spätabend:	4	7	42	251	1057
Menü 10					
1. Frühstück:	11	18	91	587	2465
2. Frühstück:	1	–	24	103	433
Mittagessen:	24	13	114	688	2905
Nachmittag:	5	16	49	367	1545
Abendessen:	12	24	73	570	2407
Spätabend:	1	–	18	79	336
Menü 11					
1. Frühstück:	12	19	101	636	2664
2. Frühstück:	5	1	24	134	561
Mittagessen:	22	26	100	747	3142
Nachmittag:	4	6	30	188	777
Abendessen:	13	22	57	493	2077
Spätabend:	2	1	52	220	922
Menü 12					
1. Frühstück:	9	17	112	656	2748
2. Frühstück:	9	12	31	272	1146
Mittagessen:	21	33	123	896	3789
Nachmittag:	3	5	32	191	803
Abendessen:	13	8	50	330	1392
Spätabend:	2	1	15	74	308
Menü 13					
1. Frühstück:	10	18	99	610	2568
2. Frühstück:	1	–	19	84	349
Mittagessen:	19	9	95	540	2281
Nachmittag:	2	4	20	130	548
Abendessen:	18	33	123	928	3893
Spätabend:	3	4	16	118	500

	Prot. g	F g	KH g	kcal	kJ
Menü 14					
1. Frühstück:	11	19	91	593	2484
2. Frühstück:	7	17	35	324	1357
Mittagessen:	19	17	107	668	2812
Nachmittag:	3	8	44	250	1060
Abendessen:	10	11	67	426	1783
Spätabend:	3	7	23	163	693
Menü 15					
1. Frühstück:	10	18	90	579	2425
2. Frühstück:	2	–	15	76	320
Mittagessen:	26	28	92	748	3144
Nachmittag:	9	11	30	262	1100
Abendessen:	12	14	83	506	2139
Spätabend:	2	–	56	226	967
Menü 16					
1. Frühstück:	16	29	92	715	2995
2. Frühstück:	1	–	18	81	342
Mittagessen:	17	19	106	674	2848
Nachmittag:	4	9	38	237	1038
Abendessen:	14	11	57	391	1653
Spätabend:	7	5	59	314	1312
Menü 17					
1. Frühstück:	10	17	85	554	2329
2. Frühstück:	7	15	27	276	1160
Mittagessen:	15	10	107	585	2460
Nachmittag:	6	6	47	267	1115
Abendessen:	20	28	64	613	2578
Spätabend:	1	–	19	84	349
Menü 18					
1. Frühstück:	13	20	112	692	2902
2. Frühstück:	7	14	27	268	1128
Mittagessen:	15	31	92	728	3070
Nachmittag:	3	8	24	189	796
Abendessen:	8	8	44	286	1212
Spätabend:	7	2	53	251	1055

	Prot. g	F g	KH g	kcal	kJ
Menü 19					
1. Frühstück:	11	18	99	615	2583
2. Frühstück:	2	–	17	80	334
Mittagessen:	13	14	107	609	2568
Nachmittag:	5	9	31	230	965
Abendessen:	16	23	49	487	2055
Spätabend:	8	2	85	393	1654
Menü 20					
1. Frühstück:	13	26	86	653	2740
2. Frühstück:	2	1	55	235	984
Mittagessen:	29	19	108	737	3115
Nachmittag:	2	8	20	168	705
Abendessen:	17	16	74	525	2214
Spätabend:	1	1	20	93	391
Menü 21					
1. Frühstück:	9	17	86	553	3219
2. Frühstück:	1	–	17	77	320
Mittagessen:	17	32	104	787	3317
Nachmittag:	5	8	31	223	941
Abendessen:	11	9	64	390	1650
Spätabend:	9	14	51	369	1550
Menü 22					
1. Frühstück:	13	19	95	624	2618
2. Frühstück:	1	–	16	72	301
Mittagessen:	16	21	86	612	2597
Nachmittag:	7	10	24	223	938
Abendessen:	19	19	105	697	2924
Spätabend:	3	9	19	175	737
Menü 23					
1. Frühstück:	11	18	86	568	2381
2. Frühstück:	2	–	19	88	368
Mittagessen:	22	11	104	623	2624
Nachmittag:	6	13	41	314	1324
Abendessen:	18	30	91	722	3041
Spätabend:	1	1	19	82	348

	Prot. g	F g	KH g	kcal	kJ
Menü 24					
1. Frühstück:	15	27	79	647	2715
2. Frühstück:	4	1	22	112	480
Mittagessen:	27	20	141	876	3697
Nachmittag:	2	3	18	113	467
Abendessen:	10	15	62	424	1804
Spätabend:	3	1	44	200	839
Menü 25					
1. Frühstück:	16	23	105	701	2943
2. Frühstück:	6	7	48	288	1224
Mittagessen:	11	11	83	480	2030
Nachmittag:	3	5	31	179	759
Abendessen:	18	27	71	608	2563
Spätabend:	3	1	43	199	836
Menü 26					
1. Frühstück:	10	18	84	554	2326
2. Frühstück:	7	12	27	248	1043
Mittagessen:	17	24	117	768	3238
Nachmittag:	5	9	47	291	1219
Abendessen:	13	14	72	464	1964
Spätabend:	1	1	16	78	327
Menü 27					
1. Frühstück:	13	20	119	721	3030
2. Frühstück:	1	–	13	60	249
Mittagessen:	11	6	117	569	2405
Nachmittag:	7	10	24	223	938
Abendessen:	15	22	86	616	2599
Spätabend:	5	10	31	228	961
Menü 28					
1. Frühstück:	13	27	98	713	2995
2. Frühstück:	5	7	21	172	720
Mittagessen:	13	11	95	531	2245
Nachmittag:	8	14	55	379	1605
Abendessen:	13	14	75	490	2074
Spätabend:	2	–	27	116	490

Tabelle 26.4 Zwischensummen der einzelnen Mahlzeiten (lacto veget. Kost)

	Prot. g	F g	KH g	kcal	kJ
Menü 1					
1. Frühstück:	20	17	97	642	2694
2. Frühstück:	5	2	7	75	313
Mittagessen:	24	27	100	762	3199
Nachmittag:	5	1	30	157	664
Abendessen:	20	21	92	667	2802
Spätabend:	1	–	17	78	327
Menü 2					
1. Frühstück:	19	16	88	587	2465
2. Frühstück:	2	–	19	85	359
Mittagessen:	24	36	98	837	3521
Nachmittag:	5	9	43	273	1143
Abendessen:	14	9	60	383	1613
Spätabend:	6	1	46	222	933
Menü 3					
1. Frühstück:	20	20	85	616	2584
2. Frühstück:	2	7	18	141	603
Mittagessen:	24	30	82	714	3004
Nachmittag:	7	5	49	265	1117
Abendessen:	12	7	73	404	1710
Spätabend:	6	7	41	257	1075
Menü 4					
1. Frühstück:	13	17	81	546	2289
2. Frühstück:	6	1	14	92	386
Mittagessen:	32	14	113	731	3074
Nachmittag:	6	9	33	250	1052
Abendessen:	15	29	86	684	2872
Spätabend:	1	1	20	90	376
Menü 5					
1. Frühstück:	20	22	85	636	2661
2. Frühstück:	5	2	48	234	1008

	Prot. g	F g	KH g	kcal	kJ
Mittagessen:	27	24	85	685	2874
Nachmittag:	8	2	65	318	1345
Abendessen:	10	14	60	413	1773
Spätabend:	1	–	22	93	388
Menü 6					
1. Frühstück:	22	21	87	640	2685
2. Frühstück:	1	–	10	48	200
Mittagessen:	16	12	114	646	2714
Nachmittag:	10	10	34	276	1159
Abendessen:	10	20	56	447	1881
Spätabend:	8	9	52	326	1368
Menü 7					
1. Frühstück:	17	18	89	605	2543
2. Frühstück:	7	1	39	193	814
Mittagessen:	22	29	90	731	3071
Nachmittag:	7	5	49	267	1127
Abendessen:	11	11	70	440	1852
Spätabend:	8	7	12	145	606
Menü 8					
1. Frühstück:	21	16	97	641	2692
2. Frühstück:	1	–	16	72	301
Mittagessen:	23	22	109	745	3141
Nachmittag:	6	9	33	250	1052
Abendessen:	22	25	76	636	2674
Spätabend:	1	–	19	84	351
Menü 9					
1. Frühstück:	13	13	97	576	2411
2. Frühstück:	11	14	21	262	1099
Mittagessen:	18	16	87	585	2460
Nachmittag:	5	5	28	178	751
Abendessen:	15	16	93	591	2485
Spätabend:	4	9	34	237	996

	Prot. g	F g	KH g	kcal	kJ
Menü 10					
1. Frühstück:	20	21	82	616	2585
2. Frühstück:	4	1	15	88	372
Mittagessen:	22	18	122	763	3206
Nachmittag:	7	6	38	244	1021
Abendessen:	14	21	76	568	2376
Spätabend:	10	4	27	185	776
Menü 11					
1. Frühstück:	20	20	82	602	2528
2. Frühstück:	5	2	48	234	1008
Mittagessen:	21	24	99	711	2990
Nachmittag:	5	9	31	228	963
Abendessen:	23	23	58	546	2295
Spätabend:	2	–	18	81	339
Menü 12					
1. Frühstück:	18	18	113	706	2959
2. Frühstück:	8	7	12	145	606
Mittagessen:	19	17	103	757	3167
Nachmittag:	5	7	38	257	1075
Abendessen:	18	17	59	477	2003
Spätabend:	2	1	15	74	310
Menü 13					
1. Frühstück:	20	18	85	604	2531
2. Frühstück:	3	1	13	81	339
Mittagessen:	22	14	97	616	2591
Nachmittag:	4	9	27	206	870
Abendessen:	28	25	109	801	3365
Spätabend:	3	5	16	119	504
Menü 14					
1. Frühstück:	21	22	84	650	2728
2. Frühstück:	5	12	32	266	1114
Mittagessen:	18	18	113	704	2954
Nachmittag:	5	6	36	222	937
Abendessen:	10	11	71	433	1829
Spätabend:	3	7	19	147	622

	Prot. g	F g	KH g	kcal	kJ
Menü 15					
1. Frühstück:	20	24	86	668	2800
2. Frühstück:	5	3	19	128	539
Mittagessen:	28	29	87	739	3111
Nachmittag:	6	1	43	206	868
Abendessen:	14	16	85	549	2310
Spätabend:	7	6	15	143	601
Menü 16					
1. Frühstück:	16	18	99	645	2703
2. Frühstück:	18	5	34	256	1076
Mittagessen:	17	21	109	709	2987
Nachmittag:	6	9	40	277	1167
Abendessen:	16	17	54	446	1877
Spätabend:	1	–	19	84	351
Menü 17					
1. Frühstück:	18	19	93	633	2660
2. Frühstück:	1	–	22	93	388
Mittagessen:	20	19	104	684	2868
Nachmittag:	6	5	31	195	822
Abendessen:	26	29	83	723	3046
Spätabend:	1	–	20	83	347
Menü 18					
1. Frühstück:	14	16	86	562	2360
2. Frühstück:	6	6	16	143	601
Mittagessen:	21	16	85	578	244
Nachmittag:	5	9	41	268	1133
Abendessen:	20	25	57	558	2340
Spätabend:	6	2	65	305	1281
Menü 19					
1. Frühstück:	21	23	92	684	2862
2. Frühstück:	2	–	17	78	326
Mittagessen:	14	35	102	806	3372
Nachmittag:	16	5	42	289	1217

	Prot. g	F g	KH g	kcal	kJ
Abendessen:	9	13	47	350	1464
Spätabend:	4	2	49	232	975
Menü 20					
1. Frühstück:	20	21	82	622	2602
2. Frühstück:	7	4	19	148	619
Mittagessen:	26	11	111	676	2828
Nachmittag:	5	9	30	225	947
Abendessen:	25	23	84	668	2820
Spätabend:	1	–	26	106	445
Menü 21					
1. Frühstück:	21	19	92	645	2712
2. Frühstück:	11	8	16	187	789
Mittagessen:	20	32	104	801	3369
Nachmittag:	6	5	28	187	791
Abendessen:	12	13	62	421	1768
Spätabend:	1	–	48	198	829
Menü 22					
1. Frühstück:	15	14	96	592	2485
2. Frühstück:	1	–	17	75	316
Mittagessen:	29	15	115	747	3136
Nachmittag:	6	9	32	241	1017
Abendessen:	19	20	80	599	2519
Spätabend:	3	9	15	152	642
Menü 23					
1. Frühstück:	21	20	84	621	2604
2. Frühstück:	10	8	14	180	753
Mittagessen:	13	12	84	505	2126
Nachmittag:	10	9	51	331	1393
Abendessen:	13	25	99	693	2899
Spätabend:	1	–	16	72	301
Menü 24					
1. Frühstück:	23	16	87	604	2535

	Prot. g	F g	KH g	kcal	kJ
2. Frühstück:	1	–	17	72	313
Mittagessen:	29	24	133	890	3747
Nachmittag:	5	5	28	178	752
Abendessen:	15	23	58	509	2144
Spätabend:	3	1	37	172	725
Menü 25					
1. Frühstück:	23	21	96	685	2879
2. Frühstück:	1	–	14	63	264
Mittagessen:	17	27	104	747	3146
Nachmittag:	7	7	37	244	1036
Abendessen:	20	19	72	552	2322
Spätabend:	2	–	21	96	413
Menü 26					
1. Frühstück:	23	19	86	639	2683
2. Frühstück:	5	3	32	180	758
Mittagessen:	21	27	100	748	3160
Nachmittag:	6	9	45	295	1243
Abendessen:	15	16	65	474	2002
Spätabend:	2	2	13	72	301
Menü 27					
1. Frühstück:	13	16	89	573	2402
2. Frühstück:	15	–	18	136	572
Mittagessen:	13	6	95	491	2054
Nachmittag:	10	10	35	279	1175
Abendessen:	23	41	65	733	3083
Spätabend:	4	1	50	226	953
Menü 28					
1. Frühstück:	19	20	81	616	2587
2. Frühstück:	8	12	43	320	1343
Mittagessen:	12	11	92	522	2196
Nachmittag:	13	8	38	279	1176
Abendessen:	15	20	79	567	2397
Spätabend:	2	4	18	115	488

28 Tagesmenükarten für eine Überlebensernährung ohne tierisches Eiweiß

Tabelle 27.1 Vergleich der Nährstoffzufuhr bei normaler Ernährung und bei einer rein vegetabilen Kost.

Empfohlene Nährstoffzufuhr bei normaler Ernährung				rein vegetabile Kost (ohne tierischem Eiweiß		
Protein:	65 g	=	12 %	56 g	=	10 %
Fett:	77 g	=	30 %	73 g	=	28 %
KH:	350 g	=	58 %	364 g	=	62 %
Kalorien:	2400			2400		
Joule:	10000			10000		
Cholesterin:	350 mg			–		
Polyenfett-säuren:	10 g			25 g		
Mineralien						
Natrium:	2–3 g			1,1 g		
Ballaststoffe:	über 30 g			63 g		
Kalium:	2–3 g			6 g		
Magnesium:	300–400 g			540 mg		
Calcium:	700–800 mg			660 mg		
Phosphor:	700–800 mg			1428 mg		
Eisen:	12–18 mg			23 mg		
Mangan:	3–4 mg			12 mg		
Kobalt:	5–10 μg			230 μg		
Kupfer:	2–5 mg			4 mg		
Zink:	10–20 mg			11 mg		
Fluor:	1 mg			0,3 mg		
Jod:	100–150 μg			100 μg		
Vitamine:						
A:	0,9–1,5 mg			0,2 mg		
Carotin:	4–5 mg			15 mg		
D:	100 IE			99 IE		

Empfohlene Nährstoffzufuhr bei normaler Ernährung		rein vegetabile Kost (ohne tierischem Eiweiß
B_1:	1,4–1,6 mg	1,9 mg
B_2:	1,8–2,0 mg	1,4 mg
Niacin:	9–15 mg	24 mg
B_6:	1,6–1,8 mg	3,0 mg
B_{12}:	0,5–5,0 µg	–
C:	75 mg	430 mg

»Essentielle« Aminosäuren:

	Mindest- bedarf g/Tag	*Empfohlene* Zufuhr g/Tag	Zufuhr in der vegetab. Kost
Ileu.:	0,70		1,8 g
Leu.:	1,10	2,2	2,5 g
Lys.:	0,80	1,6	1,9 g
Met.:	1,10	2,2	0,5 g
Phe.:	1,10	2,2	1,8 g
Thre.:	0,50	1,0	1,5 g
Try.:	0,25	0,5	0,4 g
Val.:	0,80	1,6	2,1 g

Vorschläge zur Beseitigung von Engpässen in der rein vegetabilen Kost

Vitamin B_{12}-Gehalt µg in 100 g Nahrungsmittel		*Vitamin A-Gehalt* mg in 100 g Nahrungsmittel	
Käse i.D.	2,30	Weizenkeime	0,2
Ei 1 Stk = 50 g	1,0	Vollmilch	0,03
Quark mager	0,9	Quark	0,04
Vollmilch (+ Magerm. 1,5 %)	0,42	Joghurt	0,03
Buttermilch	0,20	Ei	0,11
Magermilch 0 %	0,30	Käse i.D.	0,25

Vitamin-B_{12}-Anreicherung zur veg. Kost		*Vitamin-A-Anreicherung zur veg. Kost*	
50 g Ei (1 Stk.)	1,00	300 g Vollmilch	0,09
200 g Quark	1,80	50 g Ei (1 Stk.)	0,11
250 g Milch	1,05	50 g Käse	0,13
	3,85		0,33
250 g Milch	1,05	250 g Quark	0,10
50 g Käse	1,20	150 g Joghurt	0,05
30 g Magermilchpulver	0,75	50 g Käse	0,13
	3,00		0,28
250 g Quark	2,30	1 l Milch	0,30
50 g Käse	1,20	50 g Eier (3 Stk.)	0,33
20 g Magermilchpulver	0,50		
		100 g Käse	0,50
130 g Magerjoghurt	0,60		
50 g Käse	1,20		
250 g Quark	2,30		
	4,10		

Wie bereits gesagt, gibt es gewisse *Engpässe* bei der *rein vegetabilen* Kost, so im Bereich der Versorgung mit Vitamin B_{12} und eventuell A. In dieser Tabelle finden Sie Hinweise, mit welchen Nahrungsmitteln der Bedarf ausreichend gedeckt werden kann. Natürlich kann dies auch durch *Vitaminpräparate* geschehen. Im Grunde genommen gibt es nur bei Vitamin B_{12} ein Problem, da Vitamin A durch die ausreichende Zufuhr von seinem Provitamin Carotin ergänzt wird.

Tabelle 27.2 Durchschnittswerte der einzelnen Mahlzeiten rein vegetabile Kost ohne tierisches Eiweiß

Durchschnittswerte der einzelnen Mahlzeiten bei Überlebensernährung

	Eiweiß g	Fett g	KH g	Kalorien	Joule	Energieanteil
1. Frühstück						
1. Woche:	12	20	99	643	2693	
2. Woche:	11	18	98	615	2574	
3. Woche:	12	20	93	623	2607	
4. Woche:	13	21	95	646	2704	
∅ v. 4 Wo.:	12	20	96	632	2645	26 %
2. Früchstück						
1. Woche:	3	4	24	144	607	
2. Woche:	4	7	25	185	774	
3. Woche:	3	4	25	156	653	
4. Woche:	4	4	24	149	624	
∅ v. 4 Wo.:	4	5	25	158	665	7 %
Mittagessen						
1. Woche:	19	22	104	730	3078	
2. Woche:	19	18	108	688	2879	
3. Woche:	19	22	102	695	2909	
4. Woche:	17	15	106	637	2666	
∅ v. 4 Wo.:	19	19	105	688	2883	29 %
Nachmittag						
1. Woche:	4	6	35	211	883	
2. Woche:	5	8	34	235	983	
3. Woche:	5	8	32	228	954	
4. Woche:	5	9	34	246	1030	
∅ v. 4 Wo.:	5	8	34	230	963	10 %
Abendessen						
1. Woche:	13	16	68	472	1975	
2. Woche:	13	18	76	545	2281	
3. Woche:	12	16	62	457	1913	
4. Woche:	15	20	80	574	2402	
∅ v. 4 Wo.:	13	18	71	512	2143	21 %

	Eiweiß g	Fett g	KH g	Kalorien	Joule	Energieanteil
Spätmahlzeit						
1. Woche:	4	3	38	200	837	
2. Woche:	2	3	26	141	590	
3. Woche:	3	3	47	247	1033	
4. Woche:	3	3	34	185	776	7 %
Total:	56	73	364	2400	10050	100 %
Nährwert-Relationen:	10 %	28 %	62 %			

Rein vegetabile Kost ohne tierisches Eiweiß
4 Wochen-Durchschnittswerte (2400 Kalorien)

	Eiweiß g	Fett g	KH g	kcal	kJ
1. Woche:	55,5	72,5	366	2409	10124
2. Woche:	53,8	73,5	367	2410	10157
3. Woche:	57,2	74,3	360	2399	10086
4. Woche:	56,4	73,1	364	2401	10099
Ø v. 4 Wo.:	56	73	364	2404	10116
	10 %	28 %	62 %		

Tabelle 27.3 Durchschnittswerte bei der vegetabilen Kost (4 Wochen) ohne tierisches Eiweiß

	E g	F g	KH g	kcal	kJ	Chol. mg	Pol.Fetts. g
1. Woche:	55,5	72,5	366,1	2409	10124	–	24,2
2. Woche:	53,8	73,5	367,2	2410	10157	–	23,9
3. Woche:	57,2	74,3	360,0	2399	10086	–	25,8
4. Woche:	56,4	73,1	364,1	2401	10099	–	24,1
Ø v. 28 Tg.:	55,7	73,3	364,4	2404	10116	–	24,5

Fe	Ballaststoffe g	mval	Na mval	K mval	Mg mval	Ca g	P mg
1. Woche:	65	51	161	48	35	1,5	24
2. Woche:	61	46	146	40	30	1,3	21
3. Woche:	63	49	143	44	34	1,4	23
4. Woche:	61	49	156	45	33	1,5	24
∅ v. 28 Tg.:	63	49	152	44	33	1,4	23

	Mn mg	Co µg	Cu mg	Zn mg	F mg	J µg
1. Woche:	11,1	132	5,6	11,7	0,3	105,3
2. Woche:	9,3	514	3,5	9,3	0,3	98,6
3. Woche:	18,1	167	3,5	11,1	0,3	125,3
4. Woche:	10,4	99	3,4	11,4	0,3	92,6
∅ v. 28 Tg.:	12,2	230	4,0	10,8	0,3	105,5

	Vitamine								
	A mg	Car. mg	D IE	B_1 mg	B_2 mg	Niacin mg	B_6 mg	B_{12} µg	C mg
1. Woche:	0,2	19,1	138	2,0	1,6	27	3,4	–	429
2. Woche:	0,2	10,6	74	1,8	1,3	24	2,7	–	480
3. Woche:	0,2	12,0	82	1,9	1,3	21	3,0	–	396
4. Woche:	0,2	19,0	102	2,0	1,4	24	2,9	–	414
∅ v. 28 Tg.:	0,2	15,0	99	1,9	1,4	24	3,0	–	430

Durchschnittswerte bei der vegetabilen Kost (4 Wochen) ohne tierisches Eiweiß

	Aminosäuren:							
	Ileu g	Leu g	Lys g	Met g	Phe g	Thre g	Try g	Val g
1. Woche:	1,8	2,7	1,8	0,5	1,7	1,5	0,5	2,0
2. Woche:	1,7	2,6	1,8	0,5	1,7	1,4	0,4	2,0
3. Woche:	1,9	2,9	1,9	0,5	1,9	1,6	0,4	2,2
4. Woche:	1,8	2,7	1,9	0,5	1,8	1,5	0,4	2,1
∅ v. 28 Tg.:	1,8	2,5	1,9	0,5	1,8	1,5	0,4	2,1

Tab. 27.4 Übersicht über die Speisenfolge der vegetabilen Kost ohn

	1. Frühstück	2. Frühstück	Mittagessen	Nachmittag	Abendessen	Spätabend
1. Tag	Kaffee oder Tee Vollkornbrot, Margarine, Marmelade Schrotbrei	Obst (Orange)	Blumenkohl »polnisch« Petersilienkartoffeln Feldsalat Rote Grütze	Kaffee oder Tee Zwieback (eifrei) Margarine	½ Grapefruit Vollkornnudeln Tomatensoße, Salatplatte Tee	Gemischtes Kompott
2. Tag	Kaffee oder Tee Roggenbrötchen, Grahambrot, Brotaufstrich Nußmus, Birne	Gemüsesaft Weizenkeime	Sauerkrautrohkost veg. Hackbraten Selleriegemüse, Salat Apfelmus	Kaffee oder Tee Toast, Margarine Marmelade	Lauch mariniert Kartoffelsuppe Senf- oder süß-saure Gurken Tee	Bananen-Dessert
3. Tag	Kaffee oder Tee Brötchen, Mischbrot Margarine, Honig Tomate	Obstsalat mit Nüssen	Spinat, Bordeaux-Kartoffeln, Radieschen- Kopfsalat Kompott	Kaffee oder Tee Haferkekse Fruchtsaft	Brühe mit Julienne-gemüse, Apfelstrudel, Kräuterschnittchen Tee	Apfelsinenflocken
4. Tag	Kaffee oder Tee Dreikornbrot, Margarine, Marmelade Porridge, Saft	Feigen	Bunte Rohkostplatte Linsen »Burgunder Art« Schokoladenbirne	Kaffee oder Tee Obstsalat	Leipziger Allerlei Kartoffelstücke Endiviensalat Tee	Kirschen
5. Tag	Kaffee oder Tee Grahambrötchen Kommißbrot, Margarine, Marmelade Grapefruit	Weizenkeimmüsli	Pilzragout, Risotto Grilltomaten Bratapfel	Kaffee oder Tee Fruchtbrot	Gemüsesaft Basler Karottenmus Spargelsalat Tee	Mirabellenkompott

6. Tag	Kaffee oder Tee Brötchen, Weizen-keimbrot, Nußmus Margarine Radieschen	Melone	Pichelsteinergemüse Salat Sagospeise mit Apfelsinen	Kaffee oder Tee Vollkornkekse	Zucchini Kartoffeln Endiviensalat Tee	Aprikosenkugeln
7. Tag	Kaffee oder Tee Schrotbrot, Hörnchen Brotaufstrich Honig, Mandarine	Tomatensaft Cornflakes	Nudelsuppe Gemüseplatte Salat Kartoffeln Falsche Weincreme	Kaffee oder Tee Obstkuchen	Kohlrabi Kräuterkartoffeln Feldsalat Tee	Geschlagene Banane Weizenkeime
8. Tag	Kaffee oder Tee Mischbrot, Weizen-vollkornbrot, Marga-rine, Marmelade fr. Gurke	Orangen mit Walnüssen	Rote-Bete-Saft, Rotkohl, Kartoffel-stampf Obstreis	Kaffee oder Tee Nußmus Waffelbrot	Zwiebelsuppe Italienischer Gemüsesalat Toast, pik. Brot-aufstrich Tee	Birnenkompott
9. Tag	Kaffee oder Tee Roggenbrot, Marga-rine, Marmelade Schrotbrei, Fruchtsaft	Afrikanischer Apfelsalat	Grüne Bohnen, Brat-kartoffeln, Tomatensalat Fruchtcreme	Kaffee oder Tee Margarine, Brezel	Meerrettichsoße, Bouillonkartoffeln Rote Bete, Dill-gurken, Preiselbeeren Tee	Dattelröllchen
10. Tag	Kaffee oder Tee Vollkorn-Toast Roggenbrötchen Knäcke, Margarine Apfelkraut, Tomate	Mangofrucht	Sauerkraut, Erbsen-püree, Pell-kartoffeln Kompott	Kaffee oder Tee Kartoffelkrapfen	Minestra Kresse-Orangen-Salat, Aprikosen-taschen Tee	Obst (nach Jahreszeit)

	1. Frühstück	2. Frühstück	Mittagessen	Nachmittag	Abendessen	Spätabend
11. Tag	Kaffee oder Tee Weizenkeimbrot Brötchen, Margarine Brotaufstrich, Honig Obst	Karottensaft Weizenflocken	Auberginen, Risi-Bisi-Reis, Endiviensalat Nußcreme	Kaffee oder Tee Kekse (eifrei)	Rettich-Rohkost-Pastete mit Gemüsefüllung, Kopfsalat Tee	Dörrobstkompott
12. Tag	Kaffee oder Tee Vollkornbrot, Knäcke Margarine, Marmelade Johannisbeersaft	Müsli	Selleriecremesuppe, Kartoffelschmarrn Salatplatte, Obstsülze	Kaffee oder Tee Fruchtschnitten	Broccoli Würfelkartoffeln Feldsalat Tee	Erdbeeren
13. Tag	Kaffee oder Tee Mischbrot, Vollkornbrötchen, Margarine Marmelade, Fruchtmus	Birne	½ Grapefruit Rosenkohl, Kartoffelstücke, grüner Salat Kompott	Kaffee oder Tee Roggenflachbrot Margarine	Spargelsuppe Scheiterhaufen Fruchtsoße Tee	Tomatenschnitte
14. Tag	Kaffee oder Tee Dreikornbrot, Marmelade, Margarine Porridge, Fruchtsaft	Mandelmix	Kohlrabi-Rohkost Kartoffelklöße, Zwiebelsoße, Salat »Spezial« frische Ananas	Kaffee oder Tee Apfelkuchen	Gurken-Tomatengemüse, Reis, gekochter Karottensalat Tee	Amerikanischer Obstsalat
15. Tag	Kaffee oder Tee Roggenbrot, Brötchen, Margarine, Honig, Tomate	Gemüsebrühe Knäckebrot	veget. Bratlinge gedünsteter Lauch, Salat Heidelbeerkompott	Kaffee oder Tee Vollkornzwieback Nußmus	Chicoree-Rohkost Saures Kartoffelgemüse gekochter Selleriesalat Tee	Obstsülze
16. Tag	Kaffee oder Tee Grahambrot, Hörnchen, Brotaufstrich, Nußmus, Ananassaft	Apfel	Wirsing, Kümmelkartoffeln, Zwiebeln in Kräutervinaigrette Götterspeise	Kaffee oder Tee Brötchen Margarine, Marmelade	Mangold, Majorankartoffeln, Endivien- Salatteller Tee	Ungarischer Orangensalat

	Radieschen					
18. Tag	Kaffee oder Tee Weizenkeimbrot Margarine, Honig Schrotbrei Fruchtsaft	gefüllte Apfelsine	Blumenkohlsuppe Kartoffelpfannkuchen Salat Apfelmus	Kaffee oder Tee Knäckebrot Margarine, Marme- lade	Chinakohl, Kräuter- kartoffeln, Tomaten grüner Salat Tee	Kiwi-Frucht Kekse
19. Tag	Kaffee oder Tee Vollkornbrot, Toast Margarine, Pflaumen- mus, Melone	Tomatensaft Cornflakes	Bayrischer Topf Salat Erdbeercreme	Kaffee oder Tee Mohnhörnchen Margarine	Gemüse-Pizza Salat Tee	Obstspeise mit Weizenflocken
20. Tag	Kaffee oder Tee Dreikornbrot, Bröt- chen, Margarine Marmelade Avocadopüree	Trockenobst	Radieschen-Kresseroh- kost, weiße Bohnen mit Kartoffeleinlage Fruchtsalat	Kaffee oder Tee Roggenflachbrot Margarine	Graupensuppe mit Gemüse, Nudelsalat vegetarische Hack- bratenschnitte Tee	Heidelbeeren
21. Tag	Kaffee oder Tee Weizenvollkornbrot Roggenbrötchen, Mar- garine, Honig fr. Gurke	Gemüse-Frucht- Cocktail	Spargel, Kikedi-Reis »indisch«, Tomaten- Kopfsalat Apfelcreme	Kaffee oder Tee Erdbeerkuchen	Selleriegemüse Pariser Kartoffeln Salat Tee	Dattelkonfekt
22. Tag	Kaffee oder Tee Mischbrot, Marmelade Margarine, Porridge Fruchtsaft	Obst (Mandarine)	Baskisches Bohnenge- richt, Schwenkkartof- feln, Salat Fruchtsalat	Kaffee oder Tee Knäcke Nußmus	Lauchsuppe Geröstete Brotwürfel Kirschkompott Tee	Schnittlauch- brötchen
23. Tag	Kaffee oder Tee Grahambrot, Küm- melbrötchen, Marmela- de, Margarine, Tomate	Gemüsesaft Cornflakes	Grüne Erbsen, Peter- silienkartoffeln, Eis- berg-Karottensalat Rhababergrütze	Kaffee oder Tee Bananen im Teig	Grapefruitsaft, Fenchel gedünstet, Griech. Kartoffel- plätzchen Tee	Obst

	1. Frühstück	2. Frühstück	Mittagessen	Nachmittag	Abendessen	Spätabend
24. Tag	Kaffee oder Tee Vollkornbrot, Knäcke Margarine, Nußmus Rettich	Obstsalat Weizenkeime	Winter(Sommer)-Suppe Linsenfrikadellen, Kartoffel-Grüner Salat Dörrobstcreme	Kaffee oder Tee Vollkornkekse	Andalusischer Salat, Bulgarisches Letschu Endiviensalat Tee	Zwieback mit Aprikosensoße
25. Tag	Kaffee oder Tee Schrotbrot, Brötchen Margarine, Honig Melone	Apfelcocktail	Avocado, Lattich- Karotten-Zwiebelge- müse, Kartoffelstampf, Tomatensalat Pfirsichkompott	Kaffee oder Tee Fruchttörtchen	Maultaschen mit Spinatfüllung, Brühe Schwarzwurzel- Grüner Salat Tee	Obstreis
26. Tag	Kaffee oder Tee Mischbrot, Mohnstan- ge, Margarine, Marme- lade fr. Gurke oder Obst	Früchtemüsli	San-Lorenzo-Rohkost gef. Paprikaschoten, Salatteller Ananascreme	Kaffee oder Tee Brötchen Margarine, Honig	Gratinierte Tomate Schlemmerauflauf Kopf-Kressesalat Tee	Brombeeren
27. Tag	Kaffee oder Tee Weizenkeimbrot, Margarine, Pflaumen- mus, Schrotbrei Fruchtsaft	Stachelbeeren n. Jahreszeit	Melone, Ananaskraut Kartoffelschnee Aprikosencreme	Kaffee oder Tee Waffelbrot Nußmus	Selleriesalat mit Apfel, belegte Schnitt- chen (Tom. Rad., Karotte, Olive, Veg. Hackbraten, Gurke, Rettich) Tee	Bananen-Kost
28. Tag	Kaffee oder Tee Toast, Roggenbrot, Margarine, Dattel- Brotaufstrich, Radieschen	Vitamintrunk	Möhren »Wiener Art« Holländische Kartof- feln, Spargel-Grüner Salat gem. Kompott	Kaffee oder Tee Flockentorte	Artischocke »Vinai- grette«, Gemüsereis chinesische Soße Salat Tee	Grapefruit »Kalifornische Art«»

Zubereitung (Speisepläne ohne tierisches Eiweiß)

1. Tag

1. Frühstück:

Kaffee oder Tee, 80 g Vollkornbrot, 20 g Margarine, 20 g Marmelade

Schrotbrei: 30 g Weizen- oder Vierkornschrot mit entsprechend Wasser ca. 5–10 Minuten zu einem Brei kochen, 100 g geriebenen Apfel, sonstiges Frischobst (nach Jahreszeit) oder Trockenobst dazugeben. Evtl. mit Honig abschmecken – 150 ccm Fruchtsaft.

2. Frühstück:

Orange: 200 g (mit Schale).

Mittagessen:

Blumenkohl »polnisch«: 250 g Blumenkohl, 15 g Paniermehl, 10 g Weizenkeime, 15 g Margarine, gehackte Petersilie.

Vorbereiteten Blumenkohl in wenig Salzwasser garen. In eine leicht gefettete feuerfeste Form legen, flüssige Margarine, Paniermehl mit Weizenkeimen gemischt darübergeben. Im Backofen kurz gratinieren. Mit Petersilie bestreut anrichten. Evtl. etwas Blumenkohlbrühe dazu reichen.

Kartoffeln: 250 g

Feldsalat: 50 g

Salatmarinade: 3 g Öl, Essig oder Zitronensaft, etwas Senf.

Rote Grütze: 150–200 g rote Johannisbeeren oder Himbeeren, Süßstoff oder Zucker nach Geschmack, ca. 15–20 g Mondamin, etwas Wasser.

Die Beeren kurz aufkochen und passieren, den Saft mit

Wasser zu etwa 150 ccm Flüssigkeit auffüllen, mit Mondamin binden, süßen und kaltstellen.

Nachmittag:
Kaffee oder Tee, 30 g Zwieback (eifrei), 10 g Margarine.

Abendessen:
Grapefruit: 150 g (mit Schale) = ½ Frucht.
Vollkornnudeln: 100 g
Wie üblich mit Wasser zubereiten.
Tomatensoße: 300 g Tomaten, 25 g Lauch, 25 g Zwiebeln, 10 g Tomatenketchup, 10 g Mehl oder Instant-Haferflokken, 10 g Öl.
Aus den genannten Nahrungsmitteln Tomatensoße herstellen.
Salatplatte: 125 g Sellerie (gekocht), 125 g Karotten (gekocht), 30 g Kopfsalat.
Salatmarinade: 5 g Öl, Essig oder Zitronensaft, Petersilie.
Tee oder *Mineralwasser*.

Spätmahlzeit:
Gemischtes Kompott: 150 g gekochte Früchte.

Anmerkungen: Tageszufuhren
Eiweiß = 53 g, Fett = 66 g, KH = 378 g, Kalorien = 2390 kcal, Joule = 9950 kJ, Ballaststoffe = 63 g.
Polyenfettsäuren = 23 g, Na = 42 mval, Cl = 46 mval, K = 174 mval, Mg = 61 mval, Ca = 31 mval, P = 1,8 g, Fe = 22 mg, Mn = 18,4 mg, Co = 139 µg, Cu = 4,2 mg, Zn = 16,0 mg, F = 0,28 mg, J = 82 µg, Ballaststoffe = 79 g.
Vitamine: A = 0,2 mg, Carotin = 21,0 mg, D = 72 IE, B_1 = 2,2 mg, B_2 = 1,5 mg, Niacin = 22,1 mg, B_6 = 3,8 mg, C = 580 mg.
Aminosäuren: Ileu = 1,78 g, Leu = 2,67 g, Lys = 1,92 g,

Met = 0,56 g, Phe = 1,67 g, Thre = 1,52 g, Try = 0,47 g, Val = 2,1 g.

2. Tag

1. Frühstück:
Kaffee oder Tee, 50 g Grahambrot, 20 g Knäckebrot, 1 Roggenbrötchen, 10 g Margarine, 15 g Marmelade, 20 g Nußmus, 150 g Birne.

2. Frühstück:
Gemüsesaft: 200 ccm

Mittagessen:
Sauerkrautrohkost: 100 g Sauerkraut, 50 g Apfel, 5 g Öl, Zitronensaft, 30 g saure Gurke.
Äpfel und Gurke in Stifte schneiden, zusammen mit dem Sauerkraut, Öl und Zitronensaft anmachen.
Vegetarischer Hackbraten: (für 2–3 Portionen)
50 g Weizenschrot oder Haferflocken, 10 g Weizenkleie, 70 g feingehackte Walnüsse, 4 Tomaten (ca. 300 g), 50 g roh geriebene Rote Bete, 100 g feingewiegte Zwiebeln, 50 g roh gehackter Sellerie mit Grün, Muskat, Thymian, etwas Majoran, 15 g Sojamehl.
Alle Zutaten werden gut vermengt und in eine gefettete Kastenform gefüllt. Bei Mittelhitze backen, evtl. vor dem Anrichten stürzen.
Selleriegemüse: 200 g Sellerie, 5 g Margarine, 5 g Tomatenmark, 5 g Mehl oder Instant-Haferflocken.
Vorbereiteten Sellerie in Scheiben schneiden, in Margarine andünsten, Tomatenmark dazugeben, mit wenig Flüssigkeit angießen, garen. Zum Schluß mit Mehl oder Haferflocken binden.
Kopfsalat: 50 g

Salatmarinade: 3 g Öl, Essig oder Zitronensaft, Salatkräuter, Senf, Meerrettich.
Apfelmus: 150 g fertig zubereitetes Apfelmus.

Nachmittag:
Kaffee oder Tee, 20 g Toast (1 Scheibe), 10 g Margarine.

Abendessen:
Lauch mariniert: 150 g Lauch, ca. 50–100 g Bleichsellerie (innere Teile), 1 Lorbeerblatt, einige Pfefferkörner sowie Korianderkörner, 1 Stengel Petersilie, Essig, ¼ Tasse Weißwein, 5 g Öl.
Vorbereiteten Lauch und Selleriestange in 7 cm lange Stücke schneiden (Sellerie noch in 1 cm breite Streifen). Das Gemüse in eine feuerfeste Kasserolle legen, mit Öl, Essig, Wein begießen, soviel Wasser hinzufügen, daß das Gemüse bedeckt ist. Mit den restlichen Zutaten das Ganze erhitzen und garen. Über Nacht abkühlen lassen.
Kartoffelsuppe: 200 g Kartoffeln, 75 g Karotten, 30 g Sellerie, 50 g Zwiebeln, 1 Knoblauchzehe, Petersilienwurzel, 30 g Lauch, Majoran.
Kartoffeln, Karotten und Selleriescheiben sowie alle anderen Zutaten (außer Zwiebeln) in Wasser oder Gemüsebrühe langsam garen. Man kann die Suppe wie sie ist servieren oder durch ein Sieb rühren. Mit gerösteten Zwiebelringen servieren (nach Geschmack feingehacktes frisches Kerbelkraut darüberstreuen).
Senf- oder süß-saure Gurken: 100 g
Tee oder *Mineralwasser.*

Spätmahlzeit:
Bananen-Dessert: 200 g Banane (mit Schale), 100 ccm Orangensaft, 25 g Zwieback (eifrei, 2 Scheiben).
Die in Scheiben geschnittene Frucht wird in Sandwich-Ma-

nier zwischen zwei Zwiebacke gelegt, mit Orangensaft übergossen, vollsaugen lassen und kühl stellen.

Anmerkungen: Tageszufuhren
Eiweiß = 65 g, Fett = 75 g, KH = 353 g, Kalorien = 2400 kcal, Joule = 10000 kJ.
Polyenfettsäuren = 25 g, Na = 74 mval, Cl = 81 mval, K = 166 mval, Mg = 50 mval, Ca = 34 mval, P = 1,8 g, Fe = 23 mg, Mn = 12,9 mg, Co = 292 µg, Cu = 4,7 mg, Zn = 14,0 mg, F = 0,51 mg, J = 162 µg, Ballaststoffe = 70 g.
Vitamine: A = 0,1 mg, Carotin = 18,5 mg, D = 48 IE, B_1 = 2,2 mg, B_2 = 1,4 mg, Niacin = 39,2 mg, B_6 = 3,5 mg, C = 295 mg.
Aminosäuren: Ileu = 2,11 g, Leu = 3,19 g, Lys = 2,20 g, Met = 0,59 g, Phe = 2,10 g, Thre = 1,71 g, Try = 0,5 g, Val = 2,35 g.

3. Tag
1. Frühstück:
Kaffee oder Tee, 50 g Mischbrot, 20 g Knäckebrot, 1 Brötchen, 20 g Margarine, 20 g Honig, 1 Tomate (ca 100 g).

2. Frühstück:
Obstsalat: 150 g in Scheiben geschnittene Früchte (Äpfel, Bananen, Orangen, Aprikosen, Erdbeeren, Kirschen u. dgl.) mit Zitrone beträufeln, mit Honig oder Süßstoff abschmecken und 15 g Nüssen vermischen.

Mittagessen:
Spinat: 250 g Spinat (frisch ca. 400 g), 5 g Öl, 10 g Zwiebeln, 10 g Sojamehl, Muskat, ½ Knoblauchzehe, Pfeffer. Den vorbereiteten Spinat in wenig Wasser weichkochen und abtropfen lassen. Aus Öl und Sojamehl eine Einbrenne herstellen, gehackte Zwiebel und Knoblauch darin kurz

dünsten, mit Spinatwasser auffüllen, den gewiegten oder durch die Fleischmaschine gedrehten Spinat dazugeben, mit Muskat und Pfeffer abschmecken.
Bordeaux-Kartoffeln: 250 g Kartoffeln, 25 g Zwiebeln, 15 g Öl, Petersilie, Knoblauch, Rosmarin.
Radieschen-Kopfsalat: 50 g Kopfsalat, 50 g Radieschen.
Salatmarinade: 5 g Öl, Essig oder Zitronensaft, Petersilie, Schnittlauch.
Kompott: 150 g gekochtes Obst (Aprikosen, Birnen, Pfirsiche u. dgl).

Nachmittag:
Fruchtsaft: 150 ccm Orangen- oder Grapefruitsaft (möglichst frisch gepreßt), 30 g Haferkekse.

Abendessen:
Brühe mit Juliennegemüse: Gemüsebrühe, 50 g in sehr feine Streifen geschnittenes Gemüse (Lauch, Sellerie, Karotten), Petersilie.
Das Gemüse in der Brühe weich dünsten.
Apfelstrudel: (2–3 Portionen)
Teig: 125 g Mehl, 1–2 TL Sojamehl, 25 g zerlassene Margarine oder Öl, etwas lauwarmes Wasser. – Aus diesen Zutaten einen nicht zu festen Teig kneten, kurze Zeit ruhen lassen.
Füllung: 500 g Äpfel, 50 g geriebene Mandeln oder Haselnüsse, 30 g Rosinen, 10 g Margarine, 20 g Hagebuttenmark, Zimt.
Den Teig dünn auswellen, mit Hagebuttenmark bestreichen, die in dünne Scheiben geschnittenen Äpfel sowie Nüsse, Rosinen, Zimt gleichmäßig darauf verteilen. Den Rand des Teiges mit Wasser bestreichen, dann aufrollen. Mit flüssiger Margarine bestreichen und bei Mittelhitze backen.

Kräuterschnittchen: 30 g Roggenvollkornbrot, 10 Margarine, Petersilie, Schnittlauch, Dill, Zitronenmelisse.
Gehackte Kräuter mit Margarine vermischen, das Brot damit bestreichen.
Tee oder *Mineralwasser.*

Spätmahlzeit:
Apfelsinenflocken: 200 g Orange (mit Schale), 20 g Haferflocken, 10 g Honig (ca. 1 EL), 15 g Mandeln oder Nüsse.
Die geschälten Orangen in kleine Stücke schneiden und mit dem Honig beträufeln. Einige Minuten ziehen lassen, dann die Haferflocken untermischen und mit gehackten Nüssen oder Mandeln bestreuen.

Anmerkungen: Tageszufuhren
Eiweiß = 56 g, Fett = 75 g, KH = 361 g, Kalorien = 2390 kcal, Joule = 9950 kJ.
Polyenfettsäuren = 28 g, Na = 82 mval, Cl = 78 mval, K = 175 mval, Mg = 52 mval, Ca = 49 mval, P = 1,3 g, Fe = 31 mg, Mn = 8,2 mg, Co = 78 µg, Cu = 11,3 mg, Zn = 8,9 mg, F = 0,49 mg, J = 167 µg, Ballaststoffe = 61 g.
Vitamine: A = 0,1 mg, Carotin = 22,9 mg, D = 32 IE, B_1 = 2,8 mg, B_2 = 1,8 mg, Niacin = 21,8 mg, B_6 = 2,9 mg, C = 536 mg.
Aminosäuren: Ileu = 1,76 g, Leu = 2,63 g, Lys = 1,81 g, Met = 0,48 g, Phe = 1,75 g, Thre = 1,41 g, Try = 0,43 g, Val = 2,13 g.

4. Tag
Frühstück:
Kaffee oder Tee, 80 g Dreikornbrot, 20 g Margarine, 20 g Marmelade.
Porridge: Aus 20 g Haferflocken und entsprechend Was-

ser Porridge zubereiten. Nach Geschmack mit Honig verfeinern.
Fruchtsaft: 150 ccm Johannisbeersaft (schwarz).

2. Frühstück:
Feigen: 100 g

Mittagessen:
Rohkostplatte: 50 g Fenchel, 50 g Eisbergsalat, 30 g Radicchio, 50 g Chinakohl, 20 g Kopfsalat.
Salatmarinade: 5 g Öl, Essig, geriebene Zwiebel, Senf, geriebenen Meerrettich, fein gehackten Knoblauch.
Linsen »Burgunder Art«: 80 g Linsen, 20 g Zwiebeln, 30 g Lauch, 50 g Karotten, 150 g Kartoffeln, 5 g Margarine, etwas Rotwein, 1 zerdrückte Knoblauchzehe, Thymian, Lorbeerblatt, Petersilie, Majoran.
Die Linsen mit Wasser und Rotwein zusetzen. Inzwischen in der heißen Margarine das zerkleinerte Gemüse (außer Kartoffeln) andünsten und alles mit sämtlichen Gewürzen zu den kochenden Linsen geben, fertig garen. Zum Schluß die in Würfel geschnittenen gekochten Kartoffeln zu den Linsen geben oder getrennt servieren.
Schokoladenbirne: 125 g Birne (gekocht), 5 g Kakaopulver, 5 g Mondamin, etwas Rum.
Aus ca. 1/8 l Wasser, Kakaopulver und Mondamin eine dickliche Soße herstellen, mit Rum abschmecken und über die halbierte Birne gießen.

Nachmittag:
Kaffee oder Tee, 150 g Obstsalat (siehe Tageskarte 3).

Abendessen:
Leipziger Allerlei: 100 g Karotten, 50 g Bohnen, 50 g Erbsen, 100 g Spargel, 5 g Margarine, 5 g Sojamehl, Petersilie. Vorbereitetes, kleingeschnittenes Gemüse in Margarine andünsten, mit Flüssigkeit angießen, garen, mit Sojamehl binden und mit Petersilie bestreut anrichten.
Kartoffeln: 200 g
Endiviensalat: 50 g
Salatmarinade: 3 g Öl, Essig, Senf, etwas Worcestersoße, Schnittlauch.
Tee oder *Mineralwasser*

Spätmahlzeit:
Obst: 150 g Kirschen (nach Jahreszeit).

Anmerkungen: Tageszufuhren
Eiweiß = 58 g, Fett = 69 g, KH = 378 g, Kalorien = 2420 kcal, Joule = 10200 kJ.
Polyenfettsäuren = 22 g, Na = 29 mval, Cl = 23 mval, K = 130 mval, Mg = 42 mval, Ca = 37 mval, P = 1,4 g, Fe = 26 mg, Mn = 9,9 mg, Co = 118 µg, Cu = 4,7 mg, Zn = 12,6 mg, F = 0,15 mg, J = 54 µg, Ballaststoffe = 63 g.
Vitamine: A = 0,2 mg, Carotin = 14,3 mg, D = 64 IE, B_1 = 1,6 mg, B_2 = 1,1 mg, Niacin = 12,3 mg, B_6 = 1,8 mg, C = 320 mg.
Aminosäuren: Ileu = 2,06 g, Leu = 3,02 g, Lys = 2,23 g, Met = 0,48 g, Phe = 2,01 g, Thre = 1,58 g, Try = 0,41 g, Val = 2,36 g.

5. Tag
1. Frühstück:
Kaffee oder Tee, 70 g Kommißbrot, 1 Grahambrötchen, Margarine, Marmelade, 200 g Grapefruit (mit Schale).

2. Frühstück:
Weizenkeim-Nußmüsli: 10 g Haferflocken, 10 g Weizenkeime, 15 g Haselnüsse, 150 g Apfel gerieben (evtl. im Austausch mit anderem Obst, auch eingeweichtem Trokkenobst), Zitronensaft.
Geriebenen Apfel zu den Haferflocken geben, mit Zitronensaft abschmecken. Nach Belieben noch Fruchtsaft hinzufügen. Weizenkeime und Nüsse darüberstreuen.

Mittagessen:
Pilzragout: 250 g Pilze (Champignons, Steinpilze, Pfifferlinge), 30 g Zwiebeln, 100 g Tomaten, 50 g saure Gurken, 10 g Margarine, Paprika, Petersilie.
Die vorbereiteten Pilze mit der Margarine und der gehackten Zwiebel fast gar dünsten. Tomaten und Gurken in Würfel schneiden und zu den Pilzen geben. Alles zusammen noch einmal aufkochen und mit den Gewürzen abschmecken.
Risotto: 60 g Reis, 5 g Margarine oder Öl, 2–3fache Menge an Wasser oder Gemüsebrühe, Zwiebel, Nelke, Lorbeerblatt.
Übliche Risotto-Zubereitung.
Grill-Tomaten: 150 g (2 Stück) Tomaten, 5 g Öl, Thymian, Pfeffer, Knoblauch, Petersilie.
Tomaten halbieren und in eine gefettete feuerfeste Form setzen. Mit den Gewürzen bestreuen und Öl beträufeln. Im Grill oder Backofen garen.
Bratapfel: 150 g Apfel, 10 g Rosinen, 10 g gemahlene Nüsse.
Apfel waschen und spiralenförmig die Schale einritzen. Das Kernhaus ausstechen und mit Nüssen und Rosinen füllen. In eine feuerfeste Form setzen und im Ofen braten. Einige Löffel Wasser in die Form geben (um ein Anbrennen zu verhindern).

Nachmittag:
Kaffee oder Tee, 100 g Fruchtbrot.
Fruchtbrot: (ca. 5 Portionen). 250 g Weizenschrot, 250 g Datteln oder Feigen, 65 g Aprikosen (getrocknet), 65 g Rosinen, Zitronenschale.
Weizenschrot mit Datteln und Aprikosen gemischt durch eine Nußmühle mahlen. Mit Zitronenschale und Rosinen gut verkneten. Der etwas feuchte Teig wird in eine Kastenform getan, um auszutrocknen.

Abendessen:
Gemüsesaft: 150 ccm
Basler Karottenmus: 200 g Karotten, 150 g Kartoffeln, 10 g Margarine, 30 g gehackte Zwiebeln, Pfeffer, Muskat.
In heißer Margarine die Zwiebeln andünsten, kleingeschnittene Karotten und Kartoffeln dazugeben, mit Wasser oder Gemüsebrühe auffüllen, garen und durchpressen. Mit den Gewürzen abschmecken.
Spargelsalat: 150 g Spargel frisch oder aus der Dose.
Salatmarinade: 5 g Öl, Weinessig, Pfeffer, kleingeschnittene frische Kräuter, etwas Senf.
Tee oder *Mineralwasser.*

Spätmahlzeit:
Mirabellenkompott: 150 g Mirabellen in wenig Wasser dünsten.

Anmerkungen: Tageszufuhren
Eiweiß = 53 g, Fett = 72 g, KH = 375 g, Kalorien = 2420 kcal, Joule = 10200 kJ.
Polyenfettsäuren = 22 g, Na = 71 mval, Cl = 74 mval, K = 164 mval, Mg = 51 mval, Ca = 30 mval, P = 1,7 g, Fe = 26 mg, Mn = 12,8 mg, Co = 110 µg, Cu = 7,5 mg, Zn = 11,7 mg, F = 0,33 mg, J = 76 µg, Ballaststoffe = 72 g.

Vitamine: A = 0,2 mg, Carotin = 30,9 mg, D = 647 IE, B_1 = 2,0 mg, B_2 = 2,0 mg, Niacin = 45,7 mg, B_6 = 2,8 mg, C = 298 mg.
Aminosäuren: Ileu = 1,63 g, Leu = 2,51 g, Lys = 1,8 g, Met = 0,52 g, Phe = 1,66 g, Thre = 1,42 g, Try = 0,59 g, Val = 1,96 g.

6. Tag
1. Frühstück:
Kaffee oder Tee, 70 g Weizenkeimbrot, 1 Brötchen, 20 g Margarine, 20 g Nußmus, 75 g Radieschen.

2. Frühstück:
Melone: 400 g (mit Schale).

Mittagessen:
Grapefruitsaft: 150 ccm
Pichelsteiner-Gemüse: 250–300 g verschiedenes Gemüse (Kohlrabi, Blumenkohl, Bohnen, Erbsen, Karotten, Sellerie, Lauch, Petersilienwurzeln – 200 g Kartoffel), 10 g Margarine, etwas Pfeffer, ca. 1/8 l Gemüsebrühe oder Wasser, gehackte Petersilie.
In einem Topf das Fett erhitzen und lagenweise das vorbereitete Gemüse und Kartoffeln einschichten. Jede Lage mit wenig Pfeffer bestreuen und evtl. Majoran oder Basilikum. Die Flüssigkeit darübergießen und das Gemüse garen (vorteilhaft wäre ein Schnellkochtopf). Vor dem Anrichten mit Petersilie bestreuen.
Salat: 50 g Kopfsalat
Salatmarinade: 3 g Öl, Essig oder Zitronensaft, Salatkräuter.
Sagospeise mit Apfelsinen: 170 g Apfelsine (mit Schale), 150 ccm frisch gepreßten Apfelsinensaft, 30 g Sago, 2–3 EL Weißwein.

Apfelsinensaft mit dem Sago zu einem dicklichen Flammeri kochen. Mit etwas abgeriebener Apfelsine und Weißwein abschmecken, in dünne Scheiben geschnittene Apfelsinen unterziehen und auskühlen lassen. Mit Apfelsinenstückchen garniert anrichten.

Nachmittag:
Kaffee oder Tee, 40 g Vollkornkekse.

Abendessen:
Zucchini: 250 g Zucchini, 50 g Zwiebeln, 100 g Tomaten, 10 g Öl, Petersilie, Knoblauch, Thymian, Origano.
Kleingehackte Zwiebeln in heißem Öl glasig andünsten, in Scheiben geschnittene Zucchini hinzufügen, kurz mitdünsten, würzen und mit wenig Flüssigkeit auffüllen. Kurz vor dem Garwerden enthäutete, gewürfelte Tomaten dazugeben und kurz andünsten. Mit Petersilie bestreut anrichten.
Kartoffeln: 200 g
Endiviensalat: 50 g
Salatmarinade: 3 g Öl, Essig, Meerrettich, Senf, Zwiebel.
Tee oder *Mineralwasser.*

Spätmahlzeit:
Aprikosenkugeln: 60 g getrocknete Aprikosen, 20 g Kokosflocken, 15 g Weizenkeime, 10 g Cornflakes, Zitronensaft.
Aprikosen fein hacken, mit Kokosflocken, Weizenkeimen, Cornflakes und Zitronensaft vermischen. 1–2 Stunden ziehen lassen, kleine Kugeln formen.

Anmerkungen: Tageszufuhren
Eiweiß = 58 g, Fett = 73 g, KH = 363 g, Kalorien = 2390 kcal, Joule = 9950 kJ.
Polyenfettsäuren = 23 g, Na = 25 mval, Cl = 36 mval, K =

168 mval, Mg = 38 mval, Ca = 33 mval, P = 1,3 g, Fe = 21 mg, Mn = 8,1 mg, Co = 102 µg, Cu = 3,1 mg, Zn = 10,6 mg, F = 0,27 mg, J = 111 µg, Ballaststoffe = 63 g.
Vitamine: A = 0,1 mg, Carotin = 19,5 mg, D = 45 IE, B_1 = 2,4 mg, B_2 = 2,0 mg, Niacin = 33,9 mg, B_6 = 2,7 mg, C = 482 mg.
Aminosäuren: Ileu = 1,57 g, Leu = 2,28 g, Lys = 1,65 g, Met = 0,39 g, Phe = 1,48 g, Thre = 1,27 g, Try = 0,33 g, Val = 1,72 g.

7. Tag

1. Frühstück:
Kaffee oder Tee, 50 g Grahambrot, 20 g Knäckebrot, 1 Hörnchen, 20 g Margarine, 20 g Honig, 150 g Obst (nach Jahreszeit).

2. Frühstück:
Tomatensaft: 200 ccm
Cornflakes: 10 g

Mittagessen:
Nudelsuppe: 12 g Vollkornnudeln in Gemüsebrühe weich kochen. Mit Schnittlauch bestreut anrichten.
Gemüseplatte: 250 g Gemüse (Schwarzwurzeln, Blumenkohl, grüne Erbsen, Gurke, Paprika), 10 g Margarine, Muskat, Petersilie.
Das vorbereitete Gemüse wie üblich dünsten, flüssige Margarine darübergeben und mit Petersilie garniert anrichten.
Kartoffeln: 250 g
Salat: 50 g Kopfsalat
Salatmarinade: 3 g Öl, Essig oder Zitronensaft, Salatkräuter.

Weincreme: 100 ccm Weißwein, 50 ccm Apfelsaft (oder halb und halb), 12 g Mondamin, Zitronensaft.
Weißwein, Apfelsaft und Mondamin zu einer Creme schlagen. Mit Zitronensaft abschmecken.

Nachmittag: Kaffee oder Tee, 150 g Obstkuchen.
Teig: (ca. 10 Portionen) 150 g Mehl, 80 g Margarine, Zitronenschale, 1–2 EL Wasser, 1 TL Rum.
Belag: ca. 750–1000 g Beeren- oder Dosenobst, 1 Paket Tortenguß oder Agar-Agar.
Aus Mehl, Margarine, Wasser und sonstigen Zutaten Mürbteig herstellen, auswellen und auf rundem Blech backen. Erkalteten Teig mit Beeren oder anderen Früchten belegen und Tortenguß überziehen.

Abendessen:
Kohlrabi: 200 g Kohlrabi, 5 g Margarine, 5 g Sojamehl, Basilikum, Muskat, Petersilie.
Vorbereitete Kohlrabi in Margarine dünsten, mit etwas Flüssigkeit angießen, würzen und garen. Mit Mehl binden.
Kräuterkartoffeln: 200 g Kartoffeln, gehackte Küchenkräuter.
In kleine Würfel geschnittene Kartoffeln mit Gemüsebrühe dünsten. Vor dem Anrichten mit Küchenkräutern bestreuen.
Chicorée-Salat: 150 g Chicorée, 5 g Öl, wenig Essig, Zitronensaft, Meerrettich, Senf.
Chicorée in 2 cm breite Streifen schneiden, mit den übrigen Zutaten anmachen.
Tee oder *Mineralwasser*.

Spätmahlzeit:
Geschlagene Banane: 200 g Banane (mit Schale), Zitronensaft, 10 g Weizenkeime.

Anmerkungen: Tageszufuhren
Eiweiß = 46 g, Fett = 77 g, KH = 355 g, Kalorien = 2420 kcal, Joule = 10200 kJ.
Polyenfettsäuren = 26 g, Na = 36 mval, Cl = 56 mval, K = 150 mval, Mg = 43 mval, Ca = 28 mval, P = 1,2 g, Fe = 20 mg, Mn = 7,3 mg, Co = 88 μg, Cu = 2,9 mg, Zn = 7,9 mg, F = 0,16 mg, J = 86 μg, Ballaststoffe = 49 g.
Vitamine: A = 0,2 mg, Carotin = 5,8 mg, D = 61 IE, B_1 = 1,8 mg, B_2 = 1,2 mg, Niacin = 17,9 mg, B_6 = 3,2 mg, C = 499 mg.
Aminosäuren: Ileu = 1,61 g, Leu = 2,36 g, Lys = 1,54 g, Met = 0,48 g, Phe = 1,53 g, Thre = 1,30 g, Val = 1,74 g.

8. Tag
1. Frühstück:
Kaffee oder Tee, 60 g Mischbrot, 60 g Weizenvollkornbrot, 20 g Margarine, 20 g Marmelade, 75 g frische Gurkenscheiben.

2. Frühstück:
Orange: 200 g (mit Schale).
Walnüsse: 20 g

Mittagessen:
Rote-Bete-Saft: 150 ccm, 1 Teelöffel Zitronensaft.
Rotkohl: 250 g Rotkohl, 50 g Apfel, 5 g Margarine, etwas Essig oder Rotwein, ½ Zwiebel, gespickt mit ganzer Nelke, Lorbeerblatt.
Vorbereiteten Rotkohl in Margarine andünsten, kleingeschnittenen Apfel dazugeben sowie alle anderen Zutaten. Etwas Flüssigkeit angießen, garen.
Kartoffelstampf: 250 g Kartoffeln, 5 g Öl, 30 g gehackte Zwiebeln, Muskat, Majoran.
Gehackte Zwiebeln in heißem Öl glasig dünsten, Kartof-

feln hinzufügen, mit entsprechender Menge Gemüsebrühe oder Wasser auffüllen und garen. Die gekochten Kartoffeln zerstampfen und mit den Gewürzen abschmecken.
Obstreis: 25 g Reis, 150 g in Würfel geschnittene Früchte (Orangen, Bananen, Aprikosen, Kirschen, Pfirsich und dgl.), Zitronensaft, evtl. etwas Fruchtsaft.
Den gekochten Reis mit dem gewürfelten Obst vermischen. Mit Zitronensaft und nach Bedarf etwas Orangen- oder sonstigem Fruchtsaft abschmecken.

Nachmittag:
Kaffee oder Tee, 30 g Waffelbrot, 25 g Nußmus.

Abendessen:
Zwiebelsuppe: 125 g Zwiebeln, 10 g Margarine, 20 g Mischbrot, Salz, Pfeffer, Muskat, Cenovis-Würze.
Die in Scheiben geschnittenen Zwiebeln in heißer Margarine goldgelb dünsten, mit Wasser auffüllen, alle Gewürze dazugeben und langsam garen. Das Brot in kleine Würfel schneiden, leicht rösten oder grillen, in eine Terrine geben, mit etwas Kognak beträufeln und die Zwiebelsuppe darübergießen.
Italienischer Gemüsesalat: 100 g Blumenkohl, 200 g Kartoffeln, 50 g Karotten, 50 g Radieschen, 50 g Champignons, 30 g Erbsen.
Salatmarinade: Essig, 5 g Öl, etwas Pfeffer, gehackte Petersilie.
Gekochte Kartoffeln und Karotten in kleine Würfel schneiden, gekochten Blumenkohl in Röschen teilen, zusammen mit Erbsen, Champignons und der Salatmarinade anmachen. Zugedeckt etwa 20 Minuten durchziehen lassen.
Toast mit *pikantem Brotaufstrich:* 20 g Weißbrot, 10 g Margarine, ca. 10 g Tomatenmark (1–2 TL) Origano.

Margarine mit Tomatenketchup und Origano vermischen, das getoastete Brot damit bestreichen.
Tee oder *Mineralwasser*.

Spätmahlzeit:
Birnenkompott: 150 g Birnen, etwas Zimtstange, Zitronensaft.
Vorbereitete Birnen in wenig Wasser mit den Gewürzen kurz dünsten.

Anmerkungen: Tageszufuhren
Eiweiß = 54 g, Fett = 71 g, KH = 370 g, Kalorien = 2400 kcal, Joule = 10000 kJ.
Polyenfettsäuren = 23 g, Na = 54 mval, Cl = 46 mval, K = 159 mval, Mg = 43 mval, Ca = 28 mval, P = 1,4 g, Fe = 19 mg, Mn = 8,4 mg, Co = 1500 μg, Cu = 3,1 mg, Zn = 10,8 mg, F = 0,41 mg, J = 66 μg, Ballaststoffe = 68 g.
Vitamine: A = 0,2 mg, Carotin = 7,7 mg, D = 84 IE, B_1 = 1,8 mg, B_2 = 1,1 mg, Niacin = 22,0 mg, B_6 = 3,1 mg, C = 485 mg.
Aminosäuren: Ileu = 1,71 g, Leu = 2,53 g, Lys = 1,89 g, Met = 0,49 g, Phe = 1,75 g, Thre = 1,37 g, Try = 0,45 g, Val = 2,05 g.

9. Tag
1. Frühstück:
Kaffee oder Tee, 80 g Roggenbrot, 20 g Margarine, 20 g Marmelade,
Schrotbrei, Fruchtsaft (siehe Tageskarte 1).

2. Frühstück:
Afrikanischer Apfelsalat: 150 g Apfel, 15 g Kokosflocken, Zitronensaft, etwas Vanille, 1 Prise Muskatnuß und Ingwerpulver.

Vorbereitete Äpfel mit der Schale in Würfelchen schneiden, etwas Zitronenschale darübergeben. Zitronensaft sowie die restlichen Gewürze, evtl. noch etwas Weinbrand verrühren und unter die Apfelwürfel heben.

Mittagessen:

Grüne Bohnen: 250 g Bohnen, 5 g Margarine, Bohnenkraut, Thymian, gehackte Petersilie.

Vorbereitete Bohnen in heißer Margarine andünsten, mit wenig Flüssigkeit angießen, würzen, garen.

Bratkartoffeln: 250 g gekochte Kartoffeln, Majoran, Paprika, 5–10 g Öl.

Die in Scheiben geschnittenen Kartoffeln in heißem Öl knusprig braten, würzen. Geeignet wäre ein Grill, da bei dieser Zubereitung kein Fett benötigt wird.

Tomatensalat: 150 g Tomaten.

Salatmarinade: Essig oder Zitronensaft, Dill, Provençalisches Gewürz.

Tomaten in Scheiben schneiden und mit der Marinade übergießen.

Fruchtcreme: 150 g Früchte (Bananen, Aprikosen oder Erdbeeren), Zitronensaft, 5 g Mondamin oder 3 g Agar-Agar.

Früchte passieren, zum Kochen bringen, mit Mondamin oder Agar-Agar binden. Mit Zitronensaft abschmecken.

Nachmittag:

Kaffee oder Tee, 1 Brezel, 10 g Margarine.

Abendessen:

Meerrettichsoße: 10 g Margarine, 5 g Sojamehl, 10 g Paniermehl, 5 g Mehl, 20 g (2 EL) Meerrettich.

Sojamehl, Mehl und Paniermehl in der Margarine kurz rösten, mit Wasser oder Gemüsebrühe ablöschen, Meerret-

tich hinzufügen und einige Minuten kochen. Evtl. mit Cenovis-Würze abschmecken.
Bouillonkartoffeln: 250 g Kartoffeln, Gemüsebrühe, Muskat, Kräuter.
Rohe Kartoffelscheiben oder Würfel in Gemüsebrühe dünsten, mit Muskat würzen und grünen Kräutern (Dill, Kerbel, Estragon, Majoran, Thymian, je nach Geschmack) bestreuen.
Rote Bete: 200 g Rote Bete.
Salatmarinade: Essig, 5 g Öl, Meerrettich, Kümmel.
Gekochte, in Scheiben geschnittene Rote Bete mit der Salatmarinade übergießen, 1–2 Stunden ziehen lassen.
Dillgurken: 50 g
Preiselbeeren: 30 g
Tee oder *Mineralwasser.*

Spätmahlzeit:
Dattelröllchen: 30 g Datteln, 20 g Cornflakes, 15–20 g Walnüsse, Zitronensaft.
Datteln, Cornflakes, Walnüsse hacken, mit Zitronensaft abschmecken. Kleine Kugeln formen.

Anmerkungen: Tageszufuhren
Eiweiß = 49 g, Fett = 74 g, KH = 376 g, Kalorien = 2420 kcal, Joule = 10200 kJ.
Polyenfettsäuren = 25 g, Na = 75 mval, Cl = 74 mval, K = 153 mval, Mg = 41 mval, Ca = 26 mval, P = 1,2 g, Fe = 20 mg, Mn = 9,9 mg, Co = 148 μg, Cu = 7,6 mg, Zn = 8,8 mg, F = 0,20 mg, J = 95 μg, Ballaststoffe = 71 g.
Vitamine: A = 0,2 mg, Carotin = 2,7 mg, D = 69 IE, B_1 = 1,6 mg, B_2 = 1,1 mg, Niacin = 16,3 mg, B_6 = 3,0 mg, C = 377 mg.
Aminosäuren: Ileu = 1,79 g, Leu = 2,77 g, Lys = 1,95 g, Met = 0,48 g, Phe = 1,71 g, Thre = 1,42 g, Try = 0,43 g, Val = 2,09 g.

10. Tag

1. Frühstück:
Kaffee oder Tee, 50 g Vollkornbrot, 1 Roggenbrötchen, 20 g Knäckebrot, 20 g Margarine, 20 g Apfelkraut, 1 Tomate.

2. Frühstück:
Mangofrucht: 150 g

Mittagessen:
Sauerkraut: 200 g Sauerkraut, 50 g Apfel, 10 g Zwiebeln, 5 g Öl, Wacholderbeeren, nach Belieben Kümmel.
Die Zwiebeln (gehackt) im heißen Öl andünsten, das Sauerkraut mit den Gewürzen dazugeben, mit dem geraspelten Apfel bedecken, wenn nötig etwas Wasser aufgießen, weich dünsten.
Erbsenpüree: 50 g getrocknete Erbsen, 10 g Mehl oder Sojamehl, 5 g Margarine, etwas Thymian.
Gewaschene Erbsen über Nacht einweichen. Mit dem Einweichwasser garen. Durch ein Sieb streichen oder im Mixer pürieren. Aus Margarine und Mehl eine helle Einbrenne bereiten, mit etwas Flüssigkeit auffüllen, den Erbsenbrei dazugeben, durchkochen, wenn nötig mit etwas Wasser verdünnen. Mit gerösteten Zwiebeln anrichten.
Pellkartoffeln: 250 g
Kompott: 125 g Obst (frisch oder aus der Dose).

Nachmittag:
Kaffee oder Tee, Kartoffelkrapfen.
Kartoffelkrapfen: (ca. 5 Portionen). 250 g Mehl, 250 g gekochte und geriebene Kartoffeln, 1 Päckchen Backpulver, 100 g Margarine, 100 g Zucker oder Zuckerersatzmittel, gem. Zimt, etwa 3 Eßlöffel Marmelade, 1–2 Eßlöffel Öl. Alle Zutaten verkneten, rund ausstechen, den Rand mit

Wasser bestreichen, in die Mitte etwas Marmelade geben, bis zur Hälfte zusammenklappen, auf ein Backblech setzen, mit Wasser oder flüssiger Margarine bestreichen, bei Mittelhitze backen.

Abendessen:
Minestra: 250 g Gemüse (alle frischen Gemüse, welche die jeweilige Jahreszeit bietet, z. B. Erbsen, Karotten, Kohlrabi, Sellerie, Bohnen, Tomaten, Kartoffeln, Kohl), 5 g Öl, 25 g Reis, 1 Zehe Knoblauch, Basilikum, fein gehackter Kerbel.
Vorbereitetes Gemüse wie Karotten, Kohl, Sellerie, Kartoffeln, Kohlrabi fein schneiden und in heißem Öl andünsten, geschälte, gehackte Tomaten sowie anderes Gemüse beigeben, mit Flüssigkeit auffüllen, den Reis hinzufügen und langsam kochen lassen.
Kresse-Orangen-Salat: 50 g Kresse, 100 g Orangen.
Salatmarinade: 5 g Öl, Zitronensaft, Pfeffer, Zwiebelröhrchen (fein geschnitten), etwas Streuwürze (Cenovis).
Geschälte Orangen in ½ cm dicke Scheiben schneiden. Diese schuppenförmig in die Mitte eines Tellers legen, nach Belieben mit gerösteten Mandeln oder Haselnüssen bestreuen, ringsum den Kressesalat legen, der kurz vorher mit der Salatsoße gemischt wurde.
Aprikosentaschen: Rezept für ca. 4 Portionen.
Mürbteig: 125 g Mehl, 70 g Margarine, 50 g Zucker oder Zuckerersatzstoff, abgeriebene Zitronenschale und Saft, bei Bedarf etwas Wasser oder Weißwein.
Füllung: ca. 250 g Aprikosen (frisch oder aus der Dose).
Den Teig zu Taschen verarbeiten, mit Aprikosen belegen und bei Mittelhitze backen.
Tee oder *Mineralwasser.*

Spätmahlzeit:
Obst: 150 g (nach Jahreszeit).

Anmerkungen: Tageszufuhren
Eiweiß = 54 g, Fett = 71 g, KH = 369 g, Kalorien = 2400 kcal, Joule = 10000 kJ.
Polyenfettsäuren = 25 g, Na = 62 mval, Cl = 56 mval, K = 135 mval, Mg = 34 mval, Ca = 27 mval, P = 1,1 g, Fe = 19 mg, Mn = 8,2 mg, Co = 80 μg, Cu = 2,8 mg, Zn = 8,2 mg, F = 0,29 mg, J = 105 μg, Ballaststoffe = 63 g.
Vitamine: A = 0,3 mg, Carotin = 10,2 mg, D = 88 IE, B_1 = 1,8 mg, B_2 = 1,1 mg, Niacin = 15,6 mg, B_6 = 2,4 mg, C = 363 mg.
Aminosäuren: Ileu = 2,04 g, Leu = 3,09 g, Lys = 2,11 g, Met = 0,48 g, Phe = 2,07 g, Thre = 1,56 g, Try = 0,42 g, Val = 2,24 g.

11. Tag
1. Frühstück:
Kaffee oder Tee, 70 g Weizenkeimbrot, 1 Brötchen, 20 g Honig, 20 g Margarine, *Brotaufstrich:* schaumig gerührte Margarine mit feingeriebenem Meerrettich vermischen, 150 g Obst.

2. Frühstück:
Karottensaft: 200 ccm mit etwas Zitronensaft abschmekken.
Weizenflocken: 20 g

Mittagessen:
Auberginen: 200 g Auberginen, 100 g Tomaten, 5 g Öl, 30 g gehackte Zwiebeln, Pfeffer, nach Geschmack einige schwarze Oliven.
Geschälte Auberginen und Tomaten in Würfel schneiden und mit den Zwiebeln in heißem Öl anrösten. Mit Pfeffer bestreuen und leicht bräunen lassen (die Oliven zugeben), das Gemüse knapp mit Wasser bedecken, garen.

Risi-Bisi-Reis: 60 g Reis, 75 g Erbsen, 20 g Zwiebeln, 5 g Margarine, Petersilie.
Reis wie üblich zubereiten. Die gehackten Zwiebeln in der Margarine glasig dünsten, die Erbsen dazugeben, mit etwas Flüssigkeit garen. Unter den fertigen Reis mischen und mit Petersilie abschmecken.
Endiviensalat: 50 g Endivien
Salatmarinade: Essig, 3 g Öl, Senf, Zwiebeln.
Nußcreme: 30 g Nußmus, 100 g Banane (mit Schale), 100 ccm Orangensaft, Zitronensaft.
Alle Zutaten im Mixer pürieren.

Nachmittag:
Kaffee oder Tee, 30 g Kekse (eifrei).

Abendessen:
Rettich-Rohkost: 150 g Rettich, 30 g Karotten.
Salatmarinade: Zitronensaft, 5 g Öl, Petersilie.
Rettich und Karotten fein reiben, mit der Marinade anmachen.
Pastete mit Gemüsefüllung:
Blätterteig: (ca. 3 Portionen), 125 g Mehl, 125 g Margarine, ¼ Tasse Wasser.
Füllung: 200-300 g Leipziger Allerlei (Karotten, Erbsen, Spargel, Pilze), 10 g Mehl oder Sojamehl, Petersilie, Cenovis-Würze (1 Portion).
Das Gemüse mit dem Mehl binden und mit den Gewürzen abschmecken.
Pasteten herstellen und mit dem Gemüse füllen.
Kopfsalat: 50 g Kopfsalat
Salatmarinade: Essig oder Zitronensaft, 3 g Öl, Schnittlauch.
Tee oder *Mineralwasser.*

Spätmahlzeit:
Dörobstkompott: 75 g gemischtes Trockenobst, Zimtstange, Zitronensaft.

Die Früchte in wenig Wasser einweichen und weichkochen (mit Zimtstange), Zitronensaft zum Schluß. Nach Belieben mit etwas Weißwein abschmecken und mit gehackten Nüssen garnieren.

Anmerkungen: Tageszufuhren
Eiweiß = 58 g, Fett = 75 g, KH = 362 g, Kalorien = 2410 kcal, Joule = 10100 kJ
Polyenfettsäuren = 23 g, Na = 26 mval, Cl = 29 mval, K = 125 mval, Mg = 37 mval, Ca = 28 mval, P = 1,5 g, Fe = 18 mg, Mn = 8,6 mg, Co = 171 μg, Cu = 2,6 mg, Zn = 10,7 mg, F = 0,35 mg, J = 90 μg, Ballaststoffe = 55 g.
Vitamine: A = 0,2 mg, Carotin = 13,2 mg, D = 61 IE, B_1 = 2,0 mg, B_2 = 1,5 mg, Niacin = 64,7 mg, B_6 = 2,4 mg, C = 281 mg.
Aminosäuren: Ileu = 1,41 g, Leu = 2,12 g, Lys = 1,20 g, Met = 0,35 g, Phe = 1,33 g, Thre = 1,06 g, Try = 0,26 g, Val = 1,72 g.

12. Tag
1. Frühstück:
Kaffee oder Tee, 100 g Vollkornbrot, 20 g Knäckebrot, 20 g Margarine, 20 g Marmelade, 150 ccm Johannisbeersaft (schwarz).

2. Frühstück:
Müsli: siehe Tageskarte 5.

Mittagessen:
Selleriecremesuppe: 10 g Margarine, 10 g Mehl oder Sojamehl, 60 g Sellerie, Muskat.
Sellerie weichkochen und pürieren. Aus Margarine und Mehl helle Einbrenne herstellen, mit Flüssigkeit aufgießen, einige Minuten kochen lassen und mit Muskat ab-

schmecken. Zum Schluß den pürierten Sellerie dazugeben.

Kartoffelschmarrn: 300 g gekochte und passierte Kartoffeln, 20 g Mehl, 20 g Sojamehl, Muskat, Majoran, 15 g Öl. Die Kartoffeln mit dem Mehl und den Gewürzen fein zerkrümeln. In heißem Öl langsam goldbraun und knusprig braten. Die Kartoffelkrümel mit einer Backschaufel sehr fein zerstoßen.

Salatplatte: 75 g Weißkohl, 50 g Karotten, 50 g Bohnen, 75 g Tomaten, 50 g Kopfsalat.

Salatmarinade: Essig, 5 g Öl, Zwiebeln, diverse Kräuter.

Obstsülze: 150 g in Scheiben geschnittene Früchte (wie zum Obstsalat), ca. ¼ l Fruchtsaft, etwas Zitronenschale, 2–3 g Agar-Agar.

Die mit dem Fruchtsaft eingeweichte Pflanzengelatine mit Zitronenschale aufkochen, zu den Früchten geben, evtl. mit etwas Honig abschmecken, kalt stellen.

Nachmittag:

Kaffee oder Tee, 150 g Fruchtschnitten (siehe Tageskarte 7). Anstatt runder Kuchenform viereckiges Kuchenblech verwenden.

Abendessen:

Broccoli: 250 g Broccoli, 5 g Öl oder Margarine, Pfeffer, Chinagewürz, ½ Zehe Knoblauch.

Knoblauch in Öl bräunen und wieder herausnehmen. Das geschnittene Gemüse in Öl langsam braten, mit etwas Wasser angießen und kurz kochen lassen. Mit Pfeffer und Chinagewürz abschmecken.

Würfelkartoffeln: 200 g Kartoffeln, Pfeffer, Cenovis-Würze.

In Würfel geschnittene rohe Kartoffeln mit wenig Flüssigkeit und den Gewürzen garen.

Feldsalat: 50 g
Salatmarinade: Essig, 3 g Öl, Meerrettich, Senf.
Tee oder *Mineralwasser.*

Spätmahlzeit:
Erdbeeren: 200 g

Anmerkungen: Tageszufuhren
Eiweiß = 58 g, Fett = 76 g, KH = 361 g, Kalorien = 2420 kcal, Joule = 10200 kJ.
Polyenfettsäuren = 28 g, Na = 34 mval, Cl = 32 mval, K = 170 mval, Mg = 43 mval, Ca = 41 mval, P = 1,4 g, Fe = 24 mg, Mn = 9,9 mg, Co = 118 µg, Cu = 2,5 mg, Zn = 8,1 mg, F = 0,14 mg, J = 143 µg, Ballaststoffe = 62 g.
Vitamine: A = 0,2 mg, Carotin = 14,8 mg, D = 66 IE, B_1 = 1,8 mg, B_2 = 1,6 mg, Niacin = 15,7 mg, B_6 = 2,7 mg, C = 759 mg.
Aminosäuren: Ileu = 1,97 g, Leu = 2,85 g, Lys = 2,16 g, Met = 0,57 g, Phe = 1,95 g, Thre = 1,61 g, Try = 0,47 g, Val = 2,51 g.

13. Tag
1. Frühstück:
Kaffee oder Tee, 70 g Mischbrot, 1 Roggenbrötchen, 20 g Margarine, 20 g Fruchtmus (passiertes Obst).

2. Frühstück:
Birne: 150 g

Mittagessen:
½ Grapefruit: 150 g (mit Schale).
Rosenkohl: 250 g Rosenkohl, 10 g gehackte Zwiebeln, 5 g Margarine, Muskat.
Zwiebeln in heißer Margarine andünsten, vorbereiteten

Rosenkohl kurz mitdünsten, mit etwas Flüssigkeit angießen, garen. Mit Muskatnuß abschmecken.
Kartoffelstücke: 250 g
Salat: 50 g Grüner Salat
Salatmarinade: Essig oder Zitronensaft, 3 g Öl, Salatkräuter.
Kompott: 125 g Früchte (Äpfel, Birnen, Pfirsiche und dgl.)
Früchte mit wenig Flüssigkeit, Zitronensaft und etwas Zimt dünsten.

Nachmittag:
Kaffee oder Tee, 20 g Roggenflachbrot, 10 g Margarine.

Abendessen:
Spargelsuppe: 10 g Mehl, 10 g Margarine, 50 g Spargel, Zitronensaft.
Spargel kochen. Aus Mehl und Margarine helle Einbrenne herstellen, mit dem Spargelwasser aufgießen und durchkochen. Die Spargelstücke dazugeben und mit Zitronensaft abschmecken.
Scheiterhaufen: 2 Brötchen, 200 ccm Fruchtsaft, 10 g Margarine, 25 g Mandeln, 20 g Rosinen, 3 g Öl (Form ausfetten), 150–200 g Äpfel, Zimt, Zitronenschale.
Brötchen und Äpfel in dünne Scheiben schneiden. Schichtweise mit den Rosinen und in Stifte geschnittenen Mandeln in eine gefettete feuerfeste Form geben. Den Fruchtsaft mit Zimt und abgeriebener Zitronenschale verquirlen und über den Auflauf gießen. Die Margarineflöckchen darüber verteilen. Im Rohr backen.
Weinsoße: 60 ccm Weißwein, 60 ccm Apfelsaft, 3 g Mondamin, Zitronensaft (es kann auch nur Apfelsaft verwendet werden).
Aus den angegebenen Zutaten die Soße herstellen.
Tee oder *Mineralwasser.*

Spätmahlzeit:
Tomatenschnitte: 30 g Vollkornbrot, 5 g Margarine, 1 Tomate.
Brot mit Margarine bestreichen und mit Tomatenscheiben belegen.

Anmerkungen: Tageszufuhren
Eiweiß = 52 g, Fett = 69 g, KH = 371 g, Kalorien = 2410 kcal, Joule = 10100 kJ.
Polyenfettsäuren = 19 g, Na = 58 mval, Cl = 43 mval, K = 123 mval, Mg = 36 mval, Ca = 22 mval, P = 1,2 g, Fe = 19 mg, Mn = 6,6 mg, Co = 121 μg, Cu = 2,6 mg, Zn = 7,7 mg, Fe = 0,18 mg, J = 54 μg, Ballaststoffe = 53 g.
Vitamine: A = 0,3 mg, Carotin = 3,2 mg, D = 85 IE, B_1 = 1,5 mg, B_2 = 1,2 mg, Niacin = 14,6 mg, B_6 = 2,4 mg, C = 585 mg.
Aminosäuren: Ileu = 1,71 g, Leu = 2,42 g, Lys = 1,53 g, Met = 0,46 g, Phe = 1,64 g, Thre = 1,28 g, Try = 0,38 g, Val = 2,01 g.

14. Tag
1. Frühstück:
Kaffee oder Tee, 80 g Dreikornbrot, 20 g Margarine, 20 g Marmelade,
Porridge, Fruchtsaft: (siehe Tageskarte 4).

2. Frühstück:
Mandelmix: 150 ccm Orangensaft (möglichst frisch), ca. 30 g gemahlene Mandeln, 30 g Rosinen.
Alle Zutaten im Mixer oder Rührgerät verquirlen.

Mittagessen:
Kohlrabi-Rohkost: 150 g Kohlrabi, Zitronensaft, Petersilie, sonstige Kräuter.

Kohlrabi grob oder fein reiben, mit Zitronensaft und Kräutern abschmecken.
Kartoffelklöße: 300 g heiße gekochte Kartoffeln, ca. 20 g Kartoffelmehl, Muskat, Origano, ¼ Brötchen.
Die heißen Kartoffeln durchdrücken, mit Kartoffelmehl, Sojamehl und den Gewürzen mischen, mit ca. ½ Tasse kochendem Wasser übergießen und zu einem Teig kneten. Knödel formen und mit gerösteten Brötchenwürfeln füllen. In kochendem Wasser garen.
Zwiebelsoße: 150 g Zwiebeln, 10 g Margarine, 10 g Mehl oder Sojamehl, Pfeffer, wenig Kümmel, Gemüsebrühe.
Aus Mehl und Margarine helle Einbrenne bereiten, die Zwiebelscheiben kurz mitrösten, mit Brühe aufgießen, würzen. Zum Schluß durch ein Sieb streichen.
Salat »spezial«: 100 g Eisbergsalat, 100 g Radicchio, 50 g Mandarine (frisch oder aus der Dose).
Salatmarinade: Wenig Essig, Zitronensaft, Pfeffer, Worcestersoße, 5 g Öl.
Ananas frisch: 125 g

Nachmittag:
Kaffee oder Tee, Apfelkuchen.
Apfelkuchen: (ca. 8–10 Portionen) 125 g Mehl, 125 g Haferflocken, 250 g Margarine, 150 g Zucker oder Zuckerersatzstoff, 1 TL Backpulver, Zimt, Zitronenschale, 600 g Äpfel.
Aus allen Zutaten Brösel herstellen, in eine gefettete Springform die Hälfte einfüllen, feinblättrig geschnittene Äpfel darübergeben, den Rest der Brösel darüberstreuen und bei mittlerer Hitze backen.

Abendessen:
Gurken-Tomatengemüse: 250 g Gurken, 100 g Tomaten, 5 g Margarine, 20 g gehackte Zwiebeln, Dill, Petersilie.

Gurken schälen, aushöhlen und in Stücke schneiden. In Margarine mit den Zwiebeln zusammen weichdünsten. Die enthäuteten, gewürfelten Tomaten dazugeben, mit Dill und Petersilie abschmecken.
Reis: 60 g (wie üblich zubereiten).
Karottensalat gekocht: 150 g Karotten.
Salatmarinade: Essig, 5 g Öl, Petersilie, etwas gemahlener Anis.
Gekochte, in Scheiben geschnittene Karotten mit der Marinade übergießen und einige Zeit ziehen lassen.
Tee oder *Mineralwasser*.

Spätmahlzeit:
Amerikanischer Obstsalat: 100 g Orange, 100 g Grapefruit (mit Schale), 50 g Apfel, 50 g Ananas, 30 g geriebenen Sellerie, 10–20 g Walnüsse, Zitronensaft.
Die Früchte in kleine Würfel schneiden, geriebenen Sellerie dazugeben, mit Zitronensaft abschmecken und mit gehackten Walnüssen bestreuen.

Anmerkungen: Tageszufuhren
Eiweiß = 53 g, Fett = 78 g, KH = 362 g, Kalorien = 2420 kcal, Joule = 10200 kJ.
Polyenfettsäuren = 24 g, Na = 16 mval, Cl = 23 mval, K = 156 mval, Mg = 47 mval, Ca = 39 mval, P = 1,5 g, Fe = 25 mg, Mn = 8,3 mg, Co = 102 μg, Cu = 3,0 mg, Zn =11,1 mg, Fe = 0,35 mg, J = 138 μg, Ballaststoffe = 58 g.
Vitamine: A = 0,2 mg, Carotin = 22,1 mg, D = 67 IE, B_1 = 2,0 mg, B_2 = 1,2 mg, Niacin = 19,2 mg, B_6 = 2,9 mg, C = 514 mg.
Aminosäuren: Ileu = 1,60 g, Leu = 2,44 g, Lys = 1,65 g, Met = 0,48 g, Phe = 1,71 g, Thre = 1,32 g, Try = 0,37 g, Val = 1,91 g.

15. Tag

1. Frühstück:
Kaffee oder Tee, 70 g Roggenbrot, 1 Brötchen, 20 g Margarine, 20 g Honig, Tomate.

2. Frühstück:
Gemüsebrühe, 20 g Knäckebrot.

Mittagessen:
Vegetarische Bratlinge: 50 g Haferflocken, 50 g Karotten, 20 g gehackte Zwiebeln, 20 g Sojamehl, 10 g Weizenkeime, 25 g geriebenen Sellerie, Petersilie, Muskat, Basilikum, ca. 10 g Öl (zum Ausbacken).
Haferflocken, geriebene Karotten sowie alle anderen Zutaten vermischen, etwas Flüssigkeit (evtl. Gemüsebrühe) hinzufügen. Die Bratlinge in heißem Öl goldbraun backen.
Lauch gedünstet: 250 g Lauch, 5 g Margarine, Muskat.
Vorbereiteten Lauch in 2 cm breite Streifen schneiden. In der Margarine dünsten, etwas Flüssigkeit angießen, garen und mit Muskat abschmecken.
Salat: 50 g Kopfsalat.
Salatmarinade: Essig oder Zitronensaft, 3 g Öl, Salatkräuter.
Heidelbeerkompott: 150 g Heidelbeeren, Zitronensaft, Zimtstange.
Heidelbeeren mit wenig Wasser, Zimtstange und Zitronensaft garen.

Nachmittag:
Kaffee oder Tee, 30 g Vollkornzwieback, 20 g Nußmus.

Abendessen:
Chicorée-Rohkost: 125 g Chicorée, 50 g Apfel, 50 g Orange (mit Schale).

Salatmarinade: Zitronensaft, 5 g Öl, Meerrettich, etwas Tomatenketchup.
Saures Kartoffelgemüse: 250 g Kartoffeln, 5 g Margarine, 5 g Mehl, 30 g gehackte Zwiebeln, Pfeffer, Lorbeerblatt, 1 ganze Nelke.
Rohe Kartoffeln in Würfel oder Scheiben schneiden. Die Zwiebeln in Margarine glasig dünsten, Kartoffeln hinzufügen, mit Wasser aufgießen, würzen und langsam weichdünsten. Evtl. mit etwas Essig abschmecken und mit Mehl binden.
Sellerie-Salat: 200 g
Salatmarinade: Essig, 5 g Öl, Pfeffer.
Gekochten Sellerie in Scheiben schneiden und mit der Marinade anmachen, einige Zeit ziehen lassen.
Tee oder *Mineralwasser.*

Spätmahlzeit:
Obst: 150 g (nach Jahreszeit) oder 200 ccm Obstsaft.

Anmerkungen: Tageszufuhren
Eiweiß = 61 g, Fett = 71 g, KH = 366 g, Kalorien = 2400 kcal, Joule = 10000 kJ.
Polyenfettsäuren = 28 g, Na = 51 mval, Cl = 53 mval, K = 136 mval, Mg = 44 mval, Ca = 38 mval, P = 1,5 g, Fe = 23 mg, Mn = 16,0 mg, Co = 75 μg, Cu = 2,9 mg, Zn = 12,3 mg, F = 0,14 mg, J = 168 μg, Ballaststoffe = 63 g.
Vitamine: A = 0,1 mg, Carotin = 10,8 mg, D = 48 IE, B_1 = 1,9 mg, B_2 = 1,0 mg, Niacin = 16,9 mg, B_6 = 2,9 mg, C = 316 mg.
Aminosäuren: Ileu = 2,07 g, Leu = 3,22 g, Lys = 2,13 g, Met = 0,57 g, Phe = 2,19 g, Thre = 1,65 g, Try = 0,51 g, Val = 2,32 g.

16. Tag

1. Frühstück:

Kaffee oder Tee, 70 g Grahambrot, 1 Brötchen, 20 g Margarine, 20 g Nußmus, *Brotaufstrich:* schaumig gerührte Margarine mit etwas Tomatenmark und geriebenen Zwiebeln abschmecken, 150 ccm Ananassaft.

2. Frühstück:

Apfel: 150 g

Mittagessen:

Wirsing: 250 g Wirsing, 5 g Margarine, 5 g Mehl oder Sojamehl, 15 g Zwiebeln, Kümmel, Muskat.

Vorbereitetes Gemüse in kleine Streifen schneiden. Die gehackten Zwiebeln in heißer Margarine andünsten, den Wirsing hinzufügen, mit Flüssigkeit auffüllen, würzen und weichdünsten. Zuletzt mit Mehl binden.

Kümmelkartoffeln: 250 g Kartoffeln, 5 g Öl, Kümmel.

Gebürstete, ungeschälte Kartoffeln in kleine Würfel schneiden und in Öl zugedeckt schmoren lassen. Beim Anrichten mit Kümmel bestreuen.

Zwiebel in Kräutervinaigrette: 100 g Zwiebeln, 100 g Obst (Orange, Apfel und Ananas), 30 g Lauch, 20 g Kresse.

Salatmarinade: 5 g Öl, Essig, etwas Rotwein, Senf, Tomatenketchup, Pfeffer, Zitronenmelisse, Schnittlauch, Petersilie.

Geschälte Zwiebeln halbieren und in Scheiben schneiden, ebenso den Lauch und das geschälte Obst. Öl, Essig, Wein, Senf, Tomatenmark, Pfeffer zu einem Dressing verrühren, die Zwiebeln, Obst und die Kresse damit anmachen. Die restlichen Kräuter hacken und über den Salat streuen.

Götterspeise: 125 ccm Himbeer- oder Johannisbeersaft, 12 g Sago, Zitronensaft.

Saft und Sago zu einer dicken Creme kochen. Wenn nötig etwas Wasser zufügen. Mit Zitronensaft abschmecken.

Nachmittag:
Kaffee oder Tee, 1 Brötchen, 10 g Margarine, 10 g Marmelade.

Abendessen:
Mangold: 250 g Mangold, 5 g Margarine, 5 g Mehl oder Sojamehl, 20 g Zwiebeln, ½ Knoblauchzehe, Muskat.
Vorbereiteten Mangold fein wiegen. In der heißen Margarine die gehackten Zwiebeln und den Knoblauch andünsten, den Mangold dazugeben, wenig Flüssigkeit beigeben und kurz dünsten. Mit Mehl binden und mit Muskat abschmecken.
Majorankartoffeln: 200 g Kartoffeln, 20 g Zwiebeln, Majoran, 5 g Margarine, etwas Gemüsebrühe.
Gehackte Zwiebeln in Margarine andünsten, möglichst sehr kleine und ganze Kartoffeln (roh) dazugeben, mit Majoran würzen und mit Gemüsebrühe zusammen garen.
Endivien-Salat-Teller: 100 g Endivien, 30 g Zwiebeln, 30 g Radieschen, 50 g Tomate, 30 g Paprika, 1–2 Oliven.
Salatmarinade: Essig oder Zitronensaft, 5 g Öl, etwas Pfeffer.
Den vorbereiteten Endiviensalat in gleich große Stücke zerreißen und auf einem Teller anrichten. Die Zwiebel in feine Ringe schneiden und auf den Endivienblättern anrichten. Radieschen und Tomaten in Scheiben schneiden, Paprika in Streifen und auf dem Salat verteilen. Darauf Scheiben von den Oliven geben. Kurz vor dem Servieren mit der Marinade begießen.
Tee oder *Mineralwasser*.

Spätmahlzeit:
Ungarischer Obstsalat: 200 g Orangen (mit Schale), 50 g

Rosinen, 10 g Weizenkeime, 10 g Mandeln, Zitronensaft. Geschälte Orangen halbieren und in Scheiben schneiden. Rosinen (einige Stunden vorher mit etwas Flüssigkeit oder Rum einweichen) darübergeben, mit Zitronensaft abschmecken und zuletzt mit gehackten Mandeln und Weizenkeimen bestreuen.

Anmerkungen: Tageszufuhren
Eiweiß = 60 g, Fett = 74 g, KH = 366 g, Kalorien = 2420 kcal, Joule = 10200 kJ.
Polyenfettsäuren = 24 g, Na = 81 mval, Cl = 73 mval, K = 167 mval, Mg = 49 mval, Ca = 40 mval, P = 1,4 g, Fe = 26 mg, Mn = 55,3 mg, Co = 126 μg, Cu = 5,5 mg, Zn = 9,9 mg, F = 0,2 mg, J = 107 μg, Ballaststoffe = 63 g.
Vitamine: A = 0,2 mg, Carotin = 15,4 mg, D = 64 IE, B_1 = 1,9 mg, B_2 = 1,3 mg, Niacin = 16,9 mg, B_6 = 2,6 mg, C = 509 mg.
Aminosäuren: Ileu = 1,98 g, Leu = 3,01 g, Lys = 1,81 g, Met = 0,53 g, Phe = 1,98 g, Thre = 1,65 g, Try = 0,46 g, Val = 2,2 g.

17. Tag
1. Frühstück:
Kaffee oder Tee, 70 g Mischbrot, 1 Vollkornbrötchen, 20 g Margarine, 20 g Marmelade, 75 g Radieschen.

2. Frühstück:
Müsli (siehe Tageskarte 5), anstatt Weizenkeime Walnüsse verwenden.

Mittagessen:
Fenchelgemüse: 250 g Fenchelknollen, 5 g Öl, 1 zerdrückte Knoblauchzehe.
Die gesäuberten Knollen vierteln, in heißem Öl den Knoblauch andünsten, Fenchel darin anbraten, mit etwas Flüssigkeit auffüllen und weichdünsten.

Maisschnitten: 80 g Maisgrieß, ca. 300 ccm Wasser, Zwiebelpulver, Muskat, Korianderpulver, Pfeffer, Majoran, Curry, nach Belieben Küchenkräuter, 5 g Öl.
In das gewürzte Kochwasser den Maisgrieß einstreuen und zu einem dicken Brei kochen. Auf eine nasse Platte oder ein Brett geben und fingerdick glattstreichen, auskühlen lassen. Danach in ca. 5 cm große Stücke schneiden und in einer Pfanne goldgelb backen. (Die Schnitten lassen sich ebenso in der Bratröhre oder im Grill zubereiten.)
Kopfsalat: 50 g Kopfsalat.
Salatmarinade: Essig oder Zitronensaft, 3 g Öl, Salatkräuter.
Gemischtes Kompott: 125 g verschiedenes Obst (frisch oder aus der Dose).

Nachmittag:
Kaffee oder Tee, 30 g Haferkekse, 150 g Beerenobst.

Abendessen:
Tomatensuppe mit Croutons: 5 g Öl, 250 g Tomaten, 50 g Zwiebeln, 1 Knoblauchzehe, Lorbeerblatt, Basilikum, Thymian, Petersilie, geröstete Weißbrot- oder Vollkornbrotwürfel.
Die Tomaten kleinschneiden und im eigenen Saft weichdünsten, durch ein Sieb streichen. Die feingehackten Zwiebeln, Knoblauchzehe und Kräuter in Öl andünsten, den Tomatensaft dazugeben und so viel Wasser, wie man zur Suppe braucht. Alles zusammen gut durchkochen und würzen. Mit gerösteten Brotwürfeln anrichten.
Frühlingsrollen: Nudelteig herstellen (siehe Tageskarte 4).
Füllung: 150–200 g Gemüse (Karotten, Sellerie, Lauch, Paprika, Weißkraut), Petersilie, 5 g Mehl, 5 g Margarine. Öl zum Ausbacken.
Gemüse zu Julienne schneiden, in Margarine weichdün-

sten, gut abschmecken und mit Mehl binden. Den Teig auswellen, in ca. 10 cm lange Rechtecke schneiden, Gemüse darauf verteilen, den Rand mit Wasser bestreichen, zusammenrollen und in schwimmendem Öl ausbacken.
Spinat-Salat: 75 g junger Spinat.
Salatmarinade: Essig, 5 g Öl, Meerrettich, Senf, Worcestersoße.
Tee oder *Mineralwasser.*

Spätmahlzeit:
Birne: 150 g.

Anmerkungen: Tageszufuhren
Eiweiß = 58 g, Fett = 77 g, KH = 349 g, Kalorien = 2380 kcal, Joule = 9900 kJ.
Polyenfettsäuren = 28 g, Na = 51 mval, Cl = 29 mval, K = 130 mval, Mg = 40 mval, Ca = 42 mval, P = 1,2 g, Fe = 27 mg, Mn = 8,4 mg, Co = 126 μg, Cu = 2,3 mg, Zn = 7,7 mg, F = 0,37 mg, J = 152 μg, Ballaststoffe = 46 g.
Vitamine: A = 0,2 mg, Carotin = 19,6 mg, D = 45 IE, B_1 = 2,1 mg, B_2 = 1,6 mg, Niacin = 18,9 mg, B_6 = 1,9 mg, C = 539 mg.
Aminosäuren: Ileu = 1,41 g, Leu = 2,20 g, Lys = 1,31 g, Met = 0,40 g, Phe = 1,43 g, Thre = 1,02 g, Try = 0,33 g, Val = 1,50 g.

18. Tag
1. Frühstück:
Kaffee oder Tee, 80 g Weizenkeimbrot, 20 g Margarine, 20 g Honig,
Schrotbrei, Fruchtsaft: siehe Tageskarte 1.

2. Frühstück:
Gefüllte Orange: 150 g Orange (mit Schale), 50 g Apfel,

50 g Chicorée, Zitronensaft, 20 g gehackte Walnüsse, 10 g Weizenkeime.
Eine Orange halbieren. Das Fruchtfleisch herauslösen und würfeln. Mit in Ringe geschnittenem Chicorée, gewürfeltem Apfel, Nüssen und Zitronensaft gut verrühren, in die Orangenhälften füllen und mit Weizenkeimen bestreuen.

Mittagessen:
Blumenkohlsuppe: 10 g Margarine, 10 g Mehl, 150 g Blumenkohl, Zitronensaft, Muskat.
Aus Mehl, Margarine eine helle Einbrenne herstellen, mit Wasser auffüllen, würzen. Die Blumenkohlröschen in der Brühe vorsichtig garen.
Kartoffelpfannkuchen: 300 g Pellkartoffeln, 20 g feingehackte Zwiebeln, 10–20 g gemahlene Walnüsse, Knoblauchpulver, Koriander, Muskatblüte, Thymian, 15 g Öl.
Die gekochten und geschälten Kartoffeln sehr grob reiben und mit allen anderen Zutaten vermischen. Eine fingerdicke Lage des Gemisches in heißes Öl geben und bei mäßiger Hitze auf beiden Seiten goldgelb braten.
Salat: 50 g Endiviensalat.
Salatmarinade: Essig, 3 g Öl, Senf.
Apfelmus: 200 g

Nachmittag:
Kaffee oder Tee, 25 g Knäckebrot, 10 g Margarine, 10 g Marmelade.

Abendessen:
Chinakohl: 200 g Chinakohl, 5 g Margarine, Muskat.
Vorbereiteten Kohl in kleine Stücke schneiden, in Margarine andünsten, mit Wasser oder Gemüsebrühe aufgießen, garen und mit Muskat abschmecken.

Kräuterkartoffeln: 200 g Kartoffeln, frische Küchenkräuter.
Kartoffeln wie üblich zubereiten, vor dem Anrichten mit Kräutern bestreuen.
Tomaten-grüner Salat: 100 g Tomaten, 50 g Kopfsalat.
Salatmarinade: Essig oder Zitronensaft, 5 g Öl, Meerrettich, Majoran, Dill.
Tee oder *Mineralwasser.*

Spätmahlzeit:
Kiwifrucht: 150 g, 20 g Vollkornkekse.

Anmerkungen: Tageszufuhren
Eiweiß = 51 g, Fett = 82 g, KH = 347 g, Kalorien = 2400 kcal, Joule = 10000 kJ.
Polyenfettsäuren = 30 g, Na = 15 mval, Cl = 18 mval, K = 135 mval, Mg = 40 mval, Ca = 25 mval, P = 1,5 g, Fe = 19 mg, Mn = 10,0 mg, Co = 113 μg, Cu = 2,7 mg, Zn = 10,7 mg, F = 0,30 mg, J = 99 μg, Ballaststoffe = 59 g.
Vitamine: A = 0,2 mg, Carotin = 2,8 mg, D = 69 IE, B_1 = 1,9 mg, B_2 = 1,2 mg, Niacin = 18,4 mg, B_6 = 2,7 mg, C = 373 mg.
Aminosäuren: Ileu = 1,6 g, Leu = 2,4 g, Lys = 1,8 g, Met = 0,51 g, Phe = 1,63 g, Thre = 1,39 g, Try = 0,42 g, Val = 1,94 g.

19. Tag
1. Frühstück:
Kaffee oder Tee, 80 g Vollkornbrot, 40 g Toastbrot, 20 g Margarine, 20 g Marmelade, 200 g Melone (mit Schale).

2. Frühstück:
Tomatensaft: 200 ccm
Cornflakes: 10 g

Mittagessen:

Bayrischer Topf: 250 g Weißkraut, 250 g Kartoffeln, 30 g Zwiebeln, 10 g Öl oder Margarine, Pfeffer, Kümmel, gehackte Petersilie, 100 g Karotten.

Vorbereitete Kartoffeln und Karotten in dicke Scheiben schneiden. Das Weißkraut in Achtel schneiden. In einem Topf das Fett erhitzen und lagenweise das Gemüse einschichten. Je Lage würzen. Flüssigkeit (Wasser oder Gemüsebrühe) darübergießen und das Gericht im verschlossenen Topf dämpfen. Mit Petersilie bestreut anrichten.

Salat: 50 g Kopf- oder Endiviensalat.

Salatmarinade: Essig, 3 g Öl, Salatkräuter.

Erdbeercreme: 100 g Erdbeeren, 150 g Banane (mit Schale), Zitronensaft, 2–3 g Agar-Agar.

Das Obst mit dem Zitronensaft pürieren (Mixer) und mit Agar-Agar binden. Kaltstellen.

Nachmittag:

Kaffee oder Tee, 1 Mohnhörnchen (Brotteig), 10 g Margarine.

Abendessen:

Gemüsepizza: Pizza Teig: (ca. 4 Portionen). 250 g Mehl, 1 Prise Salz, 20 g Hefe, Wasser, 2–3 TL Öl.

Belag: 30 g Zwiebeln, 50 g Paprikafrüchte, 50 g Champignons, 150 g Tomaten, Tomatenmark, einige Sellerieblätter, Koriander, Pfeffer, Knoblauch, Cenovis-Würze, Thymian, 5 g Öl, Petersilie.

Die in Scheiben geschnittenen Champignons, viel feingeschnittene Petersilie und die Sellerieblätter zusammen dünsten, nicht zu weich. Mit den Gewürzen abschmecken. Den fertigen Teig auswellen und mit etwas Öl bestreichen, sodann den Belag darauf verteilen. Tomatenscheiben,

evtl. auch noch einige Oliven darübergeben, mit Origano bestreuen. Im Ofen ca. 15 Minuten backen.
Grüner Salat: 50 g Endiviensalat, 50 g Kopfsalat.
Salatmarinade: Essig, 5 g Öl, Meerrettich, Senf, Schnittlauch.
Tee oder *Mineralwasser.*

Spätmahlzeit:
Obstspeise: 150 g Orange (mit Schale), 50 g Datteln, 30 g Rosinen, Zitronensaft, 10–20 g Weizenflocken.
Geschälte Orange und Datteln in kleine Würfel schneiden, Rosinen dazugeben und mit Zitronensaft abschmekken. Weizenflocken darüberstreuen.

Anmerkungen: Tageszufuhren
Eiweiß = 54 g, Fett = 67 g, KH = 374 g, Kalorien = 2370 kcal, Joule = 9850 kJ.
Polyenfettsäuren = 27 g, Na = 54 mval, Cl = 70 mval, K = 160 mval, Mg = 43 mval, Ca = 31 mval, P = 1,2 g, Fe = 22 mg, Mn = 10,0 mg, Co = 227 μg, Cu = 4,0 mg, Zn = 11,3 mg, F = 0,23 mg, J = 172 μg, Ballaststoffe = 65 g.
Vitamine: A = 0,2 mg, Carotin = 17,7 mg, D = 79 IE, B_1 = 1,8 mg, B_2 = 1,3 mg, Niacin = 15,6 mg, B_6 = 2,6 mg, C = 478 mg.
Aminosäuren: Ileu = 1,9 g, Leu = 3,0 g, Lys = 2,0 g, Met = 0,56 g, Phe = 1,94 g, Thre = 1,57 g, Try = 0,43 g, Val = 2,11 g.

20. Tag
1. Frühstück:
Kaffee oder Tee, 70 g Dreikornbrot, 1 Brötchen, 20 g Margarine, 20 g Pflaumenmus, *Avocadopüree:* Etwa 50 g Avocado-Fruchtfleisch mit 15 g gehackten Zwiebeln verkneten

und mit Zitronensaft würzen. Das Vollkornbrot hierzu toasten.

2. Frühstück:
Trockenobst: 80 g

Mittagessen:
Radieschen-Kresse-Rohkost: 50 g Radieschen, 50 g Kresse.
Salatmarinade: Essig, 5 g Öl, Salatkräuter, etwas Honig.
Die in feine Scheiben geschnittenen oder grobegeraspelten Radieschen unter die Kresse mischen und mit der Marinade anmachen.
Weiße Bohnen: ca. 100 g weiße Bohnen, 200 g Kartoffeln, 5 g Margarine, etwa 5 g Öl, Majoran, Thymian, Knoblauch (frisch oder Pulver), Muskatblüte, Lorbeerblatt, Spritzer Essig, Cenovis-Würze.
Die Bohnen ca. 12 Stunden einweichen. Bei Bedarf noch Wasser hinzufügen, etwas Cenovis-Würze dazugeben und langsam kochen. Ca. 15 Minuten vor Beendigung der Garzeit die rohen, in kleine Würfel geschnittenen Kartoffeln zugeben und zusammen fertig garen. Öl und Margarine zum Schluß. Mit sämtlichen Gewürzen abschmecken. Lorbeerblatt muß bald wieder herausgefischt werden.
Obstsalat: 150 g (siehe Tageskarte 3).

Nachmittag:
Kaffee oder Tee, 20 g Roggenflachbrot, 10 g Margarine.

Abendessen:
Graupensuppe mit Gemüse: 12 g Graupen, 50 g feingeschnittenes Gemüse (Karotten, Sellerie, Lauch), Schnittlauch, Gemüsebrühe.

Die Graupen in der Gemüsebrühe kochen. Kurz vor Beendigung der Garzeit das Gemüse dazugeben.
Nudelsalat: 50 g Vollkornnudeln, 50 g Erbsen, 50 g Karotten, 100 g Tomaten, 50 g Salatgurke, 50 g Essiggurke.
Salatmarinade: Essig, Pfeffer, Senf, Petersilie, Dill, 5 g Öl.
Nudeln abkochen. Die Salatgurke in feine Scheiben hobeln. Die gekochten, in Würfel geschnittenen Karotten sowie die Erbsen, Gurkenscheiben und Nudeln miteinander mischen. Die Marinade unter den Salat heben. Ca. 20 Minuten zugedeckt durchziehen lassen. Die Tomaten in Achtel schneiden und den Salat damit garnieren. Kräuter darüberstreuen.
Vegetarische Hackbratenschnitte: 30 g Vollkornbrot, 50 g vegetarischer Hackbraten (siehe Tageskarte 2), 5 g Margarine.
Vollkornbrot mit Margarine bestreichen und dem Hackbraten (kalt) belegen.
Tee oder *Mineralwasser.*

Spätmahlzeit:
Heidelbeeren: 150 g

Anmerkungen: Tageszufuhren
Eiweiß = 64 g, Fett = 70 g, KH = 364 g, Kalorien = 2410 kcal, Joule = 10100 kJ.
Polyenfettsäuren = 21 g, Na = 35 mval, Cl = 30 mval, K = 137 mval, Mg = 47 mval, Ca = 29 mval, P = 1,6 g, Fe = 26 mg, Mn = 17,5 mg, Co = 379 μg, Cu = 4,0 mg, Zn = 15,2 mg, F = 0,28 mg, J = 111 μg, Ballaststoffe = 80 g.
Vitamine: A = 0,2 mg, Carotin = 11,7 mg, D = 203 IE, B_1 = 1,8 mg, B_2 = 1,2 mg, Niacin = 17,8 mg, B_6 = 2,3 mg, C = 238 mg.

Aminosäuren: Ileu = 2,63 g, Leu = 3,97 g, Lys = 2,95 g, Met = 0,59 g, Phe = 2,53 g, Thre = 2,10 g, Try = 0,49 g, Val = 2,83 g.

21. Tag

1. Frühstück:
Kaffee oder Tee, 70 g Weizenvollkornbrot, 1 Roggenbrötchen, 20 g Margarine, 20 g Honig, 100 g frische Gurkenscheiben.

2. Frühstück:
Gemüsefruchtcocktail: 100 ccm Karottensaft, 100 ccm frisch gepreßten Orangensaft, Zitronensaft.

Mittagessen:
Spargel: 250 g Spargel (frisch oder aus der Dose), 5 g Margarine.
Über den gekochten Spargel die flüssige Margarine geben.
Kikedi-Reis »indisch«: 60 g Reis, 15 g Rosinen, 25 g Mandeln (grob gehackt), 15 g feingeschnittene Zwiebeln, 1/8 l Kokosmilch (oder 15 g Kokosflocken), 1 Prise gemahlene Nelken, 1 Messerspitze Safran, 1 Prise Macisblüte, 1 Prise gemahlener Zimt.
Den Reis mit den Gewürzen, Mandeln und Rosinen andünsten, dann sofort mit der kochenden Flüssigkeit auffüllen und zugedeckt im Ofen ca. 20 Minuten garen. Mit der Gabel durchlockern.
Tomaten-Kopfsalat: 150 g Tomaten, 50 g Kopfsalat.
Salatmarinade: Essig oder Zitronensaft, 5 g Öl, Dill, Thymian.
Apfelcreme: 150 ccm Apfelsaft, 100 g feingeraspelten Apfel, 5 g Mondamin, Zitronensaft, gemahlenen Zimt.
Apfelsaft zum Kochen bringen, mit Mondamin binden. Den Apfel unterziehen, mit Zitronensaft und Zimt abschmecken.

Nachmittag:
Kaffee oder Tee, 150 g Erdbeerkuchen.
Mürbteig: siehe Tageskarte 7.
Den vorgebackenen Teig mit etwas Erdbeermarmelade bestreichen und mit Erdbeeren belegen. Mit Tortenguß überziehen.

Abendessen:
Selleriegemüse: 250 g Sellerie, 5 g Margarine, 5 g Mehl, 15 g Tomatenketchup, Pfeffer, Zitronensaft, Petersilie.
Den vorbereiteten Sellerie in Stäbchen oder Scheiben schneiden. In heißem Öl kurz andünsten, würzen und mit wenig Flüssigkeit auffüllen. Nach dem Garen mit Mehl binden und mit Petersilie bestreut anrichten.
Pariser Kartoffeln: 200 g Kartoffeln, 5 g Margarine, Petersilie.
Aus den rohen Kartoffeln kleine Kugeln ausstechen, in Wasser kurz aufkochen und auf einem Sieb abtropfen und abkühlen lassen. In einer Pfanne in Margarine knusprig braten und mit gehackter Petersilie überstreuen.
*Salat:*50 g Kopfsalat.
Salatmarinade: Essig oder Zitronensaft, 3 g Öl, Salatkräuter.
Tee oder *Mineralwasser.*

Spätmahlzeit:
Dattelkonfekt: 50 g Datteln, 15 g Mandeln, je 20 g Zitronat und Orangeat, 10 g Zwiebackbrösel, 10 g Weizenkeime, Zitronensaft, 5–10 g Pflanzenfett (Palmin- oder Kokosfett).
Die Datteln entkernen und kleinschneiden. Geriebene Mandeln, kleingewürfeltes Zitronat und Orangeat, Weizenkeime, Zwiebackbrösel und Zitronensaft vermischen. Zuletzt das flüssige Fett hinzufügen. Kleine Häufchen formen und trocknen lassen.

Anmerkungen: Tageszufuhren
Eiweiß = 53 g, Fett = 80 g, KH = 353 g, Kalorien = 2400 kcal, Joule = 10000 kJ.
Polyenfettsäuren = 22 g, Na = 51 mval, Cl = 47 mval, K = 138 mval, Mg = 44 mval, Ca = 34 mval, P = 1,6 g, Fe = 21 mg, Mn = 9,5 mg, Co = 122 μg, Cu = 2,9 mg, Zn = 10,5 mg, F = 0,30 mg, J = 68 μg, Ballaststoffe = 53 g.
Vitamine: A = 0,2 mg, Carotin = 5,7 mg, D = 69 IE, B_1 = 2,0 mg, B_2 = 1,5 mg, Niacin = 38,9 mg, B_6 = 3,2 mg, C = 317 mg.
Aminosäuren: Ileu = 1,86 g, Leu = 2,92 g, Lys = 1,82 g, Met = 0,54 g, Phe = 1,97 g, Thre = 1,85 g, Try = 0,40 g, Val = 2,26 g.

22. Tag
1. Frühstück:
Kaffee oder Tee, 80 g Mischbrot, 20 g Margarine, 20 g Marmelade, *Porridge, Fruchtsaft:* siehe Tageskarte 4.

2. Frühstück:
Obst: 150 g (nach Jahreszeit).

Mittagessen:
Baskisches Bohnengericht: 150 g Bohnen, 150 g Tomaten, 50 g Zwiebeln, 5 g Öl, 1 Knoblauchzehe, Pfeffer, Origano.
Die vorbereiteten Bohnen in 5 cm lange Stücke schneiden und in kochendem Wasser ca. 5 Minuten blanchieren. Gehackte Zwiebeln und in dünne Scheiben geschnittene Knoblauchzehe in heißem Öl anbraten, grobgehackte Tomaten hinzufügen und zusammen langsam dünsten. Die blanchierten Bohnen an die Tomatensoße geben. Evtl. noch etwas Wasser zugießen, würzen und zusammen fertig garen.

Schwenkkartoffeln: 250 g Kartoffeln, 5 g Margarine, Petersilie.
Gegarte Kartoffeln in flüssiger Margarine schwenken und mit gehackter Petersilie bestreuen.
Kopfsalat: 50 g Kopfsalat.
Salatmarinade: Essig oder Zitronensaft, 3 g Öl, Salatkräuter.
Fruchtsalat: siehe Tageskarte 3.

Nachmittag:
Kaffee oder Tee, 20 g Knäckebrot, 20 g Nußmus.

Abendessen:
Lauchsuppe: 10 g Mehl, 10 g Margarine, 100 g Lauch, Muskat.
Lauch in feine Streifen schneiden, in Margarine andünsten und mit Flüssigkeit auffüllen, garen. Zum Schluß mit Mehl binden und mit Muskat abschmecken.
Geröstete Brotwürfel: 120 g Grahambrot, 10 g Mehl, 15 g Margarine, gemahlener Zimt, 200 g Kirschen.
Aus den Kirschen mit wenig Wasser und Zimt ein Kompott zubereiten. Das Brot in kleine Würfel schneiden, das Mehl darüberstreuen und in Margarine rösten. Kurz vor dem Servieren die Brotwürfel mit dem Kompott vermischen.
Tee oder *Mineralwasser.*

Spätmahlzeit:
Schnittlauchbrötchen: 40 g Vollkornbrot, 10 g Margarine, Schnittlauch.
Vollkornbrot mit Margarine bestreichen und mit Schnittlauch bestreuen.

Anmerkungen: Tageszufuhren
Eiweiß = 60 g, Fett = 79 g, KH = 346 g, Kalorien = 2410 kcal, Joule = 10100 kJ.
Polyenfettsäuren = 26 g, Na = 50 mval, Cl = 41 mval, K = 134 mval, Mg = 44 mval, Ca = 31 mval, P = 1,5 g, Fe = 21 mg, Mn = 10,4 mg, Co = 69 μg, Cu = 3,6 mg, Zn = 11,0 mg, F = 0,25 mg, J = 74 μg, Ballaststoffe = 62 g.
Vitamine: A = 0,3 mg, Carotin = 5,3 mg, D = 80 IE, B_1 = 1,8 mg, B_2 = 1,4 mg, Niacin = 19,9 mg, B_6 = 2,6 mg, C = 341 mg.
Aminosäuren: Ileu = 1,87 g, Leu = 2,87 g, Lys = 1,86 g, Met = 0,53 g, Phe = 2,0 g, Thre = 1,45 g, Try = 0,47 g, Val = 2,19 g.

23. Tag
1. Frühstück:
Kaffee oder Tee, 70 g Grahambrot, 1 Kümmelbrötchen, 20 g Margarine, 20 g Marmelade, Tomate.

2. Frühstück:
Gemüsesaft: 200 ccm
Cornflakes: 10 g

Mittagessen:
Grüne Erbsen: 200 g Erbsen, 5 g Margarine, Petersilie oder Kerbel, 10 g gehackte Zwiebeln.
Erbsen und Zwiebeln in der Margarine andünsten, mit wenig Wasser garen. Zuletzt mit Kerbel oder Petersilie bestreuen.
Petersilienkartoffeln: 250 g Kartoffeln, gehackte Petersilie.
Nach dem Garen die Kartoffeln mit Petersilie bestreuen.
Karotten-Eisbergsalat: 150 g Karotten, 50 g Eissalat.

Salatmarinade: Essig, 5 g Öl, Meerrettich, Koriander, Zitronenmelisse.
Gekochte Karotten in Scheiben schneiden, unter den zerpflückten Eissalat mischen und mit der Salatmarinade anmachen.
Rhabarbergrütze: 150 g Rhabarber, 10 g Mondamin, gemahlenen Zimt.
Rhabarber zu Kompott kochen, mit Mondamin binden und Zimt abschmecken.

Nachmittag:
Kaffee oder Tee, Banane im Teig.
Rezept (ca. 5–6 Portionen): 125 g Margarine, 250 g Mehl, 1 TL Zitronensaft, 5–6 geschälte Bananen.
Margarine und Mehl zusammenhacken, ein wenig Wasser zugeben. Den Teig ausrollen und in 5–6 Teile schneiden. Die Bananen längs einschneiden und mit Marmelade bestreichen, in die Teigstücke schlagen. Die Enden des Teiges mit Wasser bepinseln. Bei Mittelhitze ca. 15 Minuten backen.

Abendessen:
Grapefruitsaft: 150 ccm
Fenchel gedünstet: 200 g Fenchel, 5 g Öl oder Margarine, 15 g gehackte Zwiebeln, 5 g Mehl.
Zwiebeln in Öl oder Margarine andünsten, das in Scheiben geschnittene Gemüse zugeben, mit Mehl bestäuben und mit Wasser oder Gemüsebrühe aufgießen, garen. Evtl. mit gehackten Kräutern anrichten.
Griechische Kartoffelplätzchen: 200 g–250 g durchpassierte gekochte Kartoffeln, 5 g Margarine, 15 g Mehl oder Sojamehl, 30 g feingehackte Zwiebeln, 50 g gehackte Tomaten, Pfeffer, Majoran, Öl zum Ausbacken.
Die Zutaten werden miteinander verknetet, der Teig etwa

2cm dick ausgerollt, runde Plätzchen ausgestochen und diese schwimmend in heißem Öl gebacken.
Feldsalat: 50 g Feldsalat.
Salatmarinade: 3 g Öl, Essig, Senf, Meerrettich.
Tee oder *Mineralwasser.*

Spätmahlzeit:
Obst: 150 g (nach Jahreszeit).

Anmerkungen: Tageszufuhren
Eiweiß = 59 g, Fett = 73 g, KH = 360 g, Kalorien = 2400 kcal, Joule = 10000 kJ.
Polyenfettsäuren = 28 g, Na = 46 mval, Cl = 56 mval, K = 186 mval, Mg = 39 mval, Ca = 36 mval, P = 1,3 g, Fe = 25 mg, Mn = 8,7 mg, Co = 90 μg, Cu = 3,1 mg, Zn = 13,5 mg, F = 0,32 mg, J = 142 μg, Ballaststoffe = 58 g.
Vitamine: A = 0,2 mg, Carotin = 36,2 mg, D = 80 IE, B_1 = 2,6 mg, B_2 = 1,4 mg, Niacin = 37,1 mg, B_6 = 2,8 mg, C = 533 mg.
Aminosäuren: Ileu = 2,19 g, Leu = 3,11 g, Lys = 2,28 g, Met = 0,56 g, Phe = 2,03 g, Thre = 1,76 g, Try = 0,48 g, Val = 2,27 g.

24. Tag
1. Frühstück:
Kaffee oder Tee, 100 g Vollkornbrot, 20 g Knäckebrot, 20 g Margarine, 20 g Nußmus, 75 g Rettich.

2. Frühstück:
Obstsalat: siehe Tageskarte 3 (anstatt Nüssen 10 g Weizenkeime).

Mittagessen:
Wintersuppe: 150 g Gemüse (Karotten, Kohlrabi, Blu-

menkohl, Erbsen, Sellerie, Lauch, Zwiebeln), 10 g Margarine, 1 Zehe Knoblauch, Pfeffer.
Die vorbereiteten Gemüse fein hacken, in der Margarine andünsten, mit Wasser auffüllen und langsam garen. Würzen, durch ein Sieb drücken oder im Mixer pürieren.
Linsenfrikadellen: 60 g Linsen, 15 g Grieß, 30 g Champignons, Petersilie, Muskatblüte, Koriander, Knoblauch, Majoran, Liebstöckel, Salbei, Cenovis-Würze, 15 g Paniermehl, 10–15 g Öl.
Aus den Linsen, Champignons und Gewürzen eine pikante Suppe zubereiten, mit dem Grieß binden, daß eine dickbreiige Masse entsteht. Das eingeweichte Paniermehl hinzufügen. Alles gut verrühren und Frikadellen formen. In Öl bei nicht zu starker Hitze backen.
Kartoffelsalat: 200 g Kartoffeln (Pellkartoffeln).
Salatmarinade: 5 g Öl, geh. Zwiebeln, Schnittlauch, Essig, Pfeffer, etwas lauwarme Gemüsebrühe.
Kopfsalat: 50 g
Salatmarinade: Essig oder Zitronensaft, 3 g Öl, Salatkräuter.
Dörrobstcreme: 75 g Trockenobst, 3–5 g Mondamin, Zitronensaft.
Eingeweichtes Trockenobst im Mixer pürieren. Mit Mondamin (oder Agar-Agar) binden und mit Zitronensaft, evt. noch etwas Weißwein abschmecken.

Nachmittag:
Kaffee oder Tee, 20 g Vollkornkekse.

Abendessen:
Andalusischer Salat: 50 g Gurke, 50 g Tomate, 30 g Zwiebeln, 30 g Sellerie, 2–3 Oliven.
Salatmarinade: 5 g Öl, Zitronensaft, Pfeffer, Worcestersoße.

Gurken und Sellerie in Stäbchen schneiden, halbierte Tomate in Scheiben, Zwiebeln fein hacken, Oliven halbieren und mit der Marinade anmachen.
Bulgarisches Letschu: 100 g Paprikaschoten, 150 g Tomaten, 50 g Apfel, 30 g Zwiebeln, 5 g Öl, 200 g Kartoffeln, Gemüsebrühe.
Feingeschnittene Zwiebeln und Paprikaschoten in Öl andünsten, in Scheiben geschnittenen Apfel dazugeben, mit Gemüsebrühe aufgießen. Die würflig geschnittenen Kartoffeln hinzufügen und weiterkochen. Tomaten schälen und entkernen, in kleine Würfel schneiden und zuletzt dazugeben.
Endiviensalat: 50 g
Salatmarinade: Essig, 3 g Öl, gehackte Zwiebeln.
Tee oder *Mineralwasser.*

Spätmahlzeit:
Zwieback mit Aprikosensoße: 20 g Vollkornzwieback.
Aprikosensoße: 150 g Aprikosen (frisch) durch ein Sieb passieren und mit ca. 1/8 l Zuckersirup einige Minuten langsam kochen. Die Soße fein pürieren und mit Vanille abschmecken. (Trockenfrüchte sind ebenso geeignet.) Die fertige Soße über den Zwieback gießen.

Anmerkungen: Tageszufuhren
Eiweiß = 61 g, Fett = 68 g, KH = 365 g, Kalorien = 2380 kcal, Joule = 9900 kJ.
Polyenfettsäuren = 25 g, Na = 44 mval, Cl = 47 mval, K = 167 mval, Mg = 40 mval, Ca = 28 mval, P = 1,4 g, Fe = 24 mg, Mn = 8,3 mg, Co = 109 μg, Cu = 3,8 mg, Zn = 10,9 mg, F = 0,20 mg, J = 70 μg, Ballaststoffe = 65 g.
Vitamine: A = 0,1 mg, Carotin = 12,3 mg, D = 63 IE, B_1 = 2,0 mg, B_2 = 1,6 mg, Niacin = 25,8 mg, B_6 = 2,6 mg, C = 456 mg.

Aminosäuren: Ileu = 2,23 g, Leu = 3,13 g, Lys = 2,53 g, Met = 0,53 g, Phe = 2,12 g, Thre = 1,78 g, Try = 0,47 g, Val = 2,44 g.

25. Tag

1. Frühstück:
Kaffee oder Tee, 70 g Schrotbrot, 1 Brötchen, 20 g Margarine, 20 g Honig, 250 g Melone (mit Schale).

2. Frühstück:
Apfelcocktail: 150 ccm Apfelsaft, 15 g Mandelmus, 50 g Aprikosen (getrocknet).
Sämtliche Zutaten im Mixer pürieren (Aprikosen vorher einweichen).

Mittagessen:
Avocado: ca. 100 g Avocado (1 Hälfte).
Salatmarinade: Essig oder Zitronensaft, Pfeffer, einige Tropfen Tabasco.
Die Marinade in die Kernhöhlung gießen.
Lattich-Karotten-Zwiebelgemüse: 100 g Lattich, 50 g Karotten, 50 g Zwiebeln, 5 g Öl oder Margarine, etwas Gemüsebrühe, Muskat.
Die Gemüse in Scheiben schneiden, in Öl oder Margarine andünsten mit Gemüsebrühe aufgießen und garen. Mit Muskat abschmecken.
Kartoffelstampf: 250 g Kartoffeln, 5 g Margarine, 30 g Zwiebeln, Muskat, Origano.
Kleingeschnittene Zwiebeln in der Margarine andünsten, in Würfel geschnittene Kartoffeln hinzufügen, mit wenig Wasser auffüllen und garen. Danach durch eine Kartoffelpresse geben oder mit einem Erbsdrücker zerstampfen, mit den Gewürzen abschmecken.
Tomatensalat: 150 g Tomaten.

Salatmarinade: Essig, 5 g Öl, Thymian, Dill.
Pfirsichkompott: 150 g Pfirsiche (frisch oder aus der Dose).

Nachmittag:
Kaffee oder Tee, Fruchttörtchen.
Fruchttörtchen: siehe Tageskarte 7. (Aus dem Teig runde Törtchen formen, vorbacken, mit Obst belegen und Tortenguß überziehen.)

Abendessen:
Maultaschen mit Spinatfüllung: (Rezept für ca. 3 Portionen.)
Nudelteig: 150 g Mehl, 20–30 g Öl, etwas lauwarmes Wasser.
Fülle: 300 g Spinat, 10–20 g Sojamehl, 50 g gehackte Petersilie, 50 g Zwiebeln, Paniermehl zum Eindicken, Muskat, Pfeffer, 5 g Öl.
Nudelteig sehr dünn ausrollen und Kreise oder Vierecke ausstechen. Feingehackte Zwiebeln und Petersilie in Öl kurz andünsten, zum Spinat (aufgetauter Tiefkühlspinat) geben, mit den Gewürzen verrühren, Sojamehl und Paniermehl eindicken (ca. 20–30 g Paniermehl). Auf jedes der runden oder viereckigen Teigstücke einen Löffel von der Fülle geben. Die Ränder mit Wasser bestreichen und die Stücke zu Taschen zusammenklappen, Ränder fest zusammendrücken und in kochendem Wasser 10–15 Minuten ziehen lassen. In der Brühe servieren.
Schwarzwurzel – Grüner Salat: 150 g Schwarzwurzeln (gekocht), 30 g Kopfsalat.
Salatmarinade: Essig oder Zitronensaft, 5 g Öl, Petersilie.
Tee oder *Mineralwasser.*

Spätmahlzeit:
Obstreis: 30 g Rosinen, 1 kleingeschnittene Feige, 1 Dattel, 1 Backpflaume, Zitronensaft, 25 g Reis.
Die Trockenfrüchte in 1–2 Tassen Wasser langsam weichkochen, den Reis hinzufügen und zusammen bei kleinster Hitze garen. Mit Zitronensaft abschmecken.

Anmerkungen: Tageszufuhren
Eiweiß = 57 g, Fett = 73 g, KH = 370 g, Kalorien = 2420 kcal, Joule = 10200 kJ.
Polyenfettsäuren = 24 g, Na = 38 mval, Cl = 34 mval, K = 180 mval, Mg = 60 mval, Ca = 40 mval, P = 1,6 g, Fe = 32 mg, Mn = 13,8 mg, Co = 298 μg, Cu = 3,7 mg, Zn = 12,7 mg, F = 0,39 mg, J = 123 μg, Ballaststoffe = 71 g.
Vitamine: A = 0,1 mg, Carotin = 22,2 mg, D = 249 IE, B_1 = 2,1 mg, B_2 = 1,5 mg, Niacin = 23,7 mg, B_6 = 3,7 mg, C = 355 mg.
Aminosäuren: Ileu = 1,89 g, Leu = 2,8 g, Lys = 1,98 g, Met = 0,5 g, Phe = 1,84 g, Thre = 1,48 g, Try = 0,48 g, Val = 2,10 g.

26. Tag
1. Frühstück:
Kaffee oder Tee, 70 g Mischbrot, 1 Mohnstange, 20 g Margarine, 20 g Marmelade, 75 g frische Gurke.

2. Frühstück:
Früchtemüsli: siehe Tageskarte 5.

Mittagessen:
San-Lorenzo-Rohkost: 75 g Birne , 75 g Karotten, Zitronensaft, 15 g Haselnüsse, 3 g Öl, etwas gemahlenen Fenchel oder Anis.
Die geschälte Birne würflig schneiden, Karotte grob rei-

ben, mit Zitronensaft, den Gewürzen und Öl anmachen. Geriebene Haselnüsse darüberstreuen.

Gefüllte Paprikaschoten: 150 g Paprikaschoten, 30 g gehackte Zwiebeln, 50 g in Würfel geschnittene Tomaten, 30 g gegarte Erbsen, gehackte Petersilie, einige feingeschnittene Sellerieblätter, 100–120 g gekochten Reis, 5 g Öl oder Margarine.

Paprikaschote halbieren, alle Kerne entfernen und in eine gefettete feuerfeste Form geben. Gehackte Zwiebeln in Öl kurz andünsten. Zusammen mit allen anderen Zutaten vermischen. Diese Füllung in die Schoten geben, etwas Wasser hinzufügen und im Ofen garen.

Salatteller: 100 g Gurken, 75 g feingeschnittenen Rotkohl, 75 g gekochte Bohnen, 30 g Kopfsalat.

Salatmarinade: Essig, 10 g Öl, 20 g gehackte Zwiebeln, Senf, Petersilie, Dill, Pfeffer.

Ananascreme: 150 g Ananas, Zitronensaft, etwas Pfirsich- oder Bananensaft, 2–3 g Agar-Agar.

Ananas pürieren, mit Zitronensaft und Fruchtsaft abschmecken, Agar-Agar auflösen und damit binden.

Nachmittag:

Kaffee oder Tee, 1 Brötchen, 10 g Margarine, 20 g Honig.

Abendessen:

Gratinierte Tomaten: 1 große Tomate (ca. 150 g), 5 g Öl, gehackte Petersilie, Basilikum, Origano, ½ sehr fein gehackte Knoblauchzehe, Pfeffer, 20–30 g Paniermehl.

Tomate halbieren, das Mark herausnehmen, grob hacken, mit dem Saft in eine Schüssel geben und mit Öl, Kräutern und Paniermehl vermengen. Die Füllung in die beiden Hälften verteilen. Die gefüllten Tomaten im Ofen etwa 20–25 Minuten überbacken.

Schlemmerauflauf: 200 g Kartoffeln, 50 g Champignons,

50 g Tomate, 50 g Lauch, 30 g gehackte Zwiebeln, Petersilie, etwas Trockensellerie, Basilikum, Knoblauch, Cenovis-Würze und etwas Sojamehl zum Binden.
Lauch in feine Ringe schneiden, Champignons in Scheiben, Tomate in kleine Stücke teilen. Die rohen Kartoffeln mit der Schale (bei neuen Kartoffeln) fein reiben. Den rohen Kartoffelbrei würzen. Die vorbereiteten Gemüsestückchen unter die Kartoffelmasse geben, diese in eine gefettete Auflaufform und im Ofen ca. 30 Minuten backen. Vor dem Backen kann man noch Margarinestückchen obenauf geben.
Kopf-Kresse-Salat: 50 g Kopfsalat, 50 g Kresse.
Salatmarinade: Essig, 5 g Öl, Senf, Schnittlauch.
Tee oder *Mineralwasser.*

Spätmahlzeit:
Brombeeren: 150 g

Anmerkungen: Tageszufuhren
Eiweiß = 53 g, Fett = 77 g, KH = 363 g, Kalorien = 2410 kcal, Joule = 10100 kJ.
Polyenfettsäuren = 25 g, Na = 55 mval, Cl = 52 mval, K = 127 mval, Mg = 42 mval, Ca = 37 mval, P = 1,3 g, Fe = 20 mg, Mn = 11,3 mg, Co = 122 μg, Cu = 3,1 mg, Zn = 9,7 mg, F = 0,23 mg, J = 92 μg, Ballaststoffe = 55 g.
Vitamine: A = 0,2 mg, Carotin = 15,2 mg, D = 103 IE, B_1 = 1,8 mg, B_2 = 1,7 mg, Niacin = 19,0 mg, B_6 = 2,9 mg, C = 507 mg.
Aminosäuren: Ileu = 1,9 g, Leu = 2,9 g, Lys = 1,61 g, Met = 0,49 g, Phe = 1,8 g, Thre = 1,43 g, Try = 0,36 g, Val = 2,13 g.

27. Tag

1. Frühstück:
Kaffee oder Tee, 80 g Weizenkeimbrot, 20 g Margarine, 20 g Pflaumenmus, *Schrotbrei, Fruchtsaft:* siehe Tageskarte 1.

2. Frühstück:
Stachelbeeren: 150 g (nach Jahreszeit).

Mittagessen:
Melone: 150 g
Ananaskraut: 200 g Sauerkraut, 100 g Ananas (frisch oder aus der Dose), 5 g Margarine oder Öl, Prise Pfeffer, einige Wacholderbeeren.
Sauerkraut in Öl oder Margarine andünsten, mit etwas Wasser angießen, mit Pfeffer und Wacholderbeeren würzen. Kurz vor dem Garen die in kleine Würfel geschnittene Ananas hinzufügen. Evtl. mit etwas Ananassaft oder Orangensaft abschmecken.
Kartoffelschnee: 250 g gekochte Kartoffeln noch sehr heiß durch die Presse geben und sofort servieren.
Aprikosencreme: 150 g Aprikosen (frisch gekocht oder aus der Dose), Zitronensaft, 3–5 g Mondamin.
Passierte Aprikosen kurz aufkochen und mit Mondamin binden. Mit Zitronensaft abschmecken.

Nachmittag:
Kaffee oder Tee, 20 g Waffelbrot, 20 g Nußmus.

Abendessen:
Selleriesalat mit Apfel: 150 g Sellerie, 100 g Apfel, Prise Pfeffer, Zitronensaft, 20 g gehackte Zwiebeln, Petersilie, Kerbel, Liebstöckel.
Salatmarinade: Essig, 5 g Öl, Senf, Sojasoße.

Gekochten Sellerie in Scheiben schneiden, Apfel würfeln, mit den Zwiebeln und der Salatmarinade zusammen anmachen und zugedeckt einige Minuten durchziehen lassen. Mit den gehackten Kräutern bestreuen.

Belegte Schnittchen: 100 g verschiedene Brotsorten, 15 g Margarine, 50 g Tomate, ca. 30 g Radieschen, 50 g Rettich, 50 g Karotten, 30 g Birne, 5 g geriebene Haselnüsse, Zitronensaft, einige Oliven, 50 g Gurke, Zuckermais zur Garnitur.

Brotscheiben mit Margarine bestreichen und je Stück in vier Teile schneiden. Karotte und Birne fein reiben, mit etwas Zitronensaft anmachen und mit Nüssen bestreuen, Rettich ebenfalls reiben, Tomate in Scheiben schneiden, ebenso die Oliven, Radieschen und die frische Gurke. Die diversen Beläge auf die Brote verteilen und mit Petersilie, Dill, Kräckern, Zuckermais u. ä. garnieren.

Spätmahlzeit:

Bananen-Kost: 150 g Banane (mit Schale), 50 ccm Orangensaft, etwas Zitronensaft, 15 g geriebene Walnüsse, Kakaopulver zur Garnitur.

Die geschälte Banane in eine feuerfeste Form legen, mit Orangen- und Zitronensaft übergießen und bei Mittelhitze im vorgeheizten Ofen überbacken. Mit Walnüssen und Kakaopulver garniert anrichten.

Tee oder *Mineralwasser.*

Anmerkungen: Tageszufuhren

Eiweiß = 53 g, Fett = 73 g, KH = 365 g, Kalorien = 2380 kcal, Joule = 9900 kJ.

Polyenfettsäuren = 22 g, Na = 41 mval, Cl = 45 mval, K = 152 mval, Mg = 46 mval, Ca = 33 mval, P = 1,5 g, Fe = 23 mg, Mn = 9,1 mg, Co = 108 µg, Cu = 3,5 mg, Zn = 11,1 mg, F = 0,38 mg, J = 95 µg, Ballaststoffe = 66 g.

Vitamine: A = 0,2 mg, Carotin = 33,1 mg, D = 75 IE, B_1 = 2,1 mg, B_2 = 1,4 mg, Niacin = 21,5 mg, B_6 = 2,7 mg, C = 398 mg.
Aminosäuren: Ileu = 1,77 g, Leu = 2,74 g, Lys = 1,86 g, Met = 0,43 g, Phe = 1,88 g, Thre = 1,44 g, Try = 0,38 g, Val = 2,15 g.

28. Tag
1. Frühstück:
Kaffee oder Tee, 40 g Toast, 80 g Roggenbrot, 20 g Margarine, 75 g Radieschen, *Dattel-Brotaufstrich:* 30 g gehackte Datteln, 15 g gehackte Nüsse, 30–50 g geriebener Apfel, etwas Zitronensaft, 5 g Margarine.
Sämtliche Zutaten miteinander vermengen.

2. Frühstück:
Vitamintrunk: 150 ccm Grapefruitsaft, Zitronensaft, 15 g Haselnußmus, 10 g Honig, etwas gemahlenen Zimt.
Alle Zutaten im Mixer oder mit dem Schneebesen aufschlagen.

Mittagessen:
Karotten »Wiener Art«: 200 g Karotten, 5 g Margarine, Petersilie, 10 g gehackte Zwiebeln, 3 g Mehl, Wasser oder Gemüsebrühe.
Die vorbereiteten Karotten in Streifen schneiden. In der heißen Margarine die Zwiebeln andünsten, die Karotten dazugeben, mit Wasser oder Gemüsebrühe auffüllen, gardünsten und mit Mehl binden. Mit Petersilie bestreut anrichten.
Holländische Kartoffeln: 250 g Kartoffeln, 30 g Zwiebeln, 5 g Öl oder Margarine, ca. 150 ccm Gemüsebrühe, Muskat, Origano.
Die rohen Kartoffeln in Scheiben schneiden, abwechselnd

mit Zwiebelringen und Margarine oder Öl in ein feuerfestes Gefäß geben, Gewürze und Brühe hinzufügen. Im Backofen garen.
Spargel-Kopfsalat: 150 g gekochten Spargel, 30 g Kopfsalat.
Salatmarinade: Essig, 5 g Öl, Senf, Petersilie, Prise Pfeffer.
Gemischtes Kompott: 150 g gekochtes Obst (Birnen, Aprikosen, Himbeeren, Pflaumen u. ä.).

Nachmittag:
Kaffee oder Tee, Flockentorte.
Flockentorte (ca. 8–10 Portionen): 150 g Weizenflocken, 70 g geriebene Haselnüsse, 1,5 kg Äpfel, 20 g Nußmus, 15 g Kokosfett, etwas Apfelsaft, 70 g Kokosflocken.
Weizenflocken, Kokosflocken und Haselnüsse mischen. Einen Teil davon in eine Springform geben. Äpfel mit der Schale reiben und lagenweise dazwischenlegen. Obenauf gibt man Flocken und Nußrahm aus: Kokosfett, Nußmus und Apfelsaft, welcher langsam hinzugefügt und tüchtig umgerührt wird. Danach die eingeschichtete Torte kaltstellen.

Abendessen:
Artischocke »vinaigrette«: 1 Artischocke (ca. 200 g).
Vinaigrettesauce: 5 g Öl, Essig, Pfeffer, 20 g gehackte Gewürzgurken, etwas gehackte Zwiebeln und frische Kräuter.
Artischocke kochen und abtropfen lassen. Kalt mit der Vinaigrettesauce servieren.
Gemüsereis: 60 g Reis, 20 g gehackte Zwiebeln, eine Prise gemahlene Nelken, wenig Ingwer, eine Messerspitze Safran, 30 g Champignons, 30 g Erbsen, 30 g Lauch, 30 g Karotten, 30 g grüne Bohnen, 5 g Margarine.

Die Zwiebeln in der Margarine glasig dünsten. Dann Nelken und Ingwer zufügen und kurz mitrösten, daraufhin alle vorbereiteten Gemüse, Reis und Safran hineingeben, unter Rühren anschwitzen und mit entsprechend viel Wasser aufgießen, langsam garen. Evtl. mit gehackten Cashewnüssen garniert anrichten.
Chinesische Soße: 5 g Margarine, 50 g gehackte Zwiebeln, 100 g Tomaten, Knoblauch (frisch), Curry, Muskat, Selleriepulver, Thymian, Korianderpulver, Nelkenpulver, ¼ Lorbeerblatt, Petersilie.
Zwiebeln und gewürfelte Tomaten in der Margarine einige Minuten schmoren, mit heißem Wasser aufgießen, weiterschmoren, bis die Flüssigkeit eingekocht ist. Nochmals mit Wasser (ca. ¼ Tasse) aufgießen, würzen und noch etwa 10 Minuten langsam weiterschmoren. Zum Schluß können noch 5 g Öl zur Verfeinerung beigegeben werden.
Endiviensalat: 100 g Endivien.
Salatmarinade: 5 g Öl, Essig, Senf, Meerrettich.
Tee oder *Mineralwasser.*

Spätmahlzeit:
Grapefruit »kalifornische Art«: 150 g Grapefruit, 100 g Orange, 150 g Melone (mit Schale), etwas Maraschino oder Curaçao.
Die Frucht halbieren und aushöhlen, das Fruchtfleisch mit Orangenfilets und gewürfelter Melone mischen, mit Maraschino oder Curaçao beträufeln, einige Stunden kühl stellen. Dann das Ganze in die Fruchthälfte füllen und mit Mandeln bestreut servieren.

Anmerkungen: Tageszufuhren
Eiweiß = 52 g, Fett = 67 g, KH = 380 g, Kalorien = 2390 kcal, Joule = 9950 kJ.
Polyenfettsäuren = 20 g, Na = 69 mval, Cl = 65 mval, K = 147 mval, Mg = 45 mval, Ca = 31 mval, P = 1,6 g, Fe = 20

mg, Mn = 11,4 mg, Co = 74 μg, Cu = 3,4 mg, Zn = 10,8 mg, F = 0,42 mg, J = 51 μg, Ballaststoffe = 66 g.
Vitamine: A = 0,2 mg, Carotin = 8,8 mg, D = 61 IE, B_1 = 1,7 mg, B_2 = 1,2 mg, Niacin = 20,6 mg, B_6 = 3,1 mg, C = 309 mg.
Aminosäuren: Ileu = 1,14 g, Leu = 1,79 g, Lys = 1,21 g, Met = 0,33 g, Phe = 1,23 g, Thre = 0,95 g, Try = 0,27 g, Val = 1,42 g.

Überlebensernährung auf vegetabiler Basis (mit tierischem Eiweiß)

Überlebensernährung
Durchschnittlicher Nahrungseinsatz und -menge pro Tag:

Nahrungsmittel	g	Eiweiß g	Fett g	KH g	kcal	kJ
Fleisch i. D.	20	3,5	3,6	–	49	205
Magermilch (1,5 % F.)	100	3,4	1,6	4,7	48	201
Joghurt	50	1,4	1,9	2,3	35	146
Magerquark	30	4,1	–	1,2	23	96
Käse i. D. 30–45 % F.i.T.	20	5,0	4,2	–	61	255
Speiseöl	20	–	20,0	–	186	778
Margarine	10	–	8,0	–	75	314
Butter	15	–	12,5	–	116	486
Getreideprodukte	50	5,5	1,4	36,3	190	797
Hülsenfrüchte	20	4,5	0,3	11,5	71	297
Kartoffeln	300	6,2	0,3	55,1	258	1080
Mischbrot	250	16,8	2,5	128,8	640	2677
Frischobst u. Säfte	350	2,8	1,0	41,8	185	784
Gemüse, frisch	400	6,9	1,0	25,2	140	588
Konfitüre	20	0,1	–	14,0	54	227
Zucker	20	–	–	19,9	78	329
Total:		60,8	58,4	341,4	2209	9269
		11 %	25 %	64 %		

tierisches Eiweiß: 29 %
pflanzliches Eiweiß: 71 %

Empfohlene Nährstoffzufuhr (in Friedenszeiten)			Nährstoffzufuhr bei Überlebensernährung (mit tierischem Eiweiß)	
Protein:	65 g	12 %	61 g	11 %
Fett:	77 g	30 %	58 g	25 %
KH:	350 g	58 %	338 g	64 %
Kalorien:	2400		2170	
Joule:	10050		9130	
Cholesterin	350 mg		123 mg	
Polyenfettsäuren:	10 g		12 g	
Ballaststoffe:	40 g		48 g	
Mineralien:				
Na:	2–3 g		1,4 g	
K:	2–3 g		5,0 g	
Mg:	300–400 g		379 mg	
Ca:	700–800 mg		822 mg	
P:	700–800 mg		1447 mg	
Fe:	12–18 mg		19 mg	
Mn:	3–4 mg		5 mg	
Co:	5–10 µg		230 µg	
Cu:	2–5 mg		2 mg	
Zn:	10–20 mg		8 mg	
F:	1 mg		0,3 mg	
J:	100–150 µg		83 µg	
Vitamine:				
A:	0,9–1,5 mg		0,2 mg	
Carotin:	4–5 mg		13,4 mg	
D:	100 IE		83 IE	
B_1:	1,4–1,6 mg		1,5 mg	
B_2:	1,8–2,0 mg		1,5 mg	
Niacin:	9–15 mg		16 mg	
B_6:	1,6–1,8 mg		2,6 mg	
B_{12}:	0,5–5,0 µg		2,0 µg	
C:	75 mg		308 mg	

Ess. Aminosäuren:

	Empfohlene Zufuhr:	Mindestbedarf:	
Ileu:	1,4g	0,7 g	2,0 g
Leu:	2,2 g	1,1 g	3,3 g
Lys:	1,6 g	0,8 g	2,6 g
Met:	2,2 g	1,1 g	0,7 g
Phe:	2,2 g	1,1 g	1,9 g
Thre:	1,0 g	0,25 g	1,6 g
Try:	0,5 g	0,25 g	0,5 g
Val:	1,6 g	0,8 g	2,4 g

Überlebensernährung 4 Wochen-
Durchschnittswerte (ca. 2170 kcal)

	Eiweiß	*Fett*	*KH*	*kcal*	*kJ*
1. Woche:	61 g	58 g	337 g	2160	9100
2. Woche:	62 g	57 g	336 g	2170	9130
3. Woche:	61 g	58 g	340 g	2180	9170
4. Woche:	59 g	58 g	338 g	2160	9105
∅ v. 4W:	60 g	58 g	338 g	2170	9130
	11 %	25 %	64 %		

Durchschnittswerte der einzelnen Mahlzeiten
bei Überlebensernährung

	Eiweiß g	Fett g	KH g	Kalorien	Joule	Energieanteil
Frühstück						
1. Woche:	17	13	101	609	2549	
2. Woche:	17	14	95	598	2503	
3. Woche:	16	14	104	622	2603	
4. Woche:	15	13	102	612	2562	
∅ v. 4 Wo.:	16	14	101	610	2555	28 %

	Eiweiß g	Fett g	KH g	Kalorien	Joule	Energieanteil
Mittagessen						
1. Woche:	22	23	93	698	2922	
2. Woche:	19	20	110	709	2968	
3. Woche:	19	23	104	588	2460	
4. Woche:	21	16	105	668	2797	
∅ v. 4 Wo.:	20	21	103	666	2788	31 %
Nachmittag						
1. Woche:	6	5	52	249	1042	
2. Woche:	6	7	49	288	1205	
3. Woche:	7	8	46	288	1205	
4. Woche:	7	9	46	294	1232	
∅ v. 4 Wo.:	7	7	48	298	1171	14 %
Abendessen						
1. Woche:	13	15	91	558	2335	
2. Woche:	19	17	82	572	2394	
3. Woche:	19	16	86	580	2430	
4. Woche:	13	19	86	586	2460	
∅ v. 4 Wo.:	16	17	86	574	2403	27 %
Total:	60	58	338	2150	9025	100 %
Nährwert-Relat:	11 %	25 %	64 %			

Durchschnittszahlen der Überlebensernährung (4 Wochen) mit tierischem Eiweiß

	E g	*F* g	*KH* g	*kcal*	*kJ*	*Chol.* mg	*Poly. Fetts.* g
1. Woche:	60,8	57,6	337,1	2158	9092	80	14
2. Woche:	62,2	57,2	336,3	2167	9117	180	11
3. Woche:	60,8	57,9	339,7	2180	9169	120	12
4. Woche:	59,4	57,6	338,3	2161	9099	110	12
∅ v. 28 Tg:	61	58	338	2166	9129	122	12

	Dietary Fibre (Ballaststoffe)	*Na*	*K*	*Mg*	*Ca*	*P*	*Fe*
	g	mval	mval	mval	mval	g	mg
1. Woche:	53	60	142	41	46	1,5	21
2. Woche:	44	64	124	40	41	1,5	19
3. Woche:	46	63	127	39	41	1,4	20
4. Woche:	48	59	132	39	40	1,4	20
∅ v. 28 Tg:	48	61	131	40	42	1,5	20

	Mn	*Co*	*Cu*	*Zn*	*F*	*J*
	mg	µg	mg	mg	mg	µg
1. Woche:	5,8	128	4,0	9,1	0,3	78
2. Woche:	5,3	146	2,5	7,4	0,3	66
3. Woche:	5,1	161	2,6	8,5	0,4	97
4. Woche:	5,1	161	2,6	8,5	0,4	97
∅ v. 28 Tg:	5,3	149	2,9	8,4	0,4	85

Vitamine:

	A	*Carotin*	*D*	B_1	B_2	*Niacin*	B_6	B_{12}	*C*
	mg	mg	IE	mg	mg	mg	mg	µg	mg
1. Woche:	0,2	23	180	1,6	1,6	17	2,8	2,2	329
2. Woche:	0,3	9	63	1,5	1,5	16	2,5	1,9	292
3. Woche:	0,2	13	41	1,5	1,6	15	2,6	2,4	285
4. Woche:	0,2	9	49	1,5	1,4	14	2,6	1,4	328
∅ v. 28 Tg:	0,2	14	83	1,5	1,5	16	2,6	2,0	309

Ess. Aminosäuren:

	Ileu	*Leu*	*Lys*	*Met*	*Phe*	*Thre*	*Try*	*Val*
	g	g	g	g	g	g	g	g
1. Woche:	2,1	3,3	2,7	0,7	1,9	1,6	0,5	2,4
2. Woche:	2,9	3,2	2,4	0,7	1,9	1,6	0,5	2,4
3. Woche:	2,1	3,5	2,7	0,8	2,0	1,7	0,5	2,4
4. Woche:	2,1	3,5	2,7	0,8	2,0	1,7	0,5	2,4
∅ v. 28 Tg:	2,3	3,4	2,6	0,8	2,0	1,7	0,5	2,4

Zwischensummen der einzelnen Mahlzeiten mit tierischem Eiweiß (Überlebensernährung)

	Prot. g	F g	KH g	kcal	kJ
Menü 1					
Frühstück:	16	15	109	647	2724
Mittagessen:	21	18	105	686	2886
Nachmittag:	6	2	53	256	1072
Abendessen:	18	21	78	599	2526
Menü 2					
Frühstück:	19	11	90	561	2348
Mittagessen:	22	24	89	675	2879
Nachmittag:	5	9	52	316	1327
Abendessen:	14	11	99	565	2391
Menü 3					
Frühstück:	18	14	91	576	2411
Mittagessen:	23	31	85	730	3075
Nachmittag:	7	2	61	287	1237
Abendessen:	13	11	104	569	2405
Menü 4					
Frühstück:	13	13	91	543	2272
Mittagessen:	29	16	107	709	2984
Nachmittag:	6	9	49	310	1304
Abendessen:	12	22	85	606	2536
Menü 5					
Frühstück:	20	15	94	616	2585
Mittagessen:	28	23	87	685	2863
Nachmittag:	6	5	52	276	1155
Abendessen:	11	15	92	565	2373

Zwischensummen der einzelnen Mahlzeiten (Überlebensernährung)

	Prot. g	F g	KH g	kcal	kJ
Menü 6					
Frühstück:	15	15	110	653	2736
Mittagessen:	26	23	89	688	2897
Nachmittag:	6	9	48	301	1266
Abendessen:	11	12	90	519	2173
Menü 7					
Frühstück:	14	12	120	666	2800
Mittagessen:	32	23	86	714	2999
Nachmittag:	6	9	52	310	1297
Abendessen:	11	9	86	481	2020
Menü 8					
Frühstück:	20	11	97	587	2462
Mittagessen:	14	17	100	619	2591
Nachmittag:	5	9	51	315	1324
Abendessen:	20	18	87	618	2587
Menü 9					
Frühstück:	20	15	89	584	2444
Mittagessen:	20	21	106	703	2943
Nachmittag:	5	9	49	302	1264
Abendessen:	13	14	96	567	2373
Menü 10					
Frühstück:	13	11	106	591	2480
Mittagessen:	21	12	122	695	2933
Nachmittag:	8	10	41	297	1250
Abendessen:	17	24	71	591	2480
Menü 11					
Frühstück:	14	13	102	600	2515
Mittagessen:	23	23	100	723	3046
Nachmittag:	6	5	49	271	1142
Abendessen:	21	19	80	586	2462
Menü 12					
Frühstück:	18	16	95	609	2557

	Prot. g	F g	KH g	kcal	kJ
Mittagessen:	16	20	107	686	2903
Nachmittag:	6	5	58	307	1294
Abendessen:	24	18	76	575	2407
Menü 13					
Frühstück:	16	17	91	606	2542
Mittagessen:	22	26	104	766	3221
Nachmittag:	7	3	50	237	1001
Abendessen:	17	7	94	530	2215
Menü 14					
Frühstück:	19	17	89	607	2548
Mittagessen:	20	18	128	774	3257
Nachmittag:	6	6	51	286	1201
Abendessen:	23	16	70	537	2257
Menü 15					
Frühstück:	14	12	121	667	2803
Mittagessen:	25	16	100	664	2800
Nachmittag:	9	11	36	292	1222
Abendessen:	11	17	88	566	2381
Menü 16					
Frühstück:	19	12	91	570	2393
Mittagessen:	16	21	111	712	3002
Nachmittag:	5	9	49	302	1270
Abendessen:	21	15	89	591	2492
Menü 17					
Frühstück:	13	11	108	603	2528
Mittagessen:	18	20	109	703	2949
Nachmittag:	12	3	48	269	1138
Abendessen:	18	23	72	586	2460
Menü 18					
Frühstück:	18	18	94	632	2652
Mittagessen:	13	13	111	618	2595
Nachmittag:	6	9	46	293	1235
Abendessen:	27	17	84	615	2585
Menü 19					
Frühstück:	15	13	99	593	2487

	Prot. g	F g	KH g	kcal	kJ
Mittagessen:	13	29	96	708	2981
Nachmittag:	5	9	51	308	1294
Abendessen:	26	8	91	556	2344
Menü 20					
Frühstück:	15	14	96	595	2494
Mittagessen:	24	15	105	672	2833
Nachmittag:	6	9	49	310	1304
Abendessen:	16	21	92	647	2724
Menü 21					
Frühstück:	17	14	122	699	2943
Mittagessen:	26	27	93	749	3153
Nachmittag:	6	5	42	238	1005
Abendessen:	10	13	84	502	2120
Menü 22					
Frühstück:	20	11	96	587	2457
Mittagessen:	22	13	111	669	2822
Nachmittag:	5	9	47	293	1229
Abendessen:	15	26	81	638	2686
Menü 23					
Frühstück:	18	14	120	697	2927
Mittagessen:	16	24	102	710	2983
Nachmittag:	9	10	38	289	1210
Abendessen:	13	6	86	453	1896
Menü 24					
Frühstück:	13	12	108	604	2537
Mittagessen:	28	20	110	756	3196
Nachmittag:	6	9	45	288	1209
Abendessen:	11	16	85	540	2260
Menü 25					
Frühstück:	20	17	97	641	2683
Mittagessen:	14	11	112	607	2559
Nachmittag:	6	9	49	310	1304
Abendessen:	17	22	80	595	2501
Menü 26					
Frühstück:	15	13	101	601	2519

	Prot. g	F g	KH g	kcal	kJ
Mittagessen:	*25*	*16*	*89*	*621*	*2611*
Nachmittag:	*6*	*6*	*43*	*256*	*1076*
Abendessen:	*16*	*20*	*99*	*643*	*2121*
Menü 27					
Frühstück:	*18*	*11*	*93*	*564*	*2361*
Mittagessen:	*19*	*7*	*120*	*627*	*2650*
Nachmittag:	*6*	*9*	*54*	*327*	*1376*
Abendessen:	*17*	*30*	*69*	*633*	*2660*
Menü 28					
Frühstück:	*16*	*12*	*101*	*588*	*2469*
Mittagessen:	*25*	*24*	*90*	*687*	*2904*
Nachmittag:	*5*	*10*	*44*	*298*	*1253*
Abendessen:	*15*	*15*	*96*	*611*	*2572*

Überlebensernährung (mit tierischem Eiweiß)

(Übersicht über 28 Tage)

	1. Frühstück	Mittagessen	Nachmittag	Abendessen
1. Tag	Ersatzkaffee od. Früchtetee Milch, Mischbrot, Butter Marmelade Käse, Schrotbrei	Blumenkohl überbacken Petersilienkartoffeln Feldsalat Rote Grütze m. Vanillesoße	Ersatzkaffee od. Früchtetee Magermilchpulver Zwieback Obst	Nudeln mit Bratenresten Tomatensoße Karottensalat
2. Tag	Ersatzkaffee od. Früchtetee Milch, Mischbrot, Butter Marmelade Quark	Sauerkraut-Möhrenrohkost Veget. Hackbraten Selleriegemüse Salat Apfelschnee	Ersatzkaffee od. Früchtetee Magermilchpulver Mischbrottoast Butter Marmelade	Gemüseallerlei Pellkartoffeln Endiviensalat Obst
3. Tag	Ersatzkaffee od. Früchtetee Milch, Mischbrot, Butter Kunsthonig Käse	Grünkohl Bordeauxkartoffeln Radieschen-Kopfsalat Grießflammeri mit Himbeersaft	Ersatzkaffee od. Früchtetee Magermilchpulver Müsli	Lauch mariniert Kartoffelsuppe Senf- od. süßsaure Gurken Gemischtes Kompott
4. Tag	Ersatzkaffee od. Früchtetee Milch Kommißbrot Butter Pflaumenmus Tomate Porridge	Rohkost Linsengericht Fruchtsalat	Ersatzkaffee od. Früchtetee Magermilchpulver Brötchen Butter Marmelade	Brühe mit Gemüsestreif. Apfelstrudel Kräuterkäseschnittchen
5. Tag	Ersatzkaffee od. Früchtetee	Hering gegrillt Kartoffelstücke	Ersatzkaffee od. Früchtetee	Tomatensaft Basler Karot-

	1. Frühstück	Mittagessen	Nachmittag	Abendessen
	Milch, Misch- brot, Knäcke- brot, Butter Marmelade Käse	Gem. Salat Holunderbeer- kompott	Magermilch- pulver Mischbrot Marmelade	tenmus Endiviensalat Pflaumen
6. Tag	Ersatzkaffee od. Früchtetee Milch, Roggen- brot, Butter Kunsthonig Apfelmüsli	Dicke Bohnen- suppe Gurkengemüse Kartoffeln vom Blech Endiviensalat Himbeerquark	Ersatzkaffee od. Früchtetee Magermilch- pulver Mischbrot Butter Marmelade	Pichelsteiner Gemüse Salat Trockenobst
7. Tag	Ersatzkaffee od. Früchtetee Milch, Misch- u. Weißbrot Butter Marmelade Schrotbrei	Geschnetzeltes Hühnerfleisch Reis Gem. Salat (Karotten, Erbsen, Feldsalat) Vanillepudding	Ersatzkaffee od. Früchtetee Magermilch- pulver Obstkuchen	Fencheltopf mit Möhren Kräuter- kartoffeln Mirabellen
8. Tag	Ersatzkaffee od. Früchtetee Milch, Misch- brot, Knäcke- brot, Butter Marmelade Quark	Apfelrotkohl Kartoffelpüree Obstreis	Ersatzkaffee od. Früchtetee Magermilch- pulver Knäckebrot Butter Birne	Zwiebelsuppe Ital. Käsesalat Mischbrot (als Toast) Butter
9. Tag	Ersatzkaffee od. Früchtetee Milch, Misch- brottoast Butter, Rüben- sirup, Käse	Traubensaft Grüne Bohnen Grill- od. Brat- kartoffeln Tomatensalat Fruchtcreme	Ersatzkaffee od. Früchtetee Magermilch- pulver Roggenbrot Butter Marmelade	Bouillon- kartofffeln Meerrettich- soße Rote Bete Dillgurken Preiselbeeren
10. Tag	Ersatzkaffee od. Früchtetee Milch, Misch- brot, Butter Kunsthonig Himbeersaft	Sauerkraut Erbsenpüree Pellkartoffeln Bratapfel	Ersatzkaffee od. Früchtetee Magermilch- pulver Kartoffel- krapfen	Minestrone Aprikosen- taschen Joghurt

	1. Frühstück	Mittagessen	Nachmittag	Abendessen
11. Tag	Ersatzkaffee od. Früchtetee Milch Kommißbrot Butter Marmelade Gurke Porridge	Nudelsuppe Reisfleisch Tomaten-Kopfsalat Brombeeren	Ersatzkaffee od. Früchtetee Magermilch-pulver Brötchen Marmelade	Brühe mit Nudeln Broccoli Würfelkar-toffeln Feldsalat
12. Tag	Ersatzkaffee od. Früchtetee Milch, Misch-brot, Butter Marmelade Joghurt	Selleriecreme-suppe Kartoffel-schmarrn Salatplatte Obstsülze	Ersatzkaffee od. Früchtetee Magermilch-pulver Fruchtschnitte	Rettich-Rohkost Käseomelett Petersilien-kartoffeln Salat
13. Tag	Ersatzkaffee od. Früchtetee Milch, Misch-brot, Butter Kunsthonig Knäckebrot Käse	Linsensuppe Scheiterhaufen Vanillesoße	Ersatzkaffee od. Früchtetee Magermilch-pulver Müsli	Rosenkohl Kartoffel-stücke Salat Rharbarber-speise
14. Tag	Ersatzkaffee od. Früchtetee Milch, Misch-brot Weißbrot Butter Marmelade Ei	Kohlrabi-Rohkost Kartoffelklöße Zwiebelsoße Rote-Bete-Salat Pfirsich	Ersatzkaffee od. Früchtetee Magermilch-pulver Apfelkuchen	Fischfilet gedünstet Reis Karottensalat
15. Tag	Ersatzkaffee od. Früchtetee Milch, Roggen-brot, Butter Marmelade Schrotbrei Tomate	Lauch gedünst. Quark-Kar-toffel-Plinsen Paprikasalat Heidelbeer-kompott	Buttermilch Zwieback Butter	Karottensaft Saures Kar-toffelgemüse Gekochter Sellerie-Salat
16. Tag	Ersatzkaffee od. Früchtetee Milch, Misch-	Wirsing Kümmel-kartoffeln	Ersatzkaffee od. Früchtetee Magermilch-	Mangold Majoran-Kartoffeln

	1. Frühstück	Mittagessen	Nachmittag	Abendessen
	brot, Butter Marmelade Quark	Zwiebeln in Kräuter- vinaigrette Götterspeise	pulver Roggenbrot Butter Marmelade	Linsensalat Obst
17. Tag	Ersatzkaffee od. Früchtetee Milch, Misch- brot Pflaumenmus Johannisbeer- saft	Fenchel- gemüse Maisschnitten Grüner Salat Karamel- flammeri	Ersatzkaffee od. Früchtetee Magermilch- pulver Quarkspeise Knäcke	Tomatensuppe m. Brotwürfeln Obstpfann- kuchen Käse-Dessert
18. Tag	Ersatzkaffe od. Früchtetee Mischbrot Milch, Butter Marmelade Knäcke, Käse	Bayr. Kohltopf Salat Trockenobst- kompott	Ersatzkaffee od. Früchtetee Magermilch- pulver Mischbrot Butter Marmelade	Rübchensuppe Kräuterquark Pellkartoffeln Obst
19. Tag	Ersatzkaffee od. Früchtetee Milch, Misch- brot, Butter Marmelade Porridge	Blumenkohl- suppe Kartoffel- kuchen Apfelmus	Ersatzkaffee od. Früchtetee Magermilch- pulver Roggenbrot Butter Kunsthonig	Fisch-Pichel- steiner Salat Birnenkompott
20. Tag	Ersatzkaffee od. Früchtetee Milch, Kommißbrot, Butter, Rüben- sirup, Dick- od. Buttermilch	Radieschen- Kresse-Rohk. Weiße Bohnen mit Kartoffel- einlage Fruchtsalat	Ersatzkaffee od. Früchtetee Magermilch- pulver Brötchen Marmelade	Graupensuppe Nudel-Ge- müse-Salat Brot, Butter Obst
21. Tag	Ersatzkaffee od. Früchtetee Milch, Misch- brottoast Butter, Kunst- honig, Müsli	Gulasch Reis Rotkohl grüner Salat Apfelcreme	Ersatzkaffee od. Früchtetee Magermilch- pulver Fruchtschnitte	Selleriegemüse Kräuter- kartoffeln Salat Trauben

	1. Frühstück	Mittagessen	Nachmittag	Abendessen
22. Tag	Ersatzkaffee od. Früchtetee Milch, Mischbrot, Knäcke Butter Marmelade Quark	Grüne Erbsen Petersilienkartoffeln Eisberg-Karotten-Salat Obstspeise	Ersatzkaffee od. Früchtetee Magermilchpulver Roggenbrot Butter Kunsthonig	Lauchsuppe Grießauflauf Kirschkompott
23. Tag	Ersatzkaffee od. Früchtetee Milch, Mischbrot, Butter Pflaumenmus Käse Schrotbrei	Holunderbeersaft Kohlrabi Kartoffelplätzchen Feldsalat Birnenkompott	Dickmilch einfache Kekse	Bohnengericht Kartoffeln Salat Obst
24. Tag	Ersatzkaffee od. Früchtetee Milch, Roggenbrot, Butter Marmelade Obst	Winter/Sommer-Suppe Linsenfrikadellen Kartoffelsalat grüner Salat Fruchtsalat	Ersatzkaffee od. Früchtetee Magermilchpulver Mischbrot Butter Marmelade	Salatteller Eintopfgericht Endiviensalat Traubensaft
25. Tag	Ersatzkaffee od. Früchtetee Milch Kommißbrot Knäcke, Butter Marmelade Käse	Lattich-Karotten-Zwiebel-Gemüse Kartoffelpüree Tomatensalat Dörrobstspeise	Ersatzkaffee od. Früchtetee Magermilchpulver Brötchen, Butter Marmelade	Maultaschen mit Spinatfüllg. Schwarzwurzel- u. grüner Salat
26. Tag	Ersatzkaffee od. Früchtetee Milch, Mischbrot, Butter Kunsthonig Porridge	Meerrettich-Fischfilet Reis Salatteller Johannisbeeren	Ersatzkaffee od. Früchtetee Magermilchpulver Zwieback Butter	Gratinierte Tomate Kartoffelauflauf Rote-Rüben-Kresse Kopfsalat Obst
27. Tag	Ersatzkaffee od. Früchtetee Milch, Roggen-	Erbsensuppe Apfelsauerkraut	Ersatzkaffee od. Früchtetee Magermilch-	Waldorfsalat Zwiebeltoast mit Käse über-

	1. Frühstück	Mittagessen	Nachmittag	Abendessen
	brot, Butter Marmelade Quark	Kartoffel- schnee Preiselbeer- speise	pulver Knäcke Butter Marmelade	backen Grüner Salat
28. Tag	Ersatzkaffee od. Früchtetee Milch, Bröt- chen, Misch- brot, Butter Marmelade Holunder- beersaft	Kaninchen- braten Karotten- gemüse Holländ. Kar- toffeln Gem. Kompott	Ersatzkaffee od. Früchtetee Magermilch- pulver Hefegebäck	Tomatensaft Gemüsereis mit Spezial- Soße Salat

Zubereitung (Speisepläne mit tierischem Eiweiß)

1. Tag

Frühstück:

Ersatzkaffee oder Früchtetee, 100 g Milch, 10 g Zucker, 60 g Roggenbrot, 10 g Butter, 20 g Marmelade, 15 g Schnittkäse, Schrotbrei.

Schrotbrei: 40–50 g Weizen- oder Vierkornschrot mit entsprechender Menge Wasser ca. 5–10 Minuten zu einem Brei kochen und 1 geriebenen Apfel, sonstiges Frischobst oder auch eingeweichtes Trockenobst dazugeben. Mit ½ Tasse Apfelsaft und etwas Kunsthonig abschmecken.

Mittagessen:

Blumenkohl überbacken: 250 g Blumenkohl, 10 g Margarine, 1 EL Reibkäse.

Den vorbereiteten Blumenkohl nicht ganz weich kochen. Abgetropft in eine ausgefettete, feuerfeste Form geben. Mit zerlassener Margarine bestreichen und mit Reibkäse bestreuen. Im Ofen oder Grill überbacken.

Petersilienkartoffeln: 250 g Kartoffeln, 1 TL Petersilie.

In Salzwasser gegarte Kartoffeln mit Petersilie bestreuen.

Feldsalat: 50 g

Salatmarinade: Essig, 3 g Öl, Salz, Senf.

Rote Grütze mit Vanillesoße: 200 g rote Johannisbeeren, 1 EL Mondamin, gem. Zimt, Zucker oder Süßstoff.

Die Beeren kurz aufkochen, mit Mondamin binden und mit Zucker oder Süßstoff sowie Zimt abschmecken.

Vanilliesoße: 100 g Milch, ½ TL Mondamin oder Vanillesoßenpulver, Süßstoff, etwas Vanillezucker (wenn vorhanden).

Aus den Zutaten eine Soße zubereiten und mit der erkalteten Roten Grütze zusammen servieren.

Nachmittag:
Ersatzkaffee oder Früchtetee, 10 g Zucker, 5 g Magermilchpulver, 30 g Zwieback, 150 g Obst.

Abendessen:
Teigwaren mit Bratenresten: 60 g Nudeln, 30 g Fleischreste.
Nudeln in Salzwasser garen, abgetropft mit dem kleingeschnittenen Fleisch vermengen.
Tomatensoße: 300 g Tomaten, 30 g Lauch, 30 g Zwiebeln, 10 g Öl, 1 TL Mehl, ½ Zehe Knoblauch, Salz.
Feingehackte Zwiebeln in dem Öl andünsten, gewürfelte Tomaten und nudlig geschnittenen Lauch ebenfalls mitdünsten, Knoblauch hinzufügen und einige Zeit durchkochen. Mit Mehl binden, passieren und abschmecken.
Karottensalat: 200 g gekochte Karotten.
Salatmarinade: Essig, 5 g Öl, Petersilie, Salz, Prise Zukker.
Karotten in Scheiben schneiden und mit der Marinade anmachen. Einige Zeit ziehen lassen.
Früchtetee oder Mineralwasser

Anmerkungen: Tageszufuhren
Eiweiß = 60 g, Fett = 56 g, KH = 348 g, Kalorien = 2190 kcal, Joule = 9230 kJ, Cholesterin = 90 mg, Polyenfettsäuren = 15 g, Ballaststoffe = 51 g, Na = 45 mval, K = 142 mval, Mg = 35 mval, Ca = 45 mval, P = 1,3 mg, Fe = 17 mg, Mn = 8,0 mg, Co = 110 µg, Cu = 2,9 mg, Zn = 9,9 mg, F = 0,35 mg, J = 86 µg.
Vitamine: A = 0,2 mg, Carotin = 29,3 mg, D = 30 IE, B_1 = 1,6 mg, B_2 = 1,5 mg, Niacin = 13,6 mg, B_6 = 2,5 mg, B_{12} = 1,4 µg, C = 436 mg.
Aminosäuren: Ileu = 2,0 g, Leu = 3,3 g, Lys = 2,4 g, Met = 0,6 g, Phe = 2,0 g, Thre = 1,6 g, Try = 0,4 g, Val = 2,2 g.

2. Tag

Frühstück:

Ersatzkaffee oder Früchtetee, 100 g Milch, 10 g Zucker, 120 g Mischbrot, 10 g Butter, 20 g Marmelade, 50 g Magerquark.

Mittagessen:

Sauerkraut-Möhren-Rohkost: 100 g Sauerkraut, 50 g Möhren, 2–3 EL Joghurt.
Das Sauerkraut kleinschneiden, die gesäuberten Möhren raspeln, mit dem Sauerkraut und Joghurt vermengen.
Vegetarischer Hackbraten: Rezept 2–3 Portionen.
80 g Haferflocken, 15 g Weizenkleie, 50 g feingehackte Walnüsse (wenn vorhanden), 300 g enthäutete, gewürfelte Tomaten, 100 g roh geriebene Rote Bete, 120 feingewiegte Zwiebeln, 60 g roh geriebener Sellerie, 2 Eier, Salz, Muskat, Thymian, Majoran, 1 TL Öl.
Alle Zutaten gut vermengen und in eine gefettete Kastenform füllen. Bei Mittelhitze backen.
Selleriegemüse: 200 g Sellerie, 5 g Margarine, 1 TL Tomatenmark, ½ TL Mehl, Salz, Prise Zucker.
Gesäuberten Sellerie in Scheiben schneiden, in der Margarine andünsten, Tomatenmark dazugeben, etwas Flüssigkeit angießen, garen. Mit Mehl binden und abschmecken.
Kopfsalat: 50 g
Salatmarinade: Essig, 3 g Öl, Salatkräuter.
Apfelschnee: 150 g fertig zubereitetes Apfelmus, ⅓ Eiweiß, etwas gem. Zimt.
Den steif geschlagenen Eischnee unter das Apfelmus geben und mit Zimt abschmecken.

Nachmittag:

Ersatzkaffee oder Früchtetee, 10 g Zucker, 5 g Magermilchpulver, 50 g Roggenbrot-Toast, 10 g Butter, 20 g Marmelade.

Abendessen:
Gemüseallerei: 100 g Karotten, 100 g Schwarzwurzeln, 50 g Bohnen, 50 g Erbsen, 5 g Margarine, Salz, Petersilie. Gesäubertes und kleingeschnittenes Gemüse in der Margarine andünsten, mit wenig Wasser oder Gemüsebrühe angießen und garen. Mit Petersilie bestreut anrichten.
Pellkartoffeln: 250 g Kartoffeln in der Schale garen.
Endiviensalat: 50 g
Salatmarinade: Essig, 3 g Öl, Salz, Senf.
Obst: 150 g
Früchtetee oder Mineralwasser

Anmerkungen: Tageszufuhren
Eiweiß = 60 g, Fett = 56 g, KH = 332 g, Kalorien = 2120 kcal, Joule = 8965 kJ, Cholesterin = 160 mg, Polyenfettsäuren = 12 g, Ballaststoffe = 57 g, Na = 74 mval, K = 147 mval, Mg = 46 mval, Ca = 44 mval, P = 1,7 mg, Fe = 23 mg, Mn = 6,7 mg, Co = 282 µg, Cu = 3,0 mg, Zn = 10,3 mg, F = 0,47 mg, J = 71 µg.
Vitamine: A = 0,2 mg, Carotin = 21,5 mg, D = 47 IE, B^1 = 1,7 mg, B_2 = 1,7 mg, Niacin = 17,5 mg, B_6 = 3,2 mg, B_{12} = 1,4 µg, C = 237 mg.
Aminosäuren: Ileu = 2,0 g, Leu = 3,1 g, Lys = 2,3 g, Met = 0,7 g, Phe = 1,8 g, Thre = 1,5 g, Try = 0,4 g, Val = 2,3 g.

3. Tag
Frühstück:
Früchtetee oder Ersatzkaffee, 100 g Milch, 10 g Zucker, 120 g Mischbrot, 10 g Butter, 20 g Kunsthonig, 30 g Schmelzkäse.

Mittagessen:
Grünkohl: 200 g Grünkohl, 25 g Zwiebeln, 5 g Margarine,

3 g Gemüsebrühwürfel oder Gemüsebrühe, Salz, Muskat, Petersilie.
Den vorbereiteten Kohl in Streifen schneiden, gewürfelte Zwiebel in der Margarine glasig dünsten, etwas Brühe zugießen und aufkochen. Den Kohl nach und nach dazugeben, garen. Mit Muskat und Petersilie abschmecken.
Bordeauxkartoffeln: 250 g Kartoffeln, 25 g Zwiebeln, 15 g Öl, Salz, Knoblauch, Rosmarin.
Die rohen Kartoffel in Würfel schneiden, in einer feuerfesten Form in Öl anbraten, die Gewürze dazugeben und im Backofen garen.
Radieschen-Kopfsalat: 50 g Radieschen, 50 g Kopfsalat.
Salatmarinade: 5 g Öl, Essig, Salz, Schnittlauch, Petersilie.
Grießflammeri: 125 g Milch, 15 g Grieß, ⅓ Eiweiß, gem. Zimt, Zucker oder Süßstoff nach Geschmack.
Einen dicken Grießbrei herstellen, Zimt, Zucker oder Süßstoff hinzufügen. In die heiße Masse den steifen Eischnee unterziehen. In ein kalt ausgespültes Gefäß füllen, später stürzen und mit etwas Himbeersaft servieren.

Nachmittag:
Ersatzkaffee oder Früchtetee, 10 g Zucker, 5 g Magermilchpulver, Müsli.
Müsli: 35 g Haferflocken, 5 g Weizenkleie, 120 g geriebenen Apfel, 75 g Joghurt, Zucker oder Süßstoff nach Bedarf.
Alle Zutaten vermischen und servieren.

Abendessen:
Lauch mariniert: 150 g Lauch, ½ Lorbeerblatt, einige Pfeffer- und Korianderkörner, Petersilienstengel, Essig, Salz, 5 g Öl, ¼ Tasse Weißwein (wenn vorhanden).
Vorbereiteten Lauch in lange Stücke schneiden. Das Gemüse in eine feuerfeste Form legen, mit Öl, Essig, Wein

begießen, mit Wasser auffüllen, daß das Gemüse bedeckt ist. Die restlichen Zutaten hinzufügen, erhitzen und garen. Über Nacht abkühlen und durchziehen lassen.
Kartoffelsuppe: 100 g Karotten, 250 g Kartoffeln, 30 g Sellerie, 50 g Zwiebeln, 1 Knoblauchzehe, Petersilienwurzel, Salz, Majoran, 5 g Margarine.
Kartoffel-, Karotten- und Selleriescheiben sowie alle anderen Zutaten (außer Zwiebel) in Wasser oder Gemüsebrühe garen. Alles durch ein Sieb streichen oder im Mixer pürieren. Mit gerösteten Zwiebeln servieren, nach Geschmack feingehacktes, frisches Kerbelkraut darüberstreuen.
Senf- oder süßsaure Gurken: 100 g
Gemischtes Kompott: 150 g Apfel- und Pfirsichstücke in wenig Zuckerwasser dünsten.
Früchtetee oder Mineralwasser

Anmerkungen: Tageszufuhren
Eiweiß = 60 g, Fett = 58 g, KH = 341 g, Kalorien = 2160 kcal, Joule = 9140 kJ, Cholesterin = 40 mg, Polyenfettsäuren = 18 g, Ballaststoffe = 56 g, Na = 97 mval, K = 159 mval, Mg = 51 mval, Ca = 68 mval, P = 1,8 g, Fe = 22 mg, Mn = 5,6 mg, Co = 62 µg, Cu = 10,8 mg, Zn = 11,9 mg, F = 0,29 mg, J = 97 µg.
Vitamine: A = 0,2 mg, Carotin = 22,0 mg, D = 47 IE, B_1 = 1,7 mg, B_2 = 1,7 mg, Niacin = 21,9 mg, B_6 = 3,5 mg, B_{12} = 1,1 µg, C = 439 mg.
Aminosäuren: Ileu = 1,5 g, Leu = 2,5 g, Lys = 2,1 g, Met = 0,5 g, Phe = 1,4 g, Thre = 1,2 g, Try = 0,4 g, Val = 1,9 g.

4. Tag
Frühstück:
Ersatzkaffee oder Früchtetee, 100 g Milch, 10 g Zucker,

80 g Kommißbrot, 10 g Butter, 20 g Pflaumenmus, Porridge.
Porridge: Aus 30 g Haferflocken, entsprechender Menge Wasser, Prise Salz einen dicklichen Haferbrei zubereiten.

Mittagessen:
Rohkost: 50 g Fenchel, 50 g Eisbergsalat, 75 g Chinakohl.
Salatmarinade: 5 g Öl, Senf, Salz, geriebene Zwiebeln, geriebenen Meerrettich, feingehackten Knoblauch.
Fenchel und Chinakohl in feine Streifen schneiden, Eisbergsalat zerpflücken. Mit der Salatmarinade zusammen anmachen.
Linsengericht: 80 g Linsen, 20 g Zwiebeln, 30 g Lauch, 50 g Karotten, 150 g Kartoffeln, 10 g Margarine, 1 Knoblauchzehe, Thymian, Lorbeerblatt, Petersilie, etwas feingehacktes Selleriekraut, Salz.
Die Linsen mit entsprechender Menge Wasser zusetzen. Inzwischen das zerkleinerte Gemüse (außer Kartoffeln) in der heißen Margarine andünsten und mit sämtlichen Gewürzen zusammen in die kochenden Linsen geben, fertig garen. Zum Schluß die in Würfel geschnittenen gekochten Kartoffeln zu den Linsen geben oder getrennt servieren.
Obstsalat: 150 g kleingeschnittenes Obst (wie Äpfel, Birnen, Pflaumen, Erdbeeren, Kirschen o. ä.) mit etwas Fruchtsaft anmachen.

Nachmittag:
Ersatzkaffee oder Früchtetee, 10 g Zucker, 5 g Magermilchpulver, 1 Brötchen, 10 g Butter, 15 g Marmelade.

Abendessen:
Brühe mit Gemüsestreifen: 1 Suppentasse Gemüsebrühe, 50 g in sehr feine Streifen geschnittenes Gemüse (Lauch, Sellerie, Karotten).

Das Gemüse in der Brühe weichdünsten, mit gehackter Petersilie bestreut anrichten.

Apfelstrudel: (2–3 Portionen)

Teig: 125 g Mehl, 25 g zerlassene Margarine oder Öl, etwas lauwarmes Wasser, Prise Salz.

Aus diesen Zutaten einen nicht zu festen Teig herstellen, kurze Zeit ruhen lassen.

Füllung: 500 g Äpfel, 50 g Rosinen, 20 g Margarine, 20 g Hagebuttenmarmelade, gem. Zimt.

Den Teig sehr dünn auswellen, mit Hagebuttenmarmelade bestreichen, die in dünne Scheiben geschnittenen Äpfel sowie Rosinen und Zimt darauf verteilen. Den Rand des Teiges mit Wasser bestreichen, dann aufrollen. Mit flüssiger Margarine bepinseln und bei Mittelhitze backen.

Kräuter-Käse-Schnittchen: 40 g Roggenbrot, 5 g Butter, frische Kräuter, 15 g Schnittkäse (30 % F. i. T.).

Gehackte Kräuter mit Butter vermischen, das Brot damit bestreichen und mit Käse belegen, in kleine Häppchen teilen.

Früchtetee oder Mineralwasser

Anmerkungen: Tageszufuhren

Eiweiß = 61 g, Fett = 60 g, KH = 331 g, Kalorien = 2170 kcal, Joule = 9135 kJ, Cholesterin = 60 mg, Polyenfettsäuren = 13 g, Ballaststoffe = 42 g, Na = 51 mval, K = 103 mval, Mg = 29 mval, Ca = 40 mval, P = 1,3 g, Fe = 20 mg, Mn = 7,1 mg, Co = 126 µg, Cu = 2,2 mg, Zn = 9,7 mg, F = 0,13 mg, J = 42 µg.

Vitamine: A = 0,2 mg, Carotin = 19,4 mg, D = 25 IE, B_1 = 1,6 mg, B_2 = 1,9 mg, Niacin = 9,8 mg, B_6 = 1,6 mg, B_{12} = 0,7 µg, C = 262 mg.

Aminosäuren: Ileu = 2,3 g, Leu = 3,3 g, Lys = 2,3 g, Met = 0,5 g, Phe = 2,0 g, Thre = 1,5, Try = 0,4 g, Val = 2,4 g.

5. Tag

Frühstück:

Ersatzkaffee oder Früchtetee, 100 g Milch, 10 g Zucker, 100 g Mischbrot, 20 g Knäckebrot, 10 g Butter, 20 g Marmelade, 30 g Camembert (30 % F. i. T.).

Mittagessen:

Hering gegrillt: 125 g Hering (ohne Abfall), Essig, Salz, Knoblauch, 5 g Öl.
Gesäuberten Fisch mit Essig und Knoblauchsalz einreiben, mit Öl bepinseln, auf einem Rost oder in einer Pfanne grillen.
Kartoffelstücke: 250 g Kartoffeln in Salzwasser garen.
Gemischter Salat: 100 g gekochten Sellerie, 100 g gekochten Fenchel, 30 g Kopfsalat.
Salatmarinade: 5 g Öl, Essig, Salz, Prise Zucker, gehacktes Fenchelkraut.
Sellerie und Fenchel kleinschneiden. Mit der Salatmarinade und dem Kopfsalat zusammen anmachen.
Holunderbeerkompott: 150 g Holunderbeeren in wenig Wasser dünsten. Mit Zucker oder Süßstoff abschmecken.

Nachmittag:

Ersatzkaffee oder Früchtetee, 10 g Zucker, 5 g Magermilchpulver, 50 g Mischbrot, 5 g Butter, 20 g Marmelade.

Abendessen:

Tomatensaft: 1 Glas (150 g)
Basler Karottenmus: 250 g Karotten, 200 g Kartoffeln, 30 g Zwiebeln, 10 g Margarine, Salz, Prise Zucker, Muskat, Pfeffer.
Die feingehackten Zwiebeln in der Margarine andünsten, kleingeschnittene Karotten und Kartoffeln dazugeben,

mit Wasser oder Gemüsebrühe auffüllen, garen, passieren. Mit den Gewürzen abschmecken.
Endiviensalat: 100 g
Salatmarinade: 5 g Öl, Essig, Salz, Senf, gehackte Zwiebeln.
Pflaumen: 150 g
Früchtetee oder Mineralwasser

Anmerkungen: Tageszufuhren
Eiweiß = 65 g, Fett = 60 g, KH = 325 g, Kalorien = 2140 kcal, Joule = 9090 kJ, Cholesterin = 120 mg, Polyenfettsäuren = 12 g, Ballaststoffe = 49 g, Na = 69 mval, K = 162 mval, Mg = 42 mval, Ca = 48 mval, P = 1,6 g, Fe = 22 mg, Mn = 3,1 mg, Co = 38 µg, Cu = 2,1 mg, Zn = 6,7 mg, F = 0,53 mg, J = 115 µg.
Vitamine: A = 0,2 mg, Carotin = 38,3 mg, D = 1022 IE, B_1 = 1,7 mg, B_2 = 1,7 mg, Niacin = 21,8 mg, B_6 = 3,2 mg, B_{12} = 8,3 µg, C = 285 mg.
Aminosäuren: Ileu = 2,1 g, Leu = 3,1 g, Lys = 3,0 g, Met = 0,9 g, Phe = 1,7 g, Thre = 1,6 g, Try = 0,5 g, Val = 2,3 g.

6. Tag
Frühstück:
Ersatzkaffee oder Früchtetee, 100 g Milch, 10 g Zucker, 100 g Roggenbrot, 10 g Butter, 20 g Kunsthonig, Apfelmüsli.
Apfelmüsli: 100 g geriebenen Apfel mit 20 g Haferflocken und 50 g Joghurt vermischen, Zucker oder Süßstoff nach Geschmack.

Mittagessen:
Dicke Bohnensuppe: (4 Port.)
150 g getrocknete Bohnenkerne, 1¼ l Wasser oder Gemü-

sebrühe, 1 Lorbeerblatt, je 100 g Lauch, Wirsing und Karotten, 3 EL Öl, einige Korianderkörner, 1 TL Majoran, 1 Gemüsebrühwürfel, 4 EL feingehackte Kräuter (Petersilie, Liebstöckel, Maggikraut, Basilikum, Thymian, Fenchelkraut oder Dill).
Die Bohnen in ¾ l Wasser oder Gemüsebrühe über Nacht einweichen. Die Bohnen mit dem Lorbeerblatt weich kochen, Lorbeerblatt herausnehmen. Das Gemüse putzen, den Lauch in dünne Ringe, den Wirsing in feine Streifen schneiden, die Karotten grob raspeln. Alles in Öl mit einem EL Wasser kurz durchbraten. ¼ l Wasser oder Gemüsebrühe, die Korianderkörner und den Majoran dazugeben und das Gemüse garen. Die Bohnen durch ein Sieb passieren oder im Mixer pürieren und die Suppe damit binden. Mit den Kräutern bestreut anrichten.
Gurkengemüse: 250 g Gurken, 100 g Tomaten, 30 g Zwiebeln, 10 g Öl, Salz, Petersilie, Dill.
Gurken schälen, aushöhlen und in kleine Stücke schneiden. Tomaten enthäuten und würfeln. Kleingeschnittene Zwiebeln in dem Öl glasig dünsten, Gurken dazugeben, ebenso die Kräuter. Mit wenig Wasser aufgießen und garen. Zum Schluß die Tomaten vorsichtig untermischen.
Kartoffeln vom Blech: 250 g Kartoffeln, 5 g Margarine, Kräutersalz, Kümmel, Koriander, 3 g Öl.
Ein Backblech mit Öl einfetten. Die gebürsteten Kartoffeln in 1 cm dicke Scheiben schneiden und dicht nebeneinander auf das Blech legen und in den Backofen schieben (ca. 10–15 Min.) Die Kartoffelscheiben mit der Margarine (flüssig) dünn bestreichen und jede Scheibe mit Kräutersalz sowie den anderen Gewürzen bestreuen. Nochmals in den Backofen geben, bis die Kartoffeln goldgelb sind. Sofort servieren.
Feldsalat: 50 g
Salatmarinade: 3 g Öl, Essig, Salz, ger. Meerrettich.

Himbeerquark: 60 g Magerquark, 100 g Himbeeren, Zucker oder Süßstoff nach Geschmack.
Quark mit passierten Himbeeren, Zucker oder Süßstoff verrühren, evtl. 1–2 EL Milch hinzufügen.

Nachmittag:
Ersatzkaffee oder Früchtetee, 10 g Zucker, 5 g Magermilchpulver, 50 g Mischbrot, 10 g Butter, 15 g Marmelade.

Abendessen:
Pichelsteiner Gemüse: 250 g Gemüse (Kohlrabi, Karotten, Erbsen, Wirsing, Weißkraut, Sellerie, Lauch), 200 g Kartoffeln, 10 g Margarine, Salz, Pfeffer, Muskat, Basilikum, Petersilie, 1/8 l Gemüsebrühe oder Wasser.
In einem Topf die Margarine erhitzen und lagenweise das vorbereitete Gemüse und Kartoffeln einschichten. Jede Lage mit den Gewürzen bestreuen, die Flüssigkeit darübergießen und garen.
Salat: 50 g Kopfsalat.
Salatmarinade: 3 g Öl, Essig, Salatkräuter, Salz.
Trockenobst: 60 g
Früchtetee oder Mineralwasser

Anmerkungen: Tageszufuhren
Eiweiß = 58 g, Fett = 59 g, KH = 338 g, Kalorien = 2160 kcal, Joule = 9095 kJ, Cholesterin = 70 mg, Polyenfettsäuren = 15 g, Ballaststoffe = 66 g, Na = 48 mval, K = 152 mval, Mg = 40 mval, Ca = 40 mval, P = 1,4 g, Fe = 23 mg, Mn = 5,9 mg, Co = 192 µg, Cu = 2,7 mg, Zn = 7,7 mg, F = 0,28 mg, J = 68 µg.
Vitamine: A = 0,2 mg, Carotin = 10,6 mg, D = 38 IE, B_1 = 1,6 mg, B_2 = 1,5 mg, Niacin = 14,7 mg, B_6 = 3,3 mg, B_{12} = 1,1 µg, C = 295 mg.
Aminosäuren: Ileu = 2,2 g, Leu = 3,6 g, Lys = 3,0 g, Met = 0,7 g, Phe = 2,2 g, Thre = 1,8 g, Try = 0,5 g, Val = 2,6 g.

7. Tag

Frühstück:
Ersatzkaffee oder Früchtetee, 100 g Milch, 10 g Zucker, 60 g Mischbrot, 20 g Weißbrot, 10 g Butter, 20 g Marmelade, Schrotbrei.
Schrotbrei: siehe Tageskarte 1

Mittagessen:
Geschnetzeltes Hühnerfleisch: 80 g Hühnerfleisch (ohne Knochen), Salz, Pfeffer, Majoran, Mehl, 50 g Zwiebeln, 50 g Apfel, 50 g Essiggurken, 10 g Margarine, ½ TL Senf, 50 g Joghurt.
Hühnerfleisch in Streifen schneiden, mit Salz, Pfeffer und Majoran mischen und in Mehl wenden. Zwiebeln fein hakken. Geschälten und entkernten Apfel sowie Essiggurken in Scheiben schneiden. Margarine in einer Pfanne erhitzen. Fleisch und gehackte Zwiebeln hineingeben, kurz scharf anbraten, herausnehmen. Apfel- und Gurkenscheiben im Fett braten. Senf und Joghurt hinzufügen und aufkochen lassen. Das Fleisch wieder hineingeben und das Gericht abschmecken.
Reis: 60 g mit entsprechender Menge Wasser und einer Prise Salz garen.
Gemischter Salat: 50 g gekochte Erbsen, 50 g gekochte, in Scheiben geschnittene Karotten, 50 g Feldsalat.
Salatmarinade: 5 g Öl, Essig, Salz, Prise Zucker, Petersilie.
Erbsen und Karotten mit der Salatmarinade anmachen und einige Zeit ziehen lassen. Vor dem Anrichten den Feldsalat leicht unterheben.
Vanillepudding: 125 g Milch und 15 g Maisstärke oder Vanillepuddingpulver aufkochen, in ein Schälchen füllen und kaltstellen.

Nachmittag:
Ersatzkaffee oder Früchtetee, 10 g Zucker, 5 g Magermilchpulver, Obstkuchen.
Obstkuchen: Rezept ca. 8 Portionen.
Teig: 150 g Mehl, 75 g Margarine, ½ Ei, 60 g Zucker, 1 Päckchen Vanillezucker (wenn vorhanden), Prise Salz.
Belag: 750–1000 g Beeren- oder Dosenobst, 1 Päckchen Tortenguß oder Mondamin.
Mürbteig herstellen, auswellen, auf ein rundes Backblech geben und hellgelb backen. Den erkalteten Kuchen mit etwas Marmelade bestreichen, mit Beerenobst oder anderen Früchten belegen und mit dem Tortenguß überziehen.

Abendessen:
Fencheltopf mit Möhren: 200 g Fenchel, 100 g Möhren, 25 g Zwiebeln, 10 g Margarine, Kräutersalz, gem. Koriander, Pfeffer, geh. Petersilie.
Vorbereitete Fenchelknollen in 1 cm dicke Scheiben schneiden. Margarine erhitzen,die gewürfelten Zwiebeln darin glasig dünsten, das Gemüse sowie die Gewürze dazugeben und kurz durchbraten. Mit wenig Flüssigkeit aufgießen, garen und mit Petersilie bestreut anrichten.
Kräuterkartoffeln: 200 g Kartoffeln, 5 g Margarine, verschiedene frische Kräuter.
Gekochte Kartoffeln in zerlassener Margarine und Kräutern schwenken.
Mirabellen: 125 g frisch oder als Kompott.
Früchtetee oder Mineralwasser

Anmerkungen: Tageszufuhren
Eiweiß = 63 g, Fett = 54 g, KH = 344 g, Kalorien = 2170 kcal, Joule = 9125 kJ, Cholesterin = 100 mg, Polyenfettsäuren = 11 g, Ballaststoffe = 35 g, Na = 52 mval, K = 121 mval, Mg = 44 mval, Ca = 42 mval, P = 1,4 g, Fe = 20 mg,

Mn = 4,2 mg, Co = 85 µg, Cu = 4,5 mg, Zn = 7,8 mg, F = 0,31 mg, J = 71 µg.
Vitamine: A = 0,2 mg, Carotin = 30,5 mg, D = 56 IE, B_1 = 1,8 mg, B_2 = 1,5 mg, Niacin = 19,4 mg, B_6 = 3,5 mg, B_{12} = 1,5 µg, C = 323 mg.
Aminosäuren: Ileu = 2,5 g, Leu = 3,8 g, Lys = 3,3 g, Met = 0,9 g, Phe = 2,2 g, Thre = 2,0 g, Try = 0,6 g, Val = 2,7 g.

8. Tag
Frühstück:
Ersatzkaffee oder Früchtetee, 100 g Milch, 10 g Zucker, 100 g Mischbrot, 20 g Knäckebrot, 10 g Butter, 20 g Marmelade, 50 g Magerquark.

Mittagessen:
Apfelrotkohl: 250 g Rotkohl, 50 g Apfel, 10 g Margarine oder Öl, Salz, Prise Zucker, ¼ Zwiebel gespickt mit 1 Nelke, ½ Lorbeerblatt.
Vorbereiteten Rotkohl in Margarine oder Öl andünsten, kleingeschnittenen Apfel dazugeben sowie alle anderen Zutaten. Etwas Wasser angießen, garen.
Kartoffelpüree: 250 g Kartoffeln, 50 g Milch, 5 g Margarine, Salz, Muskat.
Kartoffelpüree wie üblich zubereiten, evtl. mit etwas Majoran abschmecken.
Obstreis: 50 g Milch, 25 g Reis, 100 g Beeren- oder Dosenobst, 2 g Gelatine, Zucker oder Süßstoff nach Bedarf.
Milch mit gleicher Menge Wasser gemischt sowie Reis zu einem Brei kochen. Aufgelöste Gelatine dazugeben, kurz stocken lassen. Die Masse mit dem zerkleinerten Obst vermengen und abschmecken, kaltstellen.

Nachmittag:
Ersatzkaffee oder Früchtetee, 10 g Zucker, 5 g Mager-

milchpulver, 30 g Knäckebrot, 10 g Butter, 120 g Obst (Birne).

Abendessen:
Zwiebelsuppe: 100 g Zwiebeln, 5 g Margarine, 20 g Mischbrot, Salz, Muskat, Pfeffer, Gemüsebrühe.
Die in Scheiben geschnittenen Zwiebeln in heißer Margarine goldgelb dünsten, mit Gemüsebrühe auffüllen, die Gewürze dazugeben und langsam garen. Das Brot in kleine Würfel schneiden, leicht rösten oder grillen. In eine Terrine geben und mit der Zwiebelsuppe übergießen, sofort servieren.
Italienischer Käsesalat: 2 kleine Tomaten (100 g), 100 g Gurken, 30 g Radieschen, 20 g Edamer Käse (30 % F. i. T.), 30 g Teigwaren (Rohgewicht), Hörnchen oder dgl., 5 g Öl, Pfeffer, Salz, Essig, Origano, frische Basilikumblätter.
Edamer würfeln, Salatgemüse halbieren und in Scheiben schneiden, gekochte Teigwaren untermengen. Den Salat mit den übrigen Zutaten anmachen.
Mischbrot-Toast: 80 g
Butter: 10 g
Früchtetee oder Mineralwasser

Anmerkungen: Tageszufuhren
Eiweiß = 60 g, Fett = 55 g, KH = 335 g, Kalorien = 2140 kcal, Joule = 9000 kJ, Cholesterin = 100 mg, Polyenfettsäuren = 9 g, Ballaststoffe = 47 g, Na = 61 mval, K = 106 mval, Mg = 46 mval, Ca = 39 mval, P = 1,6 g, Fe = 17 mg, Mn = 3,8 mg, Co = 112 µg, Cu = 2,0 mg, Zn = 9,7 mg, F = 0,38 mg, J = 44 µg.
Vitamine: A = 0,2 mg, Carotin = 1,8 mg, D = 35 IE, B_1 = 1,4 mg, B_2 = 1,4 mg, Niacin = 15,6 mg, B_6 = 2,8 mg, B_{12} = 1,5 µg, C = 260 mg.

Aminosäuren: Ileu = 1,6 g, Leu = 2,7 g, Lys = 2,2 g, Met = 0,6 g, Phe = 1,6 g, Thre = 1,3 g, Try = 0,4 g, Val = 1,9 g.

9. Tag

Frühstück:

Ersatzkaffee oder Früchtetee, 100 g Milch, 10 g Zucker, 120 g Mischbrot, 10 g Butter, 20 g Marmelade, 40 g Schmelzkäse (20% F. i. T.).

Mittagessen:

Traubensaft: 1 Glas (125 g)

Grüne Bohnen: 250 g Bohnen, 5 g Margarine, 10 g Zwiebeln, Salz, Bohnenkraut, Thymian, Petersilie.

Vorbereitete Bohnen in Margarine mit gehackten Zwiebeln zusammen andünsten, wenig Flüssigkeit angießen, würzen, garen.

Grill- oder Bratkartoffeln: 250 g Kartoffeln gekocht, 10–15 g Öl, Salz, Majoran, Paprika.

Grillblech leicht einfetten, in Scheiben geschnittene Kartoffeln salzen, würzen und im Grill knusprig backen, zwischendurch wenden. Als Bratkartoffeln wie üblich zubereiten.

Tomatensalat: 150 g Tomaten.

Salatmarinade: 5 g Öl, Essig, Salz, Dill, geh. Zwiebeln.

Tomaten in Scheiben schneiden und mit der Salatmarinade anmachen.

Fruchtcreme: 150 g Früchte (Birnen, Erdbeeren, Aprikosen oder dgl.), 2 g Gelatine oder 2 TL Mondamin, Zucker oder Süßstoff nach Geschmack, 30 g Quark. Früchte pürieren, Quark hinzufügen, Zucker oder Süßstoff sowie aufgelöste Gelatine mit der Masse verrühren, erkalten lassen.

Nachmittag:
Ersatzkaffee oder Früchtetee, 10 g Zucker, 5 g Magermilchpulver, 50 g Roggenbrot, 10 g Butter, 15 g Marmelade.

Abendessen:
Bouillonkartoffeln: 250 g Kartoffeln, Gemüsebrühe, Muskat, Kräuter (möglichst frisch – z. B. Dill, Kerbel, Estragon, Majoran, Thymian, Petersilie).
Rohe Kartoffeln würfeln, in Gemüsebrühe mit den Gewürzen zusammen dünsten.
Meerrettichsoße: 10 g Margarine, 20 g Paniermehl, ½ TL Mehl, 1–2 EL Meerrettich, Salz, Muskat, Gemüsebrühe.
Mehl und Paniermehl in der Margarine kurz rösten, mit entsprechender Menge Gemüsebrühe ablöschen. Meerrettich hinzufügen, mit Salz und Muskat abschmecken.
Rote Bete: 200 g
Salatmarinade: 5 g Öl, Essig, Salz, Zucker, Kümmel, Zwiebel.
Gekochte, in Scheiben geschnittene Rote Bete mit der Marinade übergießen und ca. 1–2 Stunden ziehen lassen.
Dillgurken: 50 g
Preiselbeeren: 30 g
Früchtetee oder Mineralwasser

Anmerkungen: Tageszufuhren
Eiweiß = 57 g, Fett = 59 g, KH = 340 g, Kalorien = 2160 kcal, Joule = 9100 kJ, Cholesterin = 80 mg, Polyenfettsäuren = 13 g, Ballaststoffe = 48 g, Na = 98 mval, K = 140 mval, Mg = 39 mval, Ca = 43 mval, P = 1,5 g, Fe = 18 mg, Mn = 5,8 mg, Co = 1460 µg, Cu = 6,8 mg, Zn = 6,3 mg, F = 0,25 mg, J = 51 µg.
Vitamine: A = 0,3 mg, Carotin = 3,7 mg, D = 47 IE, B_1 =

1,4 mg, B_2 = 1,5 mg, Niacin = 15,4 mg, B_6 = 2,7 mg, B_{12} = 0,8 µg, C = 260 mg.
Aminosäuren: Ileu = 1,5 g, Leu = 2,3 g, Lys = 2,1 g, Met = 0,5 g, Phe = 1,3 g, Thre = 1,2 g, Try = 0,4 g, Val = 1,8 g.

10. Tag
Frühstück:
Ersatzkaffee oder Früchtetee, 100 g Milch, 10 g Zucker, 120 g Mischbrot, 10 g Butter, 20 g Kunsthonig, 150 g Himbeersaft.

Mittagessen:
Sauerkraut: 200 g Sauerkraut, 50 g Apfel, 15 g Zwiebeln, 5 g Öl, Wacholderbeeren.
Feingehackte Zwiebeln in dem heißen Öl andünsten, das Sauerkraut und einige Wacholderbeeren dazugeben. Mit dem geraspelten Apfel bedecken, etwas Flüssigkeit angießen, weichdünsten.
Erbsenpüree: 50 g getrocknete Erbsen, ½ TL Mehl, 20 g Zwiebeln, Salz, Muskat, wenig Thymian, 5 g Margarine.
Gewaschene Erbsen über Nacht einweichen. Mit dem Einweichwasser garen. Mit dem Mixer pürieren oder durch ein Sieb streichen. Aus Margarine und Mehl eine helle Einbrenne bereiten, mit etwas Flüssigkeit auffüllen, den Erbsenbrei dazugeben, kurz durchkochen, würzen. Mit gerösteten Zwiebeln anrichten.
Pellkartoffeln: 250 g Kartoffeln in der Schale garen.
Bratapfel: 150 g Apfel, 15 g Rosinen, etwas Marmelade.
Apfel waschen, das Kernhaus ausstechen und die Schale leicht einritzen. Rosinen und Marmelade mischen, den Apfel damit füllen. In eine gefettete, feuerfeste Form legen, etwas Wasser dazugeben und im Ofen oder Grill garen.

Nachmittag:
Ersatzkaffee oder Früchtetee, 10 g Zucker, 5 g Magermilchpulver, Kartoffelkrapfen.
Kartoffelkrapfen: Rezept ca. 5 Portionen.
200 g Mehl, 200 g gekochte, geriebene Kartoffeln, 80 g Margarine, 50 g Zucker, ½ Ei, 2 TL Backpulver, gem. Zimt, ca. 3 EL Marmelade.
Alle Zutaten außer der Marmelade zu einem Teig verarbeiten, auswellen und kleine runde Plätzchen ausstechen. In die Mitte etwas Marmelade geben, den Rand mit Wasser oder Milch bestreichen und zusammenklappen. Auf ein gefettetes Backblech setzen, mit Milch oder verquirltem Ei bestreichen und bei Mittelhitze backen.

Abendessen:
Minestrone: 250 g Gemüse (Lauch, Karotten, Sellerie, Bohnen, Tomaten, Zwiebeln), 30 g Reis, 5 g Öl, ½ Zehe Knoblauch, Salz, Basilikum, feingehackter Kerbel, 5–10 g Reibkäse.
Vorbereitetes Gemüse fein schneiden oder raspeln. Gehackte Zwiebeln im heißen Öl glasig dünsten, das Gemüse und den Reis dazugeben, mit Wasser auffüllen und mit den Gewürzen zusammen garen. Reibkäse gesondert dazu servieren.
Aprikosentaschen: ca. 4 Portionen
Mürbteig: 150 g Mehl, 70 g Margarine, 50 g Zucker oder Süßstoff, ½ Ei, ¼ TL Backpulver.
Füllung: 250 g Aprikosen (frisch oder aus der Dose).
Mürbteig herstellen, auswellen, kleine Vierecke schneiden, in die Mitte Aprikosen legen. Den Rand mit Wasser bestreichen, den Teig übereinanderschlagen und auf ein gefettetes Backblech setzen. Mit Milch bepinseln und bei Mittelhitze backen.

Joghurt: 150 g
Früchtetee oder Mineralwasser

Anmerkungen: Tageszufuhren
Eiweiß = 59 g, Fett = 57 g, KH = 341 g, Kalorien = 2170 kcal, Joule = 9125 kJ, Cholesterin = 100 mg, Polyenfettsäuren = 11 g, Ballaststoffe = 43 g, Na = 67 mval, K = 119 mval, Mg = 39 mval, Ca = 39 mval, P = 1,4 g, Fe = 19 mg, Mn = 6,8 mg, Co = 72 µg, Cu = 2,0 mg, Zn = 7,3 mg, F = 0,44 mg, J = 49 µg.
Vitamine: A = 0,3 mg, Carotin = 8,2 mg, D = 74 IE, B_1 = 1,6 mg, B_2 = 1,3 mg, Niacin = 13,6 mg, B_6 = 2,2 mg, B_{12} = 1,0 µg, C = 220 mg.
Aminosäuren: Ileu = 2,1 g, Leu = 3,3 g, Lys = 2,3 g, Met = 0,6 g, Phe = 2,0 g, Thre = 1,5 g, Try = 0,4 g, Val = 2,3 g.

11. Tag
Frühstück:
Ersatzkaffee oder Früchtetee, 100 g Milch, 10 g Zucker, 100 g Kommißbrot, 10 g Butter, 20 g Marmelade, 50 g Gurke, Porridge.
Porridge: siehe Tageskarte 4

Mittagessen:
Nudelsuppe: 12 g Suppennudeln, ¼ l Gemüsebrühe, Muskat, Schnittlauch.
Teigwaren in der Brühe garen. Evtl. noch etwas Brühe nachgießen.
Reisfleisch: 60 g Fleischreste, 60 g Reis, 50 g Erbsen, 50 g Karotten, 20 g Paprika, 20 g Zwiebeln, 5 g Margarine oder Öl, Curry oder Paprika.
Reis mit entsprechender Menge Wasser und Salz garen. Gehackte Zwiebeln in heißer Margarine glasig dünsten. Gegartes und kleingeschnittenes Gemüse dazugeben,

ebenso gewürfelte Fleischreste. Gekochten Reis vorsichtig untermischen, mit Curry oder Paprika abschmecken.
Tomaten-Schwarzwurzelsalat: 100 g gekochte Schwarzwurzeln, 1 kleine Tomate (50 g)
Salatmarinade: 5 g Öl, Salz, Salatkräuter, Essig.
Schwarzwurzeln in kleine Stücke schneiden, mit der Marinade anmachen und einige Zeit durchziehen lassen. Tomate in Scheiben schneiden und mit den Schwarzwurzeln zusammen anrichten.
Brombeeren: 150 g mit 10 g Zucker bestreut anrichten.

Nachmittag:
Ersatzkaffee oder Früchtetee, 10 g Zucker, 5 g Magermilchpulver, 1 Brötchen, 5 g Butter, 15 g Marmelade.

Abendessen:
Broccoli: 250 g Broccoli, 10 g Margarine, 10 g Mehl, 50 g Milch, ½ Eigelb, Salz, Muskat.
Vorbereitetes Gemüse in Salzwasser garen. Fett und Mehl hellgelb rösten, mit Kochwasser und Milch ablöschen, kurz aufkochen und einige Minuten ziehen lassen. Die Soße mit verquirltem Eigelb verrühren, mit Salz und Muskat abschmecken und über das Gemüse verteilen.
Würfelkartoffeln: 250 g Kartoffeln, Pfeffer, Salz, etwas Streuwürze.
Die in kleine Würfel geschnittenen rohen Kartoffeln mit etwas Wasser und den Gewürzen garen.
Feldsalat: 50 g
Salatmarinade: 5 g Öl, Essig, Salz, Senf, Meerrettich.
Früchtetee oder Mineralwasser

Anmerkungen: Tageszufuhren
Eiweiß = 64 g, Fett = 60 g, KH = 330 g, Kalorien = 2180 kcal, Joule = 9170 kJ, Cholesterin = 220 mg, Polyenfett-

säuren = 12 g, Ballaststoffe = 48 g, Na = 49 mval, K = 123 mval, Mg = 39 mval, Ca = 41 mval, P = 1,5 g, Fe = 23 mg, Mn = 7,8 mg, Co = 69 µg, Cu = 2,5 mg, Zn = 9,1 mg, F = 0,18 mg, J = 87 µg.
Vitamine: A = 0,3 mg, Carotin = 14,1 mg, D = 83 IE, B_1 = 1,9 mg, B_2 = 1,7 mg, Niacin = 17,1 mg, B_6 = 2,4 mg, B_{12} = 1,5 µg, C = 445 mg.
Aminosäuren: Ileu = 2,5 g, Leu = 3,8 g, Lys = 2,9 g, Met = 0,9 g, Phe = 2,3 g, Thre = 2,0 g, Try = 0,6 g, Val = 2,8 g.

12. Tag
Frühstück:
Ersatzkaffee oder Früchtetee, 100 g Milch, 10 g Zucker, 120 g Mischbrot, 10 g Butter, 20 g Marmelade, 1 Becher Joghurt (125 g).

Mittagessen:
Selleriecremesuppe: 10 g Mehl, 5 g Margarine, 60 g Sellerie, Salz, Muskat.
Sellerie weichkochen und pürieren. Aus Margarine und Mehl eine helle Einbrenne zubereiten, mit Wasser aufgießen, einige Minuten kochen lassen. Mit Salz und Muskat abschmecken, zum Schluß den pürierten Sellerie dazugeben.
Kartoffelschmarrn: 300 g gekochte und passierte Kartoffeln, 20 g Mehl, Salz, Muskat, Majoran, Bratfett.
Die Kartoffeln mit Mehl und den Gewürzen fein zerkrümeln. In dem heißen Fett langsam goldbraun und knusprig backen (die Kartoffelkrümel mit einer Backschaufel sehr fein zerstoßen).
Salatplatte: 50 g Weißkohl, 50 g Karotten, 50 g Bohnen, 1 kleine Tomate (50 g), 30 g Kopfsalat.
Salatmarinade: 5 g Öl, Essig, geh. Zwiebeln, Salz, Salatkräuter.

Karotten und Bohnen gekocht verwenden. Das Salatgemüse kleinschneiden und mit der Marinade anmachen.
Obstsülze: 150 g in Würfel geschnittene Früchte (z. B. Aprikosen, Kirschen, Erdbeeren, Pfirsiche, Mirabellen o. ä.), 2–3 g Gelatine oder 1 TL Mondamin, ½ Tasse Fruchtsaft, Zucker oder Süßstoff nach Geschmack.
Früchte mit Fruchtsaft vermischen und die aufgelöste Gelatine dazugeben, kaltstellen; oder die Fruchtmischung zum Kochen bringen und mit angerührtem Mondamin binden, kaltstellen.

Nachmittag:
Ersatzkaffee oder Früchtetee, 10 g Zucker, 5 g Magermilchpulver, Fruchtschnitte.
Fruchtschnitte: siehe Tageskarte 7

Abendessen:
Rettich-Rohkost: 100 g Rettich, 1 kleiner Apfel (100 g), 2–3 EL Joghurt, Essig, Kräutersalz.
Geschälten Apfel und geputzten Rettich grob reiben. Alle Zutaten für die Soße verrühren und mit der Rohkost anmachen.
Käseomelette: 1 Ei (50 g), 2 EL Magermilchpulver, 2–3 EL Wasser, Salz, Schnittlauch, 30 g Zwiebeln, 20 g Reibkäse, 5 g Öl oder Backfett.
Zwiebel in Ringe schneiden, hell rösten und warmstellen. Das Ei trennen, Eigelb mit Magermilchpulver und Wasser verquirlen, sodann Käse, Salz und Schnittlauch untermischen. Zuletzt steifen Eischnee unterheben. Öl in einer Pfanne erhitzen, Eimasse zugeben und bei geringer Hitze Omelette zubereiten. Mit gerösteten Zwiebelringen servieren.
Petersilienkartoffeln: 250 g Kartoffeln, 1 TL geh. Petersilie.

Gegarte Kartoffeln mit Petersilie bestreut anrichten.
Salat: 50 g Kopfsalat oder andere Salatblätter.
Salatmarinade: Essig, 3 g Öl, Salatkräuter, Salz.
Früchtetee oder Mineralwasser

Anmerkungen: Tageszufuhren
Eiweiß = 64 g, Fett = 58 g, KH = 336 g, Kalorien = 2180 kcal, Joule = 9170 kJ, Cholesterin = 320 mg, Polyenfettsäuren = 12 g, Ballaststoffe = 43 g, Na = 48 mval, K = 144 mval, Mg = 40 mval, Ca = 52 mval, P = 1,5 g, Fe = 16 mg, Mn = 4,7 mg, Co = 110 µg, Cu = 2,2 mg, Zn = 8,3 mg, F = 0,42 mg, J = 68 µg.
Vitamine: A = 0,3 mg, Carotin = 8,4 mg, D = 70 IE, B_1 = 1,5 mg, B_2 = 1,8 mg, Niacin = 15,3 mg, B_6 = 2,7 mg, B_{12} = 2,3 µg, C = 280 mg.
Aminosäuren: Ileu = 2,2 g, Leu = 3,2 g, Lys = 2,5 g, Met = 0,8 g, Phe = 2,0 g, Thre = 1,6 g, Try = 0,5 g, Val = 2,6 g.

13. Tag
Frühstück:
Ersatzkaffee oder Früchtetee, 100 g Milch, 10 g Zucker, 120 g Mischbrot, 10 g Butter, 20 g Kunsthonig, 20 g Schnittkäse.

Mittagessen:
Linsensuppe: Rezept ca. 4 Portionen.
150 g Linsen, 1 ¼ l Knochen- oder Gemüsebrühe, 80 g magerer Speck, 1 EL Mehl, 2 Zwiebeln (100 g), 1 Nelke, 1 Lorbeerblatt, 1 Schuß Essig.
Die gewaschenen Linsen mit einer Zwiebel, Lorbeerblatt und Nelke in der Knochen- oder Gemüsebrühe weichkochen. Den feingewürfelten Speck mit der kleingeschnittenen Zwiebel rösten, mit Mehl bestäuben und dunkel ein-

brennen lassen. Mit Kochwasser ablöschen, zuletzt mit den Linsen verrühren und mit Essig abschmecken.
Scheiterhaufen: 2 Brötchen (100 g), 1/8 l Milch, 1/3 Ei, 15 g Rosinen, 150 g Äpfel, 10 g Margarine, gem. Zimt (wenn vorhanden), Zucker oder Süßstoff nach Geschmack.
Brötchen oder Weißbrot und Äpfel in dünne Scheiben schneiden. Schichtweise mit Rosinen in eine gefettete feuerfeste Form geben. Milch, Ei, Zucker oder Süßstoff und Zimt verquirlen und über den Auflauf gießen. Margarineflöckchen darüber verteilen, im Ofen backen.
Vanillesoße: ½ Tasse Milch, ½ Tasse Wasser, 3 g Mondamin oder Vanillesoßenpulver, etwas Vanillestange (wenn vorhanden), Zucker oder Süßstoff nach Belieben.
Aus den angegebenen Zutaten die Vanillesoße herstellen.

Nachmittag:
Ersatzkaffee oder Früchtetee, 10 g Zucker, 5 g Magermilchpulver, Müsli.
Müsli: siehe Tageskarte 3

Abendessen:
Rosenkohl: 200 g Rosenkohl, 10 g geh. Zwiebeln, 5 g Margarine, Salz, Muskat.
Zwiebeln in heißer Margarine andünsten, den geputzten Rosenkohl dazugeben, mit etwas Wasser angießen, garen, würzen.
Kartoffelstücke: 250 g in Salzwasser garen.
Rhabarberspeise: 100 g Rhabarber, 2 EL Weißwein (wenn vorhanden), ca. ½ Tasse Wasser, 1 EL (10 g) Grieß, 25 g Kunsthonig.
Den geschälten Rhabarber in 1 cm breite Stücke schneiden. Wein und Wasser mischen, den Grieß einrühren und aufkochen, Rhabarber dazugeben und vorsichtig garen.

Den flüssigen Kunsthonig untermischen und abkühlen lassen.
Früchtetee oder Mineralwasser

Anmerkungen: Tageszufuhren
Eiweiß = 64 g, Fett = 55 g, KH = 334 g, Kalorien = 2140 kcal, Joule = 8985 kJ, Cholesterin = 140 mg, Polyenfettsäuren = 7 g, Ballaststoffe = 40 g, Na = 76 mval, K = 108 mval, Mg = 35 mval, Ca = 43 mval, P = 1,4 g, Fe = 15 mg, Mn = 4,2 mg, Co = 110 µg, Cu = 2,2 mg, Zn = 8,3 mg, F = 0,42 mg, J = 68 µg.
Vitamine: A =0,3 mg, Carotin = 8,4 mg, D = 70 IE, B_1 = 1,5 mg, B_2 = 1,8 mg, Niacin = 12,5 mg, B_6 = 2,1 mg, B_{12} = 1,8 µg, C = 355 mg.
Aminosäuren: Ileu = 2,5 g, Leu = 1,8 g, Lys = 2,9 g, Met = 0,8 g, Phe = 2,3 g, Thre = 1,8 g, Try = 0,5 g, Val = 2,9 g.

14. Tag
Frühstück:
Ersatzkaffee oder Früchtetee, 100 g Milch, 10 g Zucker, 40 g Weißbrot, 80 g Mischbrot, 10 g Butter, 20 g Marmelade, 1 Ei.

Mittagessen:
Kohlrabi-Rohkost: 125 g Kohlrabi, 2 EL Butter- oder Sauermilch, 3 g Öl, Essig, feingehackte Salatkräuter und Zwiebel, etwas zerlassener Kunsthonig.
Geputzte Kohlrabi grob oder fein reiben und mit den übrigen Zutaten anmachen.
Kartoffelklöße: 300 g gekochte Kartoffeln, 2–3 EL Mehl, 1/3 Ei, Salz, Muskat, Majoran.
Die noch heißen Kartoffeln durch eine Prese geben, mit Mehl, Ei und den Gewürzen leicht vermengen. Aus dem

Teig Klöße formen und in kochendes Salzwasser geben, ca. 15–20 Minuten ziehen lassen.
Zwiebelsoße: 125 g Zwiebeln, 10 g Mehl, 10 g Margarine, Salz, Pfeffer, etwas Kümmel, Gemüsebrühe oder Wasser.
Die in Scheiben geschnittenen Zwiebeln glasig dünsten, Mehl kurz miträsten, mit Gemüsebrühe oder Wasser ablöschen, würzen und ca. 20 Minuten durchkochen. Zum Schluß durch ein Sieb streichen.
Rote-Bete-Salat: 200 g Rote Bete (gekocht) in Scheiben schneiden und mit folgender Marinade anmachen:
Essig, 5 g Öl, geh. Zwiebeln, Salz, Prise Zucker, Kümmel.
Pfirsich: 150 g frisch oder aus der Dose.

Nachmittag:
Ersatzkaffee oder Früchtetee, 10 g Zucker, 5 g Magermilchpulver, Apfelkuchen.
Apfelkuchen: Rezept ca. 8–10 Portionen.
125 g Mehl, 125 g Haferflocken, 250 g Margarine, 125 g Zucker, etwas gem. Zimt, 1 TL Backpulver, 600 g Äpfel.
Aus allen Zutaten, außer den Äpfeln, kleine Brösel herstellen. Die Hälfte davon in eine gefettete Springform einfüllen, feingeschnittene Äpfel darauf verteilen und den Rest der Brösel darüberstreuen. Bei Mittelhitze backen.

Abendessen:
Fischfilet gedünstet: 80 g Seelachsfilet, 10 g Margarine, 1 TL Mehl, Essig, Salz, Paprika, 1–2 EL Joghurt.
Gewaschenes Fischfilet mit Essig, Salz und etwas Paprika einreiben. In Mehl wenden und in der Margarine andünsten, mit wenig Wasser ablöschen, garen und zum Schluß mit Joghurt abschmecken.
Karottensalat: 200 g gekochte, in Scheiben geschnittene Karotten mit folgender Marinade anmachen:
Essig, wenig Salz und Zucker, etwas Anispulver.

Mit 30 g Salatblättern servieren.
Reis: 60 g Reis mit entsprechender Menge Wasser und einer Prise Salz garen.
Früchtetee oder Mineralwasser

Anmerkungen: Tageszufuhren
Eiweiß = 68 g, Fett = 57 g, KH = 339 g, Kalorien = 2200 kcal, Joule = 9250 kJ, Cholesterin = 360 mg, Polyenfettsäuren = 14 g, Ballaststoffe = 44 g, Na = 49 mval, K = 130 mval, Mg = 39 mval, Ca = 35 mval, P = 1,4 g, Fe = 15 mg, Mn = 4,2 mg, Co = 79 µg, Cu = 1,8 mg, Zn = 8,3 mg, F = 0,20 mg, J = 38 µg.
Vitamine: A =0,3 mg, Carotin = 26,1 mg, D = 79 IE, B_1 = 1,4 mg, B_2 = 1,5 mg, Niacin = 19,7 mg, B_6 = 2,6 mg, B_{12} = 4,7 µg, C = 227 mg.
Aminosäuren: Ileu = 2,2 g, Leu = 3,1 g, Lys = 2,1 g, Met = 0,7 g, Phe = 2,0 g, Thre = 1,5 g, Try = 0,5 g, Val = 2,5 g.

15. Tag
Frühstück:
Ersatzkaffee oder Früchtetee, 100 g Milch, 10 g Zucker, 80 g Roggenbrot, 10 g Butter, 20 g Marmelade, Schrotbrei.
Schrotbrei: siehe Tageskarte 1

Mittagessen:
Lauch gedünstet: 200 g Lauch, 5 g Margarine, Salz, Muskat.
Vorbereiteten Lauch in 2 cm breite Streifen schneiden. In der Margarine andünsten, etwas Wasser dazugeben, garen. Mit Muskat abschmecken.
Quark-Kartoffelplinsen: 150 g gekochte Kartoffeln, 30 g Mehl, 1–2 EL Magerquark, 1/3 Ei, 1 EL Reibkäse, Kräuter (Petersilie, Schnittlauch), Salz, Muskat, Bratfett oder Öl. Die gekochten Kartoffeln reiben, mit Quark, Mehl, Ei

und den Kräutern gut verrühren, mit den Gewürzen abschmecken, Käse dazugeben. Nicht zu große, runde Küchlein formen, flachdrücken und in heißem Fett goldbraun backen (oder einen Grill verwenden).
Paprikasalat: 100 g Paprikaschoten, 50 g Zwiebeln.
Salatmarinade: 5 g Öl, Essig, Prise Zucker, Senf.
In feine Streifen geschnittene Paprika und Zwiebelringe mit der Salatmarinade anmachen und einige Zeit durchziehen lassen.
Heidelbeerkompott: 150 g Heidelbeeren, Zucker oder Süßstoff nach Belieben.
Heidelbeeren in wenig Wasser dünsten, mit Zucker oder Süßstoff abschmecken (oder Heidelbeeren aus der Dose).

Nachmittag:
1 Glas Buttermilch (150 g), 40 g Zwieback, 10 g Butter.

Abendessen:
Karottensaft: 150 g
Saures Kartoffelgemüse: 300 g Kartoffeln, 5 g Margarine, 30 g Zwiebeln, 1 TL Mehl, ½ Lorbeerblatt, 1 Nelke, Pfeffer, Essig.
Rohe Kartoffeln in dicke Scheiben schneiden und in wenig Salzwasser garen. Inzwischen gehackte Zwiebeln in der Margarine andünsten, Mehl dazugeben, kurz durchrösten und mit Wasser ablöschen. Lorbeerblatt, Nelke und Pfeffer hinzufügen und einige Zeit langsam kochen lassen. Die Soße durch ein Sieb geben und über die Kartoffeln gießen. Mit etwas Essig abschmecken.
Gekochter Selleriesalat: 200 g Sellerie, gekocht.
Salatmarinade: 5 g Öl, Essig, Salz, Prise Zucker.
Sellerie in Scheiben schneiden und mit der Salatmarinade anmachen. Einige Zeit ziehen lassen.
Früchtetee oder Mineralwasser

Anmerkungen: Tageszufuhren
Eiweiß = 59 g, Fett = 57 g, KH = 345 g, Kalorien = 2190 kcal, Joule = 9210 kJ, Cholesterin = 150 mg, Polyenfettsäuren = 11 g, Ballaststoffe = 46 g, Na = 47 mval, K = 127 mval, Mg = 28 mval, Ca = 47 mval, P = 1,3 g, Fe = 15 mg, Mn = 5,2 mg, Co = 108 µg, Cu = 2,4 mg, Zn = 8,9 mg, F = 0,2 mg, J = 69 µg.
Vitamine: A =0,2 mg, Carotin = 5,7 mg, D = 38 IE, B_1 = 1,4 mg, B_2 = 1,4 mg, Niacin = 12,9 mg, B_6 = 2,9 mg, B_{12} = 1,6 µg, C = 365 mg.
Aminosäuren: Ileu = 2,2 g, Leu = 3,5 g, Lys = 2,5 g, Met = 0,8 g, Phe = 2,2 g, Thre = 1,7 g, Try = 0,5 g, Val = 2,5 g.

16. Tag
Frühstück:
Ersatzkaffee oder Früchtetee, 100 g Milch, 10 g Zucker, 120 g Mischbrot, 10 g Butter, 20 g Marmelade, 50 g Quark.

Mittagessen:
Wirsing: 250 g Wirsing, 5 g Margarine, ½ TL Mehl, 15 g Zwiebeln, Salz, Muskat, Kümmel.
Vorbereitetes Gemüse kleinschneiden. Die feingehackten Zwiebeln in der Margarine andünsten, Wirsing hinzufügen, mit etwas Flüssigkeit aufgießen, würzen, garen. Zuletzt mit Mehl binden.
Kümmelkartoffeln: 250 g Kartoffeln, 5 g Öl, Salz, Kümmel.
Gebürstete, ungeschälte Kartoffeln (möglichst kleine und keine zu alten) in kleine Würfel schneiden. In eine gefettete, feuerfeste Form geben, zugedeckt im Backofen schmoren lassen. Beim Anrichten mit Kümmel und Salz bestreuen.
Zwiebel in Kräutervinaigrette: 100 g Zwiebeln, 1 kleiner Apfel (100 g), 30 g Lauch, 20 g Kresse.

Salatmarinade: 5 g Öl, Essig, Senf, Salz, Zitronenmelisse, Schnittlauch, Petersilie, 1–2 EL Rotwein (wenn vorhanden).
Geschälte Zwiebeln halbieren und in Scheiben schneiden, ebenso den Lauch und den geschälten Apfel. Essig, Öl, Senf, Rotwein und die restlichen Gewürze zu einem Dressing verrühren, Apfel und Salatgemüse damit anmachen.
Götterspeise: 1/8 l Himbeer- oder Johannisbeersaft, 50 g rote Johannisbeeren, 12 g Sago, Zucker oder Süßstoff nach Geschmack.
Saft und Sago zu einer dicklichen Creme kochen, Johannisbeeren dazugeben und kurz aufkochen. Mit Zucker oder Süßstoff abschmecken und kaltstellen.

Nachmittag:
Ersatzkaffee oder Früchtetee, 10 g Zucker, 5 g Magermilchpulver, 50 g Roggenbrot, 10 g Butter, 15 g Marmelade.

Abendessen:
Mangold: 250 g Mangold, 5 g Margarine, ½ TL Mehl, 15 g Zwiebeln, Salz, Muskat, ½ Knoblauchzehe.
Vorbereiteten Mangold fein wiegen, gehackte Zwiebeln und Knoblauch in der Margarine andünsten, den Mangold dazugeben und ebenfalls mitdünsten. Etwas Wasser angießen, garen. Zum Schluß mit Mehl binden.
Majorankartoffeln: 200 g Kartoffeln, 20 g Zwiebeln, 5 g Margarine, Gemüsebrühe, Salz, Majoran.
Gehackte Zwiebeln in der Margarine andünsten, möglichst kleine und ganze Kartoffeln (roh) dazugeben. Mit Salz, Majoran würzen und mit der Gemüsebrühe zusammen garen.
Linsensalat: 50 g Linsen.
Salatmarinade: 5 g Öl, Essig, Salz.

Gekochte Linsen, noch lauwarm, mit der Salatmarinade anmachen. Einige Zeit durchziehen lassen.
Obst: 150 g
Früchtetee oder Mineralwasser

Anmerkungen: Tageszufuhren
Eiweiß = 61 g, Fett = 58 g, KH = 340 g, Kalorien = 2170 kcal, Joule = 9135 kJ, Cholesterin = 70 mg, Polyenfettsäuren = 15 g, Ballaststoffe = 51 g, Na = 64 mval, K = 145 mval, Mg = 49 mval, Ca = 43 mval, P = 1,4 g, Fe = 62 mg, Mn = 5,5 mg, Co = 68 µg, Cu = 4,9 mg, Zn = 7,1 mg, F = 0,5 mg, J = 45 µg.
Vitamine: A =0,2 mg, Carotin = 9,8 mg, D = 41 IE, B_1 = 1,6 mg, B_2 = 1,6 mg, Niacin = 15,2 mg, B_6 = 2,8 mg, B_{12} = 1,0 µg, C = 395 mg.
Aminosäuren: Ileu = 2,2 g, Leu = 3,5 g, Lys = 2,7 g, Met = 0,6 g, Phe = 2,1 g, Thre = 1,8 g, Try = 0,5 g, Val = 2,5 g.

17. Tag
Frühstück:
Ersatzkaffee oder Früchtetee, 100 g Milch, 10 g Zucker, 120 g Mischbrot, 10 g Butter, 20 g Marmelade, 150 g Johannisbeersaft.

Mittagessen:
Fenchelgemüse: 250 g Fenchelknollen, 5 g Öl, ½ Knoblauchzehe, Salz.
Die gesäuberten Knollen vierteln, in heißem Öl den Knoblauch andünsten, Fenchel darin anbraten, mit etwas Flüssigkeit auffüllen und weichdünsten.
Maisschnitten: 80 g Maisgrieß, 300 g Wasser, Salz, Zwiebelpulver, Muskat, Koriander, Pfeffer, Majoran, nach Belieben Küchenkräuter, Backfett oder Öl.
In das gewürzte Kochwasser Maisgrieß einstreuen und zu

einem dicken Brei kochen. Auf eine nasse Platte oder ein Brett geben und fingerdick glattstreichen, auskühlen lassen. Danach in 5 cm große Stücke schneiden und in einer Pfanne goldgelb backen (oder Grill bzw. Bratröhre verwenden).
Grüner Salat: 50 g Salatblätter
Salatmarinade: Essig, 3 g Öl, Salz, Salatkräuter.
Karamelflammeri: 1/8 l Milch, 1 TL Mondamin, 15 g Zukker, 1/3 Eiweiß.
Zucker zu Karamel brennen, mit wenig Wasser ablöschen, zu der kalten Milch geben und aufkochen. Mit dem angerührten Mondamin binden, in die heiße Masse den steifen Eischnee geben.

Nachmittag:
Ersatzkaffee oder Früchtetee, 10 g Zucker, 5 g Magermilchpulver, 30 g Knäckebrot, Quarkspeise.
Quarkspeise: 50 g Quark mit 1–2 EL Milch verschlagen. Eine mittlere Birne (100 g) reiben und mit der Quarkmasse verrühren. Zucker oder Süßstoff nach Geschmack.

Abendessen:
Tomatensuppe mit Brotwürfeln: 200 g Tomaten, 50 g Zwiebeln, 5 g Öl, 1/2 Lorbeerblatt, Basilikum, Thymian, 1/2 Knoblauchzehe, Salz, 20 g geröstete Toastbrot- oder Mischbrotwürfel.
Die Tomaten kleinschneiden, im eigenen Saft weichdünsten und durch ein Sieb streichen. Die feingehackten Zwiebeln und die Knoblauchzehe in Öl andünsten, Kräuter und Tomatensaft dazugeben. Alles zusammen gut durchkochen und würzen. Wenn notwendig mit etwas Wasser auffüllen. Mit Brotwürfeln anrichten.
Obstpfannkuchen: 3–4 EL Mehl, 1/3 Ei, ca. 100 g Milch,

1–2 TL Zucker, Backfett, 150 g Erdbeeren oder Himbeeren.
Aus Mehl, Milch, Ei und einer Prise Salz Pfannkuchenteig herstellen. Gewaschene Erdbeeren oder Himbeeren einzuckern. Die frischgebackenen Pfannkuchen mit dem Beerenobst füllen und zum Halbmond zusammenklappen. Mit Zucker bestreut servieren.
Käse-Dessert: 20 g Kommißbrot, 15 g Camembert.
Früchtetee oder Mineralwasser

Anmerkungen: Tageszufuhren
Eiweiß = 62 g, Fett = 56 g, KH = 337 g, Kalorien = 2160 kcal, Joule = 9070 kJ, Cholesterin = 140 mg, Polyenfettsäuren = 12 g, Ballaststoffe = 35 g, Na = 72 mval, K = 103 mval, Mg = 43 mval, Ca = 52 mval, P = 1,4 g, Fe = 20 mg, Mn = 4,1 mg, Co = 46 μg, Cu = 1,3 mg, Zn = 4,7 mg, F = 0,20 mg, J = 22 μg.
Vitamine: A = 0,3 mg, Carotin = 14,3 mg, D = 41 IE, B_1 = 1,4 mg, B_2 = 1,6 mg, Niacin = 9,1 mg, B_6 = 2,8 mg, B_{12} = 2,5μg, C = 428 mg.
Aminosäuren: Ileu = 1,8 g, Leu = 2,9 g, Lys = 2,1 g, Met = 0,7 g, Phe = 1,6 g, Thre = 1,3 g, Try = 0,4 g, Val = 1,9 g.

18. Tag
Frühstück:
Ersatzkaffee oder Früchtetee, 100 g Milch, 10 g Zucker, 100 g Mischbrot, 20 g Knäckebrot, 10 g Butter, 20 g Pflaumenmus, 30 g Schmelzkäse.

Mittagessen:
Bayrischer Kohltopf: 250 g Weißkohl, 250 g Kartoffeln, 100 g Karotten, 25 g Zwiebeln, 10 g Öl oder Margarine, Salz, Pfeffer, Kümmel, Petersilie.
Das Weißkraut in Achtel schneiden, geputzte Karotten

und Kartoffeln in Scheiben. In einem Topf das Fett erhitzen und lagenweise das Gemüse einschichten. Jede Lage würzen. Wasser oder Gemüsebrühe darübergießen (Menge nach Bedarf). Das Gericht im verschlossenen Topf gardämpfen. Mit Petersilie bestreut anrichten.
Salat: 50 g Kopf- oder Endiviensalat
Salatmarinade: Essig, 3 g Öl, Salz, Senf, Schnittlauch.
Trockenobstkompott: 60 g eingeweichtes Trockenobst garen. Mit gem. Zimt, Zucker oder Süßstoff abschmecken.

Nachmittag:
Ersatzkaffee oder Früchtetee, 10 g Zucker, 5 g Magermilchpulver, 50 g Roggenbrot, 10 g Butter, 15 g Marmelade.

Abendessen:
Rübchensuppe: 100 g Kohlrüben, 10 g Margarine, 10 g Mehl, Petersilie, Dill, Schnittlauch, Salz.
Die Rüben in leicht gesalzenem Wasser kochen. Aus Fett und Mehl eine helle Einbrenne zubereiten und mit der Gemüsebrühe auffüllen, kurz durchkochen. Zum Schluß die in Streifen geschnittenen Rübchen in die Brühe geben. Mit feingehackten Kräutern anrichten.
Kräuterquark: 150 g Quark, ½ TL Senf, ½ TL Meerrettich, Schnittlauch, Dill, Petersilie, Salz, 1–2 EL Milch. Quark mit allen anderen Zutaten gut verschlagen.
Pellkartoffeln: 250 g Kartoffeln in der Schale garen.
Obst: 150 g
Früchtetee oder Mineralwasser

Anmerkungen: Tageszufuhren
Eiweiß = 63 g, Fett = 57 g, KH = 336 g, Kalorien = 2160 kcal, Joule = 9070 kJ, Cholesterin = 190 mg, Polyenfettsäuren = 7 g, Ballaststoffe = 55 g, Na = 61 mval, K = 135

mval, Mg = 39 mval, Ca = 45 mval, P = 1,6 g, Fe = 17 mg, Mn = 4,7 mg, Co = 179 μg, Cu = 2,4 mg, Zn = 7,0 mg, F = 0,3 mg, J = 72 μg.
Vitamine: A = 0,4 mg, Carotin = 14,1 mg, D = 85 IE, B_1 = 1,4 mg, B_2 = 1,6 mg, Niacin = 14,7 mg, B_6 = 2,5 mg, B_{12} = 1,8μg, C = 302 mg.
Aminosäuren: Ileu = 2,3 g, Leu = 3,7 g, Lys = 3,1 g, Met = 1,0 g, Phe = 2,1 g, Thre = 1,8 g, Try = 0,5 g, Val = 2,6 g.

19. Tag
Frühstück:
Ersatzkaffee oder Früchtetee, 100 g Milch, 10 g Zucker, 100 g Mischbrot, 10 g Butter, 20 g Marmelade, Porridge.
Porridge: siehe Tageskarte 4

Mittagessen:
Blumenkohlsuppe: 100 g Blumenkohl, 10 g Mehl, 10 g Margarine, Salz, Muskat.
Gewaschenen Blumenkohl zerkleinern und vorsichtig in Salzwasser garen. Aus Mehl und Fett eine helle Einbrenne zubereiten, mit Blumenkohlbrühe ablöschen und kurz aufkochen. Mit Muskat abschmecken und über die Blumenkohlröschen gießen und servieren.
Kartoffelpfannkuchen: 300 g Pellkartoffeln, 20 g Zwiebeln, Knoblauchpulver, Thymian, Koriander, Muskat, Salz, Bratfett oder Öl.
Die gekochten und geschälten Kartoffeln sehr grob reiben und mit den restlichen Zutaten vermischen. Fingerdicke, kleine Pfannkuchen in heißes Öl geben und auf beiden Seiten goldgelb braten.
Salat: 100 g Endivien
Salatmarinade: Essig, 5 g Öl, gehackte Zwiebeln, Salz.
Apfelmus: 200 g – frisch oder aus der Dose.

Nachmittag:
Ersatzkaffee oder Früchtetee, 10 g Zucker, 5 g Magermilchpulver, 50 g Roggenbrot, 10 g Butter, 15 g Kunsthonig.

Abendessen:
Fisch-Pichelsteiner: 80 g Kabeljaufilet, 200 g Gemüse wie Sellerie, Karotten, Lauch, Weißkraut und 200 g Kartoffeln, ½ Zwiebel, ¼ Brühwürfel, Kräuter, Salz.
Das Gemüse samt Kartoffeln kleinschneiden, und alles mit gehackter Zwiebel sowie Brühwürfel in Salzwasser garen. Das in kleine Stücke geschnittene Fischfilet und Kräuter dazugeben. Das Pichelsteiner nochmals einige Minuten durchkochen und mit Petersilie bestreut anrichten.
Kopfsalat: 50 g Salatblätter
Salatmarinade: Essig, 3 g Öl, Schnittlauch, Salz.
Birnenkompott: 150 g Birnenschnitze, etwas gem. Zimt in wenig Wasser dünsten. Mit Zucker oder Süßstoff abschmecken.
Früchtetee oder Mineralwasser

Anmerkungen: Tageszufuhren
Eiweiß = 60 g, Fett = 58 g, KH = 337 g, Kalorien = 2160 kcal, Joule = 9090 kJ, Cholesterin = 90 mg, Polyenfettsäuren = 12 g, Ballaststoffe = 47 g, Na = 109 mval, K = 150 mval, Mg = 41 mval, Ca = 28 mval, P = 1,4 g, Fe = 18 mg, Mn = 5,3 mg, Co = 154 μg, Cu = 2,5 mg, Zn = 7,5 mg, F = 0,41 mg, J = 153 μg.
Vitamine: A = 0,2 mg, Carotin = 4,2 mg, D = 77 IE, B_1 = 1,7 mg, B_2 = 1,3 mg, Niacin = 17,1 mg, B_6 = 2,6 mg, B_{12} = 1,0μg, C = 289 mg.
Aminosäuren: Ileu = 2,0 g, Leu = 3,4 g, Lys = 3,1 g, Met = 0,8 g, Phe = 2,0 g, Thre = 1,8 g, Try = 0,5 g, Val = 2,4 g.

20. Tag

Frühstück:
Ersatzkaffee oder Früchtetee, 100 g Milch, 10 g Zucker, 120 g Kommißbrot, 10 g Butter, 20 g Rübensirup, 1 Glas Buttermilch (125 g).

Mittagessen:
Radieschen-Kresse-Rohkost: 30 g Kresse, 50 g Radieschen.
Salatmarinade: Essig, 5 g Öl, Salatkräuter.
Die in feine Scheiben geschnittenen Radieschen unter die Kresse mischen und mit der Marinade anmachen.
Weiße Bohnen mit Kartoffeleinlage: 80 g weiße Bohnen, 200 g Kartoffeln, 10 g Margarine, Knoblauch, Majoran, Thymian, Muskat, ½ Lorbeerblatt, 1 TL Suppenwürze, ½ EL Essig.
Die Bohnen über Nacht einweichen. Mit dem Einweichwasser, Salz und Essig langsam kochen. Ca. 15 Minuten vor der Garzeit die rohen, in kleine Würfel geschnittenen Kartoffeln sowie die Gewürze dazugeben und zusammen garen. Vor dem Anrichten die Margarine hinzufügen.
Fruchtsalat: siehe Tageskarte 4

Nachmittag:
Ersatzkaffee oder Früchtetee, 10 g Zucker, 5 g Magermilchpulver, 1 Brötchen, 10 g Butter, 15 g Marmelade.

Abendessen:
Gerstengraupensuppe: 15 g Graupen, Schnittlauch, Salz, Gemüsebrühe oder Wasser.
Die Graupen in entsprechender Menge Gemüsebrühe oder Wasser garen und mit Schnittlauch anrichten.
Nudel-Gemüse-Salat: 50 g Teigwaren (Hörnchen, Spirelli

oder dgl.), 250 g Gemüse (Karotten, Erbsen, Paprika, Tomaten, Gurken).
Salatmarinade: Essig, 5 g Öl, Pfeffer, Edelsüßpaprika, 1 TL Tomatenmark oder Ketchup.
Die Teigwaren in Salzwasser kochen. Das Gemüse in kleine Würfel oder Streifen schneiden. Alle Zutaten mit der Salatsoße anmachen und einige Zeit durchziehen lassen.
Mischbrot: 40 g
Butter: 10 g
Obst: 100g
Früchtetee oder Mineralwasser

Anmerkungen: Tageszufuhren
Eiweiß = 61 g, Fett = 60 g, KH = 342 g, Kalorien = 2220 kcal, Joule = 9340 kJ, Cholesterin = 120 mg, Polyenfettsäuren = 12 g, Ballaststoffe = 51 g, Na = 53 mval, K = 112 mval, Mg = 35 mval, Ca = 35 mval, P = 1,4 g, Fe = 19 mg, Mn = 7,2 mg, Co = 348 μg, Cu = 2,1 mg, Zn = 7,0 mg, F = 0,32 mg, J = 54 μg.
Vitamine: A = 0,3 mg, Carotin = 9,6 mg, D = 35 IE, B_1 = 1,4 mg, B_2 = 1,2 mg, Niacin = 11,9 mg, B_6 = 1,5 mg, B_{12} = 0,6μg, C = 264 mg.
Aminosäuren: Ileu = 2,4 g, Leu = 3,3 g, Lys = 2,8 g, Met = 0,8 g, Phe = 2,8 g, Thre = 1,9 g, Try = 0,4 g, Val = 2,5 g.

21. Tag
Frühstück:
Ersatzkaffee oder Früchtetee, 100 g Milch, 10 g Zucker, 80 g Mischbrottoast, 40 g Weißbrot, 10 g Butter, 20 g Kunsthonig, Müsli.
Müsli: siehe Tageskarte 3

Mittagessen:
Gulasch: 80 g Rind- oder Schweinefleisch, 50 g Zwiebeln,

1 mittlere Tomate, 1 TL Tomatenmark, ½ Knoblauchzehe, Salz, 10 g Öl, Paprika.
Fleisch in kleine Würfel schneiden, in heißem Öl scharf anbraten, ebenfalls die in feine Scheiben geschnittenen Zwiebeln hinzufügen und mit anbraten. Mit Wasser ablöschen und mit den restlichen Zutaten garen.
Reis: 60 g mit entsprechender Menge Wasser und einer Prise Salz garen.
Kopfsalat-Rotkohlsalat: 50 g Kopfsalat, 150 g Rotkohl.
Salatmarinade: Essig, 5 g Öl, ger. Meerrettich, Prise Zukker, Salz, geh. Zwiebeln.
Kopfsalat und den in sehr feine Streifen geschnittenen Rotkohl mit der Marinade anmachen.
Apfelcreme: 125 g Apfelsaft, 1 kleiner, feingeraspelter Apfel (100 g), 1 TL Mondamin, 5 g Magermilchpulver, gem. Zimt.
Apfelsaft zum Kochen bringen, mit Mondamin binden, geraspelten Apfel unterheben, Magermilchpulver langsam einrühren und mit Zimt abschmecken.

Nachmittag:
Ersatzkaffee oder Früchtetee, 10 g Zucker, 5 g Magermilchpulver, Fruchtschnitte.
Fruchtschnitte: siehe Tageskarte 7

Abendessen:
Selleriegemüse: 250 g Sellerie, 5 g Margarine, ½ TL Mehl, Pfeffer, Salz, Dill, 1–2 EL Sauermilch.
Gesäuberten Sellerie in Scheiben schneiden. In der Margarine andünsten, würzen, mit wenig Flüssigkeit auffüllen und garen. Zum Schluß mit Mehl binden und mit Sauermilch abschmecken.
Kräuterkartoffeln: 200 g Kartoffeln in Salzwasser garen und mit frischen Kräutern anrichten.

Salat: 50 g Grüner Salat
Salatmarinade: Essig, 3 g Öl, geh. Zwiebeln, Salz.
Trauben: 150 g

Früchtetee oder Mineralwasser

Anmerkungen: Tageszufuhren
Eiweiß = 59 g, Fett = 60 g, KH = 341 g, Kalorien = 2190 kcal, Joule = 9340 kJ, Cholesterin = 80 mg, Polyenfettsäuren = 12 g, Ballaststoffe = 37 g, Na = 39 mval, K = 114 mval, Mg = 37 mval, Ca = 37 mval, P = 1,4 g, Fe = 16 mg, Mn = 5,2 mg, Co = 119 μg, Cu = 1,6 mg, Zn = 9,7 mg, F = 0,24 mg, J = 46 μg.
Vitamine: A = 0,1 mg, Carotin = 1,8 mg, D = 30 IE, B_1 = 1,4 mg, B_2 = 2,8 mg, Niacin = 18,4 mg, B_6 = 2,8 mg, B_{12} = 1,7 μg, C = 256 mg.
Aminosäuren: Ileu = 2,2 g, Leu = 3,6 g, Lys = 2,8 g, Met = 0,8 g, Phe = 1,9 g, Thre = 1,7 g, Try = 0,5 g, Val = 2,5 g.

22. Tag
Frühstück:
Ersatzkaffee oder Früchtetee, 100 g Milch, 10 g Zucker, 100 g Mischbrot, 20 g Knäckebrot, 10 g Butter, 20 g Marmelade, 50 g Magerquark.

Mittagessen:
Grüne Erbsen: 200 g Erbsen, 5 g Margarine, 10 g gehackte Zwiebeln, Petersilie oder Kerbel, Salz.
Zwiebeln in der Margarine glasig dünsten, Erbsen dazugeben und mit wenig Wasser garen. Mit Kerbel oder Petersilie bestreut anrichten.
Petersilienkartoffeln: 250 g Kartoffelstücke in wenig Salzwasser garen und mit Petersilie bestreut anrichten.
Eisberg-Karotten-Salat: 50 g Eisbergsalat, 100 g Karotten.

Salatmarinade: Essig, 5 g Öl, Koriander, Zitronenmelisse, Salz.
Karotten kochen und in Scheiben schneiden. Eissalat zerpflücken, unter die Karotten mischen und mit der Salatsoße anmachen.
Obstspeise: 150 g gekochtes Obst (wie Äpfel, Birnen, Pfirsiche und dgl.) ½ TL Mondamin, Zucker oder Süßstoff nach Geschmack.
Das Obst passieren, zum Kochen bringen und mit Mondamin binden. Mit Zucker oder Süßstoff abschmecken, kaltstellen.

Nachmittag:
Ersatzkaffee oder Früchtetee, 10 g Zucker, 5 g Magermilchpulver, 50 g Roggenbrot, 10 g Butter, 15 g Kunsthonig.

Abendessen:
Lauchsuppe: 10 g Mehl, 10 g Margarine, 100 g Lauch, Muskat, Salz.
Gesäuberten Lauch in feine Streifen schneiden, in der Margarine andünsten und mit Wasser auffüllen, garen. Zum Schluß mit Mehl binden und mit Muskat abschmekken.
Grießauflauf: ¼ l Milch, ½ Ei, 50 g Grieß, 15 g Zucker, 1 Msp. Backpulver, Öl für die Auflaufform.
Eigelb und Zucker schaumig rühren. Steifen Eischnee auf die Schaummasse häufen, Grieß mit Backpulver vermengt daruntergeben und alles leicht mischen. Die Masse in eine gefettete Auflaufform füllen und bei Mittelhitze ca. ½ Stunde backen. Danach kochende Milch über den Auflauf gießen.
Kirschkompott: 150 g gewaschene Kirschen in wenig Zukkerwasser mit etwas Zimt garen.
Früchtetee oder Mineralwasser

Anmerkungen: Tageszufuhren
Eiweiß = 61 g, Fett = 59 g, KH = 336 g, Kalorien = 2190 kcal, Joule = 9215 kJ, Cholesterin = 110 mg, Polyenfettsäuren = 11 g, Ballaststoffe = 45 g, Na = 48 mval, K = 101 mval, Mg = 34 mval, Ca = 36 mval, P = 1,3 g, Fe = 17 mg, Mn = 4,2 mg, Co = 37 μg, Cu = 3,4 mg, Zn = 10,1 mg, F = 0,3 mg, J = 65 μg.
Vitamine: A = 0,3 mg, Carotin = 14,4 mg, D = 61 IE, B_1 = 1,7 mg, B_2 = 2,4 mg, Niacin = 15,4 mg, B_6 = 2,0 mg, B_{12} = 1,7 μg, C = 210 mg.
Aminosäuren: Ileu = 2,2 g, Leu = 3,3 g, Lys = 2,7 g, Met = 0,7 g, Phe = 1,9 g, Thre = 1,7 g, Try = 0,5 g, Val = 2,4 g.

23. Tag
Frühstück:
Ersatzkaffee oder Früchtetee, 100 g Milch, 10 g Zucker, 80 g Mischbrot, 10 g Butter, 20 g Pflaumenmus, 20 g Schmelzkäse, Schrotbrei.
Schrotbrei: siehe Tageskarte 1

Mittagessen:

Holunderbeersaft: 1 Glas (150 g)
Kohlrabigemüse: 200 g Kohlrabi, 5 g Margarine, 10 g gehackte Zwiebeln, Salz, Muskat, Petersilie.
Gesäuberte Kohlrabi in Scheiben schneiden. Mit den Zwiebeln zusammen in der Margarine andünsten, mit wenig Wasser aufgießen, garen. Mit Muskat und Petersilie abschmecken.
Kartoffelplätzchen: 250 g gekochte und passierte Kartoffeln, 30 g Zwiebeln, 1 Tomate (50 g), 3 TL Mehl, Salz, Pfeffer, Majoran, Backfett.
Zwiebeln sehr fein wiegen, die Tomate kleinhacken, restliche Zutaten beimengen und verkneten. Den Teig 2 cm

dick ausrollen und kleine, runde Plätzchen ausstechen. In heißem Fett schwimmend backen.
Feldsalat: 50 g
Salatmarinade: Essig, 3 g Öl, Zwiebeln, Salz.
Birnenkompott: 150 g Birnenschnitze in wenig Zuckerwasser (oder Süßstoff) mit Zimt garen.

Nachmittag:
1 Glas (150 g) Dickmilch, 40 g einfache Kekse.

Abendessen:
Bohnengericht: 150 g grüne Bohnen, 200 g enthäutete Tomaten, 50 g Zwiebeln, 5 g Öl, Salz, Pfeffer, Origano, ½ Knoblauchzehe.
Die vorbereiteten Bohnen halbieren und in kochendem Salzwasser blanchieren. Gehackte Zwiebeln und in Scheiben geschnittenen Knoblauch in heißem Öl anbraten, gewürfelte Tomaten hinzufügen und langsam dünsten. Die Bohnen an die Tomatensoße geben, evtl. noch etwas Wasser zugießen, würzen und zusammen garen.
Kartoffeln: 250 g Kartoffelstücke in wenig Salzwasser garen.
Salat: 50 g grüne Salatblätter.
Salatmarinade: Essig, 3 g Öl, Salz, Salatkräuter.
Obst: 150 g
Früchtetee oder Mineralwasser

Anmerkungen: Tageszufuhren
Einweiß = 56 g, Fett = 54 g, KH = 345 g, Kalorien = 2150 kcal, Joule = 9040 kJ, Cholesterin = 40 mg, Polyenfettsäuren = 10 g, Ballaststoffe = 50 g, Na = 44 mval, K = 166 mval, Mg = 45 mval, Ca = 44 mval, P = 1,4 g, Fe = 17 mg, Mn = 5,0 mg, Co = 125 μg, Cu = 2,5 mg, Zn = 8,5 mg, F = 0,30 mg, J = 67 μg.

Vitamine: A = 0,2 mg, Carotin = 5,6 mg, D = 34 IE, B_1 = 1,6 mg, B_2 = 1,6 mg, Niacin = 18,9 mg, B_6 = 3,1 mg, B_{12} = 0,6 μg, C = 431 mg.
Aminosäuren: Ileu = 1,7 g, Leu = 3,3 g, Lys = 2,0 g, Met = 0,5 g, Phe = 1,5 g, Thre = 1,3 g, Try = 0,4 g, Val = 1,9 g.

24. Tag
Frühstück:
Ersatzkaffee oder Früchtetee, 100 g Milch, 10 g Zucker, 120 g Roggenbrot, 10 g Butter, 20 g Marmelade, 150 g Obst.

Mittagessen:
Winter-Sommersuppe: 150 g Gemüse (Auswahl von Karotten, Kohlrabi, Blumenkohl, Erbsen, Sellerie, Lauch, Zwiebel), 10 g Margarine, ½ Knoblauchzehe, Salz.
Das gesäuberte Gemüse fein hacken, in der Margarine andünsten, würzen, mit Wasser auffüllen und garen. Durch ein Sieb streichen oder im Mixer pürieren.
Linsenfrikadellen: 60 g Linsen, 15 g Grieß, ½ Eiweiß, Petersilie, Muskat, Koriander, Liebstöckel, Salbei, etwas Suppenwürze, Knoblauch, Backfett oder Öl.
Aus Linsen und Gewürzen eine pikante Suppe zubereiten, mit Grieß binden, so daß eine dickbreiige Masse entsteht. Das Eiweiß, evtl. noch 1 EL Paniermehl hinzufügen. Alles gut verrühren und Frikadellen formen. In Öl oder Backfett bei nicht zu starker Hitze backen.
Kartoffelsalat: 200 g Pellkartoffeln.
Salatmarinade: Essig, Öl, Zwiebeln, Schnittlauch, Pfeffer, Salz, einige EL lauwarme Gemüsebrühe.
Die Kartoffeln noch möglichst warm schälen und in dünne Scheiben schneiden, sofort mit der Marinade anmachen und durchziehen lassen.
Grüner Salat: 50 g Salatblätter (Eis- oder Endiviensalat).

Salatmarinade: Essig, 3 g Öl, Senf, Salz, Prise Zucker.
Fruchtsalat: siehe Tageskarte 4

Nachmittag:
Ersatzkaffee oder Früchtetee, 10 g Zucker, 5 g Magermilchpulver, 50 g Mischbrot, 10 g Butter, 10 g Marmelade.

Abendessen:
Salatteller: 50 g Gurken, 50 g Tomaten, 30 g Zwiebeln, 30 g Sellerie.
Salatmarinade: Essig, 5 g Öl, Salz, Pfeffer.
Gurken und Sellerie in feine Stäbchen schneiden, halbierte Tomate in Scheiben, Zwiebeln fein hacken und alles zusammen mit der Marinade anmachen.
Eintopfgericht: 100 g Paprikaschoten, 150 g Tomaten, 50 g Apfel, 30 g Zwiebeln, 200 g Kartoffeln, 10 g Öl, Salz, Gemüsebrühe.
Feingeschnittene Zwiebeln und Paprikaschoten in dem Öl andünsten, in Scheiben geschnittenen Apfel dazugeben und mit Gemüsebrühe aufgießen. Die würflig geschnittenen Kartoffeln hinzufügen und weiterkochen. Inzwischen die Tomaten enthäuten und entkernen, in kleine Würfel schneiden und zuletzt dazugeben.
Endiviensalat: 100 g
Salatmarinade: Essig, 5 g Öl, Salz, Zwiebeln.
Traubensaft: 1 Glas (150 g)
Früchtetee oder Mineralwasser

Anmerkungen: Tageszufuhren
Eiweiß = 57 g, Fett = 57 g, KH = 349 g, Kalorien = 2190 kcal, Joule = 9230 kJ, Cholesterin = 50 mg, Polyenfettsäuren = 15 g, Ballaststoffe = 57 g, Na = 51 mval, K = 147 mval, Mg = 36 mval, Ca = 32 mval, P = 1,3 g, Fe = 21 mg,

Mn = 4,3 mg, Co = 106 μg, Cu = 2,7 mg, Zn = 8,1 mg, F = 0,28 mg, J = 63 μg.
Vitamine: A = 0,1 mg, Carotin = 8,8 mg, D = 25 IE, B_1 = 1,6 mg, B_2 = 1,5 mg, Niacin = 14,9 mg, B_6 = 2,8 mg, B_{12} = 0,6 μg, C = 444 mg.
Aminosäuren: Ileu = 2,1 g, Leu = 3,1 g, Lys = 2,5 g, Met = 0,6 g, Phe = 2,0 g, Thre = 1,6 g, Try = 0,4 g, Val = 2,4 g.

25. Tag
Frühstück:
Ersatzkaffee oder Früchtetee, 100 g Milch, 10 g Zucker, 100 g Kommißbrot, 20 g Knäckebrot, 10 g Butter, 20 g Marmelade, 30 g Schnittkäse.

Mittagessen:
Lattich-Karotten-Zwiebel-Gemüse: 100 g Lattich, 50 g Karotten, 50 g Zwiebeln, 5 g Öl oder Margarine, Salz, Muskat, etwas Gemüsebrühe.
Das gesäuberte Gemüse in Scheiben schneiden, in Öl oder Margarine andünsten, Gemüsebrühe aufgießen und garen. Mit Muskat abschmecken.
Kartoffelpüree: 250 g Kartoffeln, ½ Tasse Milch (60 g), Salz, Muskat, Majoran.
Die gekochten, noch sehr heißen Kartoffeln durch die Kartoffelpresse geben. Mit kochender Milch und den Gewürzen verschlagen.
Tomatensalat: 150 g Tomaten.
*Salatmarinade:*Essig, 3 g Öl, 2–3 EL Joghurt, Dill, Salz.
Tomaten halbieren und in Scheiben schneiden oder würfeln und mit der Salatsoße anmachen.
Dörrobstspeise: 50 g Trockenobst, ½ Tasse (50 g) Apfelsaft, 2 g Gelatine, Zucker oder Süßstoff nach Belieben.
Über Nacht eingeweichtes Trockenobst pürieren, Apfelsaft und die aufgelöste Gelatine dazugeben, kaltstellen.

Nachmittag:
Ersatzkaffee oder Früchtetee, 10 g Zucker, 5 g Magermilchpulver, 1 Brötchen, 10 g Butter, 15 g Marmelade.

Abendessen:
Maultaschen mit Spinatfüllung: Rezept ca. 4 Portionen.
Nudelteig: 200 g Mehl, 1 Ei, 2 EL Öl, 2 EL Wasser, Prise Salz.
Füllung: 500 g Spinat, 50 g gehackte Petersilie, 50 g Zwiebeln, 50 g Paniermehl, 50 g Grieß, 2 Eier, evt. 2–3 EL Reibkäse, Salz, Muskat, Pfeffer, 15 g Öl oder Margarine.
Nudelteig herstellen und ca. 20 Minuten ruhen lassen. Inzwischen feingehackte Zwiebeln und Petersilie in Öl oder Margarine andünsten, zu dem gehackten oder gemahlenen Spinat geben und mit den restlichen Zutaten vermengen. Nudelteig sehr dünn auswellen und Kreise oder Vierecke ausstechen. Auf die Teigstücke jeweils 1 EL von der Füllung geben. Die Teigränder mit etwas Wasser bestreichen, zusammenklappen, Ränder fest andrücken und in kochendem Salzwasser ca. 10–15 Minuten ziehen lassen. In der Brühe oder mit flüssiger Margarine und etwas Paniermehl vermischt servieren.
Schwarzwurzel-Grüner Salat: 150 g gekochte Schwarzwurzeln, 30 g Kopfsalat.
Salatmarinade: Essig, 5 g Öl, Petersilie, Salz, Prise Zukker.
Die Schwarzwurzeln in kleine Stücke schneiden, mit der Marinade übergießen und einige Zeit ziehen lassen. Zusammen mit dem Kopfsalat anrichten.
Früchtetee oder Mineralwasser

Anmerkungen: Tageszufuhren
Eiweiß = 57 g, Fett = 59 g, KH = 338 g, Kalorien = 2150 kcal, Joule = 9040 kJ, Cholesterin = 190 mg, Polyenfett-

säuren = 13 g, Ballaststoffe = 47 g, Na = 44 mval, K = 144 mval, Mg = 40 mval, Ca = 57 mval, P = 1,3 g, Fe = 29 mg, Mn = 6,7 mg, Co = 80 μg, Cu = 2,3 mg, Zn = 8,4 mg, F = 0,50 mg, J = 89 μg.
Vitamine: A = 0,3 mg, Carotin = 32 mg, D = 50 IE, B_1 = 1,4 mg, B_2 = 1,7 mg, Niacin = 11,1 mg, B_6 = 2,1 mg, B_{12} = 1,7 μg, C = 254 mg.
Aminosäuren: Ileu = 2,0 g, Leu = 3,2 g, Lys = 2,3 g, Met = 0,7 g, Phe = 1,9 g, Thre = 1,5 g, Try = 0,5 g, Val = 2,3 g.

26. Tag
Frühstück:
Ersatzkaffee oder Früchtetee, 100 g Milch, 10 g Zucker, 100 g Mischbrot, 10 g Butter, 20 g Kunsthonig, Porridge.
Porridge: siehe Tageskarte 4

Mittagessen:
Meerrettich-Fischfilet: 1 Scheibe Fischfilet (ca. 100 g) vom Seelachs, Essig, Salz, Paprikapulver, 1 EL geriebener Meerrettich, 1 TL Tomatenketchup, 10 g Margarine, 1 kleines Stück Salatgurke (100 g), 1 mittlere Zwiebel (75 g), 1 TL Öl.
Das Fischfilet wie üblich vorbereiten, mit Essig beträufeln und 10 Minuten ziehen lassen. Das Filet mit Salz und Paprikapulver würzen. Meerrettich und Tomatenketchup miteinander vermischen und über das Filet verteilen. Geschälte Gurke und Zwiebel in Scheiben schneiden und in einer Pfanne in dem Öl dünsten. Das Fischfilet in eine gefettete, feuerfeste Form legen, so daß die bestrichene Seite nach unten kommt. Auf die obere Seite die Salatgurken- und die Zwiebelscheiben geben, evtl. Margarineflöckchen aufsetzen. Im vorgeheizten Backofen garen.
Reis: 60 g mit entsprechender Menge Wasser und einer Prise Salz garen.

Salatteller: 100 g gekochte Bohnen, 100 g feingeschnittenen Rotkohl, 50 g Kopfsalat.
Salatmarinade: Essig, 5 g Öl, Zwiebeln, Salz, Pfeffer, Dill.
Johannisbeeren: 150 g mit 10 g Zucker bestreut anrichten.

Nachmittag:
Ersatzkaffee oder Früchtetee, 10 g Zucker, 5 g Magermilchpulver, 40 g Zwieback, 10 g Butter.

Abendessen:
Gratinierte Tomate: 1 große Tomate (125 g), 20 g Paniermehl, 5 g Öl, 1 TL Petersilie, Salz, ½ sehr feingehackte Knoblauchzehe, Basilikum, Origano, Pfeffer.
Tomate halbieren, das Mark herausnehmen und grob hakken. Mit dem Saft zusammen in eine Schüssel geben und mit Öl, Kräutern und Paniermehl vermengen. Die Füllung in die Tomatenhälften verteilen und im Ofen ca. 20 Minuten überbacken.
Kartoffelauflauf: 250 g Kartoffeln, 1 Tomate (50 g), 100 g Lauch, 50 g gehackte Zwiebeln, Salz, Petersilie, Trockensellerie, Basilikum, Knoblauch, ⅓ Ei.
Lauch in feine Ringe schneiden und die Tomate in kleine Stücke teilen. Die rohen Kartoffeln mit der Schale (nur bei neuen Kartoffeln) reiben und würzen. Das Gemüse samt Ei unter die Kartoffelmasse geben, in eine gefettete Auflaufform füllen und im Ofen ca. 30 Minuten backen.
Rote-Bete-Kresse-Kopfsalat: 100 g gekochte, in Scheiben geschnittene Rote Bete, 30 g Kresse, 50 g Kopfsalat.
Salatmarinade: Essig, 5 g Öl, Zwiebeln, Kümmel, Salz, Prise Zucker.
Obst: 150 g
Früchtetee oder Mineralwasser

Anmerkungen: Tageszufuhren
Eiweiß = 62 g, Fett = 55 g, KH = 332 g, Kalorien = 2120

kcal, Joule = 8925 kJ, Cholesterin = 130 mg, Polyenfettsäuren = 15 g, Ballaststoffe = 45 g, Na = 49 mval, K = 127 mval, Mg = 44 mval, Ca = 35 mval, P = 1,5 g, Fe = 19 mg, Mn = 6,9 mg, Co = 626 μg, Cu = 2,4 mg, Zn = 7,7 mg, F = 0,46 mg, J = 264 μg.
Vitamine: A = 0,2 mg, Carotin = 4,1 mg, D = 44 IE, B_1 = 1, 6 mg, B_2 = 1,4 mg, Niacin = 18,3 mg, B_6 = 2,8 mg, B_{12} = 3,6 μg, C = 318 mg.
Aminosäuren: Ileu = 1,4 g, Leu = 2,2 g, Lys = 1,6 g, Met = 0,5 g, Phe = 1,4 g, Thre = 1,1 g, Try = 0,3 g, Val = 1,7 g.

27. Tag
Frühstück:
Ersatzkaffee oder Früchtetee, 100 g Milch, 10 g Zucker, 120 g Roggenbrot, 10 g Butter, 20 g Marmelade, 50 g Magerquark.

Mittagessen:
Erbsensuppe: Rezept für ca. 4–5 Portionen.
1 ¼ l Wasser, 200 g gelbe Erbsen, 1 Brühwürfel, 1 EL Öl, Thymian, Majoran, Salz, 100 g Mischbrot.
Die über Nacht eingeweichten Erbsen mit dem Brühwürfel, Majoran, Thymian und Salz im Einweichwasser garen. Durch ein Sieb streichen und mit gerösteten Brotwürfeln anrichten.
Apfelsauerkraut: 250 g Sauerkraut, 1 großer Apfel (150 g), 5 g Margarine, einige Wacholderbeeren, Pfeffer.
Das Sauerkraut und den gehobelten Apfel in der Margarine andünsten, etwas Wasser dazugeben, mit Pfeffer und Wacholderbeeren würzen, garen.
Kartoffelschnee: 250 g gekochte, noch sehr heiße Kartoffeln durch die Kartoffelpresse geben und sofort servieren.
Preiselbeerspeise: 75 g Preiselbeeren (aus der Dose), ⅓ Eiweiß, 1 g Gelatine, 1 EL Zucker.

Die aufgelöste Gelatine unter die Preiselbeeren geben, kurz stocken lassen. Eiweiß mit Zucker zu Schnee schlagen, nach und nach unter die Preiselbeeren ziehen.

Nachmittag:
Ersatzkaffee oder Früchtetee, 10 g Zucker, 5 g Magermilchpulver, 40 g Knäckebrot, 10 g Butter, 15 g Marmelade.

Abendessen:
Waldorfsalat: 100 g Sellerie, 1 Apfel (100 g), 10 g Nüsse, ½ Becher Joghurt (75 g), Prise Zucker, Pfeffer.
Vorbereiteten Sellerie und Apfel in sehr feine Streifen schneiden. Die restlichen Zutaten zu einer Soße verrühren, evtl. mit etwas Apfelsaft abschmecken und alles zusammen anmachen.
Zwiebel-Toast mit Käse überbacken: 2 Scheiben Mischbrot (70 g), 10 g Margarine, 100 g Zwiebeln, 30 g Schnittkäse.
Die Zwiebeln fein wiegen und in der Margarine hell rösten. Einige Zwiebelstückchen zurückbehalten, die anderen auf die Brote verteilen. Jedes Brot mit einer Käsescheibe abdecken und in den vorgeheizten Backofen geben, bis der Käse schmilzt. Die Brote mit den zurückbehaltenen Zwiebelstückchen garnieren.
Kopfsalat: 50 g Salatblätter.
Salatmarinade: Essig, 3 g Öl, Salz, Salatkräuter.
Früchtetee oder Mineralwasser

Anmerkungen: Tageszufuhren
Eiweiß = 60 g, Fett = 57 g, KH = 336 g, Kalorien = 2150 kcal, Joule = 9050 kJ, Cholesterin = 90 mg, Polyenfettsäuren = 7 g, Ballaststoffe = 53 g, Na = 107 mval, K = 105 mval, Mg = 30 mval, Ca = 42 mval, P = 1,4 g, Fe = 16 mg,

Mn = 3,7 mg, Co = 64 μg, Cu = 2,3 mg, Zn = 8,3 mg, F = 0,51 mg, J = 49 μg.
Vitamine: A = 0,2 mg, Carotin = 0,6 mg, D = 38 IE, B_1 = 1,3 mg, B_2 = 1,4 mg, Niacin = 10,8 mg, B_6 = 2,3 mg, B_{12} = 1,3μg, C = 156 mg.
Aminosäuren: Ileu = 2,3 g, Leu = 3,9 g, Lys = 3,1 g, Met = 0,9 g, Phe = 2,3 g, Thre = 1,8 g, Try = 0,4 g, Val = 2,8 g.

28. Tag
Frühstück:
Ersatzkaffee oder Früchtetee, 100 g Milch, 10 g Zucker, 70 g Mischbrot, 1 Brötchen, 10 g Butter, 20 g Marmelade, 1 Glas (150 g) Holunderbeersaft.

Mittagessen:
Kaninchenbraten: 80 g Kaninchenfleisch (Keule ohne Knochen), Salz, Pfeffer, etwas Mehl, 15 g Räucherspeck, ½ Zwiebel (50 g), ½ Tasse Joghurt (50 g), gehackte Petersilie.
Kaninchenfleisch salzen, pfeffern und in Mehl wenden, Speck in Streifen, Zwiebel in Scheiben schneiden. Den Speck erhitzen, Kaninchenkeule kurz darin braten. Zwiebeln dazugeben und das Fleisch zugedeckt garen. Joghurt verquirlen und über das Fleisch geben. Mit Petersilie bestreut anrichten.
Karottengemüse: 200 g Karotten, 5 g Margarine, 10 g gehackte Zwiebeln, ½ TL Mehl, Salz, Petersilie.
Die gesäuberten Karotten in Streifen schneiden. Zwiebeln in heißer Margarine andünsten, die Karotten dazugeben und mit etwas Wasser aufgießen, garen. Mit Mehl binden und mit Petersilie bestreut anrichten.
Holländische Kartoffeln: 250 g Kartoffeln, 30 g Zwiebeln, 10 g Margarine, 1 Tasse (150 g) Gemüsebrühe, Salz, Origano, Muskat.

Die rohen Kartoffeln in Scheiben schneiden, abwechselnd mit Zwiebelringen und Margarine in ein feuerfestes Gefäß geben, Gewürze und Brühe hinzufügen und im Backofen garen.
Endivien- oder Kopfsalat: 30 g Salatblätter.
Salatmarinade: Essig, 3 g Öl, Salz, Schnittlauch.
Gemischtes Kompott: 150 g Apfel- und Birnenschnitze in wenig Wasser und Zimt dünsten. Mit Zucker oder Süßstoff abschmecken.

Nachmittag:
Ersatzkaffee oder Früchtetee, 10 g Zucker, 5 g Magermilchpulver, 1 Stück Hefegebäck.

Abendessen:
Tomatensaft: 1 Glas (200 g)
Gemüsereis: 80 g Reis, 20 g gehackte Zwiebeln, 100 g Karotten, 1 Tomate, 50 g Bohnen, 30 g Erbsen, 30 g Paprikafrüchte, 10 g Öl, 1 Msp Safran und Ingwer (wenn vorhanden), gem. Nelken, Petersilie, Salz.
Die Zwiebeln in dem Öl glasig dünsten, Nelken und Ingwer zufügen, kurz mitrösten, ebenso das kleingeschnittene Gemüse, Reis und Safran. Mit entsprechender Menge Wasser aufgießen und langsam garen. Nach Belieben mit gehackten und gerösteten Nüssen anrichten.
Spezialsoße: 5 g Margarine, 50 g gehackte Zwiebeln, 1–2 Tomaten, ½ Knoblauchzehe, Muskat, Sellerie- und Nelkenpulver, Koriander, Thymian, ¼ Lorbeerblatt, Petersilie, Salz, 2 EL Joghurt.
Die Zwiebeln und gewürfelten Tomaten in der Margarine einige Minuten schmoren, mit heißem Wasser aufgießen, würzen, weiterschmoren, bis die Soße fast eingekocht ist. Nochmals Wasser aufgießen und ca. 10 Minuten langsam kochen. Mit Joghurt abschmecken.

Salat: 1–2 Tomaten (100 g), 50 g Endiviensalat.
Salatmarinade: Essig, 5 g Öl, Dill, Zwiebeln, Salz.
Die in Scheiben geschnittenen Tomaten und zerpflückten Endivien mit der Marinade zusammen anmachen.
Früchtetee oder Mineralwasser

Anmerkungen: Tageszufuhren
Eiweiß = 62 g, Fett = 61 g, KH = 333 g, Kalorien = 2180 kcal, Joule = 9180 kJ, Cholesterin = 190 mg, Polyenfettsäuren = 10 g, Ballaststoffe = 42 g, Na = 43 mval, K = 135 mval, Mg = 42 mval, Ca = 32 mval, P = 1,4 g, Fe = 19 mg, Mn = 4,9 mg, Co = 90 µg, Cu = 2,2 mg, Zn = 8,4 mg, F = 0,51 mg, J = 79µg.
Vitamine: A = 0,2 mg, Carotin = 40,3 mg, D = 38 IE, B_1 = 1,6 mg, B_2 = 1,2 mg, Niacin = 23,5 mg, B_6 = 2,9 mg, B_{12} = 8,3 µg, C = 305 mg.
Aminosäuren: Ileu = 2,3 g, Leu = 3,9 g, Lys = 2,9 g, Met = 0,9 g, Phe = 2,0 g, Thre = 1,9 g, Try = 0,3 g, Val = 2,5 g.

Anhang

Anhangtabelle 29: Kleine Nahrungsmitteltabelle (aus Dokumenta Geigy, Basel 1977) Nachdruck mit freundlicher Genehmigung der CIBA-GEIGY AG, Basel

Früchte und Fruchtsäfte

100 g eßbare Substanz (sofern nichts anderes vermerkt) enthalten	Wasser	Proteine	Fette: Gesamt	Fette: Polyenfettsäuren	Kohlenhydrate: Gesamt	Kohlenhydrate: Faserstoffe	Energie		Vitamine: A + β-Carotin	Vitamine: Thiamin	Vitamine: Riboflavin	Vitamine: B_6	Vitamine: Niacin
	g	g	g	g	g	g	kcal	MJ	IE	mg	mg	mg	mg
Früchte und Fruchtsäfte													
Ananas *(Ananas sativus)*	86,7	0,4	0,2	–	12,2	0,5	47	0,20	70	0,08	0,03	0,08	0,2
– in Büchsen, gesüßt	79,9	0,3	0,1	–	19,4	0,3	74	0,31	50	0,08	0,02	0,07	0,2
Ananassaft in Büchsen	85,6	0,4	0,1	–	13,5	0,1	55	0,23	50	0,05	0,02	0,1	0,2
Äpfel (süß) *(Pirus malus)*	84,0	0,3	0,6	–	15,0	0,9	58	0,24	90	0,04	0,02	0,03	0,1
– per Kilogramm im Handel	*688*	*2,5*	*4,9*	–	*123*	*7,4*	*476*	*1,99*	*738*	*0,33*	*0,17*	*0,25*	*0,8*
– getrocknet	20,4	3	0,7	–	73,6	4,0	281	1,18	–	0,05	0,08	0,16	0,5
Apfelmus, gesüßt	75,7	0,2	0,1	–	23,8	0,5	91	0,38	60	0,01	0,01	–	0,1
Apfelsaft	86,9	0,1	Spur	–	13	–	47	0,20	–	0,01	0,02	0,03	0,5
Aprikosen *(Prunus armeniaca)*	85,3	0,9	0,2	–	12,8	0,6	51	0,21	2700	0,03	0,05	0,07	0,7
– per Kilogramm im Handel	*802*	*8,5*	*1,9*	–	*120,3*	*5,6*	*479*	*2,00*	*25380*	*0,28*	*0,47*	*0,66*	*6,6*
– in Büchsen, gesüßt	76,9	0,6	0,1	–	22,0	0,4	86	0,36	1740	0,02	0,02	0,05	0,3
– getrocknet	25,0	5,0	0,5	–	66,5	3,0	260	1,09	10900	0,01	0,16	0,25	3,3
Avocado *(Persea gratissima)*	73,6	2,2	17,0	2	6,0	1,5	171	0,72	290	0,11	0,20	0,61	1,6
Bananen *(Musa sapientium)*	75,7	1,1	0,2	–	22,2	0,6	85	0,36	190	0,05	0,06	0,32	0,6
– per Kilogramm im Handel	*514,8*	*7,5*	*1,4*	–	*151,0*	*4,1*	*578*	*2,42*	*1292*	*0,34*	*0,41*	*2,18*	*4,1*
Birnen *(Pirus communis)*	83,2	0,5	0,4	–	15,5	1,5	61	0,26	20	0,02	0,04	0,02	0,1
– per Kilogramm im Handel	*757,1*	*4,6*	*3,6*	–	*141*	*13,7*	*555*	*2,32*	*182*	*0,18*	*0,36*	*0,18*	*0,9*
– in Büchsen, gesüßt	79,8	0,2	0,2	–	19,6	0,6	76	0,32	Spur	0,01	0,02	0,01	0,1
Brombeeren *(Rubus fruticosus)*	84,5	1,2	0,9	–	12,9	4,1	58	0,24	200	0,03	0,04	0,05	0,4
– gefroren, gesüßt	74,3	0,8	0,3	–	24,4	1,8	96	0,40	140	0,02	0,10	–	0,6
Datteln *(Phoenix dactylifera)*													
– getrocknet	22,5	2,2	0,5	–	72,9	2,3	274	1,15	50	0,09	0,10	0,1	2,2
Erdbeeren *(Fragaria sp.)*	89,9	0,7	0,5	–	8,4	1,3	37	0,15	60	0,03	0,07	0,04	0,6
– gefroren, gesüßt	75,7	0,4	0,2	–	23,5	0,6	92	0,39	30	0,02	0,06	–	0,5
Feigen *(Ficus carica)*	81,7	1,2	0,4	–	16,1	1,4	65	0,27	75	0,09	0,08	0,13	0,63
– getrocknet	23,0	4,3	1,3	–	69,1	5,6	274	1,15	80	0,10	0,10	0,32	1,7
Fruchtcocktail													
– in Büchsen	79,6	0,4	0,1	–	19,7	0,4	76	0,32	140	0,02	0,01	–	0,4
Grapefruit *(Citrus decumana)*	*88,4*	*0,6*	*0,1*	–	*9,8*	*0,5*	*39*	*0,16*	*80*	*0,04*	*0,02*	*0,02*	*0,2*
– per Kilogramm im Handel	*433,2*	*2,9*	*0,5*	–	*48*	*2,6*	*191*	*0,80*	*392*	*0,20*	*0,10*	*0,10*	*1,0*
– in Büchsen, gesüßt	81,1	0,6	0,1	–	17,8	0,2	70	0,29	10	0,03	0,02	–	0,2

[1] Große Schwankungen von Sorte zu Sorte.

						Elemente									
Freie Folsäure µg	Pantothensäure mg	Ascorbinsäure mg	α-Tocopherol mg			Natrium mg	Kalium mg	Calcium mg	Magnesium mg	Mangan mg	Eisen mg	Kupfer mg	Zink mg	Phosphor mg	Schwefel mg
9	0,17	17	–	–	B	0,3	210	17	17	1,1	0,5	0,07	0,25	8	3
2	–	7	0,1	–	B	1	120	11	8	1,2	0,3	0,05	0,09	5	3
–	0,1	7	–	–	B	1	140	15	15	0,99	0,5	–	0,07	9	–
3	0,1	5[1]	0,3	Biotin 1 µg	B	1	116	7	5	0,07	0,3	0,08	0,10	10	30
24	*0,8*	*41*	*2,5*	*Biotin 8 µg*	*B*	*8*	*951*	*57*	*41*	*0,57*	*2,5*	*0,66*	*0,82*	*82*	*246*
–	–	10[1]	–	–	B	5	557	31	29	0,2	1,6	0,24	0,48	52	19
2	0,07	1	0,09	–	B	0,3	55	4	5	0,03	0,5	0,35	–	5	–
2	0,02	1	0,04	Biotin 0,5 µg	B	2	100	6	5	0,21	0,6	0,35	0,04	9	–
–	0,3	7	–	–	B	0,6	440	17	9	0,2	0,5	0,12	0,04	23	6
–	*2,8*	*66*	–	–	*B*	*5,6*	*4136*	*160*	*85*	*1,88*	*4,7*	*1,13*	*0,38*	*216*	*56*
4	0,1	4	–	–	B	2	256	11	7	0,08	0,3	0,05	–	15	1
10	0,7	12	–	–	B	26	1700	67	65	0,28	5,5	0,4	0,22	119	164
31	0,9	14	–	–	B	3	340	10	30	0,3–4,2	0,6	0,4	–	42	25
12	0,2	10	0,2	Biotin 4 µg	B	1	420	8	31	0,64	0,7	0,2	0,15	28	12
82	*1,4*	*68*	*1,4*	*Biotin 27 µg*	*B*	*7*	*2856*	*54*	*211*	*4,35*	*4,8*	*1,36*	*1,0*	*190*	*82*
4	0,05	4	0,5	Biotin 0,1 µg	B	2	129	8	9	0,06	0,3	0,13	0,16	11	27
36	*0,46*	*36*	*4,5*	*Biotin 0,9 µg*	*B*	*18*	*1174*	*73*	*82*	*0,55*	*2,7*	*1,18*	*1,5*	*100*	*243*
7	0,02	1	–	–	B	2	52	5	6	0,02	0,2	0,04	0,06	7	1
–	0,25	21	0,35	Biotin 0,4 µg	B	4	181	32	24	0,59	1,0	0,12	–	19	17
–	–	8	–	–	B	1	105	17	12	0,02	0,6	–	–	17	–
14	0,8	0	–	–	B	1	790	59	58	0,15	3,0	0,28	0,30	63	65
15	0,26	60	0,22	Biotin 1,1 µg	B	1	145	21	12	0,06	1,0	0,13	0,09	21	12
–	–	53	0,19	–	B	1	104	13	9	–	0,6	–	–	16	–
4	0,4	2	–	–	B	2	190	35	21	0,13	0,8	0,06	0,25	22	12
3	0,5	0	–	–	B	34	780	126	82	0,35	4,0	0,35	0,86	77	69
–	–	2	–	–	B	5	160	9	8	–	0,4	0,03	–	12	2
7	0,25	40	0,25	Biotin 3 µg	B	2	198	17	10	0,01	0,3	0,02	0,10	16	5
35	*1,23*	*196*	*1,23*	*Biotin 15 µg*	*B*	*10*	*970*	*83*	*49*	*0,05*	*1,5*	*0,10*	*0,49*	*78*	*25*
11	–	30	–	–	B	2	135	13	11	–	0,3	0,01	0,04	14	–

Früchte und Fruchtsäfte

100 g eßbare Substanz (sofern nichts anderes vermerkt) enthalten	Wasser	Proteine	Fette		Kohlenhydrate		Energie		Vitamine				
			Gesamt	Polyenfettsäuren	Gesamt	Faserstoffe			A + β-Carotin	Thiamin	Riboflavin	B_6	Niacin
	g	g	g	g	g	g	kcal	MJ	IE	mg	mg	mg	mg
Grapefruitsaft, frisch	89,2	0,4	0,1	–	9,8	0,1	41	0,17	10	0,03	0,02	0,014	0,2
Heidelbeeren *(Vaccinium myrtillus)*	83,2	0,7	0,5	–	15,3	1,5	62	0,26	100	0,03	0,06	0,091	0,5
– gefroren, gesüßt	72,3	0,6	0,3	–	26,5	0,9	105	0,44	30	0,04	0,05	–	0,4
Himbeeren *(Rubus idaeus)*	84,2	1,2	0,5	–	13,6	3,0	57	0,24	150	0,03	0,09	0,09	0,9
– gefroren, gesüßt	74,3	0,7	0,2	–	24,6	2,2	98	0,41	70	0,02	0,02	–	0,6
Himbeersaft, frisch	88	0,2	0	–	11	Spur	40	0,17	120	0,02	–	–	–
Holunderbeeren, schwarz *(Sambucus nigra)*	80,9	2,5	0,5	–	15,9	6,8	42	0,18	600	0,07	0,08	0,25	1,5
Johannisbeeren													
Rote und weiße *(Ribes rubrum)*	85,7	1,4	0,2	–	12,1	3,4	50	0,21	120	0,04	0,02	0,05	0,3
Schwarze *(Ribes nigrum)*	82	1,0	0,1	–	16,1	5,7	62	0,26	220	0,05	0,03	0,08	0,3
Kakipflaume (chinesische Dattelpflaume) *(Diospyros kaki)*	78,8	0,7	0,4	–	19,7	1,6	77	0,32	2710	0,03	0,02	–	0,1
Kirschen *(Prunus avium)*	83,4	1,2	0,4	–	14,6	0,5	60	0,25	1000	0,05	0,06	0,05	0,3
– per Kilogramm im Handel	*750,6*	*10,8*	*3,6*	–	*131,4*	*4,5*	*540*	*2,26*	*9000*	*0,45*	*0,54*	*0,45*	*2,7*
Kiwifrüchte *(Actinidia chinesis)*	83,9	1,02	–	–	10,2	1,1	36	150	–	–	–	–	–
Kranbeeren *(Vaccinium macrocarpon)*	87,9	0,4	0,7	–	10,8	1,4	46	0,19	40	0,03	0,02	0,06	0,1
Kranbeerenmus													
– in Büchsen, gesüßt	62,1	0,1	0,2	–	37,5	0,2	146	0,61	20	0,01	0,01	–	Spur
Limettensaft *(Citrus aur antifolia)*	90,3	0,3	–	–	9,0	–	26	0,11	10	0,02	0,01	0,05	0,1
Mandarinen *(Citrus nobilis)*	87	0,8	0,2	–	11,6	0,5	46	0,19	420	0,07	0,02	0,07	0,2
– per Kilogramm im Handel	*643,8*	*5,9*	*1,5*	–	*85,8*	*3,7*	*341*	*1,43*	*3108*	*0,52*	*0,15*	*0,52*	*1,5*
Mango *(Mangifera indica)*	81,7	0,7	0,4	–	16,8	0,9	66	280	4800	0,05	0,05	–	1,1
Melone *(Cucumis melo)*	91,2	0,7	0,1	–	7,5	0,3	30	0,13	340[1]	0,04	0,03	0,036	0,6
– per Kilogramm im Handel	*456*	*3,5*	*0,5*	–	*375*	*2,0*	*150*	*0,63*	*17000*	*0,20*	*0,15*	*0,18*	*3,0*
Oliven, grün *(Olea europaea)*													
– mariniert	78,2	1,4	12,7	1,0	1,3	1,3	116	0,49	300	0,03	0,08	0,02	0,5
Orangen *(Citrus sinensis)*	87,1	1,0	0,2	–	12,2	0,5	49	0,21	200	0,10	0,03	0,03	0,2
– per Kilogramm im Handel	*636*	*7,3*	*1,5*	–	*89,1*	*3,7*	*358*	*1,50*	*1460*	*0,73*	*0,22*	*0,22*	*1,5*
Orangensaft, frisch	86	0,6	0,1	–	12,9	0,1	49	0,21	100	0,07	0,02	0,026	0,2

[1] Stark gefärbte Sorten. [2] In Büchsen 12.

Freie Folsäure µg	Pantothensäure mg	Ascorbinsäure mg	α-Tocopherol mg			Elemente: Natrium mg	Kalium mg	Calcium mg	Magnesium mg	Mangan mg	Eisen mg	Kupfer mg	Zink mg	Phosphor mg	Schwefel mg
10	0,16	45	0,04	Biotin 0,7 µg	B	2	150	8	12	–	0,4	0,01	0,03	14	5
2	0,12	14	–	–	B	1	89	15	6	2,3	1,0	0,11	–	13	11
–	–	8	–	–	B	1	66	6	4	–	0,4	–	–	11	–
–	0,2	25	0,3	Biotin 1,9 µg	B	3	190	49	20	0,51	1,0	0,13	–	22	18
–	–	21	–	–	B	1	100	13	11	–	0,6	–	–	17	–
–	–	20	–	–	B	7	141	29	18	1,7	1,0	–	–	14	7
–	0,18	18	–	Biotin 2 µg	B	0,5	305	35	–	–	1,6	–	–	57	–
–	0,06	41	0,1	Biotin 2,6 µg	B	2	275	36	15	0,6	1,0	0,12	0,2	23	29
–	–	136	1,0	–	B	3	336	17	10	–	0,9	0,12	0,2	28	–
–	–	11	–	–	B	6	174	6	8	–	0,3	–	–	26	–
6	0,08	10	0,13	Biotin 0,4 µg	B	2	260	19	14	0,03	0,5	0,07	0,15	19	8
54	*0,72*	*90*	*1,17*	*Biotin 3,6 µg*	*B*	*18*	*2340*	*179*	*132*	*0,28*	*4,7*	*0,66*	*1,4*	*171*	*72*
–	–	*57*	–	–	–	–	–	–	–	–	–	–	–	–	–
1	–	*12*	–	–	*B*	*1*	*65*	*14*	*8*	*0,3*	*0,5*	*0,09*	–	*11*	*7*
0,3	–	*2*	–	–	*B*	*1*	*17*	*6*	*2*	–	*0,2*	–	–	*4*	–
–	–	*32*	–	–	*B*	*1*	*100*	*9*	*5*	*0,01*	*0,2*	*0,01*	–	*11*	–
17	–	*31*	–	–	*B*	*2*	*110*	*40*	*11*	*0,04*	*0,4*	*0,1*	*0,15*	*18*	*10*
126	–	*229*	–	–	*B*	*15*	*814*	*296*	*81*	*0,30*	*3,0*	*0,7*	*1,1*	*133*	*74*
-	–	35	1	–	B	7	189	10	9	0,03	0,4	0,12	–	13	13
30	0,26	33	0,1	Biotin 3 µg	B	12	230	14	17	0,04	0,4	0,04	0,14	16	12
150	*1,30*	*165*	*0,5*	*Biotin 15 µg*	*B*	*60*	*1150*	*70*	*85*	*0,20*	*2,0*	*0,20*	*0,70*	*80*	*59*
-	0,02	0	–	–	B	2400	55	61	22	0,05–1,0	1,6	0,46	–	17	32
3	0,2	50	0,23	Biotin 1 µg	B	0,3	170	41	10	0,025	0,4	0,07	0,17	23	8
95	*1,5*	*365*	*1,68*	*Biotin 7 µg*	*B*	*2*	*1240*	*299*	*73*	*0,182*	*2,9*	*0,51*	*1,2*	*168*	*58*
3–63	0,14	50[2]	0,04	Biotin 0,3 µg	B	0,5	190	11	11	0,01	0,3	0,08	0,07	17	8

Früchte und Fruchtsäfte – Gemüse

100 g eßbare Substanz (sofern nichts anderes vermerkt) enthalten	Wasser	Proteine	Fette		Kohlenhydrate		Energie		Vitamine				
			Gesamt	Polyenfettsäuren	Gesamt	Faserstoffe			A + β-Carotin	Thiamin	Riboflavin	B_6	Niacin
	g	g	g	g	g	g	kcal	MJ	IE	mg	mg	mg	mg
Pfirsiche *(Prunus persica)*	86,6	0,6	0,1	–	11,8	0,6	46	0,19	880	0,02	0,05	0,02	1,0
– per Kilogramm im Handel	*753*	*5,2*	*0,9*	–	*102,7*	*5,2*	*400*	*1,67*	*7660*	*0,17*	*0,44*	*0,17*	*8,7*
– in Büchsen, gesüßt	79,1	0,4	0,1	–	20,1	0,4	78	0,33	430	0,01	0,02	0,02	0,6
– getrocknet	25,0	3,0	0,7	–	68,3	3,1	262	1,10	3900	0,01	0,2	0,15	5,3
Pflaumen *(Prunus domestica)*	85,7	0,7	0,1	–	12,3	0,7	50	0,21	250	0,07	0,04	0,05	0,5
– per Kilogramm im Handel	*806*	*6,6*	*0,9*	–	*115,6*	*6,6*	*470*	*1,97*	*2350*	*0,66*	*0,38*	*0,47*	*4,7*
– in Büchsen, gesüßt	77,4	0,4	0,1	–	21,6	0,3	83	0,35	230	0,02	0,02	0,027	0,4
– getrocknet	28,0	2,1	0,6	–	67,4	1,6	255	1,07	1600	0,1	0,17	0,5	1,6
Preiselbeeren *(Vaccinium vitis idaea)*	87,4	0,3	0,5	–	11,6	1,7	42	0,18	30	0,014	0,02	0,012	0,2
Quitten *(Cydonia oblonga, Cydonia vulgaris)*	84	0,3	0,3	–	14,9	2,4	57	0,24	30	0,03	0,02	–	0,2
Rosinen *(Vitis vinifera)*	18,0	2,5	0,2	–	77,4	0,9	289	1,21	20	0,11	0,08	0,3	0,5
Stachelbeeren *(Ribes grossularia)*	88,9	0,8	0,2	–	9,7	1,9	39	0,16	290	0,15	0,03	0,02	0,3
Trauben *(Vitis vinifera)*	81,4	0,6	0,3	–	17,3	0,5	67	0,28	100	0,05	0,02	0,1	0,3
Traubensaft	82,9	0,2	Spur	–	16,6	Spur	66	0,28	–	0,04	0,02	0,021	0,2
Wassermelone *(Citrullus vulgaris var. colocynthoides)*	92,6	0,5	0,2	–	6,4	0,3	26	0,11	590	0,03	0,03	0,033	0,2
Zitronen *(Citrus medica)*	90,1	1,1	0,3	–	8,2	0,4	27	0,11	20	0,04	0,02	0,06	0,1
Zitronensaft, frisch	91,0	0,5	0,2	–	8,0	–	25	0,10	20	0,03	0,01	0,039	0,1
Zwetschgen *(Prunus domestica)*, siehe Pflaumen													
Gemüse													
Artischocken *(Cynara scolymus)*	85,5	2,7	0,2	–	10,6	2,4	49	0,20	160	0,08	0,05	–	1,0
Bataten (Süßkartoffeln) *(Ipomoea batatas)*	70,6	1,7	0,4	–	26,3	0,7	114	0,48	8800	0,10	0,06	0,32	0,6
Blumenkohl *(Brassica oleracea var. botrytis)*	91,0	2,7	0,2	–	5,2	1,0	27	0,11	60	0,11	0,10	0,2	0,6
Bohnen													
Grüne (Gartenbohnen) *(Phaseolus vulgaris)*	90,1	1,9	0,2	–	7,1	1,0	32	0,13	600	0,07	0,11	0,14	0,5
– per Kilogramm im Handel	*793*	*16,7*	*1,7*	–	*62,5*	*8,8*	*272*	*1,14*	*5280*	*0,62*	*0,97*	*1,23*	*4,4*
– in Büchsen, ohne Flüssigkeit	91,9	1,4	0,1	–	5,2	1,0	24	0,10	470	0,03	0,05	0,043	0,3

[1] Ungesalzen 2.

Freie Folsäure	Pantothensäure	Ascorbinsäure	α-Tocopherol			Elemente Natrium	Kalium	Calcium	Magnesium	Mangan	Eisen	Kupfer	Zink	Phosphor	Schwefel
g	mg	mg	mg			mg	mg	mg	mg	mg	mg	mg	mg	mg	mg
	0,12	7	0,1	Biotin 2 µg	B	0,5	160	9	10	0,11	0,5	0,05	0,02	19	7
7	*1,05*	*61*	*0,87*	*Biotin 18 µg*	*B*	*4,4*	*1390*	*78*	*87*	*0,96*	*4,4*	*0,45*	*0,17*	*165*	*61*
1	0,05	4	–	Biotin 0,2 µg	B	5	107	4	6	0,04	0,3	0,06	0,05	12	1
	–	18	–	–	B	12	1100	48	48	0,67	6,0	0,6	0,05	117	240
	0,13	6	0,7	Biotin Spur	B	2	167	13	13	0,1	0,4	0,1	0,05	23	5
	1,22	*56*	*6,65*	*Biotin Spur*	*B*	*19*	*1560*	*122*	*122*	*0,94*	*3,8*	*0,94*	*0,47*	*216*	*47*
	0,08	2	–	–	B	1	142	9	5	0,07	0,9	0,16	–	10	–
,7	0,35	3	–	–	B	6	700	51	32	0,18	3,9	0,5	–	79	28
	0,1	12	–	–	B	2	72	14	6	0,5	0,26	–	10	–	
	–	15	–	–	B	3	230	14	6	0,04	0,3	0,13	–	19	5
	0,09	1	–	Biotin 5 µg	B	31	725	62	35	0,29	3,5	0,2	–	101	42
	0,15	25	0,4	Biotin 0,5 µg	B	1	210	35	9	0,04	0,5	0,08	0,09	31	15
	0,08	4	0,7	Biotin 2 µg	B	2	250	12	7	0,08	0,4	0,1	0,10	20	9
	0,04	2	–	Biotin 0,3 µg	B	1	120	11	8	0,36	0,3	0,02	0,04	12	–
	0,3	7	–	Biotin 4 µg	B	0,3	100	7	8	0,02	0,5	0,07	0,09	10	9
	0,2	45	–	–	B	6	148	26	9	0,04	0,6	0,26	0,17	16	8
	0,1	50	–	–	B	1	130	14	7	0,01	0,2	0,13	0,1	11	2
	0,4	9	0,15	–	B	43	430	51	26	0,36	1,3	0,2	0,06	94	20
5	0,93	21	4	Biotin 4 µg	B	5	530	32	31	0,15–0,52	0,7	0,15	0,16	47	15
2	1,0	78	0,15	Biotin 17 µg; K 3,6 mg	B	16	400	25	23	0,17	1,1	0,14	0,46	56	89
9	0,2	19	<0,1	K 0,29 mg	B	1,7	256	56	26	0,45	0,8	0,07	0,13	44	30
43	*1,8*	*167*	*<0,1*	*K 2,55 mg*	*B*	*15*	*2250*	*493*	*229*	*3,96*	*7,0*	*0,62*	*1,1*	*387*	*264*
	0,07	4	–	Biotin 1 µg	B	236	95	45	13	0,17	1,5	0,23	0,01	25	–

Gemüse

100 g eßbare Substanz (sofern nichts anderes vermerkt) enthalten	Wasser	Proteine	Fette: Gesamt	Fette: Polyenfettsäuren	Kohlenhydrate: Gesamt	Kohlenhydrate: Faserstoffe	Energie		Vitamine: A + β-Carotin	Vitamine: Thiamin	Vitamine: Riboflavin	Vitamine: B_6	Vitamine: Niacin
	g	g	g	g	g	g	kcal	MJ	IE	mg	mg	mg	mg
Bohnen (Fortsetzung)													
Weiße (Bohnensamen) *(Phaseolus vulgaris)*	11,6	21,3	1,6	–	61,6	4,0	338	1,41	0	0,6	0,22	0,28	2,1
Limabohnen (*Phaseolus lunatus*)	67,5	8,4	0,5	–	22,1	1,8	123	0,51	290	0,24	0,12	0,55	1,4
– in Büchsen, ohne Flüssigkeit	74,7	5,4	0,3	–	18,3	1,8	0,40	96	190	0,03	0,05	0,08	0,5
Pferdebohnen (Feldbohnen) *(Vicia faba)*, getrocknet	12,6	24,0	2,2	–	58,2	5,9	339	1,42	30	0,53	0,30	–	2,5
Broccoli (Federkohl) *(Brassica oleracea var. botrytis)*	89,1	3,6	0,3	–	5,9	1,5	32	0,13	2500	0,1	0,23	0,17	0,9
Eierfrucht (Aubergine) *(Solanum melongena)*	92,4	1,2	0,2	–	5,6	0,9	25	0,10	10	0,05	0,05	0,07	0,6
Endivien *(Cichorium endivia)*	93,1	1,7	0,1	–	4,1	0,9	20	0,08	3300	0,10	0,20	0,05	0,72
Erbsen *(Pisum sativum)*													
– grün	75,0	6,3	0,4	–	17,0	2,0	84	0,35	640	0,32	0,15	0,18	2,5
– grün, gefroren	80,7	5,4	0,3	–	12,8	1,9	73	0,31	680	0,32	0,10	0,09	2,0
– grün, in Büchsen	82,3	3,4	0,4	–	12,7	1,3	67	0,28	450	0,11	0,06	0,05	0,9
– getrocknet, Split	9,3	24,2	1,0	–	62,7	1,2	348	1,46	120	0,87	0,29	0,05	3,0
– Schoten (Kefen, Zuckererbsen)	86,2	2,6	0,1	–	10,5	1,5	53	0,22	55	0,06	0,10	0,09	0,8
Fenchel *(Foeniculum vulgare)*	90	1,5	0,1	–	6,4	0,5	27	0,11	3500	0,23	0,11	0,10	0,2
Gurken *(Cucumis sativus)*	95,6	0,8	0,1	–	3,0	0,6	13	0,05	300	0,04	0,05	0,04	0,2
Karotten (Möhren) *(Daucus carota)*	88,6	1,1	0,2	–	9,1	1,0	40	0,17	11000[3]	0,06	0,06	0,12	0,6
– per Kilogramm im Handel	*727*	*9,0*	*1,6*	–	*74,6*	*8,2*	*328*	*1,37*	*90200*	*0,49*	*0,49*	*0,98*	*4,9*
– in Büchsen, ohne Flüssigkeit	91,2	0,8	0,3	–	6,7	0,8	30	0,13	15000	0,03	0,02	0,04	0,3
Karottensaft, frisch	92,7	0,6	–	–	6.7	0,7	23	0,10	4000	–	–	–	–
Kartoffeln *(Solanum tuberosum)*	79,8	2,1	0,1	–	17,7	0,5	76	0,32	Spur	0,11	0,04	0,2	1,2
– per Kilogramm im Handel	*646*	*17,0*	*0,8*	–	*143,4*	*4,1*	*616*	*2,58*	*Spur*	*0,89*	*0,32*	*1,6*	*9,7*
– getrocknet	7,1	8,3	0,6	–	80,4	1,4	352	1,47	Spur	0,25	0,10	–	4,8
– Chips	1,8	5,3	39,8	–	50,0	1,6	568	2,38	Spur	0,21	0,07	–	4,8
Kichererbsen *(Cicer arietinum)* getrocknet	10,7	20,5	4,8	2	61,0	5	360	1,51	50	0,31	0,15	–	2,0

[1] Ungesalzen 4. [2] Ungesalzen 3. [3] Stark gefärbte Sorten; in schwach gefärbten 2000. [4] Ungesalzen 39.

Freie Folsäure g	Pantothensäure mg	Ascorbinsäure mg	α-Tocopherol mg			Elemente Natrium mg	Kalium mg	Calcium mg	Magnesium mg	Mangan mg	Eisen mg	Kupfer mg	Zink mg	Phosphor mg	Schwefel mg
5	0,98	2	4	–	B	2	1310	106	132	20	6,1	0,84	–	429	–
	1,3	29	–	Biotin 10 µg	B	1	1	680	66	0,54	2,8	0,18	0,77	142	60
	0,11	6	–	–	B	236[1]	210	28	–	–	2,4	–	–	70	–
	–	6	–	–	B	1	1210	77	159	0,24	6,3	1,2	0,01	374	237
7	1,3	113	2	–	B	15	400	103	24	0,15	1,1	0,03	0,27	78	137
	0,23	5	–	–	B	0,9	190	17	10	0,11	0,4	0,08	0,28	26	9
	–	10	–	–	B	18	400	104	13	0,22	1,7	0,09	0,34	38	26
	0,82	27	0,6	Biotin 9 µg: K 0,3 mg	B	2	370	26	30	0,41	2,0	0,23	1,6	116	50
	–	19	0,22	–	B	129	150	20	24	–	2,0	–	–	90	–
	0,17	9	0,02	Biotin 2 µg	B	260[2]	201	25	25	0,11	1,8	0,21	1,3	67	44
1	2,1	–	–	Biotin 2 µg	B	42	880	73	116	2,0	6,0	0,8	4,3	303	129
	–	30	–	–	B	–	–	44	–	–	1,4	–	–	54	–
	0,25	31	–	Biotin 3 µg	B	331	784	35	11	–	2,7	–	–	51	–
)	0,3	8	0,1	Biotin 1 µg	B	5	140	25	9	0,15	1,1	0,06	0,12	27	12
5	0,27	2–10	0,45	Biotin 3 µg	B	50	311	37	21	0,06–0,25	0,7	0,08	0,52	36	21
23	*2,21*	*16–82*	*3,69*	*Biotin 25 µg*	*B*	*410*	*2550*	*303*	*172*	*0,49–*	*5,7*	*0,66*	*2,7*	*295*	*172*
								2,05							
	0,11	3		Biotin 2 µg	B	236[4]	110	26	5	0,08	0,7	0,04	0,3	22	–
	–	4	–	–	B	52	219	27	–	–	–	–	–	31	–
	0,3	20	0,06	Biotin 1 µg: K 0,08 mg	B	3	410	14	27	0,17	0,8	0,16	0,87	53	29
5	*2,4*	*162*	*0,49*	*Biotin 0,8 µg: K 0,65 mg*	*B*	*24*	*3320*	*113*	*219*	*1,38*	*6,5*	*130*	*7,1*	*429*	*235*
	–	26	–	–	B	84	1600	44	–	–	2,4	–	–	203	–
	–	16	6,4	–	B	340	880	40	48	–	1,8	0,36	–	139	–
	–	–	–	–	B	26	797	150	–	–	6,9	1,5	–	331	–

Gemüse

100 g eßbare Substanz (sofern nichts anderes vermerkt) enthalten	Wasser	Proteine	Fette: Gesamt	Fette: Polyenfettsäuren	Kohlenhydrate: Gesamt	Kohlenhydrate: Faserstoffe	Energie		Vitamine: A + β-Carotin	Thiamin	Riboflavin	B_6	Niacin
	g	g	g	g	g	g	kcal	MJ	IE	mg	mg	mg	mg
Knoblauch, Knollen *(Allium sativum)*	63,8	5,3	0,2	–	29,3	1,1	129	0,54	Spur	0,21	0,08	–	0,6
Kohl *(Brassica oleracea)*													
Grünkohl *(var. acephala)*	87,5	4,2	0,8	–	6,0	1,3	38	0,16	8900	0,16	0,26	0,19	2,0
Rotkohl (Blaukraut) *(var. capitata rubra)*	91,8	1,5	0,2	–	5,9	1,1	26	0,11	50	0,07	0,05	0,15	0,4
Weißkohl (Weißkraut) *(var. capitiata alba)*	92,1	1,4	0,2	–	5,7	1,5	25	0,10	70	0,05	0,04	0,11	0,32
Wirsingkohl *(var. sabauda)*	90,0	3,0	0,4	–	5,6	1,2	31	0,13	200	0,05	0,06	0,2	0,33
Kohlrabi *(Brassica oleracea var. gongylodes)*, Knollen	90,3	2,0	0,1	–	66	1,0	29	0,12	20	0,06	0,04	0,12	0,3
Kresse													
Brunnenkresse *(Nasturtium officinale)*	93,3	2,2	0,3	–	3,0	0,7	19	0,08	4000	0,1	0,27	–	0,9
Gartenkresse *(Lepidium sativum ssp. sativum)*	89,4	2,6	0,7	–	5,5	1,1	32	0,13	9300	0,08	0,26	–	1,0
Kürbis *(Cucurbita sp.)*	95,0	0,8	0,1	–	3,5	0,6	15	0,06	1600	0,05	0,11	–	0,6
Lauch (Porree) *(Allium porrum)*	87,8	2,0	0,3	–	9,4	1,2	44	0,18	50	0,06	0,04	0,25	0,5
Linsen *(Lens esculenta)*													
– getrocknet	11,1	24,7	1,1	–	60,1	3,9	340	1,42	60	0,50	0,25	0,49	2,0
Löwenzahn *(Taraxacum officinale)*	85,6	2,7	0,7	–	9,2	1,6	45	0,19	14000	0,19	0,26	–	–
Mais *(Zea mays)*, süß	72,7	3,5	1,0	–	22,1	0,7	96	0,40	400[1]	0,15	0,12	0,22	1,7
– süß, in Büchsen, ohne Flüssigkeit	75,9	2,6	0,8	–	19,8	0,8	84	0,35	350[1]	0,03	0,05	0,27	0,9
Mangold *(Beta vulgaris var. cicla)*	90,8	1,6	0,4	–	5,6	1,0	27	0,11	6500	0,03	0,09	0,09	0,4
Meerrettich (Kren) *(Armoracia lapathifolia)*	76,6	2,8	0,3	–	18,1	2,8	80	0,33	30	0,06	0,11	0,18	0,6
Pastinake *(Pastinaca sativa)*	79,1	1,7	0,5	–	17,5	2,0	76	0,32	30	0,08	0,09	0,1	0,2
Petersilie *(Petroselinum crispum)*	85,1	3,6	0,6	–	8,5	1,5	44	0,18	8500	0,12	0,26	0,2	1,2
Pfefferschoten (Paprika), grüne *(Capsicum annuum)*	92,8	1,2	0,2	–	5,3	1,4	24	0,10	420	0,08	0,08	0,22	0,4
Portulak *(Portulaca oleracea vat. sativa)*	92,5	1,7	0,4	–	3,8	0,9	21	0,09	2500	0,03	0,10	0,06	0,5
Radieschen *(Raphanus sativus)*	93,7	1,1	0,1	–	3,6	0,7	18	0,08	10	0,04	0,04	0,1	0,3
Randen *(Beta vulgaris)*, siehe Rüben													
Rhabarber *(Rheum undulatum)*	94,9	0,5	0,1	–	3,8	0,7	16	0,07	100	0,01	0,03	0,03	0,1

[1] Gelbe Sorten; in weißen Sorten nur Spuren. [2] Ungesalzen 2.

						Elemente									
Freie Folsäure	Pantothensäure	Ascorbinsäure	α-Tocopherol			Natrium	Kalium	Calcium	Magnesium	Mangan	Eisen	Kupfer	Zink	Phosphor	Schwefel
µg	mg	mg	mg			mg	mg	mg	mg	mg	mg	mg	mg	mg	mg
–	–	9	–	–	B	32	515	38	36	1,3	1,4	0,26	0,59	134	–
–	0,1–1,4	115	8	Biotin 0,5 µg	B	75	410	179	37	0,5	2,2	0,09	–	73	115
23	0,32	50	0,2	Biotin 2 µg	B	4	266	35	18	0,1	0,5	0,06	–	30	62
25	0,26	46	0,7	–	B	13	227	46	23	0,1	0,5	0,06	0,18	28	59
–	–	45	–	–	B	9	282	47	12	–	–	0,07	–	56	68
–	0,1	53	–	–	B	10	392	41	48	0,11	0,5	0,14	0,23	51	50
200	0,1	75	1,0	–	B	60	301	151	17	0,54	2,0	0,04	0,15	46	147
–	–	69	0,7	–	B	14	606	81	–	–	1,3	–	–	76	–
8	–	9	–	–	B	1	457	21	12	0,04	0,8	0,08	0,20	44	10
–	–	18	1,0	–	B	5	300	60	18	0,07	1,0	0,3	0,23	50	72
–	1,5	–	–	Biotin 13 µg	B	36	810	79	77	–	8,6	0,7	2–9	377	122
–	–	36	2,5	–	B	76	430	187	36	0,3	3,1	0,15	–	66	17
27	0,89	12	0,1	Biotin 6 µg	B	0,4	300	3	48	0,15	0,7	0,06	–	111	32
–	0,28	4	–	Biotin 3 µg	B	236[2]	97	5	19	–	0,5	0,01	–	49	–
–	0,17	34	1,5	–	B	147	550	110	65	0,3	2,7	0,11	–	29	–
–	–	120	–	–	B	9	554	105	33	–	2,0	0,14	–	70	212
57	0,5	16	1,0	Biotin 0,1 µg	B	17	342	50	32	0,03–0,34	0,7	0,10	0,08	77	26
–	0,03	172	1,8	Biotin 0,4 µg	B	28	880	203	52	0,94	6,2	0,21	0,92	63	190
8	–	128	–	–	B	4,2	186	9	12	0,13	0,4	0,11	0,03	25	19
–	–	25	–	–	B	2	754	103	151	–	3,5	–	–	39	–
18	0,18	26	–	–	B	15	260	30	15	0,05	1,0	0,13	0,16	31	37
9	0,08	9	0,2	–	B	3,5	286	96	14	0,15	0,8	0,05	–	18	8

Gemüse

100 g eßbare Substanz (sofern nichts anderes vermerkt) enthalten	Wasser	Proteine	Fette		Kohlenhydrate		Energie		Vitamine				
			Gesamt	Polyenfettsäuren	Gesamt	Faserstoffe			A + β-Carotin	Thiamin	Riboflavin	B_6	Niacin
	g	g	g	g	g	g	kcal	MJ	IE	mg	mg	mg	mg
Rosenkohl *(Brassica oleracea var. gemmifera)*	84,8	4,7	0,4	–	8,7	1,2	47	0,20	550	0,1	0,16	0,16	0,9
– per Kilogramm im Handel	*628*	*34,8*	*3,0*	–	*64,4*	*8,9*	*348*	*1,46*	*4070*	*0,74*	*1,18*	*1,18*	*6,7*
Rüben													
Weiße *(Brassica rapa)*													
– Rübe	91,5	1,0	0,2	–	6,6	0,9	30	0,13	Spur	0,04	0,07	0,11	0,6
– Blätter	90,3	3,0	0,3	–	5,0	0,8	28	0,12	7600	0,21	0,39	0,98	0,8
Gelbe Kohlrübe (Steckrübe, Wruke, Unterkohlrabi) *(Brassica napus var. napobrassica)*													
– Rübe	87,0	1,1	0,1	–	11,0	1,1	46	0,19	580	9,07	0,07	0,1	1,1
Rote (Rote Bete, Rande) *(Beta vulgaris)*													
– Rübe	87,3	1,6	0,1	–	9,9	0,8	43	0,18	20	0,03	0,04	0,05	0,4
– Blätter	90,9	2,2	0,3	–	4,6	1,3	24	0,10	6100	0,05	0,17	0,1	0,3
Salat													
Kopfsalat *(Lactuca sativa)*	95,1	1,3	0,2	–	2,5	0,3	0,06	970	0,06	0,07	0,07	0,3	
Feldsalat (Pflücksalat) *(Valerianella olitoria)*	93,8	1,8	0,3	–	3,2	0,6	18	0,08	1500–12000	0,06	0,08	0,2	0,38
Sauerkraut	92,8	1,0	0,2	–	4,0	0,7	18	0,08	50	0,03	0,04	0,2	0,2
Schnittlauch *(Allium schoenoprasum)*	91,3	1,8	0,3	–	5,8	1,1	28	0,12	5800	0,04	0,11	–	0,3
Schwarzwurzeln *(Scorzonera hispanica)*	79	3,2	0,6	–	16,4	1,8	77	0,32	10	0,04	0,04	0,18	0,2
Sellerie *(Apium graveolens)*													
– Blätter	94,1	0,9	0,1	–	3,9	0,6	17	0,07	240	0,05	0,03	0,13	0,4
– Knollen	88,4	1,8	0,3	–	8,5	1,3	40	0,17	16	0,03	0,03	0,13	0,7
Sojabohnen *(Glycine hispida)*													
– getrocknet	10,0	34,1	17,7	10,7	33,5	4,9	403	,169	80	1,14	0,31	0,64	2,1
Spargel *(Asparagus officinalis)*	92,9	2,1	0,2	–	4,1	0,8	21	0,09	900	0,18	0,20	0,14	1,5
– per Kilogramm im Handel	*520*	*11,8*	*1,1*	–	*23*	*4,5*	*118*	*0,49*	*5040*	*1,01*	*1,12*	*0,78*	*8,4*
– in Büchsen, ohne Flüssigkeit	92,5	2,4	0,4	–	3,4	0,8	21	0,09	800	0,06	0,10	0,03	0,8
Spinat *(Spinacia oleracea)*	90,7	3,2	0,3	–	4,3	0,6	26	0,11	8100	0,10	0,20	0,20	0,6
– per Kilogramm im Handel	*834*	*29,4*	*2,8*	–	*39,6*	*5,5*	*239*	*1,00*	*74520*	*0,92*	*1,84*	*1,84*	*5,52*
– in Büchsen	93,0	2,0	0,4	–	3,9	0,7	19	0,08	5500	0,02	0,06	0,095	0,3
– gefroren, ungetaut, Blätter	91,3	3,0	0,3	–	4,2	0,8	25	0,10	8100	0,1	0,16	–	0,5

[1] Ungesalzen 3. [2] Ungesalzen 34.

						Elemente									
Freie Folsäure µg	Pantothensäure mg	Ascorbinsäure mg	α-Tocopherol mg			Natrium mg	Kalium mg	Calcium mg	Magnesium mg	Mangan mg	Eisen mg	Kupfer mg	Zink mg	Phosphor mg	Schwefel mg
45	0,72	100	1,0	Biotin 0,4 µg: K 0,8–3 mg	B	12	450	29	20	0,27	1,5	0,1	0,87	80	147
333	*5,33*	*740*	*7,4*	*Biotin 30 µg: K 5,9–22 mg*	*B*	*89*	*3330*	*215*	*148*	*2,00*	*14,1*	*0,74*	*6,4*	*592*	*691*
17	0,02	36	0,02	Biotin 0,1 µg	B	37	230	39	7	0,04	0,5	0,07	0,12	30	22
–	0,38	139	2,3	–	B	10	440	260	19	1,4	1,8	0,09	–	58	54
–	–	43	–	–	B	5	239	66	15	0,04	0,4	0,08	0,23	39	–
69	0,12	10	–	–	B	84	303	25	23	0,94	0,7	0,19	0,59	33	15
–	0,26	30	–	Biotin 3 µg	B	130	570	119	71	1,3	3,3	0,09	–	40	35
24	0,1	8	0,6	Biotin 3 µg	B	12	140	35	10	0,80	2,0	0,07	0,16	26	12
–	–	18	–	–	B	4	421	30	13	–	–	–	0,54	49	57
–	0,08	14	–	–	B	650	140	36	7	–	0,5	0,1	–	18	–
–	–	22	–	–	B	3	250	76	32	–	0,9	0,11	–	26	–
–	–	12	–	–	B	5	320	40	23	–	1,5	–	–	76	–
–	–	9	0,7	–	B	96	291	39	25	0,16	0,5	0,01	–	40	22
6	–	8	0,2	–	B	100	300	60	12	0,16	0,9	0,15	0,31	60	–
–	1,68	Spur	6–11	Biotin 60 µg	B	4	1900	226	235	2,3	8,4	1,17	3	554	–
58	0,62	33	2,5	–	B	2	240	22	20	0,19	1,0	0,14	0,32	62	46
325	*3,47*	*185*	*14*	–	*B*	*11*	*1340*	*123*	*112*	*1,06*	*5,6*	*0,78*	*1,8*	*347*	*257*
–	0,15	15	–	Biotin 2 µg	B	236[1]	166	19	15	–	1,9	–	0,01	53	–
176	0,3	51	2,5	Biotin 7 µg: K 0,04–3 mg	B	62	662	106	62	0,82	3,1	0,20	0,22	51	27
1620	*2,8*	*469*	*23*	*Biotin 65 µg: K 0,37–28 mg*	*B*	*570*	*6090*	*975*	*570*	*7,54*	*28,5*	*1,84*	*2,09*	*469*	*248*
29	0,06	14	–	Biotin 2 µg	B	320[2]	260	85	63	0,14	2,1	–	0,13	26	–
–	–	35	–	–	B	53	385	105	65	–	2,5	–	–	45	–

Gemüse – Pilze – Gewürze

100 g eßbare Substanz (sofern nichts anderes vermerkt) enthalten	Wasser	Proteine	Fette: Gesamt	Fette: Polyenfettsäuren	Kohlenhydrate: Gesamt	Kohlenhydrate: Faserstoffe	Energie		Vitamine: A + β-Carotin	Vitamine: Thiamin	Vitamine: Riboflavin	Vitamine: B_6	Vitamine: Niacin
	g	g	g	g	g	g	kcal	MJ	IE	mg	mg	mg	mg
Tomaten (Lycopersicon esculentum)	93,5	1,1	0,2	–	4,7	0,5	22	0,09	900	0,06	0,04	0,1	0,6
– in Büchsen	93,7	1,0	0,2	–	4,3	0,4	21	0,09	900	0,06	0,03	0,07	0,7
Tomatenketchup	68,6	2,0	0,4	–	25,4	0,5	106	0,44	1400	0,09	0,07	–	1,6
Tomatenmark	86,0	2,3	0,5	–	9,5	0,5	44	0,18	1200	0,09	0,06	0,18	1,5
Tomatensaft in Büchsen	93,6	0,9	0,1	–	4,3	0,2	19	0,08	800	0,05	0,03	0,19	0,7
Topinambur (Erdartischocke) *(Helianthus tubercosus)*	79,8	2,3	0,1	–	16,7	0,8	75	310	20	0,2	0,06	–	1,3
Zichorien *(Cichorium intybus)*	96,2	0,8	0,1	–	3,7	0,6	16	0,07	–	0,07	0,12	0,05	0,40
Zucchetti *(Cucurbita pepo var. medullosa)*	94,6	1,2	0,1	–	3,6	0,6	17	0,07	320[2]	0,05	0,09	0,09	1,0
Zwiebeln *(Allium cepa)*, reif	89,1	1,5	0,1	–	8,7	0,6	0,38	0,16	40	0,03	0,04	0,1	0,2
– getrocknet	4	8,7	1,3	–	82,1	4,4	350	1,46	200	0,25	0,18	–	1,4
Pilze													
Champignons *(Psalliota campestris)*	90,8	2,8[3]	0,24	–	3,7	0,9	22	0,09	0	0,1	0,44	0,05	6,2
Pfifferlinge *(Cantharellus cibarius)*	91,5	1,5[3]	0,5	–	3,8	1,0	21	0,09	0	0,02	0,23	0,02	6,5
Steinpilz *(Boletus edulis)*	88,6	2,8[3]	0,4	–	5,9	1,1	31	0,13	0	0,03	0,37	–	4,9
– getrocknet	11,6	19,7[3]	3,2	–	52	8,1	299	1,08	–	–	–	–	–
Hefe													
Bierhefe *(Saccharomyces cerevisiae)*, getrocknet	5,0	38,8	1,0	–	38,4	1,7	283	1,18	Spur	15,6	4,28	4,2	37,9
Bäckerhefe[4] *(Saccharomyces cerevisiae)*	71,0	12,1	0,4	–	11,0	–	86	0,36	Spur	0,71	165	1,2	11,2
Torulahefe *(Torulopsis utilis)*	6,0	38,6	1,0	–	37,0	3,3	277	1,16	Spur	15,0	5,0	3,5	50,0
Gewürze													
Basilikum *(Ocimum basilicum)*	–	–	–	–	–	–	–	–	–	–	–	–	–
Curry	–	10	10	–	25	–	200	0,84	–	–	–	–	–
Dillkraut *(Anethum graveolens)*, gemahlen	–	–	–	–	–	–	–	–	–	–	–	–	–
Estragon *(Artemisia dracunculus)*, gemahlen	–	–	–	–	–	–	–	–	–	–	–	–	–
Ingwer *(Zingiber officinale)*, gemahlen	–	–	–	–	–	–	–	–	–	–	–	–	–
Kümmel *(Carum carvi)*	–	–	–	–	–	–	–	–	–	–	–	–	–
Lorbeerblätter *(Laurus nobilis)*	–	–	–	–	–	–	–	–	–	–	–	–	–

[1] Ungesalzen 3. [2] Einschließlich Schale. [3] ⅔ N × 6,25. [4] Preßhefe.

Freie Folsäure	Pantothensäure	Ascorbinsäure	α-Tocopherol			Elemente Natrium	Kalium	Calcium	Magnesium	Mangan	Eisen	Kupfer	Zink	Phosphor	Schwefel
µg	mg	mg	mg			mg	mg	mg	mg	mg	mg	mg	mg	mg	mg
4	0,31	23	0,27	Biotin 4 µg	B	3	268	13	11	0,19	0,6	0,10	0,06	27	11
–	0,2	17	0,22	Biotin 1,8 µg	B	130[1]	217	6	12	0,04	0,5	0,09	0,01	19	–
–	–	15	0,3	–	B	1042	363	22	21	0,03	0,8	–	–	50	–
–	–	9	–	–	B	590	1160	60	0,29	1,0	–	–	34	–	
–	0,30	16	0,22	–	B	230	230	7	7	0,06	0,9	–	0,07	18	5
–	–	4	–	–	–	–	300	14	11	–	3,4	0,15	0,06	78	22
33	–	10	–	–	B	10	182	18	13	0,30	0,69	0,14	0,19	21	18
23	–	19	–	–	B	1	202	28	10	0,14	0,4	0,07	0,2	29	10
15	0,17	10	0,26	Biotin 4 µg	S	10	130	27	8	0,36	0,5	0,13	0,09	36	51
–	–	35	–	–	S	88	1380	166	0,52–	3,1	–	–	273	–	
										1,0					
20	2,1	5	–	–	B	5	520	9	13	0,08	0,8	1,8	0,09	116	34
–	–	2–10	–	–	B	3	507	8	0,5–2,0	6,5	–	–	44	–	
–	2,7	2,5	–	D 350 IE	B	6	486	9	–	–	1,0	–	0,2–0,8	115	–
–	–	–	–	–	B	14	2000	34	–	0,05–	8,4	–	–	642	–
										0,2					
175	9,5	Spur	–	Biotin 80 µg	S	121	1700	210	231	0,53	17,3	3,32	8,4	1750	–
–	5,3	Spur	–	Biotin 400 µg	S	10	610	13	59	–	4,9	–	–	394	–
–	10,0	–	–	Biotin 100 µg	S	15	2050	424	165	–	20	–	–	1710	–
–	–	–	–	–	–	43	3700	2070	410	3,2	43	1,3	5,8	470	–
–	–	–	–	–	–	450	1850	650	284	–	75	1,04	–	250	–
–	–	–	–	–	–	110	4850	1170	335	4	14	0,5	3,3	480	–
–	–	–	–	–	–	70	3200	1300	350	8	24	0,9	3,9	320	–
–	–	–	–	–	–	32	1400	94	180	26	11	0,32	4,5	150	–
–	–	–	–	–	–	160	2070	953	390	3,3	48	0,9	4,8	450	–
–	–	–	–	–	–	20	2540	970	120	8,2	53	0,42	3,7	110	–

Gewürze – Nüsse

100 g eßbare Substanz (sofern nichts anderes vermerkt) enthalten	Wasser	Proteine	Fette		Kohlenhydrate		Energie		Vitamine				
			Gesamt	Polyenfettsäuren	Gesamt	Faserstoffe			A + β-Carotin	Thiamin	Riboflavin	B_6	Niacin
	g	g	g	g	g	g	kcal	MJ	IE	mg	mg	mg	mg
Majoran *(Majorana hortensis)*, gemahlen	–	–	–	–	–	–	–	–	–	–	–	–	–
Muskatnuß *(Myristica fragans)*	–	–	–	–	–	–	–	–	–	–	–	–	–
Nelke *(Eugenia caryphyllata)*, gemahlen	–	–	–	–	–	–	–	–	–	–	–	–	–
Paprika *(Capsicum annuum)*	–	–	–	–	–	–	–	–	–	–	–	–	–
Pfeffer													
Schwarzer *(Piper nigrum)*	–	–	–	–	–	–	–	–	–	–	–	–	–
Weißer *(Piper album)*	–	–	–	–	–	–	–	–	–	–	–	–	–
Rosmarin *(Rosmarinus officinalis)*, gemahlen	–	–	–	–	–	–	–	–	–	–	–	–	–
Salbei *(Salvia officinalis)*, gemahlen	–	–	–	–	–	–	–	–	–	–	–	–	–
Thymian *(Thymus vulgaris)*, gemahlen	–	–	–	–	–	–	–	–	–	–	–	–	–
Zimt *(Cinnamonum zeylanicum)*, gemahlen	–	–	–	–	–	–	–	–	–	–	–	–	–
Senf, braun	78,1	5,9	6,3	–	5,3	–	91	0,38	–	–	–	–	–
Nüsse													
Akajounüsse (Cashewnüsse) *(Anacardium occidentale)*, Kerne	5,2	17,2	45,7	3	29,3	1,4	561	2,35	100	0,43	0,25	–	1,8
Erdnüsse *(Arachis hypogaea)*, geröstet	1,8	26,2	48,7	14,0	20,6	2,7	582	2,44	360	0,32	0,13	0,3	17,1
Erdnußbutter (Erdnußpaste)	1,8	27,8	49,4	11,9	17,2	1,9	581	2,43	–	0,13	0,13	0,30	15,7
Haselnüsse *(Corylus avellana)*													
– trocken	6,0	12,7	60,9	23	18	3,5	627	2,62	100	0,47	0,55	0,54	1,6
Kastanien *(Castanea sativa)*	48	3,4	1,9	–	45,6	1,3	213	0,89	0	0,23	0,22	0,29	0,5
– getrocknet	9,0	6,7	4,1	–	78,8	2,5	378	1,58	0	0,34	0,39	–	0,8
Kokosnüsse *(Cocos nucifera)*	48	4,2	34	0,6	12,8	3,3	351	1,47	0	0,06	0,03	0,06	0,6
– getrocknet	3,5	7,2	64,9	0,6	23,0	3,9	662	2,77	0	0,06	0,04	–	0,6
Kokosmilch (Kokoswasser)	94,2	0,3	0,2	–	4,7	Spur	22	0,09	0	Spur	Spur	0,03	0,1
Mandeln *(Amygdalus communis)*	4,7	18,6	54,2	10,8	19,5	2,6	598	2,50	75	0,25	0,92	0,10	3,5
Paranüsse *(Bertholletia excelsa)*	4,6	14,3	66,9	18,4	10,9	3,1	654	2,74	10	1,0	0,07	0,11	7,7
Pekannüsse *(Carya illinoinensis)*	3,4	9,2	71,2	14	14,6	2,2	687	2,88	130	0,86	0,13	0,19	0,9
Pinienkerne *(Pinus pinea)*	3,1	13,0	60,5	–	20,5	1,1	635	2,66	30	1,28	0,23	–	4,5

[1] Schwach gesalzen.

						Elemente									
Freie Folsäure µg	Pantothensäure mg	Ascorbinsäure mg	α-Tocopherol mg			Natrium mg	Kalium mg	Calcium mg	Magnesium mg	Mangan mg	Eisen mg	Kupfer mg	Zink mg	Phosphor mg	Schwefel mg
–	–	–	–	–	–	91	1400	2500	330	5,4	73	1,10	4,1	230	–
	–	–	–	–	–	14	410	200	180	3,7	2	1,03	1,8	200	–
–	–	–	–	–	–	250	1170	740	270	28	12	0,38	7,5	110	–
–	–	–	–	–	–	17	2400	157	160	8,4	23	0,61	5	270	–
–	–	–	–	–	–	11	1220	390	148	13,2	17	1,13	1	165	–
–	–	–	–	–	–	9	95	200	65	4,1	7	0,8	0,9	153	–
–	–	–	–	–	–	44	980	1470	220	1,9	33	0,55	3,2	70	–
–	–	–	–	–	–	10	980	1770	430	3,1	27	0,7	5,5	90	–
–	–	–	–	–	–	80	950	2070	270	8	135	0,9	6,4	200	–
–	–	–	–	–	–	13	420	1600	53	16,7	4	0,23	1,8	50	–
–	–	–	–	–	S	1307	130	124	48	–	1,8	–	–	134	–
8	–	–	–	–	–	15	464	38	267	–	3,8	–	–	373	–
28	2,14	0	6,5	Biotin 34µg	S	3	740	74	181	1,51	2,2	0,27	3,2	407	377
20	2,5	0	6,0	Biotin 40µg	S	607[1]	670	63	178	1,9	2,0	0,57	2,9	407	225
23	1,15	7,5	21	–	B	3	618	250	150	4,2	4,5	1,35	2,4	320	198
–	0,3	6	0,5	–	B	2	410	46	42	3,7	1,4	0,43	–	74	29
–	–	0	–	–	B	4	875	57	52	–	3,3	0,65	0,35	170	126
9	0,33	2	0,7	–	B	17	363	13	39	1,3	1,7	0,32	1,0	95	44
–	–	0	–	–	B	29	588	26	90	–	3,3	0,55	1,8	187	76
–	–	2	–	–	–	25	147	20	28	–	0,3	0,4	–	13	–
33	0,58	Spur	15	Biotin 20µg	B	3	690	234	252	1,9	4,7	0,14	3,1	504	150
–	0,23	2	6,5	–	S	2	670	127	225	2,8	2,8	1,1	4,2	600	198
13	–	2	1,5	–	–	Spur	603	73	142	3,5	2,4	1,1	4,5	289	–
–	–	–	–	–	–	–	–	12	268	1,7	5,2	1,4	14	604	–

Nüsse – Getreide und Mehle

100 g eßbare Substanz (sofern nichts anderes vermerkt) enthalten	Wasser	Proteine	Fette Gesamt	Fette Polyenfettsäuren	Kohlenhydrate Gesamt	Kohlenhydrate Faserstoffe	Energie		Vitamine A + β-Carotin	Vitamine Thiamin	Vitamine Riboflavin	Vitamine B_6	Vitamine Niacin
	g	g	g	g	g	g	kcal	MJ	IE	mg	mg	mg	mg
Pistazienkerne *(Pistacia vera)*	5,3	19,3	53,7	10	19,0	1,9	594	2,49	230	0,67	0,2	–	1,4
Sonenblumenkerne, trocken *(Helianthus annuus)*	4,8	24	47,3	30	19,9	3,8	560	2340	50	1,96	0,23	–	5,4
Walnüsse *(Juglans regia)*	3,5	14,8	64,0	47,5	15,8	2,1	651	2,72	30	0,3	0,13	1,0	1,0
Getreide und Mehle[1]													
Buchweizen *(Fagopyrum esculentum),* -Vollmehl	14,1	11,7	2,7	–	70	2,6	327	1,37	0	0,58	0,15	0,25	2,9
Gerste (Perlgerste) *(Hordeum sp.)*	12,0	9,0	1,4	0,8	76,5	0,8	346	1,45	0	0,12	0,05	0,25	3,1
Haferflocken *(Avena sativa)*	10,3	13,8	6,6	2,7	67,6	1,4	387	1,62	–	0,55	0,14	0,75	1,1
Hirse, geschälte *(Panicum miliaceum)*	11,8	9,9	2,9	–	72,9	3,2	327	1370	0	0,73	0,38	–	2,8
Mais *(Zea mays)*													
– Vollmehl	12,0	7,8	2,6	–	76,8	0,7	368	1,54	340[2]	0,20	0,06	0,06	1,4
– Grieß	11,0	8,8	1,1	–	78,0	–	365	1,53	440[2]	0,15	0,05	0,05	0,5
– Cornflakes	3,8	7,9	0,4	–	85,3	0,7	385	1,61	0	0,43[3]	0,1	0,06	2,1
– Popcorn	4,0	12,7	5,0	2,0	76,7	2,2	386	1,62	–	0,39	0,12	0,23	2,2
– Stärke (Maizena)	12,0	0,3	Spur	–	87,9	0,1	362	1,52	0	Spur	0,08	0,005	0,03
Reis *(Oryza sativa)*													
– Vollreis	12,0	7,5	1,9	–	77,4	0,9	360	1,51	0	0,29	0,05	–	4,7
– glaciert	12,0	6,7	0,4	–	80,4	0,3	362	1,52	0	0,07	0,03	0,15	1,6
– glaciert, gekocht	72,6	2,0	0,1	–	24,2	0,1	109	0,46	0	0,02	0,01	0,03	0,4
Roggen *(Secale cereale)*													
– Vollmehl	14,3	10,8	1,5	–	71,8	1,7	310	1,30	–	0,30	0,14	–	2,9
– Feinmehl	14,6	7,4	–1,14	–	76,0	0,4	336	1,41	–	0,19	0,11	–	0,8
Soja *(Glycine hispada)*													
– Mehl, vollfett	8,0	36,7	20,3	–	30,2	2,4	347	1,45	110	0,85	0,31	0,66	2,1
– Mehl, halb entfettet	8,0	43,4	6,7	–	36,6	2,5	264	1,10	80	0,83	0,36	–	2,6
Tapiokastärke *(Manihot utilissima)*	12,6	0,6	0,2	–	86,4	0,1	360	1,51	0	0	0,1	–	0
Weizen *(Triticum sp.)*													
– Vollmehl	12,6	12,1	2,1	–	71,5	2,1	331	1,39	400	0,55	0,12	–	4,3
– Feinmehl	12,0	10,5	1,0	–	76,1	0,3	363	1,52	0	0,06	0,05	–	0,9
– Grieß	13,1	10,3	0,8	–	76	–	362	1,52	0	0,12	0,04	0,085	1,3
Weizenkeime	11,5	26,6	10,9	29	46,7	2,5	363	1,52	650	2,0	0,68	0,92	4,2

[1] Angeführt sind nur Produkte ohne Vitamin- und Mineralstoffzusatz. [2] Gelbe Sorten. [3] Mit Thiaminzusatz. [4] Ungesalzen.

Freie Folsäure µg	Pantothensäure mg	Ascorbinsäure mg	α-Tocopherol mg			Elemente: Natrium mg	Kalium mg	Calcium mg	Magnesium mg	Mangan mg	Eisen mg	Kupfer mg	Zink mg	Phosphor mg	Schwefel mg
10	–	7	–	–	–	–	972	131	158	0,6	7,3	1,17	–	500	–
–	–	–	44	–	–	30	920	120	38	–	7,1	–	4,3	837	–
48	0,7	2	1,5	Biotin 37 µg	S	4	450	99	134	1,8	3,1	0,31	3	380	146
–	1,5	–	–	–	S	1	680	33	48	2,1	2,2	0,7	–	263	–
9	0,5	0	0,4	–	S	3	160	16	37	1,7	2,0	0,4	2,7	189	116
–	0,92	0	0,25	–	S	2	340	53	145	4,9	3,6	0,74	14	407	199
–	–	0	0,05	–	–	3	430	20	162	0,2	6,8	–	4,3	311	–
17	0,55	0	0,64	Biotin 6 µg	S	1	120	6	106	0,28	1,8	0,20	2,5	164	–
–	–	–	0,31	–	S	1	80	4	20	0,11	1,0	0,15	–	73	–
14	0,19	0	0,12	–	S	660	160	10	17	0,05	1,4	0,17	7,7	45	93
–	–	–	–	–	S	4	4	Spur	2	–	0,5	00,5	–	30	–
–	–	0	–	–	S	3	240	11	–	–	2,7	0,31	–	281	–
–	–	0	1,2	–	S	9	150	32	119	1,7	1,6	0,36	08–2	221	121
15	0,63	–	0,35	–	S	6	113	24	28	1,1	0,8	0,06–0,19	0,16	94	79
3	–	0	0,18	–	S	2	38	10	8	–	0,2	–	–	28	27
31	–	–	–	–	S	2	439	23	83	1,9	2,6	0,42	1,6	362	134
–	–	–	–	–	S	1	240	31	73	2,2	1,1	–	0,8	185	–
–	1,68	0	–	Biotin 70 µg	B	–	1660	199	235	4,0	8,4	–	0,9	558	–
–	–	0	–	–	B	–	2030	244	286	–	9,1	–	–	634	–
2	–	0	–	–	0	4	20	12	3	0,69	1,0	0,07	–	12	4
18	–	0	–	–	S	2	290	41	113	–	3,3	0,17	5,5	372	124
–	–	0	0,37	–	S	2	150	16	25	–	0,8	–	1,7	87	–
–	–	–	–	–	S	1	112	17	–	–	1	–	–	87	165
257	2,2	0	14,5	–	S	2	780	72	336	13,7	9,4	1,3	13	1118	–

Brote und Teigwaren – Zucker, Süßigkeiten – Getränke

100 g eßbare Substanz (sofern nichts anderes vermerkt) enthalten	Wasser	Proteine	Fette		Kohlenhydrate		Energie		Vitamine				
	Wasser	Proteine	Gesamt	Polyenfettsäuren	Gesamt	Faserstoffe	Energie		A + β-Carotin	Thiamin	Riboflavin	B_6	Niacin
	g	g	g	g	g	g	kcal	MJ	IE	mg	mg	mg	mg
Brote und Teigwaren[1]													
Brötchen (Semmeln)	34,0	6,8	0,5	–	58	0,3	269	1,13	0	0,074	0,04	–	0,88
Grahambrot	39,7	8,4	1,0	–	49,3	1,1	227	0,95	–	0,21	0,11	0,20	2,5
Knäckebrot	7,0	10,1	1,4	–	79	2,0	349	1,46	0	0,20	0,18	0,30	1,10
Pumpernickel	34,0	9,1	1,2	–	53,1	1,1	246	1,03	–	0,23	0,14	–	1,2
Roggenbrot	38,5	6,4	1,0	–	52,7	1,5	227	0,95	0	0,16	0,12	0,22	1,1
Weißbrot	38,3	8,2	1,2	–	51	0,9	253	1,06	–	0,086	0,06	0,14	0,85
Zwieback	8,5	9,9	4,3	–	76	0,6	389	1,63	–	0,16	–	0,09	1,3
Eierteigwaren	10,1	13,0	2,9	–	73	0,4	376	1,57	100	0,2	0,08	–	2,1
Spaghetti	10,4	12,5	1,2	–	75,2	0,3	369	1,54	0	0,09	0,06	–	2,0
Zucker, Süßigkeiten													
Caramel[2]	7,6	4,0	10,2	–	76,6	0,2	399	1,67	10	0,03	0,17	–	0,2
Honig	17,2	0,3	0	–	82,3	–	304	1,27	0	Spur	0,04	0,01	0,3
Kakao (schwach entölt)	5,6	19,8	24,5	0,4	43,6	5,7	299	1,25	10	0,09	0,11	0,05	1,9
Marmelade	29	0,6	0,1	–	70,0	1,0	272	1,14	10	0,01	0,03	–	0,2
Marzipan	8,8	8,0	18	–	64	–	428	1,79	–	0,1	–	–	1,4
Melasse	24,0	–	–	–	60,0	–	232	0,97	–	0–0,08	0–0,16	0,27	2,8
Ovomaltine, Pulver	2,3	14,8	8,3	–	70,5	–	434	1820	4000	4,5	4,5	–	–
Schokolade													
– Milchschokolade	0,9	7,7	32,3	–	56,9	0,4	520	2,18	270	0,06	0,34	0,04	0,3
– milchfrei, süß	0,9	4,4	35,1	1,2	57,9	0,5	528	2,21	10	0,02	0,14	0,03	0,3
Traubenzucker	Spur	0	0	–	99,5	0	385	1,61	0	0	0	–	0
Zucker													
– unraffiniert	2,1	0	0	–	96,4	–	373	1,56	0	0,01	0,03	–	0,2
– raffiniert	Spur	0	0	–	99,5	0	385	1,61	0	0	0	–	0
Getränke													
Kaffee (ungezuckert)	98,5	0,3	0,1	–	0,8	–	5	0,02	0	0,01	0,01	–	0,9
Tee (ungezuckert)	99	0,1	0	–	0,4	–	2	0,01	0	0	0,04	–	0,1

[1] Angeführt sind nur Produkte ohne Vitamin- und Mineralstoffzusatz. [2] Mit Vollrahm hergestellt.

						Elemente									
Freie Folsäure µg	Pantothensäure mg	Ascorbinsäure mg	α-Tocopherol mg			Natrium mg	Kalium mg	Calcium mg	Magnesium mg	Mangan mg	Eisen mg	Kupfer mg	Zink mg	Phosphor mg	Schwefel mg
–	0,49	0	0,1	–	S	486	115	24	24	1,2	0,55	0,1	–	109	–
–	–	–	–	–	S	370	209	50	42	–	1,6	0,3	–	187	–
–	–	0	–	–	S	463	436	55	68	–	4,7	–	–	400	–
–	–	–	–	–	S	569	454	84	71	–	2,4	–	–	229	–
7	–	–	0,2	–	S	220	100	22	47	1,3	1,9	0,28	1,2	134	–
8	–	–	0,1	–	S	385	132	58	24	0,3	0,95	0,22	0,75	89	–
–	–	–	–	–	S	263	160	42	16	0,8	1,5	0,5	–	120	–
–	–	–	–	–	S	7	157	20	35	0,8	2,1	0,17	2,2	916	–
4	–	–	0,2	–	S	5	–	22	354	0,8	1,5	0,17	1,7	165	–
–	–	Spur	–	–	B	226	192	148	–	–	1,4	–	–	122	–
–	0,06	1	–	–	0	7	51	5	3	0,03	0,5	0,2	0,10	6	–
–	–	0	–	–	S/B	60	900–3200	114	420	3,5	12,5	3,4	2–5	709	203
5	–	2	0,1	–	B	16	112	12	10	–	1,0	0,23	–	9	7
–	–	–	–	–	B	5	209	43	–	–	–	–	–	–	–
7	0,5	0	–	Biotin 9 µg	B	40	1500	273	209	0,04	6,7	1,9	0,3–0,8	69	–
80	12	–	15	–	–	–	–	300	140	–	4	1,16	–	–	–
21	–	0	1,1	–	S	86	420	228	58	3,1	1,1	1,1	–	251	67
–	–	Spur	–	–	S	19	397	63	107	3,1	1,4	1,1	–	142	32
–	–	0	–	–	0	1	0,4	–	–	–	–	–	–	–	–
–	–	0	–	–	B	24	230	85	–	–	3,4	–	0,03	19	–
–	–	0	–	–	0	0,3	0,5	0	–	–	0,04	–	0,02	0	–
–	–	0	–	–	B	1–6	80	5	9	0,09	0,2	0,02	0,04	5	–
–	–	1	–	–	0	0–2	16	0,3–5	1–13	0,69	0,2	0,03	0,04	1–4	–

Getränke – Fette und Öle

100 g eßbare Substanz (sofern nichts anderes vermerkt) enthalten	Wasser	Proteine	Äthylalkohol	Kohlenhydrate: Gesamt	Kohlenhydrate: Faserstoffe	Energie	Energie	Vitamine: A + β-Carotin	Vitamine: Thiamin	Vitamine: Riboflavin	Vitamine: B_6	Vitamine: Niacin
	g	g	g	g	g	kcal	MJ	IE	mg	mg	mg	mg
Bier												
– hell	90,6	0,5	3,6	4,8[2]	0	47	0,20	0	0,004	0,03	0,05	0,88
– dunkel	–	0,2	3,5	5,4[2]	0	48	0,20	10	0,004	0,03	0,05	0,88
Branntweine	–	–	35–40	–	–	245–280	1,03–1,17	–	–	–	–	–
Cola-Typus	88	–	–	11	–	43	0,18	–	–	–	–	–
Limonaden, durchschnittlich	88	–	–	12	0	46	0,19	–	–	–	–	–
Most (Obstwein)	–	–	5,2	1,0	–	40	0,17	–	–	–	–	–
Portwein	–	0,2	15,0	14,0	–	161	0,67	–	–	–	–	–
Rum	–	–	35,1	–	–	246	1,03	–	–	–	–	–
Wein, durchschnittlich	–	0	8,8–12,5	0,2–8,0	–	60–120	0,25–0,50	–	0,001–0,005	0,01	0,09	0,05
Whisky (Scotch)	–	–	35	–	–	245	1,03	–	–	–	–	–

Fette und Öle	Wasser	Proteine	Fette: Gesamt	Fette: Polyenfettsäuren	Fette: Cholesterin	Kohlenhydrate	Energie	Energie	A + β-Carotin	Thiamin	Riboflavin	B_6	Niacin
	g	g	g	g	g	g	kcal	MJ	IE	mg	mg	mg	mg
Butter	17,4	0,6	81,0	4	0,25	0,7	716	3,00	3300	Spur	0,01	Spur	0,1
Kokosfett	0,1	0,8	99,0	1,4	–	0,01	878	3,67	–	–	–	–	–
Lebertran (Dorsch)	0	0	99,9	–	0,50	0	901	3,77	85000	–	0	–	0
Margarine	19,7	0,5	78,4	18	–	0,4	698	2,92	3000	–	–	–	–
Mayonnaise	15,1	1,1	78,9	32[5]	–	3,0	718	3,00	280	0,02	0,04	0,01	Spur
Öle													
Baumwollsamenöl	Spur	0	99,9	50	0,001	0	883	3,70	–	–	–	–	–
Erdnußöl	Spur	0	99,9	29	0,001	0	883	3,70	–	–	–	–	–
Färberdistelöl (safflower oil)	Spur	0	99,9	72	–	0	883	3,70	–	–	–	–	–
Maisöl	Spur	0	99,9	56	0,001	0	883	3,70	–	–	–	–	–
Olivenöl	Spur	0	99,9	8	–	0	883	3,70	0	0	0	–	0
Palmöl	Spur	0	99,9	9	0,003	0	883	3,70	–	–	–	–	–

[1] Äthylalkohol ergibt 76 kcal/g. [2] Extrakt. [3] Ohne Mineralwasser. [4] Ungesalzen. [5] Mit Maisöl zubereitet.

						Elemente									
Freie Folsäure µg	Pantothensäure mg	Ascorbinsäure mg	α-Tocopherol mg			Natrium mg	Kalium mg	Calcium mg	Magnesium mg	Mangan mg	Eisen mg	Kupfer mg	Zink mg	Phosphor mg	Schwefel mg
–	0,08	–	–	Biotin 0,5 µg	B	5	38	4	5	–	–	0,04	0,04	15	–
8	0,08	–	–	Biotin 0,5 µg	B	3	40	3	–	–	–	–	–	–	–
–	–	–	–	–	0	3	4	–	–	–	–	–	–	–	–
–	–	–	–	–	B	6	1	–	–	–	–	0,04	–	15	–
–	–	–	–	–	0	1–15[3]	1[3]	–	–	–	–	–	–	–	–
–	–	–	–	–	B	7	72	–	–	–	–	0,13	–	–	–
–	–	–	–	–	B	4	75	5	10	–	0,3	0,09	–	11	–
–	–	–	–	–	0	2	3	–	–	–	–	–	0,04	–	–
14	0,04	–	–	–	B	4–7	20–120	7–16		0,3	0,3–5	0,05–0,25	0,1–0,3	10	15
–	–	–	–	–	0	1	1	–	–	–	–	0,05	0,01	–	
0	Spur	Spur	2,4	D 40 IE	S	10[4]	23	16	1	0,04	0,2	0,03	0,1–0,3	16	9
–	–	–	3,6	–	0	0,4	0–4	0–3	–	1,0	–	–	–	–	–
–	–	–	20	D 8500 IE	0	0,1	–	–	–	0,5	–	0,68	0,04	–	–
3	–	–	12	–	–	104	7	13	5	–	0,05	0,05	0,16	15	–
–	–	0	6–24	–	S	702	53	18	2	–	0,5	0,03	–	28	–
–	–	–	30	–	0	–	–	–	–	–	–	0,13	–	–	–
–	–	–	13	–	0	–	–	–	1	0,002	0,06	0,08	–	–	–
–	–	–	31	–	0	–	–	–	–	–	–	–	–	–	–
–	–	–	19	K 0,05 mg	0	–	–	–	–	–	–	0,05	–	–	–
–	–	0	3	–	0	0,1	Spur	0,5	–	–	0,08	0,07	0,28	–	–
–	–	–	30	–	0	–	–	–	–	–	–	–	–	–	–

Fette und Öle – Eier – Milch

100 g eßbare Substanz (sofern nichts anderes vermerkt) enthalten	Wasser	Proteine	Fette: Gesamt	Fette: Polyenfettsäuren	Fette: Cholesterin	Kohlenhydrate	Energie		Vitamine: A + β-Carotin	Vitamine: Thiamin	Vitamine: Riboflavin	Vitamine: B_6	Vitamine: Niacin
	g	g	g	g	g	g	kcal	MJ	IE	mg	mg	mg	mg
Öle (Fortsetzung)													
Sojabohnenöl	Spur	0	99,9	60	0,001	0	883	3,70	–	–	–	–	–
Sonnenblumenöl	Spur	0	99,9	63	–	0	883	3,70	–	–	–	–	–
Schweineschmalz	1,0	Spur	99,0	10	0,1	0	901	3,77	0	0	0	–	0
Eier													
Hühnereier													
– Vollei, roh	74,0	12,8	11,5	2,3	0,50	0,7	162	0,68	1180	0,12	0,34	0,25	0,1
– *1 Ei, mittelgroß (48 g)*	*35,5*	*6,1*	*5,5*	*1,1*	*0,24*	*0,4*	*77*	*0,32*	*580*	*0,06*	*0,16*	*0,12*	*0,04*
– Eidotter, roh	50,0	16,1	31,9	6,7	1,48	0,6	360	1,51	3400	0,32	0,52	0,30	0,02
– *1 Eidotter, mittelgroß (17 g)*	*8,5*	*2,8*	*5,4*	*1,1*	*0,24*	*0,1*	*61*	*0,26*	*580*	*0,05*	*0,09*	*0,05*	*Spur*
– Eiweiß, roh	87,6	10,9	0,2	–	0	0,8	51	0,21	0	0,02	0,23	0,22	0,1
– *Eiweiß, mittelgroß (31 g)*	*27,0*	*3,3*	*0,1*	–	*0*	*0,3*	*16*	*0,07*	*0*	*0,01*	*0,07*	*0,07*	*0,03*
Eipulver	4,1	47,0	41,2	–	1,9	4,1	592	2,48	4460	0,35	1,23	0,08	0,2
Milch													
Kamelmilch	87,1	3,7	4,2	–	–	4,1	69	0,29	120	0,05	0,11	–	0,30
Kuhmilch, frisch	88,5	3,2	3,7	0,1	0,013	4,6	64	0,27	140	0,04	0,15	0,05	0,07
– Buttermilch	91,2	3,5	0,5	–	0,004	4,0	35	0,15	35	0,04	0,18	0,04	0,1
– Kondensmilch													
– – gesüßt	27,1	8,1	8,7	0,2	0,03	54,3	321	1,34	350	0,1	0,38	0,06	0,2
– – ungesüßt	73,8	7,0	7,9	0,2	0,03	9,7	138	0,58	350	0,06	0,36	0,03	0,2
– Magermilch (entrahmte Milch)	90,9	3,5	0,07	–	0,002	4,8	34	0,14	7	0,038	0,17	0,05	0,1
– Milchpulver													
– – aus Vollmilch	2,0	26,4	27,5	0,7	0,11	38,2	502	2,10	1200	0,28	1,2	0,3	0,7
– – aus entrahmter Milch	3,0	35,9	1,0	–	0,02	52,0	362	1,52	30	0,35	1,80	0,4	0,9

[1] Zu berechnen aus dem Gehalt in 100 g.

						Elemente									
Freie Folsäure µg	Pantothensäure mg	Ascorbinsäure mg	α-Tocopherol mg			Natrium mg	Kalium mg	Calcium mg	Magnesium mg	Mangan mg	Eisen mg	Kupfer mg	Zink mg	Phosphor mg	Schwefel mg
–	–	–	18	–	0	–	–	–	–	–	–	–	–	–	–
–	–	–	22	K 0,5 mg	0	–	–	–	–	–	–	–	–	–	–
–	–	0	2	–	S	0,3	0,2	1	1	–	0,1	0,02	–	3	25
6	1,6	0	1	Biotin 20 µg; B_{12} 2 µg; D 200 IE	S	135	138	54	13	0,05	2,3	0,03	1,4	205	197
8	*0,8*	*0*	–	[1]	*S*	*66*	*67*	*26*	*6*	*0,02*	*1,3*	*0,02*	*0,65*	*98*	*95*
47	4,2	0	3	Biotin 50 µg; B_{12} 2 µg; D 350 IE	S	50	123	141	16	0,09	7,2	0,02	3,6	569	194
8	*0,7*	*0*	–	[1]	*S*	*9*	*212*	*23*	*3*	*0,01*	*1,2*	*0,01*	*0,60*	*93*	*32*
2	0,14	0	–	Biotin 7 µg	S	192	148	9	11	0,04	0,2	0,03	0,03	17	208
Spur	*0,04*	*0*	–	[1]	*S*	*57*	*46*	*3*	*3*	*0,01*	*0,06*	*0,01*	*0,01*	*5*	*64*
–	7,4	0	–	D 240 IE	S	519	483	190	41	0,17	8,7	0,18	5	800	630
–	–	6	–	–	B	19	114	143	21	–	0,1	–	–	98	–
5	0,33	1	0,06	Biotin 2 µg; B_{12} 0,2 µg; D 0,5–4 IE; K 5 mg	B	55	139	116	13	0,002	0,04	0,01	0,38	89	29
–	0,36	1	–	Biotin 2 µg	B	57	147	109	14	–	0,1	0,02	0,37	95	30
–	0,85	1	0,3	Biotin 3 µg; D 3,5 IE	B	112	314	262	25	–	0,1	–	–	206	–
3	0,85	1	–	Biotin 3 µg; B_{12} 0,04 µg D 3,5 IE	B	118	303	252	25	0,02	0,1	0,02	0,73	205	–
–	0,28	2	0,004	Biotin 2 µg	B	58	150	123	14	–	0,1	0,003	0,4	97	–
4	2,7	10	–	Biotin 13 µg; B_{12} 0,2 µg	B	410	1330	909	98	–	0,5	0,16	3,5	708	234
–	3,5	10	–	Biotin 16 µg; B_{12} 0,2 µg	B	525	1745	1300	143	–	0,6	0,21	4,4	1016	300

Milch – Milchprodukte – Fleisch

100 g eßbare Substanz (sofern nichts anderes vermerkt) enthalten	Wasser	Proteine	Fette			Kohlenhydrate	Energie		Vitamine				
			Gesamt	Polyenfettsäuren	Cholesterin				A + β-Carotin	Thiamin	Riboflavin	B_6	Niacin
	g	g	g	g	g	g	kcal	MJ	IE	mg	mg	mg	mg
Muttermilch[1]	87,7	1,03	4,4	0,3	0,01–0,02	6,9	70	0,29	330	0,01	0,04	0,02	0,18
Schafmilch	81,6	5,6	7,5	–	–	4,4	107	0,46	200	0,07	0,50	–	0,50
Stutenmilch	91,1	2,1	1,25	–	–	6,3	44	0,18	45	0,03	0,02	0,03	0,05
Ziegenmilch	86,6	3,6	4,2	–	–	4,8	71	0,30	120	0,05	0,12	0,027	0,2
Milchprodukte													
Eiscreme	62,1	4,0	12,5	–	0,04	20,6	207	870	520	0,04	0,19	0,4	0,1
Käse													
– Camembert	51,3	18,7	22,8	–	0,07	1,8	287	1,20	1010	0,05	0,45	0,25	1,45
– Edamer	43,4	26,1	23,6	–	0,09	3,5	232	1,10	600	0,06	0,35	0,06	0,07
– Emmentaler	34,9	27,4	30,5	–	0,09	3,4	398	1,67	1140	0,05	0,33	0,09	0,1
– Parmesan	30,0	36,0	26,0	–	0,07	2,9	393	1,64	1060	0,02	0,73	–	0,2
– Rahmkäse	50,5	14,6	30,5	–	0,11	1,9	338	1,41	1540	0,04	0,28	–	0,1
– Roquefort	40,0	21,0	32,0	–	0,08	1,8	378	1,58	800	0,06	03–0,7	–	0,4–0,9
– Schmelzkäse (45 % Fett i. T.[3])	51,3	14,4	23,6	–	–	6,1	293	1,23	1800	0,034	0,38	0,07	0,22
Molke	93,3	0,9	0,3	–	–	4,7	25	0,10	8–16	0,04	0,08	0,02	0,07
Quark													
– fett	70	14	14	–	0,014	4	198	0,83	280	0,02	0,24	–	0,1
– mager	79,4	17,2	0,6	–	0,007	1,8	86	0,36	35	0,04	0,31	0,01	0,1
Schlagrahm (Sahne 30 %)	64,1	2,2	30,4	0,8	–	2,9	288	1,20	1100[4]	0,025	0,17	0,035	0,07
Joghurt[5]	86,1	4,8	3,8	–	–	4,5	71	0,30	145	0,045	0,02	0,05	0,18
Fleisch													
Ente	54,0	16	28,6[6]	6,9	0,07	0	326	1,36	–	0,10	0,24	–	5,6
Gans	51,0	16,4	31,5[6]	2,5	–	0	354	1,48	–	0,10	0,24	0,6	5,6
– Leber	66	17	10	–	0,49	5,5	184	0,77	–	0,02	–	0,9	4
Hase	73	22,3	0,9[6]	–	0,08	0,2	103	0,43	0	0,09	0,19	–	5,0
Huhn (Brathuhn)	72,7	20,6	5,6[7]	1,2	0,09	–	138	0,58	30	0,1	0,2	0,50	6,8
– Leber	72,2	19,7	3,7	1,0	0,56	2,9	141	0,59	12100	0,4	2,5	0,80	10,8
– Magen	78,4	18,3	0,4	–	0,15	–	–	–	–	0,09	0,25	–	4,8

[2] Variabel, je nach NaCl-Zusatz. [3] Fett in Trockenmasse. [4] Im Sommer (im Winter 500). [5] Citrofnensäure 232 mg.

						Elemente									
Freie Folsäure µg	Pantothensäure mg	Ascorbinsäure mg	α-Tocopherol mg			Natrium mg	Kalium mg	Calcium mg	Magnesium mg	Mangan mg	Eisen mg	Kupfer mg	Zink mg	Phosphor mg	Schwefel mg
1,3	0,24	5	0,2	Biotin 1 µg; B_{12} 0,03 µg; D 0,4–9,7 IE	B	17	50	33	3	0,001	0,05	0,05	0,12	14	14
–	0,35	3	–	Biotin 9 µg	B	30	190	190	12	–	0,1	0,04	–	150	–
–	0,30	10	–	–	B	–	70	100	10	–	–	–	–	60	–
0,7	0,35	2	–	Biotin 2 µg; B_{12} 0,03 µg; D 2 IE	B	34	180	129	13	0,008	0,1	0,04	–	103	16
	–	1	0,06	B_{12} 0,4 µg	–	40	112	123	14	–	0,1	–	0,03	99	–
–	0,1– 0,9	0	–	Biotin 5 µg	S	1150[2]	109	382	18	–	0,5	0,08	3,0	184	–
–	–	–	1,0	D 84 IE	S	737[2]	76	765	59	0,17	0,7	1,7	1,0–10	455	–
–	–	0,5	1,0	D 100 IE	S	620[2]	100	1180	55	0,13	0,9	0,13	4,6	860	–
–	–	0	1,0	–	S	755[2]	153	1140	50	–	0,4	0,36	3	781	251
–	–	0	–	–	S	606[2]	74	62	–	–	0,2	0,4	–	189	–
–	0,5– 0,7	0	–	Biotin 3 µg; B_{12} 1,2 µg;	S	–	–	700	30 50	–	1	–	–	–	–
–	0,52	–	–	B_{12} 0,8 µg	S	1260[2]	65	547	28	–	1,0	0,46	1,0–4,0	944	–
–	0,35	1,5	–	Biotin 2 µg	B	45	129	50	1	–	–	–	0,05	53	–
–	–	–	–	–	S	–	–	82	–	–	0,3	–	–	–	–
–	0,1	1	0,1	Biotin 2 µg	S	36	95	90	19	–	0,4	0,58	–	189	–
–	–	1	–	D 40 IE	B	38	78	75	9	–	0–0,1	–	–	63	–
–	–	2	–	B_{12} 0,2 µg	B	62	190	150	14	–	0,2	–	–	135	–
–	–	8	–	–	S	85	285	15	–	0,03	1,8	0,4	2,7	188	–
–	–	–	–	–	S	85	420	15	–	0,05	1,8	0,3	–	188	–
–	–	–	–	–	S	140	230	10	–	0,4	–	4,9	–	180	–
–	–	–	–	–	S	50	400	12	–	–	3,2	0,24	–	157	–
[8]	0,80	2,5	0,21	Biotin 11 µg	S	83	359	12	37	0,02	1,8	0,3	[9]	200	–
380	4,1	35	–	B_{12} 4 µg; D 50 IE	S	85	179	12	13	0,18	7,9	0,32	–	236	–
–	–	–	–	–	S	64	253	8	13	0,11	2,7	0,08	–	113	–

[6] Sehr variabel. [7] Brust 0,9, Schlegel 5. [8] Brust 2, Schlegel 5. [9] Brust 1,1, Schlegel 2,8.

Fleisch

100 g eßbare Substanz (sofern nichts anderes vermerkt) enthalten			Fette				Energie		Vitamine				
	Wasser	Proteine	Gesamt	Polyenfettsäuren	Cholesterin	Kohlenhydrate			A + β-Carotin	Thiamin	Riboflavin	B_6	Niacin
	g	g	g	g	g	g	kcal	MJ	IE	mg	mg	mg	mg
Kalb													
– Schlegel	68,0	19,1	12,0	0,8	0,07	0	190	0,80	–	0,18	0,27	0,20	6,3
– Kotelettstück	70,0	19,5	9,0	0,6	–	0	164	0,69	–	0,14	0,26	0,43	6,5
– Herz	78,3	12,2	7,6	0,5	–	0,8	124	0,52	30	0,6	1,05	–	6,3
– Hirn	79,4	10,2	8,3	–	>2,0	0,8	122	0,51	–	0,20	0,20	0,16	3,7
– Leber	70,7	19,2	4,7	–	0,30	4,1	140	0,59	22500	0,28	2,72	1,2	17
– Niere	75,0	16,7	6,4	0,18	0,38	0,8	132	0,55	70	0,37	2,5	0,5	6,5
– Thymus (Milke, Bries)	75	19,6	3,0	–	0,25	0	111	0,46	–	0,08	0,17	–	2,6
– Zunge	74,3	18,5	5,3	–	–	0,9	130	0,54	–	–	–	–	–
Kaninchen	70,4	20,4	8,0	1,5	0,07	0	159	0,67	30	0,04	0,18	0,6	12,8
Lamm (Hammel)													
– Schlegel	64,0	18.0	18,0	0,5	0,07	0	239	1.00	–	0,16	0,22	0,32	5,2
– Kotelettstück	52,0	14,9	32,0	0,7	0,07	0	352	1,48	–	0,13	0,18	0,33	4,3
– Leber	70,8	21,0	3,9	–	0,30	2,9	136	0,57	50500	0,4	3,28	0,37	16,9
– Niere	77,7	16,8	3,3	–	0,38	0,9	105	0,44	690	0,51	2,42	–	7,4
Pferd, Muskelfleisch	74,3	21,7	2,6	–	0,06	0,9	120	0,50	–	0,07	0,12	0,25	4,3
Reh, Muskelfleisch	73,0	21,4	3,6	0,3	–	0	124	0,52	0	0,37	0,28	–	7,4
Rind													
– Filet	75,1	19,2	4,4	–	0,07	–	122	0,51	–	0,10	0,13	0,44	4,6
– Lende	62,7	16,4	19,2	0,4	0,12	–	243	1,02	–	0,10	0,13	–	4,6
– Schlegel	69,0	19,5	12,5	0,3	0,12	–	196	0,82	–	0,08	0,17	0,50	4,7
– getrocknet, gesalzen	47,7	34,3	6,3	–	0,23	0	203	0,85	0	0,11	0,32	–	3,7
– Corned beef	59,3	25,3	12,0	–	–	0	216	0,90	0	0,02	0,2	–	3,4
– Euter	64,9	15,4	18,7	–	–	0	234	0,98	0	0,09	0,18	–	1,3
– Herz	75,5	16,8	6,0	0,2	0,15	0,6	128	0,54	20	0,53	0,88	0,29	6,8
– Hirn	79,4	10,4	8,0	–	2,36	0,8	120	0,50	580	0,15	0,23	0,16	4,0
– Kutteln	78	19,0	2,0	–	0,15	0	99	0,41	0	0,01	0,09	–	3,0
– Leber	69,9	19,7	3,8	0,7	0,32	5,9	136	0,57	20000	0,30	2,9	0,7	13,6
– Lunge	80,1	16,9	2,0	–	0,35	Spur	90	0,38	–	0,09	0,32	–	4,0

Freie Folsäure	Pantothensäure	Ascorbinsäure	α-Tocopherol			Elemente									
						Natrium	Kalium	Calcium	Magnesium	Mangan	Eisen	Kupfer	Zink	Phosphor	Schwefel
µg	mg	mg	mg			mg	mg	mg	mg	mg	mg	mg	mg	mg	mg
–	0,91	0	–	B_{12} 0,7 µg	S	90	330	11	15	0,03	0,25	–	206	203	
–	0,50	0	0,6	Biotin 2 µg; B_{12} 0,7 µg	S	90	301	11	16	0,03	2,9	0,25	3,5	200	–
–	2,8	5	–	Biotin 15 µg; B_{12} 10 µg	S	120	230	16	18	–	2,2	0,34	–	350	–
–	2,5	18	–	Biotin 60 µg; B_{12} 2 µg	S	172	265	9	14	0,04	2,6	0,14	1,7	353	–
–	9,7	32	–	Biotin 75 µg; B_{12} 60 µg; D 50IE	S	84	295	8	15	0,34	5,4	4,4	–	311	–
–	4,0	13	–	B_{12} 25 µg	S	200	290	10	–	0,06	3,4	0,51	–	171	–
–	–	–	–	–	S	73	519	S	22	–	0,9	0,08	–	530	–
–	–	–	–	–	S	84	200	9	10	–	3,0	–	–	190	–
–	0,8	0	–	–	S	40	385	18	29	–	2,4	0,24	–	210	199
1	0,62	–	–	Biotin 6 µg; B_{12} 3 µg	S	78	380	10	16	–	27	–	3,2	213	–
1	0,59	–	0,6	–	S	90	345	9	14	–	2,2	0,7	2,4	138	–
397	7,1	33	–	Biotin 130 µg	S	51	170	13	14	0,23	10,9	6,3	3,9	349	–
–	4,3	15	–	B_{12} 63 µg	S	151	205	13	13	0,09	7,5	0,3	1,9	218	–
–	0,50	1	–	B_{12} 3 µg	S	44	332	10	23	–	2,7	0,6	6	150	–
–	–	0	–	–	S	70	336	19	29	–	5,0	–	–	183	211
9	0,32	–	0,5	–	S	51	340	3	24	–	–	–	5,7	164	–
6	0,33	1	–	–	S	70	348	3	17	–	2,5	–	2,5	154	–
4	0,52	–	–	Biotin 3 µg; B_{12} 2 µg	S	68	400	11	22	–	2,9	0,08	4,2	180	252
–	–	0	–	–	S	4300	200	20	–	–	5,1	–	–	404	–
–	–	0	–	B_{12} 1,7 µg	S	1300	60	20	29	–	4,3	–	–	106	–
–	–	0	–	–	S	–	–	70	–	–	2,6	–	–	160	–
–	2,0	6	–	Biotin 7 µg; B_{12} 10 µg	S	85	286	5	17	0,03	4,0	0,3	–	195	204
–	1,8	14	–	Biotin 7 µg; B_{12} 5 µg	S	104	191	11	12	–	1,6	0,2	–	265	–
–	0	–	–	–	S	46	19	69	8	0,02	0,9	–	–	132	–
–	7,3	31	1	Biotin 100 ϑg; B_{12} 65 µg	S	116	292	7	15	0,27	6,5	2,1	3,9	352	240
–	1,4	0	–	Biotin 6 ϑg; B_{12} 3 µg	S	–	–	12	–	–	6,6	–	–	196	173

Fleisch – Wurstwaren

100 g eßbare Substanz (sofern nichts anderes vermerkt) enthalten	Wasser	Proteine	Fette			Kohlenhydrate	Energie		Vitamine				
			Gesamt	Polyenfettsäuren	Cholesterin				A + β-Carotin	Thiamin	Riboflavin	B_6	Niacin
	g	g	g	g	g	g	kcal	MJ	IE	mg	mg	mg	mg
Rind (Fortsetzung)													
– Milz	77	18,1	3,4	–	–	Spur	108	0,45	–	0,13	0,28	0,12	4,2
– Niere	75,9	15,4	6,7	–	0,38	0,9	130	0,54	1000	0,25	2,1	0,39	6,4
– Pankreas	70,6	14,6	12,3	–	–	Spur	173	0,72	17	0,10	0,40	–	4,2
– Zunge	68,0	16,4	15,0	–	–	0,4	207	0,87	0	0,14	0,27	0,13	5,0
Schwein													
– Filet	71,2	18,6	9,9	–	0,06	–	168	0,70	–	1,1	0,31	–	6,5
– Kamm	52,6	14,6	32,0	1,6	0,10	0	351	1,47	–	0,92	0,18	–	3,9
– Kotelettstück	53,9	15,2	30,6	2,8	0,07	0	341	1,43	0	0,8	0,19	0,48	4,3
– Schinken (Schlegel)													
– – roh	53,0	15,2	31,0	–	0,07–0,1	0	345	1,44	0	0,74	0,18	0,44	4,0
– – gesalzen, gekocht	57,0	19,5	20,6	2,0	0,07	0	269	1,13	0	0,54	0,26	–	4,2
– – geräuchert, roh	42,0	16,9	35,0	–	0,11	0,3	398	1,63	0	0,7	0,19	0,40	4,0
– – geräuchert, in Büchsen	65,0	18,3	12,3	–	0,07	1,5	193	0,81	0	0,53	0,19	–	3,8
– Speck, durchwachsen	20,0	9,1	65,0	6,5	0,09	Spur	625	2,62	0	0,36	0,11	0,35	1,8
– Herz	76,8	16,9	4,8	0,27	–	0,4	117	0,49	30	0,43	1,24	0,43	6,6
– Hirn	78,0	10,6	9,0	–	>2,0	Spur	126	0,53	–	0,16	0,28	–	4,3
– Leber	71,6	20,6	4,8	–	0,30	2,6	131	0,55	10900	0,43	2,7	0,85	16,4
– Niere	77,8	16,3	5,2	0,29	0,38	0,8	120	0,50	130	0,34	1,8	0,55	9,8
– Zunge	66,1	16,8	15,6	–	–	0,5	215	0,90	–	0,17	0,29	0,35	5,0
Truthahn	64,2	20,1	14,7[1]	3,0	0,07	0,4	218	0,91	Spur	0,13	0,14	–	7,9
Wal	71	20,6	4,0	–	–	1	125	0,52	1860	0,03	0,1	–	4,4
Ziege, Muskelfleisch	70	18,7	9,4	0,4	–	0	165	0,69	0	0,17	0,32	–	5,6
Wurstwaren													
Frankfurter, Cervelats	55,6	12,5	27,6	–	0,07	1,8	256	1,07	0	0,16	0,20	–	2,7
Leberpastete	53,9	14,2	28,6	–	>0,15	5	340	1420	3170	0,03	0,60	–	3,3
Mortadella	52,3	12,4	32,8	–	–	–	349	1,46	–	0,10	0,15	–	3,1

[1] Muskelfleisch 6,6. [2] Brust 3, Schlegel 7.

Freie Folsäure µg	Pantothensäure mg	Ascorbinsäure mg	α-Tocopherol mg			Elemente Natrium mg	Kalium mg	Calcium mg	Magnesium mg	Mangan mg	Eisen mg	Kupfer mg	Zink mg	Phosphor mg	Schwefel mg
–	1,2	6	–	Biotin 6 µg; B_{12} 5 µg	S	99	379	7	–	–	8,9	0,14	–	236	–
63	4	11	–	Biotin 9 µg; B_{12} 40 µg	S	245	231	11	11	0,08	5,5	0,35	2,0	219	161
–	3,5	58	–	Biotin 14 µg; B_{12} 14 µg	S	62	249	9	15	–	1,0	0,06	–	335	–
–	2,0	0	–	Biotin 3 µg; B_{12} 3 µg	S	80	260	8	10	–	3,0	0,07	–	182	–
–	–	–	–	–	S	74	348	12	22	–	3,0	–	–	234	–
–	0,65	2	0,6	B_{12} 1 µg	S	76	252	5	17	–	2,2	–	–	157	–
4	0,40	0	–	Biotin 5 µg; B_{12} 1 µg	S	62	326	9	19	0,06	2,3	–	1,9	170	–
–	0,64	0	0,28	Biotin 5 µg; B_{12} 1 µg	S	76	339	9	18	0,06	2,3	0,31	1,7	168	–
[illegible]	0,53	0	–	B_{12} 0,3 µg	S	876	348	10	17	–	2,5	–	–	150	–
–	–	0	–	–	S	2530	248	10	20	–	2,5	–	–	207	–
–	–	0	–	–	S	1150	293	11	20	–	2,7	0,09	–	156	–
–	–	0	0,4	–	S	1770	225	13	15	–	1,2	0,19	1,4	108	–
[illegible]	2,5	3	–	Biotin 20 µg; B_{12} 3 µg	S	80	257	6	15	–	3,3	0,3	–	132	198
–	2,8	18	–	Biotin 3 µg	S	153	312	10	11	–	3,6	0,3	–	300	–
–	7,0	27	–	Biotin 100 µg; B_{12} 10 µg	S	77	350	10	18	0,3	19	0,85	3,6	316	228
–	3,1	12	–	Biotin 130 µg; B_{12} 15 µg	S	173	242	11	16	0,10	6,7	0,38	3,5	218	213
–	–	–	–	–	S	93	234	9	–	–	1,4	–	–	186	–
[illegible]	0,75	0	–	–	S	66	315	8	28	0,03	1,5	0,2	2,2	212	230
–	–	8	–	–	S	78	–	12	–	–	2,4	–	–	144	–
–	–	0	–	–	S	–	–	11	–	–	2,2	–	–	–	–
[illegible]	–	0	–	–	S	1100	230	7	11	–	1,9	0,08	–	133	–
–	1,2	2	–	B_{12} 3,2 µg	S	740	173	10	15	0,12	6,4	0,4	–	191	–
–	–	0	–	–	S	668	207	12	–	–	3,1	–	–	238	–

Fleisch – Wurstwaren – Fleisch von Kaltblütern

100 g eßbare Substanz (sofern nichts anderes vermerkt) enthalten	Wasser	Proteine	Fette			Kohlenhydrate	Energie		Vitamine				
			Gesamt	Polyenfettsäuren	Cholesterin				A + β-Carotin	Thiamin	Riboflavin	B_6	Niacin
	g	g	g	g	g	g	kcal	MJ	IE	mg	mg	mg	mg
Salami (deutsche)	27,7	17,8	49,7	–	–	–	524	2,19	–	0,18	0,20	–	2,6
Weißwurst (Münchner)	65,2	11,1	21,7	–	–	–	241	1,01	–	0,04	0,13	–	2,4
Dosenwürstchen	65,7	13,0	19,6	–	–	–	232	0,97	–	0,03	0,08	–	3,1
Gelatine, trocken	13,0	85,6	0,1	–	–	0	335	1,40	0	0	0	–	0
Fleisch von Kaltblütern													
Aal *(Anguilla anguilla)*	60,7	12,7	25,6	–	0,05	0	285	1,19	2000	0,15	0,31	0,28	2,2
– geräuchert	50,3	18,6	27,8	–	–	0,8	333	1,39	2500	0,14	0,35	0,15	3,8
Austern *(Ostrea sp.)*	83,0	9,0	1,2	–	0,11–0,33	4,8	68	0,28	310	0,18	0,23	0,11	2,5
Barsch (Flußbarsch) *(Percafluviatilis)*	79,5	18,4	0,8	–	0,07	0	86	0,36	30	0,075	0,12	–	1,7
Flunder *(Platichthys flesus, Pleuronectes flesus)*	81,3	16,7	0,8	–	0,06	0	79	0,33	30	0,22	0,21	0,25	3,8
Forelle *(Salmo trutta)*	77,6	19,2	2,1	–	0,06	0	101	0,42	150	0,09	0,25	–	3,5
Froschschenkel *(Rana sp.)*	81,9	16,4	0,3	–	0,04	0	73	0,30	–	0,14	0,25	–	1,2
Garnelen (Crevetten) *(Crangon sp.)*	78,2	18,7	2,2	–	0,14	–	97	0,41	10	0,07	0,05	0,13	1,25
– in Büchsen, ohne Flüssigkeit	70,4	24,2	1,1	–	0,15	0,7	116	0,49	60	0,01	0,03	0,11	1,5
Hecht *(Esox lucius)*	80,2	18,2	1,2	–	–	0	89	0,37	–	0,15	0,07	–	1,7
Heilbutt *(Hippoglossus hippoglossus)*	75,2	18,6	5,2	–	0,06	0	126	0,53	440	0,09	0,18	0,42	6
Hering *(Clupea harengus)*	62,8	17,3	18,8	–	0,09	0	243	1,02	130	0,06	0,24	0,45	4,3
– mariniert (Bismarckhering)	60,2	18,3	14	–	–	–	204	0,85	150	–	0,08	0,15	3,3
– geräuchert (Bückling)	61,0	22,2	12,9	–	–	0	211	0,88	40	0,04	0,28	0,35	3,3
Hummer *(Homarus vulgaris)*	78,5	16,9	1,9	–	0,17	0,5	91	0,38	–	0,15	0,13	–	1,5
Kabeljau (Dorsch) *(Gadus callarias)*	81,2	17,6	0,3	–	0,05	0	78	0,33	0	0,06	0,07	0,20	2,2
Kammuschel *(Pecten sp.)*	79,8	15,3	0,2	–	0,04	3,3	79	0,33	0	0,04	0,06	–	1,3
Karpfen *(Cyprinus carpio)*	72,4	18,9	7,1	–	–	0	145	0,61	300	0,08	0,04	–	1,5
Kaviar *(Acipenser sp., Huso huso)*	46,0	26,9	15,0	–	0,3	3,3	262	1,10	–	0	–	–	–
Krabbe (Riesenkrabbe) *(Cancer pagurus)*, in Büchsen	77,2	17,4	2,5	–	0,1	1,1	101	0,42	–	0,08	0,08	0,35	2,5

[1] Ohne Gonaden.

Freie Folsäure µg	Pantothensäure mg	Ascorbinsäure mg	α-Tocopherol mg			Elemente: Natrium mg	Kalium mg	Calcium mg	Magnesium mg	Mangan mg	Eisen mg	Kupfer mg	Zink mg	Phosphor mg	Schwefel mg
–	–	–	0,11	–	S	1260	302	35	–	–	–	–	–	–	–
1	–	–	–	–	S	620	122	25	–	–	–	–	–	–	–
–	–	–	0,16	–	S	711	–	10	–	–	2,7	–	–	185	–
–	–	0	–	–	0	–	–	–	33	–	–	0,4	0,32	–	–
–	–	1,8	–	D 500IE	S	78	247	18	18	0,03	0,7	0,03	0,2–0,8	166	130
–	–	–	–	B_{12} 6µg; D 6400IE	S	798	239	95	50	0,03	0,7	–	0,3–1,0	211	–
–	0,5	Spur	–	Biotin 1 µg; B_{12} 15 µg; D 5IE	S	73	110	94	42	0,2	5,5	1,2–3,7	149	143	–
–	–	–	–	–	S	67	238	20	27	–	1	–	2,5	198	–
5	–	–	–	B_{12} 1,6 µg	S	68	332	12	31	0,02	0,8	0,18	–	195	–
–	–	–	–	–	S	39	470	19	25	0,03	1,0	0,33	–	220	208
–	–	5	–	–	S	55	308	18	23	–	1,5	–	1,4	147	163
–	–	2	–	B_{12} 1 µg	S	140	258	63	42	–	20	0,43	1,9	300	–
3	0,21	0	–	B_{12} 0,8 µg; D 105IE	S	–	122	115	–	–	3,1	0,18	1,5	263	–
34	–	–	0,2	Biotin 2 µg; B_{12} 1 µg	S	70	300	20	30	0,02	0,7	0,25	–	210	200
7	0,30	0	–	–	S	56	340	13	24	0,01	0,7	0,23	–	211	200
–	1,0	0,5	–	B_{12} 10 µg; D 900IE[1]	S	118	317	57	26	0,02	1,1	0,3	–	240	202
–	–	–	–	–	S	1000	–	30	9	–	–	–	–	150	–
–	–	–	–	B_{12} 10 µg	S	720	285	66	50	–	1,4	–	–	254	280
–	1,3	5	–	Biotin 5 µg	S	300	260	29	22	0,04	0,6	2,2	2,7	200	170
6	0,12	2	–	Biotin 0,2 µg; B_{12} 0,5 µg	S	86	339	11	28	0,01	0,5	0,5	–	190	290
–	0,14	–	–	Biotin 0,3 µg	S	150	420	26	–	0,01	1,8	0,12	–	208	342
–	–	1	–	–	S	51	285	34	15	–	1	–	–	220	–
–	–	–	–	–	S	2200	180	276	–	–	11,8	–	–	355	–
3	0,5	Spur	–	Biotin 5 µg;	S	1000	110	45	48	–	0,8	1,3	2	182	–

Fleich von Kaltblütern

100 g eßbare Substanz (sofern nichts anderes vermerkt) enthalten	Wasser	Proteine	Fette			Kohlenhydrate	Energie		Vitamine				
			Gesamt	Polyenfettsäuren	Cholesterin				A + β-Carotin	Thiamin	Riboflavin	B_6	Niacin
	g	g	g	g	g	g	kcal	MJ	IE	mg	mg	mg	mg
Lachs (Salm) *(Salmo salar)*	65,5	19,9	13,6	5,3	0,004	0	208	0,87	220	0,17	0,17	0,98	7,5
– geräuchert	58,9	21,6	9,3	–	–	0	176	0,74	–	–	–	–	–
– in Büchsen	64,2	21,7	12,2	–	0,04	0	203	0,85	60	0,03	0,18	0,45	6,5
Makrele *(Scomber scombrus)*	67,2	19,0	12,2	–	0,08	0	191	0,80	450	0,15	0,35	0,70	7,7
– geräuchert	59,4	23,8	13,0	–	–	0	219	0,92	–	0,14	0,35	–	10
Miesmuschel *(Mytilus edulis)*	84,1	11,7	1,9	–	0,15	2,2	76	0,32	180	0,16	0,22	–	1,6
Rotbarsch	77,9	18,9	3,0	–	–	0	108	0,45	30	0,09	0,08	0,41	2,5
Sandklaffmuschel (Strandauster) *(Mya arenaria)*	83,1	10,5	1,3	–	0,05	3,1	70	0,29	–	0,1	0,19	0,08	1,5
Sardinen *(Sardina pilchardus sardina)*	70,7	19,2	8,6	–	–	0	160	0,67	–	0,01	0,35	–	9,7
– in Büchsen, ganzer Inhalt	50,6	20,6	24,4	–	0,12	0,6	311	1,30	180	0,02	0,16	0,16	4,4
– in Büchsen, ohne überschüssiges Öl	61,8	24,0	11,1	3	0,14	1,2	214	0,90	290	0,03	0,20	0,28	5,4
Schellfisch *(Melanogrammus aeglefinus)*	80,5	18,3	0,1	–	0,06	0	79	0,33	60	0,06	0,17	0,2	3,0
Schnecken *(Helix)*	82	15	0,8	–	–	2	75	0,31	–	–	–	–	–
Seezunge (Sole) *(Solea solea)*, siehe die Werte für Flunder													
Thunfisch *(Thunnus thynnus)*													
– in Büchsen, ganzer Inhalt	52,5	23,8	20,9	–	0,06	0	290	1,21	90	0,05	0,06	0,25	10,8
Tintenfisch *(Sepia officinalis)*	82,2	15,3	0,8	–	0,17	0	73	0,31	–	0,02	0,06	–	1,8
Zander *(Lucioperca lucioperca)*	78,4	19,2	0,7	–	–	0,45	90	0,38	–	0,16	0,25	–	2,3

Freie Folsäure µg	Pantothensäure mg	Ascorbinsäure mg	α-Tocopherol mg			Elemente Natrium mg	Kalium mg	Calcium mg	Magnesium mg	Mangan mg	Eisen mg	Kupfer mg	Zink mg	Phosphor mg	Schwefel mg
4	0,8	1	–	Biotin 1 µg; B_{12} 3 µg; D 650IE	S	48	391	29	29	0,01	0,8	0,2	0,8	266	190
–	–	–	–	–	S	–	–	14	–	–	–	–	2	245	–
–	0,5	Spur	–	Biotin 15 µg; B_{12} 2,6 µg; D 500IE	S	540	330	67	30	–	1,3	0,05	1,1	285	–
–	0,46	0	–	Biotin 2 µg; B_{12} 10 µg; D 50IE	S	144	358	5	33	0,02	1,0	0,16	–	239	197
–	–	–	–	–	S	261	275	5	–	–	1,2	–	–	240	–
–	–	–	–	–	S	290	315	88	23	0,25	5,8	3,2	2	250	367
5	–	3	–	B_{12} 0,46 µg	S	94	345	46	–	–	1,0	–	–	212	–
–	0,6	–	–	Biotin 2 µg	S	121	235	12	63	–	0,6	–	–	208	–
–	–	–	–	–	S	–	–	85	24	–	2,5	0,17	–	258	–
6	0,5	0	–	Biotin 5 µg; B_{12} 10 µg; D 300IE	S	510	560	354	–	–	3,5	0,04	2,9	434	–
–	0,6	0	–	Biotin 20 µg; D 250IE	S	823	590	437	–	–	2,9	0,04	–	499	–
5	0,14	0	0,6	Biotin 0,3 µg; B_{12} 1 µg	S	99	301	18	24	0,02	0,7	0,23	1,7	197	238
–	–	–	–	–	S	–	–	170	250	1,6	3,5	0,4	2,5	–	140
7	0,2	0	–	Biotin 0,5 µg; B_{12} 4,6 µg	S	361	343	7	33	–	1,2	0,12	1,7	294	–
–	–	–	–	–	S	–	–	29	–	0,11	0,19	0,44	–	173	–
–	–	1	–	–	S	81	237	27	18	–	1,4	–	–	194	–

Literaturverzeichnis

ABDERHALDEN, E.: Die Grundlagen unserer Ernährung unter besonderer Berücksichtigung der Jetztzeit, Springer, Berlin 1917

AEROBE, F.: Der Einfluß des Krieges auf die landwirtschaftliche Produktion in Deutschland, Deutsche Verlagsanstalt, Stuttgart-Berlin-Leipzig 1927

von AH, J.: Wer deckt den Tisch? Probleme und Chancen der Ernährungssicherung in Krisenzeiten, Hrsg.: IMA, Hannover (o. J.)

von AH, J.: Der Lebensmittelverbrauch in der Schweiz – Bilanzen und Perspektiven in Normal- und Notzeiten, in: Swiss Food, 1. Jg. (1979), Nr. 9

von AH, J.: Das versorgungspolitische Konzept der Ernährungsplanung, in: Neue Zürcher Zeitung, Nr. 36, 13.2.1980

von AH, J.: Vom Plan Wahlen zur Ernährungsplanung 1980: Grundlagen und Auswertung der schweizerischen Ernährungsplanung, in: Sicherung der Ernährung des Schweizervolkes in Krisenzeiten, Hrsg.: J. von Ah, G. Egli und J. Kohlas, Universitätsverlag Freiburg, Schweiz 1981, A, S. 8–19

von AH, J.: Agriculture et Alimentation – Die Ernährungssicherheit in der Schweiz: Ein Ernährungsplan für Notzeiten, Zusammenfassung des Vortrags, gehalten 4.–6.3.1981, Paris

ARNOLD, H.: Hunger: Beiträge zur Sozialhygiene der chronischen Unterernährung, Habil.-Schr. Universität Homburg, 1970

AUERBACH, F.: Grundsätze für die Beurteilung von Ersatzlebensmitteln, in: Beiträge zur Kriegswirtschaft, H. 56–58, Berlin 1919, A, S. 84–94

AUERBACH, F.: Zugehörigkeit zu den Ersatzlebensmitteln, in: Beiträge zur Kriegswirtschaft, H. 56–58, Berlin 1919, B, S. 72–83

BAEZ, J.: Sicherstellung der Ernährung, in: Zivilverteidigung, H. 4, 1973, S. 59–65

BALLOD, C.: Die Volksernährung in Krieg und Frieden, in: Schmollers Jahrbuch für Gesetzgebung, Verwaltung und Volkswirtschaft im Deutschen Reich, 39. Jg. (1915), H. 1, S. 77–112

BANSI, H. W.: Das Hungerödem, Thieme, Stuttgart, 1949

von BATOCKI: Rationierung der Lebensmittel, in: Handbuch der Politik, 2. Band: Der Weltkrieg, Rothschild, Berlin und Leipzig 1920

BERG, R.: Volksernährung im Kriege, in: Sonderheft der Blätter für Biologische Medizin, 5. Jg. (1917), S. 1–36

BEECK, H.: Psychische und charakterliche Veränderungen bei Hungerzuständen in Gefangenschaft 1945/46 und Heimat 1947/48, Hippokrates-Zeitschrift für praktische Heilkunde, 20. Jg. (1949) H. 44

BERNING, H.: Die Bedeutung des Eiweißstoffwechsels für die Pathogenese der Dystrophie, in: Deutsche medizinische Wochenschrift, Nr. 46, 1949, S. 1403–1406

BERTRAM, F.: Über Ernährungsschäden vom Standpunkt der zentralen Regulationen, in: Deutsche medizinische Wochenschrift, Nr. 5/8, 1948

BEYTHIEN, A.: Volksernährung und Ersatzmittel, Tauchnitz, Leipzig 1922

von BLANCKENBURG, P.: Bekämpfung des Welt-Eiweißmangels durch Einzellerproteine? Die Chancen eines deutschen Grünalgen-Projektes, in: Ernährungsumschau, 17. Jg. (1970), H. 1, S. 9–11

von BLANCKENBURG, P.: Soll und Haben in der Welternährung. Bilanz der Nahrungsversorgung in den Entwicklungsländern, in: Zeitschrift für ausländische Landwirtschaft, 16. Jg. (1977), H. 4, S. 342–359

von BORKENHAGEN, E.: Die Versorgung von Volk und Wehrmacht, in: Die Front gegen den Hunger, Hrsg.: S. E. von der Decken, Engelhard, Berlin 1944, S. 58–81

BUNDESGESETZBLATT I, S. 1075: Ernährungssicherstellungsgesetz in der Fassung vom 4.10.1968

BUNDESGESETZBLATT I, S. 52: Ernährungsbewirtschaftungsverordnung vom 10.1.1979

BUNDESTAGSDRUCKSACKE 9/698, Sachgebiet 780, 28.7.1981: Ernährungssicherstellung

BURCHARDT, L.: Die Auswirkungen der Kriegswirtschaft auf die deutsche Zivilbevölkerung im Ersten und Zweiten Weltkrieg, in: Militärgeschichtliche Mitteilungen 15. Jg. (1974), H. 1, S. 65–97

CREMER, H.-D.: Die Bedeutung des pflanzlichen Eiweißes für die menschliche Ernährung, in: Ernährungs-Umschau, 23. Jg. (1976), H. 3, S. 75–82

CREMER, H.-D. und OLTERSDORF, U.: Energieaufwand und Nahrungsproduktion, 2. Teil, in: Ernährungs-Umschau, 26. Jg. (1979), H. 8, S. 249–252

DEPARTMENT OF HEALTH AND SOCIAL SECURITY: Recommended Intakes of Nutrients for the United Kingdom, Her Majesty's Stationery Office, London 1973

DEUTSCHE GESELLSCHAFT FÜR ERNÄHRUNG: Empfehlungen für die Nährstoffzufuhr, Umschau-Verlag, Frankfurt/Main 1975 und 1985

DEUTSCHE GESELLSCHAFT FÜR ERNÄHRUNG: Ernährungsbericht 1969 und 1984, Frankfurt/Main

DIÄTASSISTENTINNEN UND ERNÄHRUNGSBERATERINNEN: Im Schatten des Hungers, in: Ernährungsumschau 22 (1975) Heft 5, S. 132–133
Ernährungsumschau: Probleme der Welternährung, 23. Jg. 1976, Heft 1

DIEDERICH, F. J. und STADE, V.: Krill – Nahrungsmittel der Zukunft, in: Verbraucherdienst, 24. Jg. (1979), H. 8, S. 184–190

DIX, A.: Wirtschaftskrieg und Kriegswirtschaft, Oldenburg-Verlag, Berlin 1920

EICHSTÄDT, U.: Die Sicherstellung der Ernährung als Aufgabe der zivilen Verteidigung, in: Zivilverteidigung, H. 4, 1976, S. 6–13

EICHSTÄDT, U.: Die Sicherstellung der Ernährung als Aufgabe der zivilen Verteidigung, Teil II: Einzelplanungen zur Sicherstellung der Ernährung, in: Zivilverteidigung, H. 4, 1977, S. 48–57

ELSAS, F.: Die Lebensmittelversorgung einer Großstadt im Kriege unter besonderer Berücksichtigung Stuttgarts, Vortrag vom 12.12.1916 in Berlin

ELTZBACHER, P. u. a.: Ernährung in der Kriegszeit, Selbstverlag, Braunschweig 1914

ERTEL, H.: Die Grundlagen der deutschen Volksernährung: Zugleich ein Überblick über Tagesfragen der Ernährung, Barth, Leipzig, 1938

ERTEL, H.: Allgemeine Kriegsernährungsfragen, in: Die Ernährung im Kriege, H. 10, 1941, S. 5–10

von EYNERN: Der augenblickliche Stand unserer Volksernährung, Vortrag gehalten in Berlin am 21.4.1917

FLEISCH, A.: Ernährungsprobleme in Mangelzeiten. Die schweizerische Kriegsernährung 1939–1946, Huber, Basel 1947

FISCHER, O.: Hunger und Seuchen, in: O. Fischer (Hrsg.): Das Welthungerproblem, Nicolaische Verlagsbuchhandlung, Herford 1970

FISCHER, O.: Mangelkrankheiten, in: O. Fischer (Hrsg.): Das Welthungerproblem, Nicolaische Verlagsbuchhandlung, Herford 1970

FLÖSSNER, O.: Notwendigkeit und Abgrenzung von Schwer- und Schwerstarbeiterrationen, in: Die Ernährung im Kriege, H. 10, 1941, S. 23–27

FREVERT, H., Hrsg.: Weltmacht Hunger: Erzählungen – Berichte – Dokumente, Eigenverlag, Baden-Baden 1966

GEIGY: Wissenschaftliche Tabellen Geigy, Empfohlene tägliche Zufuhr von Energie und Nährstoffen (Food and Nutrition Board, USA), Verlag Ciba-Geigy, Basel 1977

GIERSCHKE, H.: Zur Problematik der Nahrungsversorgung in Krisenzeiten: Ein Beitrag zur Vorbereitung und Durchführung ernährungswirtschaftlicher Notstandsmaßnahmen in der Bundesrepublik Deutschland, Diss. Universität Hohenheim, 1963

GLATZEL, H.: Verhaltensphysiologie der Ernährung, Urban & Schwarzenberg, München-Berlin-Wien 1973

GROSS, R. und van BAER, E.: Eiweißproduktion, aber wie? Können sich Entwicklungsländer den Umweg über das Tier leisten? in: Umschau, 76. Jg. (1976), H. 10, S. 305–308

GÜNDELL, G.: Die Organisation der deutschen Ernährungswirtschaft im Weltkriege, in: Leipziger rechtswissenschaftliche Studien, H. 113, Leipzig 1939

GÜNTHER, A.: Die Folgen des Krieges für Einkommen und Lebenshaltung der mittleren Volksschichten Deutschlands, in: Die Einwirkung des Krieges auf die Bevölkerungsbewegung, Einkommen und Lebenshaltung in Deutschland, Hrsg.: J. T. Shotwell, Deutsche Verlagsanstalt, Stuttgart-Berlin-Leipzig 1932, S. 99–279

HAHN, W.: Der Ernährungskrieg: Grundsätzliches und Geschichtliches, in: Mensch und Ernährung im Kriege, Hrsg.: K. Hesse, Hanseatische Verlagsanstalt, Hamburg 1939

HARMSEN, H.: Papierkalorien, in: Hippokrates – Zeitschrift für praktische Heilkunde, 19. Jg. (1948), H. 4, S. 97–100

HARMSEN, H.: Die Problematik der Kalorienrechnung, in: Rhein-Neckar-Zeitung, Nr. 40, 8. April 1948

HENZE, A.: Zur Sicherstellung der Nahrungsmittelversorgung in der Bundesrepublik Deutschland, in: Agrarwirtschaft, 29. Jg. (1980), H. 11, S. 333–339

HENZE, A.: Ernährungswirtschaftliche und agrarpolitische Überlegungen zur Nahrungsmittelversorgung in Krisenzeiten, Vortrag gehalten beim 3. Internationalen Fachkongreß am 23.9.1981 in Stuttgart

von HEYDEBRAND, G.: Aspekte der Nahrungsmittelversorgung in Krisenzeiten aus der Sicht des Bundes, Vortrag gehalten beim 3. Internationalen Fachkongreß am 23.9.1981 in Stuttgart

HOLTMEIER, H.-J.: Ernährungslehre für Krankenpflegeberufe, Stuttgart 1985, 1. spanische Auflage Madrid 1982

HOLTMEIER, H.-J.: Gesunde Ernährung von Kindern und Jugendlichen, Thieme, Stuttgart 1985

HOLTMEIER, H.-J.: Diät bei Übergewicht und gesunde Ernährung, Thieme, Stuttgart 1964, 8. Auflage 1986, 1. spanische Auflage Mexico 1969

HOLTMEIER, H.-J.: Ernährung des alternden Menschen, Thieme, Stuttgart 1968, 4. Auflage 1982

HOLTMEIER, H.-J.: Diät des übergewichtigen Diabetikers, Thieme, Stuttgart 1969, 2. Auflage 1976

HOLTMEIER, H.-J.: Rezepttaschenbuch der Diätetik (m. L. Heilmeyer), Fischer, Stuttgart 1967

HOLTMEIER, H.-J.: Kochsalzarme Voll- und Schonkost, Thieme, Stuttgart 1960, 3. Auflage 1985

HOLTMEIER, H.-J.: Handbuch der Ernährungslehre und Diätetik, 5 Bände, Thieme, Stuttgart, Bd II/2

HOLTMEIER, H.-J.: Ernährungsproblem im Katastrophenfall, in: Katastrophenmedizin, Wallhallverlag, Erlangen 1984

HOTTINGER, H., GSELL, O. und UEHLINGER, H.: Hungerkrankheit, Hungerödem, Hungertuberkulose, Benno Schwabe & Co., Basel 1948

ICKERT: Der Eiweißmangelschaden, in: Deutsche medizinische Wochenschrift, 1946, Nr. 9/12, S. 99–103

INGELFINGER, E.: Was braucht der Mensch zu seiner Ernährung?, in: Unsere Ernährung in der Kriegszeit, Hrsg.: A. Lindemann, Deutsche Verlagsanstalt, Berlin-Stuttgart-Leipzig 1915, S. 11–19

KESTNER, O. und KNIPPING, H. W.: Die Ernährung des Menschen, 2. Auflage, J. Springer, Berlin 1926

KETZ, H.-A.: Grundriß der Ernährungslehre, Fischer, Jena 1978

KITTEL, W., SCHREIBER, W. und ZIEGELMAYER, W.: Soldatenernährung und Gemeinschaftsverpflegung, Fischer, Dresden und Leipzig 1939

KLEIN, F., Hrsg.: Deutschland im Ersten Weltkrieg, Band 2, Akademieverlag, Berlin 1968

KLEIN, F., Hrsg.: Deutschland im Ersten Weltkrieg, Band 3, Akademieverlag, 2. Auflage, Berlin 1970

KLEIN, F.: Versorgung mit Ersatzlebensmitteln, in: Deutschlands Gesundheitsverhältnisse unter dem Einfluß des Weltkrieges, Hrsg.: F. Bumm, Deutsche Verlagsanstalt, Stuttgart-Berlin-Leipzig 1928, S. 79–122

KOFRANYI, E.: Ernährungslehre, 2. Auflage, Umschau-Verlag, Frankfurt/Main 1962

KOFRANYI, E.: Die biologische Wertigkeit von Eiweiß- und Aminosäure-Gemischen, in: Melsunger Medizinische Mitteilungen, Sonderdruck, Band 46 (1972)

KOHLAS, J.: Die aktuelle Ernährungsplanung der Schweiz für Krisenzeiten, in: Sicherung der Ernährung des Schweizervolkes in Krisenzeiten, Hrsg.: J. von Ah, G. Egli und J. Kohlas, Universitätsverlag, Freiburg (Schweiz) 1981, S. 20–29

KOHLAS, W.: Chronik der Stadt Stuttgart 1913–1918, Selbstverlag, Stuttgart 1967

KOMMISSION für ERNÄHRUNGSFORSCHUNG der DEUTSCHEN FORSCHUNGSGEMEINSCHAFT: Verpflegung unter Versorgungsschwierigkeiten, Textausarbeitung, Gießen, 9.11.1972, Schriftenreihe der DFG

KONRICH, F.: Ernährung und Verpflegung des Soldaten, in: Lehrbuch der Militärhygiene, Hrsg.: A. Waldmann und W. Hoffmann, Berlin 1936

KORTE, H. und HERRMANN, L.: Deines Volkes Nahrungssorgen, Reichsnährstands-Verlags Ges., Berlin 1934

KRACHT, U.: Von der Eiweißkrise zur Nahrungsmittelkrise: Neue Dimensionen des Welternährungsproblems, in: Zeitschrift für ausländische Landwirtschaft, 14. Jg. (1975), H. 3, S. 205–223

KRAUT, H.: Der Nahrungsbedarf des körperlich Arbeitenden, in: Ärztliche Wochenschrift, 3. Jg. (1948), H. 31/32, S. 499–504

KRAUT, H.: Ernährungsfragen in Entwicklungsländern: Kinderernährung in Tansania unter Verwendung von Leguminosen. Ein Beitrag zur Überwindung der Proteinlükke in der Welternährung, in: Deutsches Ärzteblatt, 1970, H. 45, S. 3376–3380

KRAUT, H. und SOEDER, C. J.: Bemerkungen zu der Abhandlung von P. von Blanckenburg, in: Ernährungs-Umschau, 17. Jg. (1970), H. 1, S. 13–14

KUCZYNSKI, J.: Die Geschichte der Lage der Arbeiter unter dem Kapitalismus, Band 4: Darstellung der Lage der Arbeiter in Deutschland von 1900 bis 1917/18, Akademieverlag, Berlin 1967

KUCZYNSKI, J.: Die Geschichte der Lage der Arbeiter unter dem Kapitalismus, Band 6: Darstellung der Lage der Arbeiter in Deutschland von 1933 bis 1945, Akademieverlag, Berlin 1964

KUCZYNSKI, R. und ZUNTZ, N.: Unsere bisherige und unsere künftige Ernährung im Kriege, Braunschweig 1915

KÜHNAU, J.: Eiweißmangel als Ernährungsproblem, in: Ärztliche Wochenschrift, 1. Jg. (1946), H. 11/12

LAUERSEN, F.: Soldatenverpflegung als angewandte Ernährungswissenschaft, in: Wehrmedizin, Band 5 (1967), H. 5, S. 85–96

LEHMANN, G., MARTINOD, P. und MORAN, M.: Lebensmittel- und Ernährungsprobleme in Entwicklungsländern. III. Mitteilung: Die Lupine, in: Ernährungs-Umschau, 21. Jg. (1974), H. 7, S. 210–212

LINDEMANN, A.: Anpassung des Einzelhaushaltes an die jetzige Lage, in: Unsere Ernährung in der Kriegszeit, Hrsg.: A. Lindemann, Deutsche Verlagsanstalt, Berlin-Stuttgart-Leipzig 1915, S. 41–67

LINDEMANN, H.: Die deutsche Stadtgemeinde im Kriege, in: Kriegswirtschaftliche Zeitfragen, H. 6/7, Tübingen 1917, S. 1–94

LOEWENFELD-RUSS, H.: Die Regelung der Volksernährung im Kriege, in: Wirtschafts- und Sozialgeschichte des Weltkrieges, Wien 1926

LORZ, F.: Kriegsernährungswirtschaft und Nahrungsmittelversorgung vom Weltkrieg bis heute, Hannover 1938

LANG, K.: Biochemie der Ernährung, 4. Auflage, 1979, Steinkopf, Darmstadt

LOWENSTEIN, F. W.: Krankheiten durch Mangelernährung, in: Handbuch der Landwirtschaft und Ernährung in Entwicklungsländern, Band 1: Die Landwirtschaft in der wirtschaftlichen Entwicklung. Ernährungsverhältnisse, Hrsg.: P. von Blanckenburg und H.-D. Cremer, Ulmerverlag, Stuttgart 1967, S. 525–547

MANZ, H.: Die Ersatzlebensmittel in der Friedens- und Kriegsgesetzgebung, in: Beiträge zur Kriegswirtschaft, H. 56–58, Berlin 1919, S. 1–36

MINISTERIUM für ERNÄHRUNG, LANDWIRTSCHAFT, UMWELT und FORSTEN von BADEN-WÜRTTEMBERG (Hrsg.): Daseinsvorsorge – Ernährungssicherstellung – Lebensmittelbewirtschaftung, Eigenverlag, Stuttgart 1980

MINISTERIUM des INNERN (Hrsg.): Die Ernährung im Kriege, 2. Auflage, Berlin 1915

NEUE ZÜRCHER ZEITUNG, Nr. 126, 4.6.1980: »Neuentdeckte Eiweißquelle«

NEUMANN, R. O.: Die Kriegsernährung in Bonn im Winter 1916/17 auf Grund experimenteller Untersuchungen nach Stoffwechselversuchen am Menschen mit anschließenden Brot-Zuckerversuchen, in: Vierteljahresschrift für gerichtliche Medizin und öffentliches Sanitätswesen, 57. Band (1919), H. 1, S. 1–70

NEUMANN, R. O.: Die im Kriege 1914–1918 verwendeten und zur Verwendung empfohlenen Brote, Brotersatz- und Brotstreckmittel unter Zugrundelegung eigener experimenteller Untersuchungen, Springer, Berlin 1920

NEUMANN, R. O.: Das Brot, in: Die Volksernährung, H. 1, Springer, Berlin 1922

NS-KURIER vom 21.11.1942: »Verwertung der Buchele aus der Sammelaktion 1942 im Kreise Stuttgart«

OLTERSDORF, U.: Zur Welternährungslage – die zwei Gesichter von Fehlernährung, AID-Verbraucherdienst Sonderdruck, Bonn 1979

OLTERSDORF, U. und METTLER, H.: Hunger lebenslänglich, Teil I und II, in: Bild der Wissenschaft, Sonderdruck für die Deutsche Welthungerhilfe, Deutsche Verlagsanstalt, Stuttgart 1979

von OSTERTAG: Versorgung mit Fleisch und Milch, in: Deutschlands Gesundheitsverhältnisse unter dem Einfluß des Weltkrieges, Hrsg.: F. Bumm, II. Halbband, Deutsche Verlagsanstalt, Stuttgart-Berlin-Leipzig 1928, S. 43–75

PELSHENKE, P.: Untersuchungen an Hülsenfrüchten, in: Getreide, Mehl und Brot; 2. Jg. (1948), H. 9/10

PELSHENKE, P. und ROTSCH, A.: Untersuchungen über die Kalkbeimischung bei Mehl und Brot, in: Getreide, Mehl und Brot, 2. Jg. (1948), H. 9/10

PELSHENKE, P.: Brotherstellung und Brotqualität im Kriege, Die Entwicklung der Brotbeschaffenheit – Beiträge der Wissenschaft, in: Forschungsdienst, 16.3.1943, S. 130

PREIS-BADER, G.: Ernährung in Krisenzeiten im 20. Jahrhundert unter besonderer Berücksichtigung der Eiweißversorgung. Diplom-Arbeit Universität Hohenheim, 1983, Stuttgart-Hohenheim

PRIEWASSER, J.: Probleme der Ernährungssicherung Österreichs in Krisenzeiten, in: Österreichische militärische Zeitschrift, 5. Jg. (1967), H. 5, S. 418–425

RADDATZ, F. J., Hrsg.: Welternährungslage oder ist eine Hungerkatastrophe unausweichlich? Rowohlt, Hamburg 1968

Reichsarbeitsgemeinschaft für Volksernährung beim Reichsausschuß für Volksgesundheitsdienst: Die Ernährung im Kriege, Heft 10, Thieme-Verlag, Leipzig 1941

REIN, F. H.: Kampf dem Hunger, in: Die Gegenwart, 1. Jg. (1946), Nr. 8/9, S. 20–22

REVENTLOW, E. und WIECZOREK, W.: Normalverbraucher und Zulagen, in: Neue Zeitung, Nr. 97, 5.12.1947

RIECKE, H. J.: Ernährung und Landwirtschaft im Kriege, in: Bilanz des Zweiten Weltkrieges: Erkenntnisse und Verpflichtungen für die Zukunft, Oldenburg Verlag, Hamburg 1953, S. 329–346

RÖSE, C.: Zur Eiweißfrage, in: Zeitschrift für Volksernährung, 12. Jg. (1937), H. 9, S. 125–128

ROTHENBERGER, K. H.: Die Hungerjahre nach dem Zweiten Weltkrieg: Ernährung und Landwirtschaft in Rheinland-Pfalz 1945–1950, Boldtverlag, Boppard am Rhein 1980

RUBNER, M.: Wandlungen in der Volksernährung, Verlag Bibliothek der Volksbildung, Leipzig 1913

RUBNER, M.: Deutschlands Volksernährung im Kriege, Verlag Bibliothek der Naturwissenschaften, Leipzig 1916

RUBNER, M.: Der Gesundheitszustand im allgemeinen, in: Deutschlands Gesundheitsverhältnisse unter dem Einfluß des Weltkrieges, Hrsg.: F. Bumm, Deutsche Verlagsanstalt, Stuttgart-Berlin-Leipzig 1928, A, S. 63–86

RUBNER, M.: Das Ernährungswesen im allgemeinen, in: Deutschlands Gesundheitsverhältnisse unter dem Einfluß des Weltkrieges, Hrsg.: F. Bumm, Deutsche Verlagsanstalt, Stuttgart-Berlin-Leipzig 1928, B, S. 1–41

RUBNER, M.: Deutschlands Volksernährung. Zeitgemäße Betrachtungen, in: Die Volksernährung, H. 9, Berlin 1930

SAUER, P.: Württemberg in der Zeit des Nationalsozialismus, Hrsg.: Kommission für geschichtliche Landeskunde in Baden-Württemberg, Südd. Verlagsgesellschaft, Ulm 1975

SCHENCK, E. G.: Der Hunger und seine Folgen, in: O. Fischer (Hrsg.) Das Welthungerproblem, 39, Nicolaische Verlagsbuchhandlung, Herford 1970

SCHIEFEL, W.: Speisekammern für Millionen: Staatliche Bevorratung von Lebensmitteln, in: ZS-Magazin, H. 4, 1974, S. 4–10

SCHILLING-VOSS, F.-A.: Die Sonderernährung der Rüstungsarbeiter im Rahmen der Kriegswirtschaft 1914–1918: Ein Beitrag zur deutschen Arbeiterfrage, in: Mensch und Ernährung im Kriege, Hrsg.: K. Hesse, Hanseatische Verlagsgesellschaft, Hamburg 1936

SCHLANGE-SCHÖNINGEN, H.: Im Schatten des Hungers, Parey, Hamburg-Berlin 1955

SCHRÖDER, F.: Die Spezialbrote – Beitrag zur Regelung des Verkehrs mit Spezialbroten, Berlin 1939

SCHMITT, A.: Auskunfts- und Meldepflichten für die Ernährungswirtschaft: Eine wichtige Voraussetzung zur Ernährungssicherung, in: Zivilverteidigung, H. 2, 1976, S. 61–66

SCHMITT, F.: Heute Überschüsse und morgen? Ernährungssicherung als Verteidigungsbeitrag, in: Württembergisches Wochenblatt für Landwirtschaft, Nr. 4, 1978, S. 4–5

SCHMITT, M.: Die Bewältigung der Ernährungskrise während des Zweiten Weltkrieges, Diplom-Arbeit Universität Hohenheim, Stuttgart-Hohenheim 1981

SCHMITZ, H.: Die Bewirtschaftung der Nahrungsmittel und Verbrauchsgüter 1939–1950: Dargestellt an dem Beispiel der Stadt Essen, Essen 1956

SCHÜTTE, E.: Unterernährung und Eiweißmangel, Entstehung, Verhütung, Heilung, in: Deutsche medizinische Wochenschrift, Nr. 43/44, 1947, S. 651

SCHWÄBISCHE LANDESZEITUNG AUGSBURG, Nr. 89, 7.11.1947: »Die Unterernährung des deutschen Volkes«. Ein Bericht des Ernährungsrates der deutschen Ärzte

SCHWEIKERT, S.: Probleme der Lebensmittelbedarfsdeckung aus der Sicht der Ernährungswirtschaft, Vortrag gehalten beim 3. Internationalen Fachkongreß am 23.9.1981 in Stuttgart

SKALWEIT, a.: Die deutsche Kriegsernährungswirtschaft, Deutsche Verlagsanstalt, Stuttgart 1927

SKALWEIT, A. und KRÜGER, H.: Die Nahrungsmittelwirtschaft großer Städte im Kriege, in: Beiträge zur Kriegswirtschaft, H. 7/8, Berlin 1917, S. 1–75

SOEDER, C. J.: Technische Produktion eiweißreicher Mikroalgen, in: Umschau, H. 24, 1969, S. 801–802

SOEDER, C. J.: Über die zukünftige Versorgung der Menschheit mit proteinreichen Nahrungsmitteln, in: Das Welthungerproblem, Hrsg.: O. Fischer, Nicolaische Verlagsbuchhandlung, Herford 1970, S. 81–105

SOEDER, C. J. und KRAUT, H.: Zur globalen Beurteilung der Eiweißversorgungslage der Menschheit, in: Zeitschrift für ausländische Landwirtschaft, 14. Jg. (1975), H. 1, S. 377–381

SPERLING, H.: Die Ernährung in Physiologie und Volkswirtschaft, Verlag Duncker und Humblot, Berlin 1955

STADTHAGEN, H.: Genehmigungspflicht für Ersatzlebensmittel. Die Bundesratsverordnungen vom 7. März 1918 nebst den zugehörigen Ausführungsbestimmungen des Reichskanzlers und der Landeszentralbehörden, Berlin 1918

STANGEN, G.: Bemerkungen zu der Abhandlung von P. von Blanckenburg, in: Ernährungs-Umschau, 17. Jg. (1970), H. 1, S. 11–13

STATISTISCHES HANDBUCH der Stadt Stuttgart 1900–1957, hrsg. vom Statistischen Amt der Stadt Stuttgart

STATISTISCHE BLÄTTER des Statistischen Amtes der Stadt Stuttgart, Heft 2, April bis Juni 1946, Heft 3, Juli bis September 1946, Heft 4, Oktober bis Dezember 1946, Heft 5, Januar bis Dezember 1947, Heft 6, Januar bis Dezember 1948

STILLE, G.: Ernährungslehre und Kriegsernährung, 2. Auflage, Berlin o. J.

STRÖDER, U.: Hungerschäden und Mangelödem, in: Ärztliche Wochenschrift, 1./2. Jg. (1947), H. 45/46

STUTTGARTER NACHRICHTEN, Nr. 14, 7.2.1948: »Bei wem soll gekürzt werden?«

STUTTGARTER NACHRICHTEN, Nr. 153, 25.11.1948: »Soja als Volksnahrung«

STUTTGARTER ZEITUNG, Nr. 93, 9.10.1946 »Ein Notbehelf: Eichelbrot«

STUTTGARTER ZEITUNG vom 17.1.1981: »Lebensmittelkarten vorerst nur im Tresor«

von TYSZKA, C.: Der Konsument in der Kriegswirtschaft, in: Kriegswirtschaftliche Zeitfragen, H. 5, Tübingen 1916, S. 1–56

VIERZIG JAHRE »PLAN WAHLEN«:
Die Gedenkfeier an der Universität Freiburg (Schweiz), 13.11.1980, im Spiegel der Schweizer Presse, Hrsg.: Bundesamt für Landwirtschaft, Bern 1980

VIETZEN, H.: Chronik der Stadt Stuttgart 1945–1948, Ernst Klett Verlag, Stuttgart 1972

VORRAT von A bis Z: hrsg. v. Bundesministerium für Ernährung, Landwirtschaft und Forsten, Frankfurt/Main 1981, Eigenverlag

WAHLEN, F. T.: Das Anbauwerk 1939–1945, Rückblick und Ausblick, in: Sicherung der Ernährung des Schweizervolkes in Krisenzeiten, Hrsg.: J. von Ah, G. Egli und J. Kohlas, Universitätsverlag Freiburg (Schweiz), Schweiz 1981, S. 1–7

WANDEL, R.: Vorbereitungen eines Landes zur Ernährungssicherstellung, Vortrag gehalten beim 3. Internationalen Fachkongreß am 23.9.1981 in Stuttgart

WELBOURN, H.: Aktuelle Ernährungsprobleme in tropischen Ländern, übersetzt und für deutsche Verhältnisse bearbeitet von G. Fuhrmann, Karger, Basel 1965

WEBER, A.: Welternährungswirtschaft, in: Handbuch der Wirtschaftswissenschaften, Fischer-Verlag, Stuttgart und New York, 1980

WINCKEL, M.: Die Rolle des Eiweißes in der Volksernährung, in: Zeitschrift für Volksernährung, H. 5, 1937, S. 68–69

WIRTHS, W.: Über die Nährstoffversorgung der Bevölkerung ausgewählter Regionen unter besonderer Berücksichtigung des Proteinmangels, in: Die medizinische Welt, Nr. 33, 1965, S. 1843

WIRTHS, W.: Zur Krisenverpflegung und Gemeinschaftsverpflegung auf der Grundlage des Nahrungsbedarfs, Vortrag anläßlich der wissenschaftlichen Tagung der Gesellschaft für Wehrmedizin und Wehrpharmazie am 30.5.1970 in Hamburg, in: Wehrmedizinische Monatsschrift, 16. Jg. (1972), H. 2, S. 40–45

WIRTHS, W.: Ernährungssituation 1: Entwicklung und Datenanalyse dargestellt insbesondere am Beispiel der Bundesrepublik Deutschland, Schöningh, UTB-Taschenbuch, Paderborn 1978

WIRTHS, W.: Ernährungssituation 2: Datenanalyse zur Versorgung der Erdbevölkerung, Schöningh, UTB-Taschenbuch, Paderborn 1978

WITT, M.: Die Konvention von Lomé – eine ernährungspolitische Verpflichtung der EG, in: Ernährungs-Umschau, 22. Jg. (1975), H. 8, S. 227–234

WITT, M.: Rückwirkungen der Welternährungslage auf die Nahrungsproduktion im westlichen Europa, in: Vierzehntes Jahresheft der Albrecht-Thaer-Gesellschaft, o. J., S. 143–147

WOERMANN, E.: Europäische Nahrungswirtschaft, in: Nova Acta Leopoldina, Band 14, Nr. 99, Halle 1944

WÜRTTEMBERGISCHE ZEITUNG vom 15.11.1943: »Würstchen mit Gemüse«

WURM, E.: Die Teuerung, ihre Ursachen und Bekämpfung. Ein Überblick über die Lebensmittelversorgung seit Kriegsbeginn insbesondere in Groß-Berlin, Berlin 1915

ZIEGELMAYER, W.: Die Ernährung des deutschen Volkes: Ein Beitrag zur Erhöhung der deutschen Nahrungsmittelproduktion, 5. Auflage, Steinkopffverlag, Dresden und Leipzig 1947

ZIEGELMAYER, W.: Ernährungswegweiser, Berlin 1948, Lindeverlag

ZIMMERMANN, W.: Die Veränderungen der Einkommens- und Lebensverhältnisse der deutschen Arbeiter durch den Krieg, in: Die Einwirkung des Krieges auf Bevölkerungsbewegung, Einkommen und Lebenshaltung in Deutschland, Hrsg.: J. T. Shotwell, Deutsche Verlagsanstalt, Stuttgart-Berlin-Leipzig 1932, S. 281–474

Erlasse und Mitteilungen des Ministeriums für Landwirtschaft, Ernährung und Forsten, Berlin 1939–1945
Amtsblätter der Stadt Stuttgart von 1945–1948
Verwaltungsberichte des Ernährungsamtes Stuttgart von 1945–1947

Weitere Literatur siehe in den einzelnen Kapiteln und beim Verfasser.

Register